Über Nervosität

Georg Ostermaier

Über Nervosität

Zur Geschichte der funktionellen Nervenkrankheiten

Bibliografische Information der Deutschen Bibliothek:
Die Deutsche Bibliothek verzeichnet diese Publikation in der Deutschen Nationalbibliografie;
detaillierte Daten sind im Internet über
<http://dnb.ddb.de> abrufbar.

Herstellung und Verlag: Books on Demand GmbH, Norderstedt
ISBN 3-8334-2563-6

Inhalt

Vorwort

Teilaspekte der funktionellen Nervenkrankheiten sind in ihrer geschichtlichen Entwicklung verschiedentlich dargestellt worden, andere Bereiche erfuhren noch keine Beachtung, ein geschichtlicher Überblick über das Gesamtgebiet liegt nicht vor. Da bei den funktionellen Nervenkrankheiten so vieles ineinander fließt, Somatisches und Psychisches, Naturwissenschaftliches und Kulturelles, da die einzelnen Krankheitsbilder im zeitlichen Verlauf sich so häufig ineinander verflochten, so vielfache Wandlungen durchgemacht haben, schien es von Interesse, dieses Gebiet einmal als *Einheit,* als ein innerlich zusammengehöriges Krankheitsgebiet, in seiner Entwicklung zu verfolgen. Dabei lag das Augenmerk jeweils auf der zeitbedingten Stellungnahme der Ärzte zu diesen Krankheiten, der Zuordnung der Symptome zu einzelnen Krankheitsbegriffen, vor allem auf den Ansichten vom Wesen und den Ursachen dieser Krankheiten, nicht zuletzt auf der Art ihrer Behandlung.

Unsere Kenntnis von der Medizin der Vergangenheit beruht ganz auf dem, was die damaligen Forscher und Ärzte schriftlich niedergelegt haben. Und so geht es auch im vorliegenden Bericht über die funktionellen Nervenkrankheiten vorwiegend um die Werke prominenter Autoren jener Zeit. Wiederholungen waren unvermeidlich, da ja immer der gleiche Stoff aus der Sicht verschiedener Zeitepochen zugrunde liegt. Absicht war, die Autoren durch Zitierungen möglichst selbst zu Wort kommen zu lassen. Jaspers äußerte einmal zur Geschichte der Psychiatrie, dass man von den Früheren durchaus auch etwas gewinnen kann. »Der Psychopathologe ... wird lernen, was in keinem der neueren Büchern steht oder jedenfalls nirgends besser steht, er wird die Erfahrung machen, dass der bedeutende Psychiater lesenswerter ist als die breite Literatur.« Ähnliches mag wohl auch für die Geschichte der funktionellen Nervenerkrankungen gelten.

Der Komplex, um den es geht, wird heute im Internationale Klassifikationsverzeichnis psychischer Störungen aufgeführt unter F4: Neurotische, Belastungs- und somatoforme Störungen. Vor fünfzig Jahren war der Komplex mit den Diagnosen: psychovegetatives Syndrom, vegetative Dystonie, Konfliktreaktionen, neurotische Entwicklungen, belegt. Vor hundert Jahren wurde die in Rede stehende Materie als Neurasthenie, Hysterie und Psychasthenie, unter der Sammelbezeichnung Psychoneurosen, abgehandelt. Vor zweihundertfünfzig Jahren, dem Beginn dieser geschichtlichen Erörterung, waren es die Hypochondrie und die Hysterie. Um das Themengebiet hier zu umschreiben, wurde die Bezeichnung »funktionelle Nervenkrankheiten« statt der gleichwertigen Begriffe »funktionelle Neurosen« oder »Psychoneurosen« gewählt.

Der Berichtszeitraum erstreckt sich von der Mitte des 17. Jahrhunderts, als die Hysterie und Hypochondrie als Nervenerkrankungen in die Medizin eintraten, bis zum Ende des 19. Jahrhunderts, als das Interesse an diesen Störungen einen Höhepunkt erreichte, die wesentlichen Grundzüge für die Weiterentwicklung gelegt waren und die bisherigen Krankheitseinheiten zu zerfallen begannen. Beabsichtigt war nicht eine wissenschaftliche Aufarbeitung des Stoffes, sondern nur eine Erinnerung an einige vergessene Wurzeln der späteren Medizin.

Einführung und Überblick

Name und Begriff der Nervosität sind seit langem aus dem Vokabular der Schulmedizin verschwunden. Hinter diesem Namen verbirgt sich eine Vielzahl verschiedener Störungen, denen die Medizin im Einzelnen nachgehen muss, um sie wissenschaftlich bearbeiten und therapeutisch gegen sie vorgehen zu können. In der Umgangssprache freilich gibt es keinen anderen Begriff, der dieses eigenartige Gebiet zwischen Gesundheit und Krankheit in gleicher Weise umfasst und abdeckt, der allgemein verständlich die funktionellen Nervenkrankheiten zusammenfasst. Und das seit zweihundert Jahren.

In der »Nervositätsgeschichte« geht es um einen Krankheitsbereich der Medizin, der im Erscheinungsbild eine ungemeine Vielfalt nach Form und Stärke der Ausprägung aufweist, letztlich aber eine *gemeinsame Wurzel* besitzt, nämlich Veränderungen in der Funktion des Nervensystems, denen keine strukturelle Veränderung des Gewebes zugrunde liegen. Am Ende des 19. Jahrhunderts hatte die Medizin für diese krankhafte Störungen die Bezeichnung *funktionelle Neurosen, Psychoneurosen* bereit, häufiger und eindeutiger aber den Ausdruck *funktionelle Nervenkrankheiten*, der auch hier als Oberbegriff und Pendant zur »Nervosität« Verwendung findet.

Es ist wohl niemand beschieden, nicht einmal »nervös« zu sein, sei es vor einer ungewissen entscheidenden Situation des Lebens, sei es nach einer anhaltenden Überforderung. Und auch »ein bisschen hysterisch ist jeder«, stellte Möbius vor hundert Jahren fest. Jeder kennt die Reaktionen bei Gemütsbewegungen, Herzklopfen bei Aufregung, Durchfall vor Examina, Gesichtsblässe bei Wut, Herumrennen bei Erwartung, Erstarren vor Schreck, weiche Knie bei Angst. Da sind die Kopfschmerzen und Magenbeschwerden, die bei anstehenden schwierigen Problemen auftreten, da ist der Zwang nach dem Verlassen der Wohnung noch mal zurückzugehen, um etwas sicher Getanes ein weiteres Mal zu überprüfen, da ist das Unbehagen, das nicht wenige Menschen im Lift, in engen überfüllten Räumen, im Flugzeug überfällt. All das hält sich im Rahmen des Normalen, wenn es einem vorübergehenden Zustand auf einen entsprechenden Anlass entspricht und keine schwerwiegende Beeinträchtigungen auslöst. Dem Krankhaften nähern sich diese Reaktionen, wenn sie übersteigert auftreten, wenn sie bei unangemessenem Anlass auftreten, wenn sie zu einem Dauerzustand werden, wenn Angstzustände ohne oder bei völlig unbedeutendem Anlass den Kranken quälen, wenn sich zwanghafte Gedanken oder Impulse unabwendbar immer wieder aufdrängen. Als wirkliche *Krankheiten* erscheinen sie, wenn aus psychischem Anlass Krampfanfälle, Lähmungen, Bewusstseinsstörungen ausgelöst werden, wenn die inneren Organe ohne körperliche Ursache Störungen ihrer Funktion erleiden oder wenn ohne somatische Veranlassung schwere Schmerzzustände auftreten. Die funktionellen Nervenstörungen umfassen einen Bereich, der auf der einen Seite sich übergangslos an den Bereich der Gesundheit anschließt, auf der anderen Seite sich den schweren Krankheitsbildern der Neurologie und Psychiatrie annähert.

Die Ärzte des 18. und 19. Jahrhunderts haben die funktionellen Nervenkrankheiten immer als etwas Zusammengehöriges, aber hinsichtlich Schweregrad und Symptomenart Gegliedertes gesehen. Als um die Mitte des 18. Jahrhunderts WHYTT daran ging, die Symptome seiner Krankheitsgruppe zu ordnen, teilte er sie in *drei Klassen* ein, von denen zwei, die *Hysterie* und *Hypochondrie*, althergebrachten Krankheitsdiagnosen entsprachen, während er die leichteren Fälle in eine neue Gruppe, die der »*Nervenzufälle*« zusammenfasst: An *Nervenzufällen* leiden diejenigen, »die, obgleich sie sich sonst die meiste Zeit wohl befinden, doch wegen der ungewöhnlichen Zärtlichkeit ihrer Nerven, oft mit Zittern, Herzklopfen, Ohnmachten und Zuckungen, von Furcht, Traurigkeit, Schrecken … überfallen werden«. Als *hysterisch* Kranke bezeichnet er die, bei denen zu obigen Erscheinungen noch die Empfindung einer im Hals steckenden erstickenden Kugel, der claustus hystericus, Schwindel, Unruhe und ein blasser Urin kommen, während die, welche an *hypochondrischen Zufällen* leiden, vor allem von Verstopfung oder Durchfall, fliegender Hitze, Beklemmung der Brust, Niedergeschlagenheit, unangenehmen Gedanken, Schlaflosigkeit gequält werden.

Am Ende des 19. Jahrhunderts schreibt STRÜMPELL zur diagnostische Abgrenzung und Abstufung der funktionellen Nervenkrankheiten Ähnliches: »Eine vollständig scharfe Grenze zwischen Neurasthenie, Nervosität und Hysterie ist nicht zu ziehen. Bei allen diesen drei Zuständen handelt es sich um eine abnorme nervöse Konstitution, die sich in erster Linie auf dem rein psychischen Gebiete, in zweiter Linie in den Beziehungen zwischen geistigem und körperlichem Leben geltend macht. – Handelt es sich nur um einen andauernden Zustand leichter psychischer Reizbarkeit, Empfindlichkeit mit Neigung zu ängstlichen Vorstellungen und dadurch zur Entstehung allerlei subjektiver, aber auf die Körperlichkeit bezogener abnormer Empfindungen, so nennt man den Zustand *Nervosität.* Verbindet sich damit eine stärkere Abschwächung der geistigen und in Folge der mangelhaft entwickelten geistigen Energie auch der körperlichen Leistungsfähigkeit, in der Regel verbunden mit gesteigerten Angstvorstellungen und dadurch entstehenden subjektiven Sensationen, so haben wir die ausgeprägte *Neurasthenie.* Ist aber die Beziehung zwischen geistigen Vorgängen und der Körperlichkeit so sehr ins Schwanken geraten, dass eine völlige Lockerung (Lähmungen, Anästhesie) dieser Beziehungen oder unter dem Fortfall aller gesunden geistigen Hemmungen ganz abnorme geistige Reizzustände entstehen (Krämpfe, Anfälle), so haben wir die ausgeprägte *Hysterie* vor uns.«

Im dem Zeitraum von der Mitte des 17. Jahrhunderts bis zum Ende des 19. Jahrhunderts fand aufgrund der wechselnden zeitgeschichtlichen Situation der Medizin ein ständiger Wandel in den Ansichten über Sitz, Ausgangspunkt, Wesen der funktionellen Nervenkrankheiten statt.

Die Hysterie und die Hypochondrie hatten bis zum 17. Jahrhundert eine aus der Antike überkommene Ätiologie. Die *Hysterie,* eine Erkrankung der Frauen, charakterisierte sich hauptsächlich durch Krämpfe und hatte als zugeschriebene Ursache die im Körper herumwandernde Gebärmutter. Die *Hypochondrie* hingegen befiel die Männer, hatte ihre Symptomatik im Bauchraum, war verbunden mit Übellaunigkeit und Schwarzseherei, und entstand durch eine gestörte Mischung der Körpersäfte. Beiden Krankheiten war Betroffenheit des ganzen Körpers und der Hysterie das schnelle Erscheinen und Verschwinden der Symptome eigen. Die früheren Anschauungen konnten nicht mehr befriedigen, als mit dem Aufblühen der Anatomie im 17. Jahrhundert die Ungereimtheiten der alten Hypothesen erkannt wurden. Gleichzeitig bot die Anatomie als besseres Substrat der beiden Krankheiten das *Nervensystem* an, das aufgrund seiner Verzweigtheit im ganzen Körper eine ideale Kommunikationsmöglichkeit der Organe untereinander und ebenso ein schnelles Kommen und Gehen der verschiedensten Symptome zu ermöglichen schien.

Als so Mitte des 18. Jahrhunderts das Nervensystem zum einheitlichen Sitz der Hysterie und der Hypochondrie erhoben wurde, verwischte sich der Unterschied in der Bewertung der beiden Krankheitsbilder und die Mehrzahl der Autoren machten keinen grundsätzlichen, sondern nur mehr einen geschlechtsbedingten Unterschied zwischen ihnen, bei den Männern benannte man die Störung Hypochondrie, bei den Frauen Hysterie. Dies war freilich nicht von Dauer. Vorübergehend sah man die hysterische und hypochondrische Störung des Nervensystems als sympathische Wirkung ausgehend von einer primären Störung anderer Organe an und zwar wie in alten Zeiten bei der Hypochondrie von Organen im Bauchraum, bei der Hysterie vom

Uterus. Eine neuerliche Gleichsetzung von Hysterie und Hypochondrie erfolgte, als Anfang des 19. Jahrhunderts der Sitz beider Krankheiten ins Gehirn verlegt wurde. Schließlich ergab sich in den vierziger Jahren dieses Jahrhunderts eine neue folgenreiche Aufspaltung, als man begann, die Hypochondrie als eine rein psychische Störung, als irrige Vorstellung, aufzufassen, während man die Hysterie nun als eine, durch einen primären Uterusreiz, reflektorisch ausgelöste Rückenmarksirritation, ansah.

In den Kreis der Hysterie und Hypochondrie mischte sich in den ersten Jahrzehnten des 19. Jahrhunderts ein neues Krankheitsbild mit ähnlicher Symptomatik, aber neuartiger theoretischer Fundierung, die »*Spinalirritation*«. Diese besagte, dass sich Irritationen im Rückenmark unter der »Larve von Organerkrankungen« äußern können, umgekehrt, dass scheinbare Erkrankungen etwa des Magens oder des Herzens nur »Larven« sind für funktionelle Störungen im Rückenmark. Die Spinalirritation fungierte vorübergehend als die Modekrankheit der Zeit.

Während bei der Hysterie und Hypochondrie die Symptome formal dadurch entstehen, dass physiologische Abläufe im willkürlichen und unwillkürlichen Nervensystem eine Übersteigerung, Verminderung oder Pervertierung erfahren, können Störungen aber auch dadurch zustande kommen, dass das ganze Nervensystem an einer *Schwäche* leidet. Diese Symptomgruppe mit den eher alltäglichen nervösen Beschwerden, bei der die Erregbarkeit bei gleichzeitiger Schwäche ganz im Vordergrund steht, taucht in den ersten Jahrzehnten des 19. Jahrhunderts in zunehmendem Maße in der medizinischen Literatur als »Erethismus«, als »reizbare Schwäche« auf. In den sechziger Jahren wird dieses Gebiet von BOUCHUT als »Nervosisme« ausführlich literarisch bearbeitet.

Ende der sechziger Jahre trat dann BEARDS *Neurasthenie*, die zur Krankheit erhobene »reizbare Schwäche«, auf die Bühne und begann ihren Auftritt als die charakteristische funktionelle Nervenkrankheit des ausgehenden 19. Jahrhunderts. Sie machte der alten Hypochondrie den Großteil ihrer körperlichen und psychischen Symptomatik streitig, sodass die Hypochondrie schließlich am Ende des Jahrhunderts nur noch als Nosophobie, als Zustandsbeschreibung, weiterlebte. Die Neurasthenie umfasste neben wohl bekannten psychischen und somatischen Nervensymptomen auch neue Erscheinungen, so die Phobien und Zwänge. Als ihre entscheidende Ursache wurde die Hetze und Hektik der »modernen Zeit« angeschuldigt.

In den letzten Jahrzehnten des 19. Jahrhunderts hatte die *Hysterie* im Rahmen der funktionellen Neurosen nun vor allem die Neurasthenie als Partner, mit der sie vielerlei Symptome austauschte oder gemeinschaftlich beanspruchte. Sie war mittlerweile vor allem durch die Initiativen französischer Forscher, BRIQUET, CHARCOT, in eine neue Phase ihrer Wandlung eingetreten. In Analogie zu und mit experimenteller Hilfe der *Hypnose* hatte man gesehen, wie sich, speziell auch bei der Hysterie, durch Suggestion die verschiedensten normalen und pathologischen Symptome hervorrufen ließen. Aus dieser Erkenntnis heraus, wurde diese schließlich in der Meinung der Fachwelt vorübergehend ganz zu einer Erkrankung der Psyche, zu einer *»Psychose«*. Ein Sonderaspekt der Hysterie ergab sich, als man sich intensiv mit der »traumatischen Neurose«, einer psychisch entstandenen Langzeitschädigung nach Unfällen, zu befassen begann.

Das letzte Jahrzehnt des 19. Jahrhunderts, das in den Augen der Zeitgenossen einem »nervösen Zeitalter« zugehörig erschien, brachte, aus der Hysterieforschung hervorgehend, vor allem durch JANET und BREUER/FREUD neue in die Zukunft weisende Anstöße. Die Beobachtung, dass eine somatische Störung, entstanden durch eine dem Kranken nicht bewusste psychische Ursache, durch Bewusstmachung und Abreagieren zum Verschwinden gebracht werden konnte, war der Anfang einer neuen Entwicklung. Das lange vergessene Unbewusste im Menschen wurde für die Medizin wiederentdeckt und eine folgenreiche therapeutische Methode, die Psychoanalyse, geboren. Die Forschungen Janets über die psychischen Automatismen und den Geisteszustand der Hysterischen untermauerten die Wirksamkeit des Unbewussten mit zahlreichen neuen Aspekten bis hin zum Phänomenen der gespaltenen Persönlichkeit.

Einigkeit der Autoren bestand immer darüber, dass für das Auftreten von funktionellen Nervenkrankheiten beim Kranken zwei Faktoren maßgebend sind, einmal eine angeborene Disposition und zum anderen die Einwirkung von äußeren Belastungen. Ist die Disposition groß, bedarf es nur einer geringen äußeren Schädlichkeit, um die Krankheit entstehen zu lassen, ist umgekehrt die Schädlichkeit übermächtig, kann auch bei geringer Disposition der Krankheitsprozess zustande kommen. Die Disposition zu funktionellen Nervenkrankheiten ist durch die mehr oder weniger ausgeprägte *neuropathische Anlage* gegeben, die sich durch eine vermehrte allgemeine Erregbarkeit auszeichnet und häufig mit der Nervosität als solcher identifiziert wurde. Die neuropathische Anlage wird vererbt und kann besonders nachteilige Formen annehmen, wenn es sich um eine *degenerative Vererbung* handelt.

Unter den auslösenden äußeren Schädlichkeiten für die Entstehung einer funktionellen Nervenkrankheit wurden zu jeder Zeit *emotionale Belastungen*, Schreck, Kummer,

Enttäuschung, aber auch erschöpfende geistige Überanstrengung als wesentlich angesehen.

Auch die gesellschaftlichen Lebensumstände mit dem jeweiligen Lebenstempo, den Wertvorstellungen, dem Moralkodex, den Erziehungsmethoden, wurden immer wieder als belastend thematisiert.

Zum Wandel in den Theorien über die Ursachen und das Wesen der funktionellen Nervenkrankheiten trugen immer auch die jeweilige Neurophysiologie, die Erblehre, die Psychologie, die Psychiatrie bei. Die *Neurophysiologie* machte von der Mitte des 17. Jahrhunderts bis zum Ende des 19. Jahrhunderts eine außerordentliche Entwicklung durch. Mussten zu Beginn des Berichtszeitraumes als Vermittler der Nervenleitung noch die Spiritus animales bemüht werden, war man sich an seinem Ende über die elektrische Natur dieser Vorgänge längst im Klaren, man kannte das Wesen der Reflexvorgänge, man hatte die grauen Zellen der Gehirnrinde als Träger der geistigen Vorgänge ausgemacht und konnte eine Gehirnkarte über die einzelnen Funktionszentren für Bewegung, Empfindung, Sprache anlegen.

Dass die Erbanlage bei der Entstehung der funktionellen Nervenkrankheiten eine entscheidende Rolle spielt, war seit jeher unumstritten. In den fünfziger Jahren des 19. Jahrhunderts brachte die *Erblehre* zwei neue Thesen hervor. Bei der Beobachtung der Vererblichkeit der Geisteskrankheiten hatte man festgestellt, dass die Vererbung der gleichen Krankheit nur in einem Teil der Fälle zutraf, dass aber bei den Eltern und Geschwistern vielfache andere psychische und auch körperliche Störungen auftraten, vor allem auch Nervenstörungen und Hysterie. Nicht die psychische Krankheit als solche wird vererbt, sondern eine besondere Disposition, die sowohl die Entstehung der Geisteskrankheit wie der funktionellen Neurosen begünstigte. Die funktionellen Neurosen waren so in mittelbaren Kontakt zu den Psychosen getreten. Die zu gleicher Zeit entstandene Degenerationstheorie besagte weiterhin, dass durch besondere Schädlichkeiten eine vererbliche Krankheit erzeugt werden kann, die von Generation zu Generation schlimmere Ausmaße annimmt, bis sie in der letzten Generation zu Lebensunfähigkeit führt. Den durch degenerative Vererbung belasteten Menschen wurde eine besondere Unausgeglichenheit von Charakter und Intelligenz zugeschrieben.

Seit den achtziger Jahren des 19. Jahrhunderts wurde von der *Psychiatrie* ein Nachbargebiet der funktionellen Nervenkrankheiten erschlossen, das teilweise Überschneidungen mit diesem, mehr aber noch Überlappen mit dem Gebiet der degenerativen Abweichungen zeigte, nämlich das Gebiet der *»psychopathischen Minderwertigkeiten«*, der »abnormen Persönlichkeiten«. Ein anderer wichtiger Anstoß für die Theoriebildung der funktionellen Nervenkrankheiten war die Aufnahme der Lehre von der *Suggestion und Hypnose* in die offizielle Medizin.

Die Frage stellt sich, ob über den Wandel in der Beschreibungs- und der Theroriebildung der funktionellen Nervenkrankheiten hinaus sich auch das Krankheitsgeschehen als solches im fraglichen Zeitraum verändert hat. Gleich geblieben sind sicherlich die zugrunde liegenden physiologischen Abläufe, die vorgegebenen biologischen Schablonen. Diese sind im menschlichen Organismus und der menschlichen Psyche als Reaktionsmöglichkeiten primär angelegt. Ihre Ansprechbarkeit ist Sache der Individualität ihres jeweiligen Trägers. Für das Hervortreten eines Symptoms aber spielt die jeweilige Umwelt mit ihren Ängsten, Belastungen, ihrer Aufgerührtheit, ihrem mehr oder weniger rationalen Weltbild eine prägende Rolle. Generelle suggestive Einflüsse, psychische Infektionen haben auf das Erscheinungsbild der funktionellen Neurosen zweifellos stets Einfluss genommen. Die hysterischen Epidemien, die Häufigkeit und Art hysterischer Krampfanfälle war in Zeiten der Not, der Lebensbedrohungen, der religiösen Aufgewühltheit zweifellos häufiger als in weniger belasteten und aufgeklärteren Perioden der Geschichte. Andererseits hat auch das Milieu eines untätigen, unbefriedigenden Lebens nicht selten die Hypochondrie gefördert, haben die Hektik und Ruhelosigkeit einer späteren Zeit den Symptomen der Neurasthenie Vorschub geleistet. Nach der Episode des Schütteltremors bei Soldaten des 1. Weltkrieges sind im 20. Jahrhundert motorische Anfälle kaum noch beobachtet worden. Dagegen haben die psychogen ausgelösten Erscheinungen an den inneren Organen offenbar erheblich zugenommen.

Bei den funktionellen Nervenkrankheiten spielt in der Ätiologie, der Symptomatologie und der Therapie das Ineinandergreifen körperlicher und seelischer Faktoren die entscheidende Rolle und macht die Schwierigkeit und die Faszination dieser Krankheitsgruppe aus. Die funktionellen Nervenkrankheiten offenbaren viel von der besonderen Natur des Menschen, seinem psychisch-somatischen Doppelaspekt, seinem Verhalten am Rande der Normalität. W. KRETSCHMER hat einmal für die Hysterie ausgedrückt, was sicherlich für alle funktionellen Neurosen gilt. Er schreibt: »Aus dem Studium der Hysterie haben Charakterologie, Triebpsychologie, Psychotherapie und selbst philosophische Anthropologie (Leib-Seele-Verhältnis, Metaphysik des Willens und des Bewusstseins) großen Nutzen gezogen. Man wird auf letzte Fragen des menschlichen Wesens hingeführt ... Hierzu gehört auch die nicht erklärbare Tatsache, dass eine Idee, eine Vorstellung oder ein Vorstellungskeim in die Gewebe eingreift.«

ERSTES KAPITEL
DIE HYSTEROHYPOCHONDRIE IM 17. UND 18. JAHRHUNDERT

I. DIE VORNEURALE GESCHICHTE DER HYPOCHONDRIE UND HYSTERIE

Bevor die Medizin im 17. Jahrhundert begann die Hysterie und Hypochondrie mit dem Nervensystem in Beziehung zu setzen, hatten diese bereits eine lange Geschichte hinter sich. Da es sich um Störungen handelt, die in der Wesensstruktur des Menschen vorgebildet sind, dürften wohl auch die ältesten Vertreter des homo sapiens davon nicht verschont geblieben sein.

In der antiken Medizin waren Erscheinungsbilder der Hysterie und Hypochondrie wohl bekannt. Die ältesten Nachrichten betreffen die *Hysterie.* Die Vorstellungen der griechischen und römischen Ärzte über das Wesen der Hysterie, haben schon in den Schriften des HIPPOKRATES, CELSUS und GALENUS ihren Niederschlag gefunden. Die altgriechischen Ärzte ließen den nach sexueller Befriedigung sich sehnenden Uterus Wanderungen durch den ganzen Körper ausführen und durch den Druck auf die Organe Krankheitserscheinungen, Krämpfe, Erstickungsanfälle, das Gefühl eines in den Hals aufsteigenden Fremdkörpers hervorbringen. Die Symptomatik der Hysterie war in dieser frühen Periode die eines Krampfleidens der Frauen. Die vermutete Beziehung der Krankheit zur Gebärmutter hat die Namensgebung veranlasst und hat die Spekulationen über die Hysterie bis in die Neuzeit begleitet. Als durch Galen die anatomische Unmöglichkeit einer Wanderung der Gebärmutter nachgewiesen war, befestigte sich die Ansicht, dass durch die Zurückhaltung des Samens oder von Blut im Uterus eine schädliche Wirkung auf den ganzen Organismus ausgeübt wird. Bald sollte dies durch eine Verderbnis der Säfte, bald durch Entsendung schädlicher Dünste geschehen. Diese Theorie erhielt noch in der frühen Neuzeit einen neuerlichen Schub durch eine aus dem Jahre 1540 stammende von J. FERNEL abgefasste Schrift mit dem Titel »de abditis rerum causis«. Sie trägt die Ansicht vor, dass die aus dem pathologisch veränderten Sperma oder Menstrualblut entstehenden *Vapores* Grundursache des Leidens sind. Die »Vapeurs« waren dann noch weit ins 18. Jahrhundert hinein eine sehr übliche Bezeichnung für hysterische und ähnliche Zustände.

Auch das Krankheitsbild der *Hypochondrie* entstammt der Antike. Als Erster spricht GALENUS vom »Morbus hypochondriacus«, womit eine Sonderform der Melancholie gemeint war, eine Krankheit der Männer, mit vorwiegend trüber Stimmung und Verdauungsstörungen. Auch hier stellt der Name schon die Beziehung zum vermuteten Sitz der Störungen, dem Hypochondrium, her. Die Theorien im Sinne des Galenismus erblickten in den veränderten Körpersäften die nächste Ursache der Krankheiten und die Hypochondrie sollte, wie die Melancholie, einen veränderten Anteil an »schwarzer Galle« als Krankheitsursache haben. Spätere Hypochondrie-Theorien sahen in den Krankheitserscheinungen den Ausdruck örtlicher Veränderungen der hypochondrialen Organe, von Milz, Magen und Därmen und als Ursache hauptsächlich Blutstauungen in diesen Organen. Beide Theorien der Hypochondrie erschöpften sich weitgehend in der Berücksichtigung der körperlichen Krankheitszeichen und stuften die psychischen nebensächlich als Folge- und Begleiterscheinungen ein. Die Symptomatik der Hypochondrie bis ins 18. Jahrhundert war gekennzeichnet durch Krampfzustände, Blähungen, Völlegefühl im Hypochondrium, eventuell begleitet von Ängstlichkeit und Missgestimmtheit.

II. WIE DIE HYSTERIE UND HYPOCHONDRIE BEGANNEN KRANKHEITEN DES NERVENSYSTEMS ZU WERDEN

Mit dem Wiederaufleben der Anatomie im 16. Jahrhundert kamen die früheren Erklärungsversuche der Hysterie und Hypochondrie in große Verlegenheit. Man fand Galen bestätigt, dass der Uterus im Unterleib so fest fixiert ist, dass eine Wanderung, wie die Alten meinten, sich als unmöglich erwies, man sah auch die Schwierigkeit, wie sich die Vapores im Körper verbreiten konnten. Auch der Hypochondrie raubte die Anatomie ihre traditionelle Ätiologie, indem sie feststellte, dass der von der Humoralpathologie immer unterstellte Ausführungsgang für die schwarze Galle aus der Milz nicht existierte. So bedurften Hysterie und Hypochondrie einer neuen Basis zur Erklärung ihrer Ätiologie und Pathogenese.

Die Anatomie, die beiden die Existenzgrundlage geraubt hatte, konnte nun im 17. und 18. Jahrhundert ein neues geeignetes Substrat der Krankheitsentstehung anbieten, das Nervensystem. Was das Nervensystem so geeignet machte, war seine Verbreitung im ganzen Körper mit der Möglichkeit Verbindungen zwischen allen Organen herzustellen, war sein Bezug zu Empfindung und Motorik, war die Schnelligkeit seiner Reaktionsweise, alles Voraussetzungen und Funktionen, die die Hysterie und Hypochondrie zur Erklärung ihres Wesens bedurften. Allmählich, beginnend in der Mitte des 17. Jahrhunderts, wurden aus Krankheiten des Uterus und der Hypochondrien, Krankheiten des Nervensystems.

Ein französischer Vorläufer der Nerventheorie der Hysterie, CHARLES LE POIS (CAROLUS PISO, 1563–1633), Leibarzt von Heinrich II., der schon 1618 ursächlich den Uterus durch das Gehirn ersetzte, war damit noch ohne Gehör geblieben. Die entscheidenden Schritte erfolgten Mitte des 17. Jahrhunderts in England, in einer politisch sehr unruhigen, wissenschaftlich aber überaus fruchtbaren Periode seiner Geschichte.

1. WILLIS – EIN GEHIRNFORSCHER ZIEHT SCHLÜSSE

THOMAS WILLIS (1621–1675), der in Oxford und London wirkte, war einer der angesehensten Ärzte seiner Zeit, ein hervorragender Neuroanatom, Physiologe und Kliniker, und der Erste, der die nervöse Ätiologie von Hysterie und Hypochondrie entschieden aussprach und begründete. Mit seinem Werk »Cerebri anatome« hat er als *Anatom* einen Meilenstein in der Geschichte des Nervensystems gesetzt. Seine genauen anatomischen Beschreibungen formten die Basis der heute gebräuchlichen Nomenklatur, der von ihm entdeckte Arterienring an der Basis des Gehirns (»Circulus Willisi«) trägt noch heute seinen Namen. Die Anatomie des vegetativen Nervensystems verdankt ihm den ersten umfassenden Bericht von den Verzweigungen und Verbindungen der verschiedenen Ganglien und die Kenntnis der Verbindung der präspinalen Ganglienkette mit dem Rückenmark durch die von ihm so benannten »Intercostalnerven«.

Der *Physiologe* Willis zeichnete ein Bild von der Nervenfunktion, das zwar hochspekulativ, aber wohl das »modernste« seiner Zeit war. Das geheimnisvolle Prinzip, das die Ausbreitung des Nervenreizes bewirkt, bezeichnete er als die *Spiritus animales*, die man am besten mit der Art der Lichtstrahlen vergleichen könne. Sie seien nicht allein das Prinzip der Empfindung und Bewegung, sondern bildeten auch das Substrat der tierischen Seele im Tier und im Menschen. Sie würden im Gehirn aus dem Blut mittels einer Art Destillation abgesondert. Willis schrieb jedem Teil des Gehirns eine besondere Seelenfunktion zu. Die im großen Gehirn bereiteten Spiritus dienten den Empfindungen, der willkürlichen Bewegung, dem Selbstgefühl, dem Gedächtnis und den Bestrebungen, die im *kleinen Gehirn* abgesonderten Lebensgeister dagegen der unwillkürlichen Empfindung und dem Bewegungsreiz von Herzschlag, Atmung und gastrointestinaler Motorik. Auf Willis geht dann auch die Unterscheidung von »willkürlicher« und »unwillkürlicher« Bewegung zurück. Das Zentrum für unwillkürliche Bewegung verlegte er aufgrund von Beobachtungen an Tieren ins Kleinhirn, während bewusste Bewegungsakte vom Cerebrum abhängen.

Das Cerebellum spielt auch eine Rolle bei Willis' Konzeption der *»Sympathie«*, der Möglichkeit der einzelnen Körperteile miteinander zu kommunizieren. Das periphere Nervensystem wurde als ein Netzwerk gedacht, wo an allen Stellen, an denen sich Nerven anatomisch berühren, auch Nervenreize ausgetauscht werden können. So werde eine nervöse Verbindung zwischen den einzelnen Organen hergestellt, über die diese »sympathisch« miteinander reagieren können. Diese geschehe durch die *unwillkürlichen spiritus animales,* die vor allem über die Nervenverbindungen des Vagus und der intercostalen Nerven liefen. In Fällen, in denen keine direkte Nervenverbindung zwischen den Teilen besteht, sei der Kontakt auch über einen längeren *Verbindungsweg durch das Cerebellum* möglich. Aufsteigende Eindrücke von den thorakalen und abdominalen Organen könnten, wenn sie stark genug seien, durch das Cerebellum auch in das Cerebrum gelangen und so bewusst werden. Ähnlich könne ein im Cerebrum ausgelöster Willensimpuls durch das Cerebellum auf die visceralen Strukturen gelangen, womit die Kontrolle des Willens über unwillkürliche Akte wie die Atmung zu erklären sei. Die rami communicantes der »intercostalen« Nerven sollten dazu dienen, die unwillkürlichen Impulse vom Cerebellum mit den willkürlichen Impulsen von Gehirn und dem Rückenmark zusammenzubringen.

Willis war nicht nur als Anatom und Physiologe ein hervorragender Beobachter und Denker, sondern ebenso als praktisch tätiger *Arzt,* der erst in Oxford und dann in London eine weithin gesuchte Praxis betrieb. Bei seiner so starken wissenschaftlichen Identifikation mit dem Nervensystem muss sich ihm bei seinen hysterischen und hypochondrischen Patienten die Überzeugung geradezu aufgedrängt haben, dass es sich bei diesen so von Sympathien und Wechselfällen beherrschten Krankheiten um Störungen des Nervensystems handelte.
Seine Ansichten darüber hat er 1667 in einer Schrift mit dem Titel: *Pathologia cerebri et nervosis generis in quo agitur de morbis convulsivis* bekannt gemacht.

Die Hysterie war nach Willis vorwiegend und primär eine *Krampfkrankheit* und vom gestörten Gehirn und Nervensystem abhängig. Die Meinung, dass die Krankheit durch ein Aufsteigen der Gebärmutter oder durch von ihr ausgehende Dämpfe entstehe, hielt Willis aufgrund seiner anatomischen Kenntnisse für Unsinn. Die Gebärmutter könne aber ebenso wie die andern Eingeweide zum Ausgangspunkt von Krämpfen werden, indem von einer Schädigung dieser Organe aus lokale Krämpfe entstehen, die durch Fortleitung über die Nerven schließlich die Spiritus im Hirn zu Krämpfen disponieren. Die Krankheit beginne oft nach einem plötzlichen Schrecken, großer Traurigkeit, Entrüstung oder einer anderen heftigen Leidenschaft; diese *Affekte verwirrten den Spiritus im Gehirn.* Die gewöhnlichsten Symptome der *Hysterie* seien Gefühle wie das Aufsteigen einer Kugel im Bauch, Neigung zum Erbrechen, Schwindel, Augenverdrehen, oft Lachen oder Weinen, Versagen der Stimme, Bewegungsunfähigkeit mit kaum fühlbarem Puls, manchmal Krämpfe im Gesicht, in den Gliedern, im ganzen Körper. Das Leiden komme bei Frauen jeden Alters und Standes vor, manchmal auch bei Männern.

Die Symptome der *Hypochondrie* entsprechen nach Willis zum Teil denen der Hysterie. Im Vordergrund stünden aber Magen- und Herzbeschwerden, Schreckhaftigkeit, eingebildete Krankheiten und Unrast der Gedanken. Frauen würden weniger befallen wie Männer. Willis erklärt die Hypochondrie nun zwar auch als *eine durch das Nervensystem wirkende Krankheit*, macht aber in letzter Instanz doch noch die *Milz* mit verantwortlich, indem er meint, dass durch ihr Ferment über das Blut das Gehirn beeinflusst wird.

2. SYDENHAM – DIE ATAXIE DER SPIRITUS ANIMALES

Zur gleichen Zeit wie der königstreue WILLIS in Oxford, wirkte der ehemalige Soldat Cromwells THOMAS SYDENHAM (1624–1689) in London. Seine Auffassung der Hysterie als einer Krankheit des Nervensystems entstand auf etwas andere Weise. Sydenham hat in der Medizin revolutionierend gewirkt, als er daran ging Krankheitseinheiten abzugrenzen, nicht einzelne Symptome als das Wesentliche zu nehmen wie alle Ärzte vor ihm, sondern deren komplexe Vereinigung zu spezifischen Krankheiten, denen eine Reihe von typischen Symptomen und eine besondere Ursache eigen ist.

Während er nun aber alle anderen Krankheiten auf bestimmte Säftestörungen zurückführte, machte Sydenham die Hysterie zu einer Krankheit der an die Nerven gebundenen *Spiritus animales.* Kommt es durch Gemütsbewegungen, Trauer, Langeweile zu einer Verunordnung der Lebensgeister, zu einer *Ataxie oder einem Spasmus der Spiritus animales,* so treten nach Sydenham die Erscheinungen der Hysterie auf.

Hysterie sei besonders häufig *bei Frauen,* weil sie schwächer und die Spiritus bei ihnen besonders empfindlich seien. Bei Männern werde die Krankheit gewöhnliche *Hypochondrie* genannt, Hysterie und Hypochondrie seien identisch.

Sydenham erläuterte 1682 in einem Schreiben an Dr. Cole seine Ansichten über die Hysterie folgendermaßen: »Die Hysterie ist die meistestverbreitetste, undurchsichtigste und am schwersten zu behandelnde Krankheit. Sie tritt vor allem unter Frauen auf. Nur solche Frauen, die ein hartes Leben führen, sind frei von ihr. Männer, besonders solche mit sitzender Lebensweise, leiden auch unter ihr. Das Hauptmerkmal der Hysterie ist die *Vielfältigkeit der Formen,* in der sie in Erscheinung tritt ... Nach Geburtsanstrengungen oder großen Aufregungen kann sie Apoplexie vortäuschen. Sie kann als Epilepsie erscheinen, als lokalisierter Kopfschmerz, als Herzklopfen, als Husten, als Passio iliaca, als Nierensteinschmerz, als Muskelschmerz, als Zahnweh, als Rückenschmerz, als Kälte bei normalem Puls, als Vernichtungsgefühl in der Brust.« Besonderen Wert legt Sydenham als Diagnostikum der Hysterie auf die Ausscheidung großer Quantitäten klaren *Urins.* Er schreibt, hysterische Personen seien oft melancholisch, manchmal aber auch ausgelassen, im Ganzen sehr *launisch.* Sie blieben dabei ganz verstandesgesund. Hysterie werde durch Aufregung, aber auch langes Fasten oder zu starken Aderlass und Abführen hervorgerufen.

Wie sehr Sydenham sich der *psychischen Genese* der Hysterie bewusst war, geht aus einer weiteren Stelle des Briefes an Cole hervor, die besagt: »Eine Menge von Frauen fragt mich um Rat über Krankheiten, deren Natur ich nicht durch gewöhnliche Zeichen zu bestimmen weiß; ich trage dann immer Sorge, sie zu fragen, ob das Übel, über welches sie sich beklagen, sie nicht immer dann befällt, wenn sie einen Kummer haben, oder wenn ihr Gemüt durch irgendeine Leidenschaft bewegt ist. Wenn sie einräumen, dass es sich so verhält, bin ich völlig überzeugt, dass ihre Krankheit ein hysterisches Leiden ist.«

Wie Sydenham betrachtet auch sein Schüler Sir RICHARD BLACKMORE (1653–1729) die Hysterie und Hypochondrie ausschließlich als eine Krankheit infolge von Nervenstörungen. Sie sei die Folge eines allzu zarten Baues der Nervenfasern und einer allzu feinen und flüchtigen Natur der Spiritus animales.

III. DER DURCHBRUCH DES NERVENKONZEPTES

1. ROBERT WHYTT – EIN FRÜHER KLASSIKER DER FUNKTIONELLEN NERVENKRANKHEITEN

Zum Durchbruch kam die auf das Nervensystem bezogene Theorie der Hypochondrie und Hysterie in der Mitte des 18. Jahrhunderts in Edinburgh, einem kulturellen Mittelpunkt des damaligen Europa. Der berühmten Medizinschule stand dort seit 1746 für lange Jahre ROBERT WHYTT (1714–1766) vor, der als Arzt und als Erforscher des Nervensystems, im Übrigen als überzeugter Vertreter der vitalistischen Lehre von STAHL, hohes Ansehen genoss. Nachdem er 1751 in einem Werk »An essay on the vital and other involuntary motions of animals« seine neurophysiologischen Erkenntnisse niedergelegt hatte, publizierte er 1765 die Schrift »Observations on the nature, causes and cure of those disorders, which are commonly called nervous, hypochondric or hysteric«, in der er klar, kritisch und umfassend sein Bild von den funktionellen Nervenkrankheiten entwarf.

VON DEN SYMPATHIEN – Eingangs dieses Werkes bespricht Whytt die »Sympathien«, die die funktionelle Verbindung zwischen den einzelnen Körperorganen herstellen, und bei Störungen in einem Bezirk oft in weitabliegenden Körperregionen Mitreaktionen veranlassen. Wenn etwa bei einer Leber-Zwerchfellentzündung Schmerzen in der rechten Schulter auftreten oder bei heftigem Schmerz sich eine Ohnmacht einstellt, sind dies nach Whytt pathologische Sympathien. Auf welchem Weg die Sympathien zustande kommen, war im 18. Jahrhundert Gegenstand vielfältiger Spekulationen. Grundsätzlich betrachtete man, wie schon WILLIS, das Nervensystem mit seinen vielen Verbindungsstellen zwischen einzelnen Nerven als ein *Netzwerk,* auf dem die »spiritus animales« hin und her flogen und die Verbindung zwischen den einzelnen Organen herstellten. Whytt aber erklärte aufgrund seiner Forschungen, dass es so nicht sein könne. Er hatte beobachtet, dass ein decapitierter Frosch einige Zeit nach den Eingriff durchaus wieder in der Lage ist, auf Reize zu reagieren, eine Pfote nach Reizung wegzuziehen oder sogar wegzuspringen. Er hatte aber weiter beobachtet, dass jede Reaktion ausbleibt, wenn man den Fröschen auch das Rückenmark zerstört. Seine Folgerung daraus war, dass die Verbindung zwischen den einzelnen Organen nicht direkt durch die zwischen diesen liegenden Nervensträngen erfolgt, sondern dass dies auf dem Umweg *über das Rückenmark* oder das Gehirn geschieht. Er ist so einer der Wegbereiter der Reflexlehre geworden. Whytt hat auch wie seine

Zeitgenossen versucht, bei Obduktionen somatische Ursachen der Nervenkrankheiten im Gehirn und den Nerven aufzuspüren, doch musste diese Suche wie er sagte »wegen der Feinheit dieser Teile« ergebnislos bleiben.

VON DEN NERVENKRANKHEITEN – Am Anfang des klinischen Teiles seines Werkes definiert dann Whytt genau, von welchen Krankheiten er handeln will, nämlich »von den Krankheiten, die man bisher Vapeurs, ingleichen spasmodische, hypochondrische und hysterische Zustände genannt, und denen man in neuerer Zeit auch den Namen von *Nervenkrankheiten* beigelegt hat«. Die Nerven seien zwar an allen Krankheitsprozessen in gewisser Weise beteiligt, doch will er nur solche Nervenkrankheiten besprechen, die »von einer *ungewöhnlichen Zärtlichkeit oder widernatürlichen Empfindlichkeit der Nerven* herrühren«. Die Symptome der Nervenkrankheiten sind nach Whytts Worten auf das Vermögen der Nerven zu empfinden und zu bewegen zurückzuführen. Es gehe dabei um ein *Zuviel, ein Zuwenig und ein Anderssein der Nerventätigkeit*, d. h. die Sensibilität kann erhöht, vermindert, verändert sein oder ganz fehlen, die motorische Aktivität kann vermindert sein oder gänzlich ausfallen. Ganz im Vordergrund stehe das *Zuviel der Nerventätigkeit*, die Hypersensibilität: »Ist das Gefühl der Nerven zu fein und zu scharf, so werden unangenehme oder schmerzhafte Empfindungen, und heftige oder unregelmäßige Bewegungen in dem Körper erregt ... Bei einer solchen Beschaffenheit der Nerven können die Leidenschaften, Fehler in der Diät und Veränderungen der Hitze und Kälte oder der Feuchtigkeit der Luft beschwerliche Zufälle hervorbringen; sodass dergleichen Körper nie einer dauerhaften und festen Gesundheit genießen, sondern immer einer beständigen Reihe von größeren oder geringeren Beschwerden unterworfen sind.«

Was aus der Hypersensibilität die Nervenkrankheit werden lässt, sagt Whytt, ist ihre *Übersteigerung* und das *Auftreten von unangemessenen Sympathien*. Reize, die beim Gesunden keine oder wenig Wirkung zeigen, erregen bei so belasteten Personen nicht nur ein Übermaß der normalen Wirkung, sondern auch weitere unvorhergesehene Reaktionen.

»Diejenigen Zufälle verdienen den Namen von Nervenkrankheiten, die wegen einer außerordentlichen Zärtlichkeit oder eines widernatürlichen Zustandes der Nerven, durch solche Ursachen erregt werden, die bei gesunden Personen dergleichen Wirkung entweder gar nicht oder nur in einem geringen Grade hervorbringen würden.« – »Wenn wegen einer besonders zärtlichen Leibesbeschaffenheit die Zahnschmerzen Zuckungen und Ohnmachten erregen, so sagen wir, dass es Nervenzufälle sind. Wenn die Nerven des Magens oder anderer Eingeweide so verändert sind, dass von einer Verstopfung eine Niedergeschlagenheit, Melancholie oder Raserei entsteht, so verdienen diese Zufälle den Namen von Nervensymptomen. Kommen zu einer schmerzhaften Entzündung des Fingers Zuckungen und Ohnmachten dazu, so nennt man diese letzteren Beschwerden, weil sie von einer außerordentlichen Zärtlichkeit der Nerven entsteht, Nervenzufälle.« Er werde sich bei der Besprechung der Nervenkrankheiten auf die Beschwerden einschränken, die größtenteils von einer schwachen oder widernatürlichen Beschaffenheit der Nerven herzuleiten sind.

Whytt schreibt, er könne wegen ihrer Vielzahl unmöglich ein vollständiges Verzeichnis aller Zustände machen, »die man gemeiniglich als *Nerven-, hypochondrische und hysterische Symptome* ansieht«, sondern nur von den üblichsten. Er bringt dann freilich eine Aufstellung psychosomatischer Symptome, wie sie kaum ein Autor in der Folgezeit vollständiger geboten hat. Eine Auswahl davon möge angeführt sein, auch um darzulegen, welches Symptomenspektrum alle einschlägigen Autoren der nahen und fernen Zukunft beschäftigen wird.
Magen-Darm-Störungen: »Blähungen in dem Magen und Gedärmen, Sodbrennen; saures Aufstoßen; Ekel; Erbrechen ... Mangel des Appetits und Unverdaulichkeit oder ein ungewöhnlicher Hunger ... Schwachheit, Ohnmachten bei dem Hunger; ein heftiges Verlangen nach seltenen oder ungewöhnlichen Nahrungsmitteln; ein sichtbares Aufschwellen des Magens nach dem Essen, manchmal ein heftiger Schmerz und Krampf im Magen, Beklemmung der Brust; eine unangenehme obgleich nicht schmerzhafte Empfindung in der Gegend des Magens, dabei sich Niedergeschlagenheit, Ängstlichkeit und manchmal große Furchtsamkeit findet; eine heftige Kolik, ein brummendes Getöse von Blähungen, eine Art Durchfall, noch öfter aber Verstopfung des Leibes.«
Blasen-Nierenstörungen: »Empfindung des Brennens im Hals der Blase und der Harnröhre, mit einem öfteren Trieb den Urin zu lassen; ein häufiger Ausfluss eines hellen Urins.«
Allgemeines Beschwerdesyndrom: »Die Kranken dieser Art empfinden ferner plötzlich eine fliegende Hitze durch den ganzen Körper; Schauder, einige Teile werden manchmal plötzlich kalt, zu einer anderen Zeit aber ungewöhnlich warm.«
Rheumatoides Schmerzsyndrom: »Die Patienten fühlen Schmerzen in Armen und andern Gliedern, die von einem Ort zum andern ziehen; einen beschwerlichen Schmerz im Rücken und zwischen den Schultern.«
Motorische Störungen: »Krämpfe und zuckende Bewegungen der Muskeln; ein plötzliches Zusammenfahren der Hände und Füße; fast beständig anhaltende Bewegungen der Hände und Füße wider den Willen des Kranken; allgemeine Zuckungen, die ... fast

alle Glieder befallen, wobei sich der Kranke, wie bei einem starken Anfall der fallenden Sucht, heftig bewegt; bei einigen Kranken folgen lang dauernde Ohnmachten.«
Herzstörungen: »Das Herz klopft oder zittert; der Puls ist manchmal ungewöhnlich langsam, zu anderer Zeit geschwind, bei gewissen Gelegenheiten unregelmäßig oder aussetzend.«
Störungen der Atemwege: »Es findet sich trockener Husten mit beschwerlichem Atemholen; es erfolgt Gähnen, Schlucken; die Kranken seufzen öfters und haben eine Empfindung, als wenn ihnen eine Kugel oder Klumpen im Halse stäke, davon sie ersticken wollten; sie bekommen Anfälle vom Weinen oder konvulsivischem Lachen. Sie bekommen Schwindel, besonders wenn sie jählings aufstehen.«
Störungen im Kopfbereich: »Die Kranken haben Kopfschmerzen, die oft periodisch sind; öfters wird ein heftiger Kopfschmerz nur in einem kleinen Teil des Kopfes, der nicht größer als ein Viergroschenstück ist, als wenn ein Nagel darinnen stäke, empfunden. Die Ohren klingen; das Sehen wird verdunkelt und es erscheint ihnen, ohne dass man einen Fehler in den Augen sehen kann, ein dicker Nebel vor solchen; manchmal sehen sie die Sachen doppelt. Sie empfinden ungewöhnliche Arten von Gerüchen.«
Schlaflosigkeit: »Sie haben eine anhaltende Schlaflosigkeit, die oft von einer gewissen Unruhe begleitet ist, ... die sich aber mindert, wenn die Kranken aufstehen. Ihr Schlaf ist unruhig, sie haben schreckende Träume und den Alp; bisweilen eine Trägheit und allzu starke Neigung zum Schlaf.«
Psychische Symptome: »Sie sind furchtsam, mürrisch, traurig, verzagt, und zu andern Zeiten außerordentlich lustig; ihre Gedanken schweifen herum, das Gedächtnis wird geschwächt und sie bekommen allerhand lächerliche Einbildungen. Sie haben wunderliche Vorstellungen, als wenn sie Krankheiten hätten, davon sie doch gänzlich frei sind; sie glauben, die Zustände, darüber sie klagen, wären ebenso gefährlich als sie ihnen beschwerlich sind.«

Aus der Vielzahl von Symptomen, die bei den »Nerven-hypochondrischen und hysterischen Zuständen« auftreten können, bespricht Whytt einige noch gesondert als besonders charakteristische Symptome.
Vor allem seien hysterische *Ohnmachten und Zuckungen* von großer Bedeutung. »Viele hysterische Frauen sind Ohnmachten unterworfen, bei welchen sie wie in tiefem Schlafe liegen, ihr Atemholen ist äußerst schwach. Andere werden dabei auch noch von starken Zuckungen befallen.« Auslösend wirkten dabei eine intestinale Reizung, eine »Verstopfung der monatlichen Reinigung«, heftiger Schmerz, Schrecken Traurigkeit, Zorn oder Verdruss. –

Unter allen Nerven- und Krampfkrankheiten sei keine wunderbarer als die *Katalepsis* oder Starrsucht. Der Kranke werde dabei gegen seine Umgebung unempfindlich und bleibe ganz in der Stellung, in welcher er sich zu der Zeit befand, als ihn die Krankheit überfiel.
Diese Krankheit entstehe von einer heftigen Gemütsbewegung, von einer Schärfe oder einer Sympathie.

Herausgehoben werden noch einige Symptome aus dem Bereich der inneren Organe: Bei der *Verdauung* entstünden Blähungen im Magen und den Därmen, die manchen Personen sehr beschwerlich würden und sich durch murrendes Getöse, auch durch Erbrechen und Auslösung einer hysterischen Kolik bemerkbar machen. Personen, die dem hypochondrischen oder hysterischen Übel unterworfen sind, würden oft von ungewöhnlichem *Heißhunger* befallen. Solange dieser dauere, seien sie von fast allen anderen Beschwerden befreit. Oft würfen Kranke, die lange Zeit von heftigen Schmerzen und Krämpfen des Magens beschwert worden sind, eine *schwarze Materie* aus, die aber nichts anderes als Blut sei, das seine Farbe verloren habe. Es sähe aus wie der Bodensatz von Kaffee und rühre her von verhärteten Geschwülsten im Magen, die anfingen sich in ein Geschwür zu verwandeln. – Es gäbe auch eine allmähliche *Abzehrung des Körpers*, ohne Schweiße, ohne Vermehrung der Absonderungen durch Urin oder Stuhlgang, ohne geschwindem Puls und fieberhafte Hitze, der man den Namen einer *Nervenauszehrung* zulegen könnte. – Hier kommt dann auch der wichtige Einfluss des *Magens* auf die anderen Körperfunktionen zur Sprache: »Durch gute Speisen werden die Nerven des Magens auf eine angenehme Weise gereizt, und der ganze übrige Körper neu belebt und gestärkt, sodass bei zarten Personen die Speise im Magen, außer dem Ernährungszweck, auch wegen des Reizes höchst notwendig ist.« Man wisse, »dass ein unnatürlicher Zustand der Nerven des Magens entweder einen starken Hunger oder eine Abneigung gegen die Speisen hervorbringt; dass oft von eben dieser Ursache eine Niedergeschlagenheit und Melancholie entsteht«. Die kränkliche Beschaffenheit der Nerven des Magens schwäche durch die Sympathie die Stärke und Kraft aller Nerven.

Einen *plötzlichen und starken Ausfluss blassen Urins* hätte schon Sydenham für das pathognomonische Kennzeichen des hypochondrischen und hysterischen Übels gehalten. – Schließlich führt Whytt noch als besonderes Symptom die *Engbrüstigkeit* an, die von einem Krampf der Zweige der Luftröhre in den Lungen oder in den Lungenbläschen entstehe und bei der man im weitläufigen Sinn von einem Nerven-Steckfluss sprechen könne. Mit dem Namen *Nervenhusten* werde ein Husten belegt, der sympathisch ausgelöst wird. Von dieser Art sei der von Würmern oder das Zahnen erregte trockene Husten der Kinder.

Whytt geht dann daran, diese Symptome zu ordnen und in *drei Klassen* einzuteilen, von denen zwei, die *Hysterie* und *Hypochondrie*, althergebrachten Krankheitsdiagnosen entsprechen, während er die leichteren Fälle in eine neue Gruppe der »*Nervenzufälle*« zusammenfasst: »Man kann die Beschwerden der ersten dieser drei Klassen Nervenzufälle, die von der zweiten hysterische und die von der dritten Klasse hypochondrische Zufälle nennen.«

Die Gruppe der »*Nervenzufälle*« umfasst Personen die, obwohl sie sich die meiste Zeit wohl befinden, wegen der ungewöhnlichen Zartheit ihrer Nerven, oft von Zittern, Herzklopfen, Ohnmachten und Zuckungen, von Furcht, Traurigkeit, Schrecken überfallen werden.

Die Gruppe der »*hysterischen Zufälle*« umfasst Personen, die außerdem noch von Verdauungsstörungen, Blähungen, der Empfindung einer im Hals steckenden mit Erstickung drohenden Kugel, von Schwindel, plötzlichen Kopfschmerzen, einer Kälteempfindung am Hinterhaupt, Seufzen, Herzklopfen, Unruhe, Anfällen von Speichelfluss oder blassem Urin beschwert werden.

Die Gruppe der »*hypochondrischen Zufälle*« umfasst Personen, welche, weil ihre Nerven nicht so zart sind, fast niemals Herzklopfen, Ohnmachten oder Zuckungen bekommen, die aber von Appetitmangel, Verstopfung oder Durchfall, fliegender Hitze, Schwindel, von Brustbeklemmung, Mattigkeit um das Herz, von Niedergeschlagenheit, unangenehmen Gedanken und Schlaflosigkeit geplagt werden.

Whytt konstatiert, dass die Ärzte seiner Zeit das hypochondrische und hysterische Übel als *eine einzige Krankheit* ansehen. Er selber sei der gleichen Meinung, weil »die Zufälle dieser Krankheiten einander so sehr ähnlich und das hypochondrische Übel von dem hysterischen nicht mehr, als oft die hysterischen Zufälle voneinander selbst, verschieden sind«. Die hysterischen Zustände bei Frauen schienen von der Hypochondrie bei Männern nur darin verschieden zu sein, dass sie bei ersteren neben anderen Körperteilen manchmal auch von der Gebärmutter her ausgelöst werden und wegen der zarteren Leibesbeschaffenheit des weiblichen Geschlechts häufiger und oft heftiger als die hypochondrischen Anfälle der Männer auftreten.

Als *prädisponierende Ursache* für die Nerven-, hypochondrischen und hysterischen Krankheiten führt Whytt »eine *zu große Zartheit und Empfindlichkeit des Nervensystems im Ganzen oder auch nur in einigen Teilen des Körpers« an*. Diese könne entweder

schon von Natur aus vorliegen oder sie könne entstanden sein als Folge von Krankheiten und einer nervenschwächenden Lebensart und Erziehung: »Wiederholte Fieber, starke Blutflüsse, heftige Ermüdung, unmäßige oder langdauernde Traurigkeit, ausschweifender Lebenswandel und Mangel an Bewegung können eine solche Zartheit des Nervensystems hervorbringen.«
Die Disposition für die Ansprechbarkeit der Nerven sei bei verschiedenen Personen ganz unterschiedlich und auch bei der gleichen Person zeitweise wechselnd. Ein zartes Nervensystem bewirke, »dass eine Person von Dingen angegriffen wird, ... welche bei Personen, deren Nerven stärker und weniger empfindlich sind, keinen merklichen Eindruck machen. So erregt ein Ereignis, das plötzliches Erschrecken verursacht, bei vielen zarten Leuten starkes Herzklopfen und manchmal Ohnmacht mit Zuckungen«. Alte, schon abgestumpfte Leute würden weniger von solchen Krankheiten geplagt. Teile, die bei einer vorigen Krankheit gelitten hätten, würden, wenn der Körper von einer neuen Unpässlichkeit befallen wird, leicht wieder angegriffen.

Auch gegen materielle Dinge bestünden große Unterschiede in der Empfindlichkeit. Die verschiedenen Arzneimittel hätten oft aufgrund der besonderen Beschaffenheit der Nerven der Organe ganz verschiedene Wirkungen. Einzelne Teile des Körpers könnten von einer ungewöhnlichen Schwäche sein, »wodurch manche Personen von Dingen, die bei Leuten von gesunder Leibesbeschaffenheit kaum die geringste Unruhe erregen würden, heftige und manchmal sehr außerordentliche Zufälle bekommen.« – »Zarte Frauen, die den starken Geruch des Tabaks ganz wohl vertragen können, bekommen hysterische Zustände von dem Geruch des Moschus oder einer Rose. Der Anblick, ja die unsichtbaren Ausdünstungen einer Katze haben Beängstigungen, Ohnmacht und Schwitzen verursacht.« Whytt berichtet von einer seiner Kranken, die, »sobald sie etwas von einer Muskatnuss schluckte, sogleich Jucken und eine unangenehme Empfindung über den ganzen Körper verspürte«.

Eine besondere Disposition liegt nach Whytt in den *schwachen Magennerven.* Die Zartheit des Magens bestehe hauptsächlich in einer außerordentlichen Beschaffenheit ihrer Nerven, deren Empfindung vom natürlichen Zustand sehr abweicht. Dies erhelle auch daraus, dass der Appetit nicht allein gut ist, sondern auch Rindfleisch, gepökelt und geräuchert, leichter verdaut wird als manche Nahrung aus dem Pflanzenreich. Man erstaune auch, wie sehr der Zustand des Magens und die Beschaffenheit seiner Nerven in den nämlichen Personen zu verschiedenen Zeiten verschieden sind. Viele der so genannten Nervenzufälle kämen von einer isolierten Empfindlichkeit der

Nerven des Magens und der Därme her, ohne dass die Betroffenen von eigentlichen hypochondrischen Störungen heimgesucht würden.
Bei einer schwachen Beschaffenheit des Magens gäben schlechte Speisen, Ausschweifungen im Essen oder Trinken und starke Gemütsbewegungen zu viel heftigeren Zuständen Anlass, als wenn der Magen und die Därme völlig gesund sind. Ein Trunk kalten Wassers errege bei einigen sehr zarten Frauen augenblicklich einen heftigen Schmerz und Krampf im Magen. Bei Personen, deren Magen leicht zu bewegen ist, bringe der Anblick eines Menschen, der sich erbricht, Ekel und Erbrechen zuwege.

»Im Übrigen müsse man eine besondere Zartheit der Nerven des Magens und der Därme … wohl unterscheiden von dem scharfen Gefühle oder der vermehrten Empfindlichkeit, die eine Folge einer Entzündung oder kleiner Geschwüre dieser Teile ist. In diesem Falle verursacht eine jede scharfe Sache Schmerzen. Hingegen erregen im ersteren Fall viele Nahrungsmittel, die ganz und gar keinen Geschmack haben und die man für völlig unschädlich halten sollte, heftige unangenehme Empfindungen. Flüchtige spirituöse Sachen aber, Branntwein und Gewürze sind nicht nur unschädlich, sondern oft zur Linderung der Zufälle notwendig.«

Durch die *Sympathie* könne ein kranker Magen in weit entfernten Körperteilen Störungen hervorrufen. Whytt berichtet von sich selbst: »Wenn mein Magen und Darm verdorben und von Blähungen beschwert war, so empfand ich nicht allein eine allgemeine Schwäche und Mattigkeit, sondern die unvermutete Öffnung einer Türe oder ein ähnliches geringes, von mir nicht vorhergesehenes Ereignis, erregte augenblicklich bei mir eine seltsame Empfindung in der Gegend des Herzens, die sich von da nach dem Kopf und den Armen und geringer auch nach den unteren Körperteilen verbreitete«. Whytt stellt weiter fest, dass oft Schwachheit, Zittern, Herzklopfen, konvulsivische Bewegungen und eine große Furchtsamkeit mehr von einem krankhaften Zustand der ersten Wege, als von einem Fehler des Gehirns und des Herzens herkommen. »Wer die wunderbare und weit ausgebreitete Übereinstimmung betrachtet, die zwischen dem Magen und den Gedärmen und fast dem ganzen übrigen Körper stattfindet, wird nicht zweifeln, dass diese Teile, wenn ihre Nerven auf eine unangenehme Art angegriffen werden, in den entferntesten Teilen des Körpers Krankheiten verursachen können.« Ein zarter oder widernatürlicher Zustand der Nerven der ersten Wege mache den ganzen Körper zu Nerven-, hypochondrischen und hysterischen Symptomen bereit. Auch die stärkere oder schwächere Wirkung der Brech- und Purgiermittel hänge von der Beschaffenheit der Nerven der oberen Intestinalwege ab, sodass die Dosis solcher Mittel nie mit völliger Gewissheit bestimmt werden könne.

Körperlich *auslösende Ursachen* der Nervenkrankheiten sind nach Whytt Störungen, die zu einer allgemeinen Widerstandsminderung des Körpers führten, so neben der »Zurückhaltung einer gewöhnlichen Ausleerung« und einem »Mangel einer zureichenden Menge von Blut« oder auch eine Verursachung durch »eine schädliche Materie, die im Blut selbst erzeugt wird«. Eine schädliche Materie arthritischer Art etwa beunruhige den Körper sehr wenig, so lange sie ruhig mit dem Blute herumkreise. Werfe sie sich auf die Glieder, so mache sie bloß heftige gichtische Schmerzen. Ginge sie dagegen zu Eingeweiden, die sehr empfindlich oder wegen ihrer Sympathie mit anderen Teilen imstande sind den ganzen Körper aufzurühren, so könne sie Nervenzufälle hervorbringen. So komme es, dass sonst gesunde Männer und auch einige Frauen von starker Leibesbeschaffenheit wohl dem regelmäßigen Podagra unterliegen, aber nur sehr wenige Nervenzufällen ausgesetzt sind. Personen, deren Leibesbeschaffenheit zwischen zart und stark das Mittel hält, würden von dieser Materie mit Schmerzen rheumatischer Art und verschiedenen Nervenzufällen in mäßigem Grade ergriffen. Frauen hingegen von einer zarten Leibesbeschaffenheit und Männer mit schwachen Fasern und empfindlichen Nerven hätten selten eine podagraähnliche Krankheit.

Als die wichtigsten *auslösenden Ursachen* von Nervenstörungen aber führt Whytt, neben Beeinträchtigungen aus dem Magen-Darm-Bereich, heftige *Gemütsbewegungen* an.
Er beschreibt ausführlich die körperlichen Begleit- und Folgeerscheinungen der *seelischen Erregungszustände.* »Nichts bringt in unserem Körper plötzlichere und erstaunlichere Veränderungen hervor, als heftige Gemütsbewegungen, sie mögen nun durch äußere Umstände, oder durch die Ausübung der innerlichen Empfindungen erregt werden. So bringen traurige und bewegende Erzählungen, ein schrecklicher und unerwarteter Anblick, große Traurigkeit, Zorn, Schrecken und andere Leidenschaften, sehr oft die plötzlichsten und heftigsten Nervenzufälle hervor. Sie verursachen Anfälle des hysterischen Übels, entweder mit Zuckungen oder mit Ohnmachten. Ein lang anhaltender Kummer und Beängstigung schwächt den Magen, verdirbt den Appetit und die Verdauung, macht Durst, die Zunge wird weiß, und es entstehen Blähungen und andere Beschwerden. Bei einer heftigen Furcht erblasst das Gesicht, der ganze Körper wird schwach und zittert, es entsteht Herzklopfen, Beklemmung der Brust, das Atemholen wird geschwinder und es erfolgt Durchfall oder ein häufiger Abgang eines hellen Urins. Ein heftiger Schrecken verursacht bei zarten Frauen und bei Kindern nicht nur Ohnmachten und Zuckungen, sondern es sind auch manchmal nachher diese Personen Zeit ihres Lebens der fallenden Sucht unterworfen. Der Zorn vermehrt die Geschwindigkeit des Pulses und Atemholens und verstärkt die Gewalt des

Herzens. Daher kommt es, dass manchmal gleich darauf ein ungewöhnlicher Ausfluss des Speichels, ein gallisches Erbrechen, Bluten der Warzen an den Brüsten und eine Zerreißung solcher Gefäße erfolgt, die erst vor kurzem wieder zusammengeheilt sind. Bei Frauen wird dadurch oft eine krampfhafte Zusammenziehung der Därme und eine Kolik von Blähungen oder eine hysterische Kolik verursacht. Einige der heftigsten Leidenschaften haben bisweilen eine Art Tetanus oder Katalepsie erregt, sodass der Kranke mehr einer Bildsäule als einer lebendigen Person ähnlich war, ja oft ist auf eine außerordentliche Furcht, Traurigkeit, Freude oder Scham ein plötzlicher Tod erfolgt.« – »Das Erröten des Gesichtes, wenn man sich schämt, der vermehrte Zufluss von Speichel von einer hungrigen Person beim Anblick einer angenehmen Speise, das Vergießen häufiger Tränen« zeige, dass Kreislauf und Sekretion häufig mitbetroffen sind, wenn die Seele heftiger bewegt werde.

Eine weitere auslösende Ursache für Nervenstörungen, schreibt Whytt, sei die *psychische Ansteckung*. Er berichtet von eigenen Fällen und von einer psychischen Epidemie auf den Shetland-Inseln, wo eine Krankheit mit dem Namen convulsive fits sehr üblich sei. »Sie fängt mit heftigem Herzklopfen an; bald darauf fallen die Kranken ... zu Boden, die Hände und Füße werden wechselweise bald zusammengezogen, bald wieder ausgedehnt und bei einigen werden die Gelenke so steif, dass man sie nicht biegen kann. Es scheint, als sei ihnen das Atemholen beschwerlich und sie schreien auf eine schreckliche Art, solange der Anfall dauert ... Verheiratete Frauen werden seltener von dieser Krankheit befallen. In der Kirche oder bei anderen öffentlichen Zusammenkünften bekommen, sobald eine Person von solchen Zuckungen befallen wird, auch sogleich alle anderen, die sie zuvor gehabt haben, dieselbe aufs Neue. Es scheint aber nicht, dass diese Zuckungen sonst die Gesundheit der damit behafteten Personen schwächen.« Zur Erklärung meint Whytt, wie die verschiedenen Teile des Körpers vermittels der Nerven eine besondere Gemeinschaft miteinander hätten, so besäßen auch die Nervensysteme ganz verschiedener Personen eine bewunderungswürdige Übereinstimmung untereinander und teilten Bewegungen und kränkliche Zustände des einen Körpers ohne jede Berührung dem anderen mit.

Die Erfahrung zeige, dass bei einer zarten Natur schon ein geringer Sinneseindruck den ganzen Körper in Unordnung bringen kann, dass andererseits bei Leuten mit starken Nerven, Furcht und Schrecken selten zu heftigen Nervenzufällen Anlass geben.

Whytt distanziert sich ausdrücklich von den überkommenden Anschauungen über den Ursprung der Nervenkrankheiten im Uterus oder in den Hypochondrien: »Ist aber das Nervensystem schwach, so erregen die angeführten Ursachen die plötzlichsten und heftigsten hysterischen und konvulsivischen Anfälle, ohne dass in der Gebärmutter, den Därmen oder einem anderen Teile des Körpers ein Fehler vorhanden ist.« – »Diese Zufälle kommen von Ursachen her, die wir mit unseren Sinnen nicht erreichen können und folglich auch bei der Zergliederung solcher Personen nicht zu erkennen sind.«

Soweit Whytts berühmtes Werk. Es erlebte sehr schnell mehrere Auflagen, bald auch die dem vorstehenden Bericht zugrunde liegende deutsche Ausgabe. Im Jahr seines Erscheinens ist Whytt gestorben, wie man sagte aus Kummer über den Tod seiner zweiten Frau, nachdem er vorher schon viele seiner zahlreichen Kinder durch Krankheit und Tod verloren hatte.

2. CULLEN UND DER NERVENTONUS

Nachfolger Whytts auf dem medizinischen Lehrstuhl in Edinburgh war WILLIAM CULLEN (1710–1790), wie dieser ein hoch angesehener Arzt und Forscher, dem man auch eine besondere Menschenfreundlichkeit nachsagte. Cullen hat ein eigenes medizinisches System entwickelt, das ganz auf dem Nervensystem aufbaute.

DIE THEORIE DES NERVENTONUS – Die medizinische Lehre des 17. Jahrhunderts war noch vielfach geprägt von den Systemen der Iatrochemie und Iatrophysik, die auf den Gesetzen der Chemie und Physik aufbauend versuchten, eine Erklärung für die Lebens- und Krankheitsvorgänge zu gewinnen. Im Gegensatz dazu hatte ERNST GEORG STAHL (1659–1734), seit 1694 Professor an der Universität Halle, den Bruch mit der mechanistischen Auffassung des Lebens vollzogen und die Eigengesetzlichkeit des Lebens erkannt und in ihr Recht eingesetzt. Whytt war ein entschiedener Anhänger dieser vitalistischen Lehre, nicht so William Cullen. Auch er sah die Unfruchtbarkeit der chemistischen und mechanistischen Systeme, glaubte aber, ein leitendes Prinzip aus dem Körper selbst heraus ausmachen zu können. Er hatte, ausgehend von Hallers Lehre von der Irritabilität und der Sensibilität, die Überzeugung gewonnen, dass das Grundprinzip des Lebens und der Krankheit in einer Kraft zu suchen sei, deren Substrat das Nervensystem bildet. Da alle Lebensäußerungen schließlich auf Sensibilität und Irritabilität herausliefen, hingen sie letztlich alle vom Nervensystem ab.

Seine Krankheitslehre nimmt als grundlegend an, dass alle Organe unter dem Einfluss einer »*Nervenkraft*« stehen. Diese erst bewirkt den Tonus der Organe, der, wenn erhöht zu Spasmen, wenn vermindert zu Atonie führt. Alle Krankheiten seien letzten Endes

Erkrankungen des Nervenprinzips, das dann auch durch die Behandlung beeinflusst werden muss. Die Theorie fand nicht nur in England, sondern auch in Deutschland weite Verbreitung.

DIE HYSTERIE UND HYPOCHONDRIE – Cullen führte in seinem System eine genaue Klassifizierung aller Krankheiten durch. Die funktionellen Nervenkrankheiten finden sich überraschenderweise in einer Ordnung der Nervenkrankheiten, *»welche die Verrichtungen des Speisekanals stören* – dies sind die *hysterischen und hypochondrischen Krankheiten«*. Diese erstaunliche Zuordnung geht von den üblichen ersten somatischen Symptomen dieser Erkrankungen aus, die bei der Hysterie von dem im Leib aufsteigenden Globus, bei der Hypochondrie von den vielfältigen Magen-Darmbeschwerden gebildet werden. Cullen nimmt die durch eine gestörte Nervenfunktion ausgelösten fassbaren Störungen im Verdauungsapparat als Einteilungsprinzip für die sonst wenig greifbaren Nervenstörungen.

Cullen sagt, die Unterscheidung zwischen Hysterie und Hypochondrie sei schwer zu treffen, weil die Symptome so gemischt sind. *Die Hysterie* sei weniger einförmig und mehr von äußeren Ursachen abhängig, so von Eindrücken auf die Sinnesorgane, von eigentümlichen Gerüchen, jähen Gemütsbewegungen, besonders vom Sturm verschiedener Leidenschaften. Sie komme hauptsächlich bei jungen Personen und Personen von sanguinischer Körperbeschaffenheit vor, mehr bei Frauen als bei Männern, besonders bei denen, die unfruchtbar sind. Sie sei eine Krankheit der wärmeren Himmelsstriche. »Die Zufälle fangen zuerst mit einer Kugel … im Unterleib an, und verursachen daselbst Aufblähungen. Von da aus begibt sich dieser Zufall zu den anderen Teilen des Unterleibs und geht dann in den Magen, wo es Aufblähung und vielleicht Erbrechen macht. Gemeiniglich steigt dann die Kugel den Schlund herauf bis in die Kehle, wo sie bleibt und die Verdauung und das Atemholen hindert.« Dabei würden auch oft die Unterleibsmuskeln in gewaltsame Zusammenziehungen versetzt, es entstehe Herzklopfen, in der Brust Enge und kurzer Atem; und wenn die Kugel bis zur Kehle gekommen sei, stelle sich Schlafsucht und Stumpfsinn ein. Oft geschehe es, dass bei einer Person, wenn sie sich an die vorigen Zufälle erinnere, fast augenblicklich alle jene Zufälle wiederkommen.

Die *Hypochondrie* sei bleibender und stärker mit der Körperbeschaffenheit verwoben. Sie entstehe meist aus Ursachen, welche den Tonus des Körpers schwächen, so oft durch drückende und schmerzhafte Gemütsbewegungen. Sie komme besonders gegen die Jahre hin vor, wo sich das Leben allmählich wieder zu neigen anfängt, gewöhnlich im fünfunddreißigsten Jahr. Ihr sei besonders das melancholische Temperament ausgesetzt. Solche Menschen seien gewöhnlich mager, zur Vollblütigkeit geneigt, Blutungen unterworfen und mit Verstopfungen beschwert. Die Zufälle kämen häufiger beim männlichen als beim weiblichen Geschlecht vor. Oft bestehe unregelmäßiger Appetit, manchmal Abscheu, ein andermal Neigung zu irgendeiner besonderen Speise, oft begleitet von Magenschmerzen und Sodbrennen. Häufig kämen mit Krämpfen verbundene Blähungen im Magen, in den Gedärmen und anderen Teilen des Unterleibs vor. Es sei dies eine Krankheit der kalten Gegenden.

Cullen teilt die Nervenkrankheiten noch weiter unter dem Gesichtspunkt der vermeintlichen *Verursachung* ein. Er kennt eine Hysterie infolge von Vollblütigkeit, infolge unterdrückter Monatsreinigung, infolge von Geilheit, eine Hysterie der unfruchtbaren Weiber, die bleichsüchtige Hysterie, die Hysterie von Ausleerung. Die Hypochondrie erfährt eine ebensolche Einteilung, in die angeborene Hypochondrie, in die Hypochondrie infolge Leidenschaft, infolge zu vielem Studieren, infolge von Ausschweifungen im Geschlechtstriebe, infolge von Ausleerungen, in die hysterische Hypochondrie, die Hypochondrie infolge Verstopfung, in die Hypochondrie infolge anderer körperlicher Störungen. Diese beiden Krankheiten könne man oftmals durch den Zustand, in welchem sich die Seele des Kranken befindet, unterscheiden. Bei der *hysterischen Krankheit* findet eine auffallende *Abwechslung der Gemütsbewegungen* statt, so, dass der Kranke in der einen Minute lacht, weint, und bald so und bald so gestimmt ist, bei der hypochondrischen Krankheit ist der Kranke mehr *anhaltend niedergeschlagen* und traurig.

Das System von Cullen konnte, wie alle Systeme vor ihm, keinen Bestand haben. Zwei Dinge aber hatten für die Entwicklung der funktionellen Nervenkrankheiten Bedeutung.

Einmal geht der die Medizin seitdem begleitende Ausdruck der »*Neurose*« auf Cullen zurück. Diese Bezeichnung wurde von ihm zum ersten Mal im Jahre 1776 gebraucht und umfasste damals alle Störungen von Nervensystem und Psyche. Später hat sich eine fortschreitende Einengung des Neurosebegriffes vollzogen. Zuerst wurden aus dem Cullenschen Neurosebegriff die organischen Nervenkrankheiten abgetrennt, sodass dann die Neurose alle Störungen somatischer oder psychischer Lebensvollzüge bezeichnete, denen keine anatomischen Strukturveränderungen zugrunde liegen. Als Nächstes wurden die endogenen Psychosen ausgeschieden, sodass dann die Neurosen als bloße funktionelle Störungen übrig blieben, ein Synonym für die funktionellen Nervenkrankheiten. Weitere Bedeutungsverschiebungen blieben in der Folgezeit nicht aus. Zum anderen führte Cullens Lehre vom nervenbedingten Tonus und der nervenbedingten Atonie über das Krankheitssystem JOHN BROWNs zu dem Krankheitsbegriff der *»reizbaren Schwäche«*, der im 19. Jahrhundert eine bedeutende Rolle im Bild der funktionellen Nervenkrankheiten spielen wird.

3. JOHN BROWN UND DIE ASTHENISCHEN KRANKHEITEN

Mit Cullens Theorie konkurrierte bald das System seines Schülers JOHN BROWN (1735–1788), der im Gegensatz zu seinem Lehrer und langjährigem Förderer Cullen eine recht aus dem Rahmen fallende Persönlichkeit war. Aber seine 1780 erschienene Schrift »Elementa medicinae« wurde sogleich ein voller Erfolg.

Browns These war, dass nicht die Nervenkraft das Entscheidende bei der Entstehung der Krankheit ist, wie Cullen meinte, »sondern das, was auf die Nervenkraft wirkt, der *Reiz«*.
Wohl müsse eine Erregbarkeit vorhanden sein, die in Nerven und Muskeln ihren Sitz hat, aber eine Erregung komme erst unter der Einwirkung eines Reizes zustande. Diese Reize könnten aus der Umwelt kommen, aber auch im Menschen selber entstehen, etwa durch die Affekte. Das ganze *Leben sei ein durch Reize erzwungener und nur durch Reize erhaltener Zustand.* Wenn sich die Reize innerhalb normaler Grenzen halten, werde die Reaktion des Organismus eine normale sein, der Mensch ist gesund. Allzu starke Reize, wie Gifte, Ansteckungsstoffe, hohe Temperaturen, heftige Affekte, aber führten zur Krankheit. Gleiches erfolge bei zu schwachen Reizen, das Leben braucht eine gewisse Reizstärke zu seiner Erhaltung. Auch Blutungen, niedere Temperaturen führten daher zur Krankheit. HENLE äußerte eine Generation später: »Brown machte eine rohe, darum konsequentere und darum endlich bestechendere Anwendung von den Anschauungen, zu welchen Hallers Irritabilitätslehre geführt hatte. Er generalisierte die Muskelreizbarkeit und verflachte sie zu einer den Körper durchdringenden Kraft. Er behandelte sie ganz nach dem Vorbild der Physik als einen Stoff, der sich ansammeln, mitteilen und verzehren lasse.«

Gesundheit und Krankheit hängen somit nur von dem Grade der Reizung ab. Eine mäßige Erregung bestimmt den Zustand der *Gesundheit* und hängt von einer mäßigen Wirkung der Reize ab. Durch Entziehung oder Verminderung einzelner Reize kann das Maß der reizenden Wirkung zu gering werden mit der Folge einer unzureichenden Erregung, was dem Grundzustand der *asthenischen Krankheiten* entspricht. Oder das

Maß der reizenden Wirkungen ist zu stark, indem die natürlichen Reize mit erhöhter Kraft und in größerer Menge wirken; die Folge ist stärkere Erregung, und diese bestimmt die zweite Hauptform, die *sthenischen Krankheiten.*

Die *asthenischen Krankheiten, Krankheiten von Schwäche,* werden noch weiter unterschieden. Die Reize bewirken nach Brown nämlich nicht bloß Erregung, sondern auch zugleich Entziehung von Erregbarkeit. Bei verminderter Reizung muss also nicht nur die Erregung geringer sein, sondern auch eine Anhäufung von Erregbarkeit stattfinden. Diesen Zustand verminderter Erregung und vermehrter Erregbarkeit nennt Brown *direkte Schwäche.* Die verminderte Erregbarkeit kann aber auch daher rühren, dass durch allzu heftige Reize die Erregbarkeit schon erschöpft wurde, sodass die gewöhnlichen Reize nicht den gehörigen Grad der Erregung bewirken. Diesen Zustand verminderter Erregung, aber zugleich verminderter Erregbarkeit, ist nach Brown *indirekte Schwäche.*

Das System von Brown hatte zu viele offensichtliche Mängel und Widersprüche, als dass es lange seine vorübergehend dominierende Stellung hätte behaupten können. Es beinhaltete jedoch eine Reihe wichtiger Anregungen, die der Medizin nicht mehr verloren gegangen sind. Aus der Gleichartigkeit der erregenden Ursache für die normale und anormale Funktion des Organismus zog Brown den Schluss, dass Gesundheit und Krankheit sich nicht grundsätzlich unterscheiden. Er ließ den Organismus in ständiger Abhängigkeit von den Reizen der Umwelt sein, auf die er ständig in normaler oder krankhafter Weise reagieren muss. Die Umweltgebundenheit des Menschen, die ständige Gefahr, der er seitens der Umwelt ausgesetzt ist, und die Notwendigkeit der Anpassung hat er sehr deutlich gesehen.

Was aus Browns System auf dem Gebiet der funktionellen Nervenkrankheiten weiterwirkte, war, dass der Blick der Medizin auch fernerhin auf das *Problem der Asthenie,* der Schwäche in seiner vielgestaltigen Form, gerichtet blieb. Bald nach Brown tauchte der Begriff der *»reizbaren Schwäche«* auf, der in der ersten Hälfte des 19. Jahrhunderts ein geläufiger Ausdruck wurde und aus dem sich schließlich ein eigenes Krankheitsbild, die Neurasthenie, entwickelte.

IV. WIE SICH NEUES MIT ALTEM VERBAND

In der zweiten Hälfte des 18. Jahrhunderts erfolgte die allmähliche Akzeptanz der neuralen Betrachtungsweise der Hysterohypochondrie, freilich häufig in Sonderformen, in denen sich das neue neurale Modell mit überlieferten Anschauungen kombinierte. Eine nicht geringe Zahl von Ärzten hielt auch noch lange Zeit an althergebrachten Thesen fest. So sah etwa NATHANAEL HIGHMORE (1613–1685) als Ursache der Hypochondrie einen schlaffen Magen an. HERMANN BOERHAAVE (1668–1738) hielt die Hypochondrie durch eine Stockung melancholisch verdickten Blutes in den Gefäßen des Unterleibs bedingt. Die »Empfindung einer beständigen Schwere, Ängstlichkeit, Vollheit« war für ihn nichts als die subjektive Wahrnehmung dieser somatischen Veränderungen. JOHN HILL (1716–1775) führte die Hypochondrie auf eine Verstopfung der Milz von verdicktem Blute zurück.
Zahlreiche neue Theorien aber suchten das alte Konzept der Organ- und Säftetheorie mit dem neuen Konzept der Dominanz des Nervensystems zu kombinieren. Sie besagten meistens, dass primäre Störungen der Organe und Säfte auf die Nerven, auf Rückenmark und Gehirn einwirken und durch Vermittlung dieser die hysterohypochondrischen Erscheinungen hervorbringen.

Im Übrigen scheinen die funktionellen Nervenkrankheiten, will man nach der reichhaltigen Literatur schließen, in dieser Zeit eine große Verbreitung gehabt zu haben. Ein Phänomen, dem die funktionellen Nervenkrankheiten im Laufe ihrer Geschichte noch mehrfach ausgesetzt sein werden, ereignete sich damals mit der Hypochondrie. Da sie als Krankheit der gehobenen Stände und einer verfeinerten Lebensart galt, war es den Kranken nicht unangenehm mit dieser Diagnose belegt zu werden, für die Ärzte war sie in vielen Fällen eine willkommene Verlegenheitsdiagnose. Die Hypochondrie avancierte zur *Modekrankheit.* Ein gleiches Schicksal erlitt im folgenden Jahrhundert die Spinalirritation und später noch die Neurasthenie.

1. FRIEDRICH HOFFMANN – NEURALE FORTLEITUNG VON ORGANSTÖRUNGEN

Ein Beispiel für die Art und Weise, wie die traditionellen Lehren über den Sitz der Hysterie und Hypochondrie mit dem neuen Augenmerk auf das Nervensystem verbunden wurden, bietet die Theorie von FRIEDRICH HOFFMANN (1660–1742), einem der Großen der deutschen Medizin im 18. Jahrhundert, Professor der Medizin an der neu gegründeten Universität Halle.

Hoffmann unterscheidet im Gegensatz zu vielen anderen Autoren seiner Zeit *Hysterie und Hypochondrie als zwei Krankheiten* und bemüht sich, deren hervorstechende Charakterzüge herauszuheben. Für die *Hysterie* nimmt er als Ursache eine »*Verderbnis der Samenfeuchtigkeit« im Uterus* an. Die dadurch bewirkte *Irritation im Uterus* werde über die Nerven des Sakral- und Lumbalbereiches zum *Rückenmark* geleitet und bewirke über dieses den Consensus mit den betroffenen Organen und die Auslösung der verschiedenen Symptome. Charakteristisch für die Hysterie seien die hysterischen Krampfanfälle, welche die Kranken oft ganz plötzlich überfallen, das Hochsteigen der Globuli aus den untersten Bauchregionen nach oben, das Schwinden des Bewusstseins, und die Erstickungsanfälle.

Zur Krankheit *Hypochondrie* meint Hoffmann, dass sie ihren *Ursprung und Sitz in der zwischen* Schleimhaut und Muskelschicht gelegenen *Nervenhaut* des Darmes habe. Infolge einer Beeinträchtigung dieser Haut würde die *peristaltische Bewegung des Nahrungskanals in verkehrter Richtung* erfolgen, woraus dann alle hypochondrischen Symptome entstünden.
Bei der Besprechung der Symptomatik der Hypochondrie verliert Hoffmann kein Wort über den Gemütszustand der Kranken, er beschränkt sich auf die Störungen der Verdauung. Viele Zusatzhypothesen waren auch nötig, um zu erklären, wie die Bewegungsumkehr im Darm die von ihm angenommene Ausartung der Galle, die Schärfe des pankreatischen Safts, die Gasentwicklung hervorbringen sollten. Trotzdem haben Hoffmanns Thesen über Sitz und Wesen der Hysterie und Hypochondrie lange die medizinischen Schulen beeinflusst.

Ein späterer französischer Vertreter der Kombination von Altem und Neuem war JOSEF RAULIN (1708–1784). Er nahm als Basisveränderung bei der Hysterie und Hypochondrie *Störungen der Empfindlichkeit oder der Reizbarkeit des Nervensystems* an. Weil er aber diese als Ursachen für die Entstehung so vieler und verschiedener Zufälle nicht für hinreichend hielt, fügte er noch besondere *Verstopfungen in den Unterleibsorganen* hinzu.

2. POMME – EINSCHRUMPFUNG DER NERVEN

Eine eigenartige Theorie, die nervöse Funktionsstörungen mit einer gewissen Strukturänderung des Nervensystems verband, wurde von PIERRE POMME (1735–1812), vielgesuchtem Arzt in Paris und Montpellier, entworfen. In seinem 1763 erschienenen Werk »Traité des affections vaporeuses des deux sexes etc.« gab er für die

Hysterohypochondrie folgende Definition: »Eine hysterisch-hypochondrische Nervenkrankheit nenne ich diejenige das Nervensystem angreifende Krankheit, welche in demselben die *Reizbarkeit, die Einschrumpfung und die Verwerfung* hervorbringt.« Mit »Reizbarkeit« ist hier wohl die übermäßige Reizbarkeit, mit »Einschrumpfung« die Verminderung, mit »Verwerfung« die Veränderung der *Funktion* der Nerven gemeint. Mit Einschrumpfung der Nerven aber ist zweifellos auch eine Veränderung der *Struktur* der Nerven angesprochen, da Pomme in seiner Therapie gegen die »Einschrumpfung« alles Gewicht auf Flüssigkeitszufuhr in jeglicher Gestalt legt. Diese Krankheit heiße man bei Frauen hysterisch, bei den Männern hypochondrisch oder melancholisch.

Pomme liefert dann eine ausführliche, lehrbuchmäßige Symptomatik der Hystero-Hypochondrie, ein französisches Gegenstück zu dem fast gleichzeitig erschienenen Werk von Whytt. Eingehender wie dieser aber behandelt er die hysterischen Anfälle, die offenbar in den von ihm beobachteten Regionen häufiger auftraten als in Schottland: »Das hysterische Übel hat aber das an sich, dass seine Anfälle zu gewissen Stunden wieder zu kommen pflegen und von besonderen Zufällen begleitet sind. Diese äußern sich gemeinhin durch ein Zuschnüren der Kehle, durch beschwerliches Schlucken, durch den Verlust der Sprache, durch ein Gefühl der Erstickung. Es folgt eine Art von so tiefem Schlaf, in welchem die Kranken aller Empfindung beraubt sind. Zuweilen verlieren sie das Bewusstsein so schnell wie die von einem Schlag Befallenen. Auf diese letzte Erscheinung pflegten zuweilen die fürchterlichsten, von der Epilepsie wenig unterschiedenen Zuckungen zu folgen. Und in diesem Zustand leiden die Muskeln der Brust und des Unterleibs die heftigsten Erschütterungen.«

Zuweilen sehe der Zufall durch das blasse Gesicht und den kalten Schweiß einer tiefen Ohnmacht ähnlich. Bei einigen Frauen sei der Puls nicht zu spüren und das Atemholen geschehe derart unmerklich, dass es weder einen Spiegel anlaufen mache noch die an die Nase gehaltene Flamme eines Lichtes bewege. Wegen der Steife des Körpers habe man sie mehr als einmal für tot gehalten. So wollte Vesal den vorgeblich toten Körper einer Frau zergliedern. Ohne Zweifel sei bei ihr das Ende ihres Anfalls herangerückt, denn beim ersten Schnitt hätte sie erbärmlich geschrien, wodurch der Zergliederer, in einen doppelten Schreck versetzt, sich veranlasst sah Spanien zu verlassen, um vor dem Inquisitionsgericht sicher zu sein. Das Interesse der Zeit an exotischen Fällen lässt Pomme dazu noch Folgendes berichten: »Verschiedene hysterisch Kranke, obschon sie ohne Bewegung und ohne Sprache liegen, hören doch alles, was man sagt und sehen sogar alles, was sie herum vorgeht. Von einer totenähnlichen Frau, der man spanische Fliegen legen wollte, vor welchen sie Abscheu hatte, werde erzählt, dass sie ihrem Wundarzt die allerstärkste Maulschelle versetzt hätte, worauf sie wieder in ihren ersten Zustand zurückgefallen wäre.« Zuweilen ende der hysterische Anfall durch Schweiße, noch öfter aber durch eine Harnflut. Sobald der Anfall nachlässt, seufzen die Kranken sehr tief und machen zuweilen tausenderlei lächerliche Bewegungen, wobei sie laut auflachen. Sobald ihr Verstand wieder frei ist, klagen sie über eine schmerzhafte Schwere, und über eingenommenen Kopf. Sie fühlen eine große Entkräftigung und Zerschlagenheit im ganzen Körper.

Dieser Art seien die Veränderungen beschaffen, mit welchen sich sowohl die hysterischen als auch die hypochondrischen Nervenkrankheiten äußern. Als Verschiedenheit könne man angeben, dass es bei Hypochondrie selten zu so starken Gewaltausbrüchen kommt, dass sie aber viel hartnäckiger ist.

3. TISSOT – EINE NEUE MITURSACHE

Einer der hervorragendsten französischen Ärzte seiner Zeit SIMON-ANDRÉ TISSOT (1728–1797) in Lausanne, schrieb 1778 ein vierbändiges Werk über die Nervenkrankheiten, »Traité des nerfs et de leurs maladies«, in dem er alle Seiten dieser Störungen eingehend abhandelte und einige neue Gesichtspunkte in die Diskussion des Gebietes einbrachte.

Bemerkenswert ist seine Ansicht, dass die *Nervenkrankheiten früher viel seltener* gewesen seien als zu seiner Zeit und zwar aus zwei Gründen. Einmal weil die Menschen früher viel stärker gewesen seien und es damals weniger Krankheiten aller Art gegeben habe. Zum zweiten hätten sich die Ursachen, die Nervenkrankheit erzeugen, seit einiger Zeit vervielfältigt. So seien die Krankheiten des Nervensystems besonders in den Städten viel häufiger geworden als alle anderen.

In der kleinen Zahl der Nervenkrankheiten, die früher vorhanden waren, liege eine der Ursachen, warum die alten Ärzte fast nichts von ihnen berichtet hätten. Ein zweiter Grund sei die Schwierigkeit sie zu erkennen. Man könne leicht sagen, dass die Engbrüstigkeit eine Krankheit der Lunge und die Ruhr eine Krankheit der Gedärme ist. Aber es sei nicht so leicht festzustellen, dass die Klage einer Frau über Erstickungsgefühl durch einen vom Unterleib in die Höhe gestiegenen Körper von einem Nervenübel herrührt oder dass die Beängstigung eines Mannes ein hypochondrisches Nervenübel ist. Die Unordnung der Nerven verursachten oft den echten Krankheiten so ähnlich Zufälle, dass hier ein Irrtum sehr leicht möglich ist.

Tissot schreibt, Personen, die zarte Nerven haben, fragten immer, ob es sich bei ihnen um zu gespannte oder zu schlaffe Nerven handle. Weder das eine noch das andere sei der Fall. Die Zartheit hänge sehr oft vom Zustand des Nervensaftes, vom Zustand des Sensoriums, vom Zustand der Muskeln und von einem scharfen das Nervensystem reizenden Saft im Körper ab. Als *physische Ursachen* der Nervenkrankheiten führt Tissot Fehler der Konstitution, die üblen Wirkungen der Luft, ungünstige Nahrungsmittel und Getränke, Unausgeglichenheiten zwischen Schlafen und Wachen, zwischen Leibesübungen und Ruhe an. Die gefährlichen Folgen des gezwungenen Wachens seien den Folgen einer zu starken Leibesübung fast gleich. Auch der zu lange Schlaf sei unzuträglich. Weitere Ursachen stehen nach Tissot in Beziehung zu der monatlichen Reinigung, zu Plethora, Blutflüssen, zu Schwangerschaft, dem Kindbett, dem Säugen der Kinder, dem weißen Fluss. Schließlich seien noch Schmerzen, reizende Körper, heftige Heilmittel, äußerliche Verletzungen, Elektrizität und die magnetische Kraft, hitzige und langwierige Krankheiten von Bedeutung.

Eingehend befasst sich Tissot mit den *psychischen Ursachen* der Nervenkrankheiten. Da die zwischen Seele und Körper gestellten Nerven der Wirkung der Seele unmittelbarer ausgesetzt seien, so hätten sie von der Seele mehr zu leiden als vom Körper. »Wenn der Körper vermittels seiner Krankheiten das Recht hat die Seele zu plagen, so bedient sich auch die Seele des nämlichen Rechts auf den Körper.« Es hänge dann auch von der Stärke der Seele ab, wie sich die durch die Nerven vermittelten Wirkungen der Leidenschaften verschiedenartig auswirkten. In seiner Abhandlung über die Gesundheit der Gelehrten schreibt Tissot, habe er bewiesen, dass lange Aufmerksamkeit oder starkes Nachdenken das Nervengewebe am stärksten zerstören. Die Wirkung der affizierten Einbildungskraft sei groß, sie könne soweit gehen, »dass sie bei manchen die nämlichen Bewegungen veranlasst, die sie bei anderen Person sehen«. Tissot berichtet eine Geschichte von Klosterfrauen, die zu einer bestimmten Tageszeit plötzlich auf den Boden fielen und wie Katzen zu schreien begannen. Erst ein Aufmarsch von Soldaten vor dem Kloster mit schwerem Strafbefehl hätte dem Spuk ein Ende gemacht. Tissot weiß dann von den mächtigen Wirkungen der Leidenschaft in allen Details zu berichten, von den Auswirkungen der Freude, der Hoffnung, der Liebe, den Folgen von Hass, Neid, Eifersucht, Zorn, Traurigkeit, Gewissensbissen, Mitleid. Weitere Passagen sind Schreck und Furcht, Schande, Schamhaftigkeit, Furchtsamkeit, Hochmut und Eitelkeit, und dem Lachen gewidmet.

Einen besonderen Beitrag zur Ergänzung der Ursachenreihe der Nervenkrankheiten lieferte Tissot durch den Hinweis auf die *Onanie*, der er ein höchst gefährliches Krankheitspotential zuschrieb. Bei seinen Ausführungen zur schädlichen Wirkung eines Übermaßes der »Ausleerungen und Zurückhaltungen« schreibt Tissot, unter den Ausleerungen sei keine so wichtig, als diejenige der Säfte, die bei beiden Geschlechtern zur Wiederherstellung der Art bestimmt sind. Und weiter: »Der wahre Samen des männlichen Geschlechts ist viel besser ausgearbeitet und ungleich wichtiger als die Feuchtigkeit, die Weibspersonen verlieren, und die Krankheiten, die von diesen Ausschweifungen entstehen sind bei den ersteren viel häufiger.« Die vornehmste Symptome dieser Krankheit, L'Onanisme, seien äußerste Unruhe, eine allgemeine Schwäche, eine Schwäche des Gehirns und des Gesichtes, eine Verminderung aller Seelenkraft, die hysterische Krankheit, die Hypochondrie, Lähmungen, Zuckungen und selbst die fallende Sucht. Tissot erinnert, er habe diese Krankheit in der größten Ausführlichkeit in einem Werk geschildert. (Tissot: »L'onanisme ou dissertation physique sur les maladies produites par la masturbation« 1760.) Er hat damit auch allerseits intensive Aufmerksamkeit erzielt, in allen späteren Werken über die funktionellen Nervenkrankheiten wurde sie als ursächlicher Faktor aufgeführt. Populärwissenschaftliche Werke haben die Onanie immer wieder mit den schlimmsten Folgen dargestellt und sicherlich in hypochondrischen Seelen durch provozierte Angst viel Schaden gestiftet.

Auch auf die vom Nervensystem vermittelten Sympathien, die *»Mitleidungen«*, geht Tissot ausführlich ein. Er schreibt, im bewundernswürdigen Bau des Menschen seien ganz verschiedenartige Teile so untereinander verbunden, dass sie alle Einfluss aufeinander ausüben. Die Wirkung auf den mitleidenden Teil sei nicht selten viel merklicher als die Erscheinungen am Ausgangsort. So errege der Nierenstein, der an seinem Sitz nicht zu fühlen ist, zuweilen ein anhaltendes Erbrechen, und die nicht schmerzhafte Säure im Magen verursache bei einer zarten Frau Kopfschmerzen, Schwindel, Zuckungen. Im Einzelnen werden eine Vielzahl von Mitleidungen ausführlichst abgehandelt.

Als *Kennzeichen der Nervenkrankheiten* selbst habe die Schnelligkeit des Anfalls, die Endigung ohne eigentliche Krisis, der unregelmäßige Gang und die Dauer der Störungen zu gelten. Kennzeichen seien ferner eine außerordentliche Empfindlichkeit der Kranken, das Auftreten von Erschrecken ohne Anlass, heller geruchloser Urin, mehr trockene als sanfte Haut, Krämpfe oder Zuckungen, Auflaufen der Tränendrüsen, verschiedene Weite des Augensterns. Ein weiteres Hilfsmittel zur Kennzeichnung von Nervenkrankheiten sei die Wirkung der Arzneien.

4. LOUYER-VILLERMAY – MAGEN UND UTERUS KOMMEN NOCHMALS INS SPIEL

Noch ins 18. Jahrhundert gehört seinem Geiste nach das Werk von JEAN-BAPTISTE LOUYER-VILLERMAY (1776–1837), einem in Paris wirkenden Arzt, der sich sein ganzes Leben lang mit dem Thema der maladies nerveuses beschäftigte. Sein Buch »Traité des maladies nerveuses ou vapeurs, et particulièrement de l'hysterie et de l'hypochondrie« erschien von 1806 bis 1838 in mehreren Auflagen, die darin vertretenen Thesen, vor allem bezüglich der Hysterie, wurden über Jahrzehnte eifrig diskutiert.

Als Sitz der *Hypochondrie* nahm Louyer-Villermay die *Unterleibseingeweide*, vorzüglich den Magen an, die in ihrem Nervensystem, ihren vitalen Eigenschaften und hauptsächlich in ihrer Sensibilität Störungen erleiden, ohne dass Veränderungen im Gewebe ihrer Nerven vorliegen. Als die wesentlichste Ursache der Hypochondrie führt er eine zu reichliche und reizende Kost an.

Die *Hysterie* hielt Louyer-Villermay für eine Krankheit der *Sensibilität des Uterus*. Sie befalle nur das weibliche Geschlecht, *sexuelle Enthaltsamkeit* sei die gewöhnlichste Ursache. Werden hysterieähnliche Zustände durch einen Schrecken veranlasst, so rechnete er sie nicht zur Hysterie, sondern zur Epilepsie. Zwei Arten der Hysterie werden unterschieden, der Hystericismus und die Hysteria epileptiformis. Von ersterer sagt er: »*Der Hystericismus* ist ein Nervenleiden, welches man besonders bei Mädchen von zwölf bis fünfzehn Jahren beobachtet, deren Konstitution sich zu entwickeln anfängt, und bei denen sich der Ausbruch der Menstruation vorbereitet, aber noch nicht eingetreten ist. Der Uterus scheint dann eine mehr oder minder bemerkbare Reaktion auf den übrigen Organismus auszuüben, vornehmlich auf das allgemeine Nervensystem.« – Das Musterbild der *hysteria epileptiformis* fand Louyer-Villermay bei Frauen, welche nach ihrer und seiner Meinung die Enthaltsamkeit nicht ertragen konnten. Er sah, wie er sich ausdrückte, ihre Krankheit dem Genuss der Liebe weichen. Großes Gewicht legt er diagnostisch auf drei Symptome, wurmförmige Bewegungen, die man durch Auflegen der Hand auf die Unterbauchgegend erkennen soll, den globus hystericus, welcher von einer Nervenreizung abhänge, das Vorhandensein oder die Ausleerung einer »Samenflüssigkeit«, deren Überfluss den Krampf des Uterus errege.

Zwanzig Jahre später bespricht GEORGET die Theorien Villermays und meint, dieser verwickle sich recht in Widersprüche. In den zahlreichen von Villermay mitgeteilten

Krankheitsfällen zur Hypochondrie finde sich wenig von somatischen Ursachen wieder, sondern vielmehr von Schrecken, Kummer, Heimweh, unglücklicher Liebe, Eifersucht, Furcht vor dem Tode, ferner von übermäßiger geistiger Beschäftigung. Als prädisponierende Ursachen betrachte Villermay, gleichfalls seiner Theorie entgegen, die zunehmende Sittenverfeinerung, die fortschreitende geistige Ausbildung des Menschengeschlechtes. Bei der Hysterie führe er zum Beispiel auch Männer an, die von ganz ähnlichen nervösen krampfhaften Zufällen und auch vom globus hystericus betroffen werden. Die in seinen Beobachtungen angeführten Ursachen seien fast durchgängig psychische Eindrücke aller Art. Bei der Behandlung der Hysterie rechne er Geist und Gemüt zerstreuende Einflüsse, eine wirksame Ausrichtung der Seelenkräfte zu den wirksamsten Mitteln; hinsichtlich des geschlechtlichen Verhältnisses, sage er, sei es nicht genug, dass der Naturtrieb befriedigt werde, auch die Wünsche des Herzens müssen in Erfüllung gehen. Auch empfehle er eine sorgfältige Erforschung und Berücksichtigung der oft sehr verborgenen, schwer zu ergründenden Krankheitsursachen. So unterstützten die tadellosen Regeln des Praktikers recht wenig die Meinung des Theoretikers Villermay. Soweit Georget zu Villermay.

V. DIE ANATOMIA ANIMATA UND DER CONSENSUS

Nachdem die Anatomie letztlich der Anstoß für die Wandlung der Hysterie und Hypochondrie zu Krankheiten des Nervensystems gewesen war, wurden die funktionellen Nervenkrankheiten auch in ihrer weiteren Entwicklung von den Fortschritten in der anatomischen und physiologischen Kenntnis ihres Substrates, des Nervensystems, begleitet und beeinflusst.

Ein grundsätzliches Problem, das bei der Hysterie und Hypochondrie seit der Antike die Autoren beschäftigte, war die Tatsache, dass *weit voneinander entfernte Organe des Körpers miteinander korrespondieren,* sich gegenseitig beeinflussen können. Ohne genauer zu wissen, wie das vor sich gehen sollte, bezeichneten die griechischen Ärzte dieses Phänomen als die *Sympathie* der Organe, die lateinischen Ärzte im gleichen Sinne als *Consensus* der Organe, Ausdrücke, die auch noch im 17. und 18 Jahrhundert gebräuchlich waren. Als Substrat für diese »Übereinstimmung« der Organe hatte man ursprünglich das Gefäßsystem, die Säfte, die Ähnlichkeit der Organe, angenommen. Eine erste nervale Interpretation des Phänomens der Sympathie geht auf GALEN VON PERGAMON (129–199) zurück. Galen machte die »*Spiritus animales*« im Nervensystem für das Zusammenspiel der Organe im Körper verantwortlich. Diese werden im *Gehirn* aus den im Blut fließenden »Spiritus vitales« erzeugt, fließen von dort die Nerven entlang in alle Winkel des Körpers und bewerkstelligen die allgemeine Kommunikation. Nach Galen stagnierte die Erforschung des Nervensystems, der Begriff der Sympathie verlor vorübergehend seine präzise Bedeutung und erhielt im Mittelalter alle möglichen mystischen Beiklänge.

Erst mit Eintritt der naturwissenschaftlichen Behandlung des Nervensystems, also zur Zeit als Hysterie und Hypochondrie anfingen Nervenkrankheiten zu werden, bekam der Begriff der Sympathie den ursprünglichen Sinngehalt zurück. Die Ärzte fragten sich wieder, wie es möglich ist, dass lokalisierte Irritationen an ganz anderen, entfernten Stellen des Körpers Wirkungen hervorbringen. Wenn ein Nierenstein Schmerzen in den Harnwegen macht, auf welchem Weg wird das oft begleitende Erbrechen hervorgerufen? Wenn angenommen wurde, dass der Ausgangspunkt der Hysterie in der Gebärmutter liegt, wie kann es dann zu den Zuschnürungen in der Brust, den Kopfschmerzen, den Muskelkrämpfen kommen? Wenn man den Sitz der Hypochondrie in den Organen des Hypochondrium annahm, wie war da das Zustandekommen von Trübsinnigkeit und allgemeiner Mattigkeit des Körpers möglich?

Nach der zu Beginn des 17. Jahrhunderts geltenden Theorie wurden die Nerven als hohle rohrförmige Gebilde vorgestellt. Bewegen sich die Spiritus animales in Richtung des Gehirns, leiten sie die Empfindungen dorthin, bewegen sie sich vom Gehirn weg, vermitteln sie die Bewegungen. Wo immer periphere Nerven sich vereinten, dachte man sich *Verbindungen* zwischen den Röhren, wodurch es den Spiritus ermöglicht wurde, von einem Teil des Körpers zum anderen zu fließen und so die Sympathie zwischen den verschiedenen Teilen des Körpers zu vermitteln. THOMAS WILLIS, von dessen Werk schon berichtet wurde, brachte eine Differenzierung. Die im *Cerebrum* bereiteten Spiritus sollten den Empfindungen, der willkürlichen Bewegung und dem Selbstgefühl, die im *Cerebellum* abgesonderten Lebensgeister der unwillkürlichen Empfindung, dem Bewegungsreiz für Herz, Atmung und der gastrointestinaler Motorik dienen. Erstmals wurden auch »*willkürliche*« und »un*willkürliche*« Bewegungen unterschieden. Auch bei Willis erscheint das Nervensystem als ein *Netzwerk*, wo überall dort, wo sich Nerven anatomisch kontaktieren, Nervenreize ausgetauscht werden können. Besteht keine direkte Nervenverbindung zwischen den einzelnen Organen, sei der Spiritusfluss auch über einen längeren *Verbindungsweg durch das Cerebellum* möglich. Besonders starke Eindrücke aus dem Organbereich könnten über das Cerebellum auch in das Cerebrum gelangen und so bewusst werden. Ähnlich könne im Cerebrum ausgelöster Wille durch das Cerebellum zu den visceralen Strukturen kommen, und so die willentliche Kontrolle etwa der Atmung ermöglichen. Die rami communicantes der »Intercostalen Nerven« sollten der Herstellung einer Verbindung zwischen den unwillkürlichen Spiritus vom Cerebellum und den willkürlichen Spiritus von Gehirn und Rückenmark dienen.

Dass das Modell des Nervensystems als ein in sich offenes Netzwerk nicht stimmen konnte, bewies ROBERT WHYTT durch seine schon zitierten Versuche. Während decapitierte Frösche auf Reiz durchaus noch in der Lage waren sinnvolle Bewegungen zu machen, ging diese Fähigkeit völlig verloren, wenn auch ihr Rückenmark zerstört wurde. Die Nervenverbindung musste also den Weg über das Rückenmark nehmen. 1751 entwickelte Whytt so einen ersten Begriff von *Reflextätigkeit.* Er zog die Aufmerksamkeit auf das Vorhandensein von *Nervenfasern als einzelne Einheiten,* im Gegensatz zu der alten Auffassung von anastomosierenden Kanälen und bewies, dass alle Sympathie auf das Gehirn selbst und auf das Rückenmark bezogen werden muss. Einen Beweis dafür lieferte Whytt auch durch die Beobachtung, dass der Lichtreflex der Pupillen nach Zerstörung der Corpora quadrigemina (1768) aufgehoben ist.

Fast gleichzeitig mit Whytts Forschungen wurde ein anderer wichtiger Schritt durch ALBECHT VON HALLER (1708–1777) getan. Auf eine Unzahl von Tierexperimenten gestützt, teilte dieser in seiner Schrift »Über die empfindlichen und reizbaren Teile des Körpers« 1752 mit, dass es nur ganz bestimmte Körperteile sind, auf deren Reizung das Tier mit einer Schmerzäußerung reagiert und dadurch deren *Sensibilität* verrät, während andere Teile ohne Empfindlichkeit sich auf jeden mechanischen, chemischen, elektrischen Reiz zusammenziehen, also *Irritabilität* besitzen. Irritabilität und Sensibilität seien die Grundphänomene des tierischen Lebens. Irritabilität besäßen vor allem die Muskeln, die jede Art von Reiz durch Kontraktion beantworten. Die Muskelkontraktion sei auch kein bloßer mechanischer, durch Elastizität bedingter Vorgang, sondern sie beruhe auf einer spezifischen Eigenschaft der Muskelsubstanz. Und ebenso sei die Sensibilität, die Fähigkeit Reize zu leiten, eine *immanente Eigenschaft der Nervensubstanz.* HALLER nahm so als Erster die Zuordnung bestimmter Leistungen zu einer bestimmten Gewebsstruktur vor. Irritabilität wie die Sensibilität waren ihm spezifisch vitale Kräfte, die der lebenden Faser selbst innewohnen.

Im Zusammenhang mit den Sympathien richtete sich das ärztliche Interesse besonders auch auf die Nerven, welche die *inneren Organe* versorgen. GALEN hatte den Vagusnerv und die paravertebrale Ganglienkette beschrieben und anatomisch wie physiologisch als eine Einheit zusammengefasst. ESTIENNE und EUSTACHIO (1552) trafen dann die Unterscheidung in zwei verschiedene Nerven, wobei der sympathischen Komponente noch ein intrakranieller Ursprung zuschrieben wurde. Ein Jahrhundert später entdeckte WILLIS die Verbindung der Ganglienkette mit dem Rückenmark durch einen Nervenzweig nahe jeder Rippenwurzel, die rami communicantes, und gab der Ganglienkette daraufhin den Namen »Intercostal-Nerv«. Dass dieser nicht zerebralen Ursprungs war, stellte POUFOURT DU PETIT fest, der in einem Experiment den »Intercostal-Nerven« im Gebiet des Halses durchtrennte, und daraufhin Störungen im Gesicht und am Auge beobachtete. Die *Eigenständigkeit der Ganglienkette* hat WINSLOW (1732) dann anatomisch unterbaut, und ihr auch zu dem bleibenden Namen *»grand sympathique«* verholfen, als Ausdruck dafür, dass die inneren Organe des Körpers durch die Ganglienkette miteinander in »Sympathie« gebracht würden. Nachdem die Bedeutung der Rami communicantes noch nicht bekannt war, zog BICHAT (1800) die Folgerung, dass die *sympathischen Ganglien eigene Nervenzentren* seien, die sich in vollständiger Unabhängigkeit vom zentralen Nervensystem befänden. In der Annahme von zwei weitgehend voneinander unabhängigen Nervensystemen teilte er die zugehörigen physiologischen Prozesse in »la vie organique« und »la vie animale« ein. Er war dann auch der Erste, der die sympathischen Nerven mit den Stoffwechselfunktionen in Beziehung setzte. Der Ausdruck »vegetatives Nervensystem« wurde erstmals von REIL (1807) angewendet. Die modernen Vorstellungen vom autonomen Nervensystem beginnen mit REMACK, durch den 1838 die erste Darstellung der marklosen Fasern erfolgte.

Das 18. Jahrhundert brachte noch eine ganze Reihe neurophysiologischer Entdeckungen, die das Bild von der Organisation des Nervensystems vervollständigten. Um die Mitte des Jahrhunderts begann man nach den *Aufgaben der einzelnen Teile des Zentralnervensystems* zu fragen und stellte zu diesem Zweck systematische Extirpations- und Reizversuche an Tieren an. Experimente von ZINN (1749) zeigten, dass die Medulla oblongata eine besondere vitale Bedeutung besitzt. LORRY machte 1760 die Beobachtung, dass die Verletzung einer umschriebenen Stelle des verlängerten Markes sofort den Tod des Tieres herbeiführt. SAUSEROTTE konnte bei Trepanationen des Hundegehirns, je nach gewählter Stelle, Lähmungen der vorderen oder hinteren Extremitäten hervorrufen (1768). Durch DU PETITS Nachweis der Pyramidenkreuzung war auch der Hinweis gegeben, warum die Lähmung stets auf der kontralateralen Seite der Gehirnverletzung auftrat.

Weitere Schritte in der Aufklärung der Struktur und Funktion des Nervensystems erfolgten zu Beginn des 19. Jahrhunderts, zuerst durch die Feststellung der *getrennten*

Leitung der Sensibilität und der Motorik mit Ursprung der sensiblen Nerven aus der Hinterwurzel, der motorischen aus der Vorderwurzel des Rückenmarks, durch die Klärung des *Reflex*bogens, durch die Erkenntnis der grauen Zellen als *aktives Prinzip* im Nervensystem, schließlich durch die Aufklärung der *Nervenleitung als elektrischen Vorgang.*

ZWEITES KAPITEL
NEUROSEKONZEPTE IN DER ERSTEN HÄLFTE DES 19. JAHRHUNDERTS

I. FRANKREICHS NEUE MEDIZIN NACH DER GROSSEN REVOLUTION

Der Schwerpunkt des medizinischen Fortschritts lag in der ersten Hälfte des 19. Jahrhunderts zweifellos in Frankreich, in Paris. Dort war nach der großen Revolution eine neue Art der ärztlichen Versorgung, die »Krankenhausmedizin«, entstanden. Das schnelle Anwachsen der Einwohnerzahl hatte für die ärmere Bevölkerung die Anlage großer Asyle und Krankenhäuser notwendig gemacht, die den Ärzten nunmehr eine früher nicht vorstellbare Anzahl von Krankheitsfällen zur Beobachtung brachte. Darüber hinaus war ein neuer Geist im medizinischen Denken eingekehrt, nicht mehr neue Systeme und Theorien wollte man aufstellen, sondern wichtig war jetzt, erst einmal nüchtern und sachlich zu beobachten und zu beschreiben.

1. GEORGET – HYSTERIE – HYPOCHONDRIE WERDEN GEHIRNKRANKHEITEN

Auch in der Geschichte der funktionellen Nervenkrankheiten schlägt sich dieser Wandel nieder und wird deutlich sichtbar im Werk eines jungen Arztes an der Salpêtrière in Paris, ÉTIENNE-JEAN GEORGET (1795–1828), dem Lieblingsschüler von ESQUIROL. Die Salpêtrière, ursprünglich Gefängnis, war 1795 eine gemischte Institution für kranke, unheilbare und geistesgestörte Frauen geworden. 1822 beherbergte sie 3 900 unheilbare, 360 akut kranke und 800 geistesgestörte Menschen. Die dort wirkenden Ärzte waren so wesentlich mit der Problematik psychisch Kranker konfrontiert, aus ihrer Reihe ging eine nicht geringe Zahl hervorragender Psychiater hervor.

Georget machte sich mit dem Elan der jungen, ganz naturwissenschaftlich eingestellten Generation auch an die Beobachtung der in der Anstalt reichlich vertretenen hysterischen und hypochondrischen Krankheitsbilder und präsentierte als Ergebnis dieser Studien seine Schrift: »De la physiologie du systeme nerveux et specialement du cerveau« (Paris 1821). Der entscheidende Gedanke, den er darin ausspricht und zu beweisen sucht, besagt, dass sowohl die Hypochondrie wie auch die Hysterie *idiopathische Erkrankungen des Gehirns* darstellen. Niemand vor ihm hat, wie er selber sagt, die Sache in dieser Art aufgefasst, nur FALRET schließe sich nun seiner Meinung an. Die Anatomie und Physiologie des Nervensystems seiner Zeit sind es, die Georget allein als Grundlage betrachtet und die er ebenfalls in seinem Buch meisterhaft abhandelt.

HYPOCHONDRIE – Von der *Hypochondrie* gibt Georget folgende Begriffsbestimmung: »Ich fasse unter diesem Namen mehrere *Krankheitszustände des Gehirns* zusammen, die sich insgesamt durch *Störungen in den Funktionen desselben* auszeichnen, und in der Regel ohne Fieber, ohne konvulsive Bewegungen und ohne bemerkbare Störungen des Gebrauches der Vernunft, des Urteilsvermögens stattfinden.« Der Name Hypochondrie sollte dem wahren Sitz der Krankheit entsprechend durch den Namen Cérébropathie ersetzt werden.

Disponierende Faktoren zur Entstehung der Hypochondrie sind nach Georget »eine zu hohe Erregbarkeit des Gehirns; Lebensverhältnisse, wodurch das Gehirn vielen und starken Eindrücken, besonders durch Gemütsaffekte, durch die Geschlechtslust, unterworfen wird, sowie Gewerbe und Studien, die eine ununterbrochene Anstrengung des Geistes erfordern«. Im höheren Alter komme Hypochondrie am häufigsten bei Männern vor, die sich den Wissenschaften und Künsten widmen, bei Kindern und Jünglingen, bei solchen, »die in der Onanie ausschweifen«. Heiße Klimata und die Hitze des Sommers wirkten fördernd.

Als *auslösende Ursachen* könnten die meisten vorbereitenden Ursachen wirken, so anstrengende Geistesarbeiten, anhaltende niederschlagende Gemütsbewegungen, Heimweh. Geschlechtliche Ausschweifungen in Verbindung mit Langeweile seien die gewöhnlichste Veranlassung bei Müßiggängern. Georget berichtet einen Anfall von akuter Hypochondrie, den er an sich selbst erfahren hat. »Nach achtzehn Monaten unausgesetzten Studierens und Anstrengung des Geistes überfiel mich ein stumpfes, anhaltendes Kopfweh, ich schlief weniger ruhig, fühlte mich im freien Denken etwas gehindert, war aber im Übrigen vollkommen wohl ... Soweit ich mit meiner Arbeit fertig und sorgenfrei war, verschwanden ohne weitere Hilfsmittel binnen vier Tagen alle Zufälle.«
Drei *Symptome* charakterisieren nach Georget fast alle Gehirnreizungen, die *Schlaflo-*

sigkeit, das *Kopfweh*, und die Veränderungen im *Blutumlauf* des Kopfes. Die Kranken schlafen wenig und unruhig, haben ängstliche Träume, erschrecken und fahren im Schlafe auf, sie sind empfindlich gegen das geringste Geräusch, haben Brausen und Klingen in den Ohren, haben optische Täuschungen und Schwindel. Starke Gerüche verursachen Kopfweh. Die Hautnerven zeigen große Empfindlichkeit gegen Kälte, Hitze, gegen den elektrischen Zustand der Atmosphäre und schnellen Temperaturwechsel. Unaufhörlich klagen die Hypochondristen über *unangenehme Empfindungen*: herumziehende Schmerzen, abwechselnde Kälte und Hitze, Einschlafen der Glieder. Nach einigen Stunden sei der Schmerz weg oder habe seinen Ort verändert. Die meisten dieser Empfindungen, schreibt Georget, seien Sinnentäuschungen, Folgen des krankhaften Zustandes im Gehirn. Äußere Eindrücke wirken beeindruckend: »Sieht z. B. ein Hypochondrist, der Brustschmerz empfindet, eine Person, die am Magen leidet, so ist seine Brust bald gesund und er klagt über den Magen.«

In ihrer *Psyche* sind die Hypochondristen Georget zufolge sehr veränderlich, wechselweise oft ohne Ursache traurig und vergnügt, gewöhnlich von schwachem Charakter, schüchtern, furchtsam, reizbar, leicht in Verzweiflung geratend. Ihr *Gesundheitszustand* bekümmert sie sehr, den geringsten Schmerz halten sie für eine schwere Krankheit und fürchten den traurigsten Ausgang, nicht weniger fürchten sie wahnsinnig zu werden. Sie strebten begierig nach ärztlichem Rat, lesen medizinische Bücher und wechselten unaufhörlich den Arzt. Besonders schmerzlich sei ihnen, dass man sie für eingebildet krank hält. Lebensüberdruss sei fast allen Hypochondristen gemein.

Störungen, die häufig der Hysterie zugeordnet wurden, erscheinen bei Georget jetzt auch im Bild der Hypochondrie, so Zusammenschnüren des Halses, Schwäche, schnelles Ermüden, Stimmlosigkeit, Hemiplegie, Unbeweglichkeit eines Armes oder Beines, Ohnmachtsneigung. Die krankhaften Erscheinungen, die bei den Hypochondristen an der Haut, der Lunge, dem Magen, dem Herzen wahrzunehmen sind, würden von den meisten Ärzten zu Recht »nervös« genannt, da dadurch ihr Ursprung aus dem Gehirn angedeutet werde.

Schließlich gibt Georget seinen ärztlichen Kollegen noch den Rat, sich bei der Untersuchung der Hypochondristen nicht täuschen zu lassen. »Die Klagen der Hypochondristen über ihre unerträglichen Leiden kontrastieren sehr mit ihrem munteren Gesicht, dem wohlgenährten Körper und dem regelmäßigen ruhigen Puls. Die Hypochondristen wollen fast nie zugeben, dass ihr Gehirn leide; denn, sagen sie, wenn dies der Fall wäre, so könnten wir nicht unsere Vernunft, unser Bewusstsein vollkommen behalten.« – Blieben die Kranken immer den ursächlichen Einflüssen ausgesetzt, so führen entweder chronische Reizungen oder Entzündungen der Brust- oder Unterleibsorgane den Kranken ins Grab oder das Gehirnübel bewirke endlich der Verrücktheit nahe kommende Zufälle.

HYSTERIE – Für die Gehirnkrankheit *Hysterie* gibt Georget folgende Begriffsbestimmung: »Die so genannte Hysterie ist ein krankhafter Zustand des Gehirns, welcher sich hauptsächlich durch eine *Unterdrückung* der sinnlichen, intellektuellen und gemütlichen Funktionen, mit *konvulsivischen Bewegungen* der Muskeln auszeichnet und einzelne Anfälle bildet, das Gehirn in deren Zwischenzeiten nur sehr geringe Störungen zeigt, wobei der übrige Organismus gar nicht beeinträchtigt ist.« Da der *Name* einer Krankheit am schicklichsten von ihrem Sitz und von der Natur der dabei stattfindenden organischen oder funktionellen Verletzung hergeleitet werde, so schlägt Georget »für den höchst unpassenden Ausdruck Hysterie die Benennung *krampfhaftes Hirnleiden* (cérébropathie spasmodique ou convulsive)« vor.

Die Hysterie *auslösenden Ursachen* wirken nach Georget unmittelbar auf das Gehirn und stören hier besonders die Gemütsfunktionen. Die zahlreichen von Georget bei Frauen beobachteten Hysteriefälle waren vorzüglich durch Schrecken, Kummer, häufig wiederholten Verdruss, in einigen Fällen durch Onanie, erregt worden. Vorausgegangene Gemütserregungen würden von den Kranken freilich oft verborgen gehalten. Das Gehirn könne schon lange Zeit an nicht erkennbaren Störungen leiden, die sich umso nachteiliger auswirken, weil sie, lange unterdrückt, unbemerkt einen hohen Grad erreichen.

Zu den *disponierenden Ursachen* der Hysterie gehöre das so genannte *nervöse Temperament* mit seiner großen Empfänglichkeit und Beweglichkeit des Nervensystems. Eine solche Anlage finde sich am häufigsten beim weiblichen Geschlecht, doch fehle sie auch bei Männern nicht. Dieser Zustand des Gehirns werde gesteigert durch starke Sinneseindrücke, Hitze, manche Arten von Musik, durch Geräusche, zu häufige Erregung der Geschlechtslust, durch Onanie oder durch den Beischlaf. Gefördert werde er ferner durch heftige Geburtsschmerzen, durch öftere Gemütserregungen, leidenschaftliche Liebe mit ihrem Gefolge von Sorgen, Ängsten und Unruhe, Gram über Ehelosigkeit. Ungünstig sei der tägliche Genuss von Kaffee, Tee, reizenden Speisen und Getränken.
Als *idiopathische charakteristische Gehirnsymptome* führt Georget die Nervenschwäche,

die Empfindlichkeit, die lebhafte Einbildungskraft der Kranken an. Manche Kranke seien still und suchten die Einsamkeit, andere zeigten eine oft erzwungene Lustigkeit. Das markanteste Krankheitszeichen aber seien die Anfälle.

Bei dem enormen Krankengut der Salpêtrière hatte Georget zweifellos Gelegenheit, eine große Anzahl *hysterischer Anfälle* selbst zu beobachten. Er berichtet: Zur Zeit der *Anfälle* bestehen Schlaflosigkeit, Kopfweh, die Kranken sind traurig, verdrießlich, unfähig zu Aufmerksamkeit. Viele leiden an unerträglichem Ohrenklingen, an Schwindel, einer immer währenden Unruhe, Muskelkrämpfen, Gähnen.
Erscheinen die Anfälle ohne einen unmittelbaren Anlass, werden sie durch *vorausgehende Symptome* so bestimmt angekündigt, dass die Kranken der Salpêtrière, sobald sie diese empfinden, sich ins Bett legen. Vorausgehende Symptome sind Zunahme des Kopfwehs, krampfhafte Zuckungen und Erstarrungen, Druck im Kehlkopf, unfreiwilliges Lachen oder reichlicher Tränenerguss. Diese Zufälle können 15 Minuten bis mehrere Stunden dem Parosysmus vorausgehen.

Die *Anfälle* selbst bieten dem ungewohnten Beobachter ein erschütterndes Schauspiel: Sowie der *Anfall* vollständig eintritt, gerät das ganze Muskelsystem in Zuckungen, die Sinne schwinden, die Kranke erhebt ein durchdringendes Geschrei. In diesem Zustand hören die Kranken gewöhnlich alles, was um sie vorgeht, aber von den Schmerzen ganz überwältigt, antworten sie auf keine Frage. Die Kinnladen werden aneinander gedrückt, im Hals entsteht ein einschnürendes Gefühl, Zusammenpressen der Brusthöhle verursacht erschwertes Atemholen, große Angst und Beklemmung. Am Unterleib zeigen sich heftige Zusammenziehungen der Muskeln, die Bauchdecken sind eingezogen, der Nacken und der Rücken werden abwechselnd gekrümmt und aufgerichtet, der Kopf steht gewaltsam nach hinten gebeugt. Die Glieder strecken und beugen sich mit Heftigkeit, erstarren und erschlaffen wechselweise. Der Krampf und die Störung des Atmens nötigen das Blut zum Rücktritt in die Venen der äußeren Teile des Kopfes. Die Konvulsionen der Muskeln, von Brust, Zwerchfell, Hals und Kehlkopf bringen die Erscheinung der vermeintlichen Kugel hervor, die von der Gebärmutter nach dem Halse aufsteigen soll. Das *Aufhören* des Anfalls, nach einigen Minuten oder mehreren Stunden, ist bald von einem unmäßigen Tränenerguss, bald von heftigem Lachen begleitet. Die Kranke klagt über Mattigkeit und Zerschlagenheit. Von den geschilderten Symptomen kommen Georget zufolge vielfältige Abweichungen vor, zuweilen entstehe vollkommene Bewusstlosigkeit oder ein kataleptischer Zustand, manchmal Somnambulismus.
Auf die übrigen Organe, schreibt Georget, wirke bei Hysterie das Gehirn wenig ein.

Nur das Herz gerate durch geringfügige Ursachen in heftiges Klopfen. Manchmal bestehe Hautblässe, Einfallen der Gesichtszüge, Abnahme der Körperfülle. Doch gäbe es auch langwierige Fälle mit bedenklichen sympathischen Symptomen. Das *Herz* sei dann öfters gewaltsamen, schmerzhaften Pulsationen unterworfen. Ein oder zwei heftige Herzschläge verursachten mitunter nachts plötzliches Aufschrecken. Manche Kranken bekommen einen trockenen so genannten nervösen Husten, Brustschmerzen, Blutspeien und späterhin häufig Schwindsuchten. Seltener würden die *Verdauungsorgane* von den sympathischen Störungen betroffen. Manchmal bestehen Appetitlosigkeit oder Heißhunger. Manche Kranke erbrechen sich alle Tage, selbst mehrmals täglich. Außerdem treten Sodbrennen, Magenschmerz, widersinnige Gelüste auf. Bluterbrechen sei bei Hysterischen, veranlasst durch anhaltenden Kummer, nicht selten. Endlich komme Poltern im Darm, Blähsucht, Stuhlverstopfung vor. Der Abgang eines reichlichen hellen Urins sei bei Gehirn- und Nervenkrankheiten eine gewöhnliche Erscheinung. Den sympathischen Zufällen der Gebärmutter misst Georget keine große Bedeutung zu. Der Monatsfluss könne unterdrückt sein, Beischlaf, Befruchtung, Schwangerschaft und Entbindung aber würden nicht gestört. Die vorgeblichen Samenentleerungen seien nichts anderes als ein weißer Fluss, eine fast unausbleibliche Folge peinlicher und anhaltender Gefühlsaffekte.

Den *Verlauf* der Hysterie beschreibt Georget als unvorhersehbar. Eine heftige Gemütserschütterung könne den krankhaften Zustand des Gehirns ändern und die Heilung herbeiführen, mit vorrückendem Alter werde die Reizbarkeit des Gehirns entweder geringer oder das Übel arte in Epilepsie aus. Manche Kranke bekämen Lähmungen, andere krampfhafte Kontrakturen der Glieder. Endlich gehe die Hysterie zuweilen in Abzehrung, Rückendarre oder wahre Gehirnschwindsucht über. Zur *Prognose* stellt Georget fest, dass die durch heftigen Schrecken entstandene Hysterie fast unheilbar ist, während Heilung erfolgt, wenn jene nachteiligen Einflüsse auf das Gehirn leicht zu entfernen sind, wenn lebhafte Wünsche und Begierden bald befriedigt werden.

Georgets Namensgebung Cérébropathie et Cérébropathie spasmodique konnte nicht Fuß fassen, dagegen war seine Einordnung von Hypochondrie und Hysterie als Gehirnkrankheiten ein wichtiger Schritt in die Zukunft, mit dem sich die nachfolgenden Generationen intensiv auseinander setzten. Georget selbst ist schon mit 33 Jahren an einer Lungentuberkulose gestorben.

2. DUBOIS – HYPOCHONDRIE ALS PSYCHISCHE ERKRANKUNG – HYSTERIE ALS UTERUSSREFLEXNEUROSE

In den dreißiger Jahren des 19. Jahrhunderts kam neue Bewegung in die Anschauungen von der Hypochondrie und Hysterie. In Frankreich hatte ESQUIROL mit seiner Lehre von den Monomanien Anstöße gegeben und mit dem Krankheitsbild der Lypomanie einen der Hypochondrie sehr nahe stehenden Symptomenkomplex beschrieben. Aber auch die verschiedenen Thesen früherer Autoren waren nach wie vor lebendig. Um die Klärung einer hierzu grundsätzlichen Frage zu fördern, lobte die Königliche Sozietät der Medizin in Bordeaux 1839 eine Preisfrage aus: »Es sollen die über die Natur, den Sitz, die Ätiologie, Symptomatologie, Prognose und Therapie der Hypochondrie und Hysterie aufgestellten verschiedenen Meinungen einer vergleichenden Prüfung unterworfen werden, um daraus die Identität oder Verschiedenartigkeit beider Krankheiten zu folgern.«

Prämierter Bearbeiter des Themas war FRÉDÉRIC DUBOIS (1799–1873), (Dubois D'Amiens), Professeur agrégé in Paris und Mitglied der Academie de Médicine. 1840 erschien seine Preisarbeit unter dem Titel »Histoire philosophique de l'hypochondrie et de l'hysterie«, die große Beachtung fand und von IDELER prompt unter dem Titel »Über das Wesen und die gründliche Heilung der Hypochondrie und Hysterie« ins Deutsche übersetzt wurde. In dieser Arbeit kommt Dubois zu dem Schluss, dass Hypochondrie und Hysterie durchaus wesensverschieden sind, dass nämlich die *Hypochondrie eine rein psychische Erkrankung*, die *Hysterie aber eine vom Uterus ausgehende Erkrankung* des gesamten Nervensystems sei.

Dubois definiert: »Die *Hypochondrie* kann man als eine sehr bestimmte Art der *Monomanie* bezeichnen, weil sie sich charakterisiert durch ein vorherrschendes, spezielles und ausschließliches Vorurteil, d. h. durch die anhaltende und ausschließliche Furcht vor bizarren und eingebildeten Krankheiten. Sie kommt häufiger bei Männern wie bei Weibern vor.«
Für die *Hysterie* hingegen gelte: »Ihren wesentlichen Charakter setze ich in eine heftige, oft plötzliche *Erschütterung der allgemeinen Innervation*. Diese Erschütterung wird hervorgerufen durch eine Überreizung, infolge einer örtlichen Nervenreizung.« Diese Nervenreizung geht nach Dubois' Meinung vom Uterinsystem aus.

Als Ausgangspunkt seiner Untersuchungen, die zu diesem Urteil führten, nahm Dubois erst einmal den Vergleich der von den verschiedenen Autoren beschriebenen

Ursachen beider Krankheiten vor. Er kommt dabei zu dem Resultat, dass bei den praedisponierenden Ursachen der Hypochondrie und Hysterie durchaus einige gleich, mehrere aber verschiedenartig sind, eine wirkliche Unterscheidung daraus aber nicht hervorgeht. Grundsätzliche Unterschiede zwischen Hypochondrie und Hysterie aber findet Dubois bei der Durchforschung der *Krankheitserscheinungen* und zwar im zeitlichen Auftreten der Symptome und in der Intensität ihrer Darstellung.

Die älteren Schriftsteller hätten den Blick auf den wirklichen *Ausbruch der Hypochondrie* vernachlässigt und deshalb übersehen, dass der erste Ursprung der Hypochondrie den *Funktionen des Verstandes* entstammt. Dubois setzt in Kenntnis dieses Umstandes in der Entwicklung der Hypochondrie *drei Perioden an:* Eine erste Periode, in der nur die *falsche Richtung der Verstandeskräfte* stattfindet. In einer zweiten Periode träten *Neurosen in verschiedenen Organen*, vorzugsweise in denen des Unterleibes auf. In der dritten Periode bildeten sich zahlreiche *organische Entartungen* aus.

Im Gegensatz dazu könne man in der Hysterie nur *zwei Grade*, und zwar bezüglich der Intensität der Erscheinungen, unterscheiden. Unter dem Einfluss äußerer Bedingungen bildeten sich in einem ersten Grad Funktionsstörungen der Lebensökonomie mit *Erscheinungen nur mäßiger Intensität* heraus. Infolge Einwirkung neuer belastender Momente entstehe dann die zweite Periode mit *heftigen Symptomen.*

HYPOCHONDRIE – Dubois erklärt, im *ersten Stadium* der Hypochondrie beginne ein gesundes Individuum unter dem Einfluss der erörterten Ursachen plötzlich *Unruhe über seine Gesundheit* zu empfinden. Unter den vorbereitenden Bedingungen spielten Müßiggang nach einem sehr tätigen Leben, Umgang mit einem Hypochondristen und indiskrete Unterhaltungen eines Arztes eine häufige Rolle. Dieser peinliche Zustand, dem eine andere Lebensweise bald ein Ende setzen würde, werde oft verschlimmert durch unangemessene Aufmerksamkeit und durch Sorgen. Viele Betroffene gerieten in die Versuchung medizinische Bücher zu lesen und trafen dann förmlich eine Krankheitswahl.

Die Organe, welche zuerst die Aufmerksamkeit eines für die Hypochondrie Disponierten auf sich ziehen, seien die des *Verdauungsapparates.* »Der Genuss der Nahrung, die Ausleerung des Urins und des Darmkots rufen täglich die edelsten Geiste zu den Bedürfnissen des tierischen Lebens zurück. Die Könige und Philosophen misten, sagt Montaigne, und die Damen gleichfalls. Für den Hypochondristen wird die Verdauung nebst allem Zubehör bald die große Angelegenheit seines Lebens.« So werden

die Verdauungswege infolge des die Kranken beherrschenden Irrtums Sitz der ersten örtlichen Symptomen. Dubois erklärt, diese Kranken seien im eigentlichen Sinne mit einer *Monomania hypochondrica* behaftet.
Bei anderen Kranken beziehe sich alles auf das System des Kreislaufes und Atemholens, sie leiden an einer *Monomania pneumo-cardiaca*. Die Kranken, welche sich über *allgemeine Schwäche*, Zerschlagenheit, schmerzhafte Empfindungen, Verlust des Mutes beklagen, gäben häufig als Ursache ihres Übels Erblichkeit, Abstammung von ungesunden Eltern oder Masturbation in längst vergangener Zeit an.

Die *zweite Periode* charakterisiert sich, Dubois zufolge, durch *Neurosen* verschiedener Organe, Neurosen verstanden als eine Art von Irritation, welche sich nicht zur Stufe einer Entzündung erhebt. Nachdem anfangs das Gemüt des Hypochonders allein ergriffen war, werde nun die Aufmerksamkeit des Kranken absorbiert vom angstvollen Beobachten des Verlaufes seiner Krankheit und dem Aufsuchen der Mittel zu ihrer Heilung. In diese zweite Periode der Hypochondrie gehörten vor allem *Sensibilitätsstörungen des Magens*. Die so entstandenen Schmerzen, welche die meisten Hypochondristen in der epigastrischen Gegend empfinden, müsse der Arzt von einer chronischen Magenentzündung zu unterscheiden wissen, etwa dadurch, dass Hypochondristen nach dem Genuss reizender Speisen keine Vermehrung ihrer Schmerzen verspüren. Ob *Palpitationen* des Herzens bloß nervöser Art sind, lasse sich schwieriger feststellen. Bei den häufigen *Kopfschmerzen*, verhalte es sich so, dass Stirnkopfschmerz über den Augenbrauen häufig eine Folge von Unterleibsleiden sind, während bei Hypochondristen die Kopfschmerzen sehr verschiedene Stellen einnehmen. Bezüglich der *Sekretionsstörungen* trete fast immer eine ungewöhnliche Gasentwicklung im Magen und Darmkanal auf.

Die wesentlich gefährlicheren Zustände der *dritten Periode* betreffen abermals die Verdauungsorgane, weil diese bei den Hypochondristen ganz besonders das Ziel ihrer therapeutischen Maßnahmen werden. In dieser dritten Phase sehe man Entartungen in der Textur eintreten. Durch die sympathisch modifizierenden Einflüsse (Gemütsunruhe, Angst, Traurigkeit) und durch direkte Einwirkungen (zu ausschließliche Diät, unzulängliche Ernährung, Arzneien) würden, meint Dubois, Geschwülste in den Magenwänden und Desorganisation der Leber hervorgerufen. Organische Beeinträchtigungen der *Kreislauforgane* durch Hypochondrie seien nicht so häufig.

Dubois glaubt folgende sechs *Varietäten der Hypochondrie* unterscheiden zu können. Am häufigsten sei die *Monomania hypochondrica*, bei der die Unterleibsstörungen

vorwalten. Die *Monomania pneumo-cardiaca* befalle alle Individuen, welche sich in ihrer Vorstellung vorzugsweise mit ihren Brustorganen beschäftigen. Die *Monomania cephalica* betreffe Kranke, welche Kopfschmerzen haben und Detonationen, Musik, Stimmen zu hören glauben.
Bei der *Monomania asthenica* gestatte eine eingebildete oder wirkliche Schwäche den Kranken kaum zu gehen, sie versichern, dass die Beine sie nicht tragen würden. Sie behaupten das tägliche Dahinschwinden ihrer Kräfte, während sie oft gesundes Aussehen, Appetit und guten Schlaf zeigen. Die fürchterliche, zum Glück seltene Spielart der Hypochondrie, die *Monomania hydrophobica,* beruhe auf dem irrtümlichen Glauben, von der Hundswut bedroht zu sein.

Dubois konstatiert, dass die Hypochondrie »von einer *eigentümlichen Richtung des Denkens* ausgeht«, welche aber nicht durch eine Strukturveränderung der Hirnorgane herbeigeführt werde. Zwar könne sich der Gedanke nicht ohne die Dazwischenkunft der Gehirnorgane manifestieren, aber es folge daraus nicht, dass die physische Disposition des Gehirns anomal wird, weil das Denken sich mit dieser oder jener Reihe von Vorstellungen beschäftigt. Ideen drängten sich zuweilen unwillkürlich auf, sodass sie »gewissermaßen das Denkorgan nötigen sie zu empfangen, und sich ausschließlich mit ihnen zu beschäftigen. Im letzteren Falle befindet sich die Hypochondrie«. Die Hypochondrie sei aber auch nicht analog den Monomanien der Psychiater, in der Hypochondrie finde keine Verrücktheit im eigentlichen Sinne statt. »Der hypochondrischen Monomanie liegt also nur ein *herrschender Irrtum* zu Grunde, welcher durchaus von keiner materiellen Verletzung abstammt.«

Dubois fährt fort: »Wenn dieser herrschende Irrtum bestehen könnte, ohne die Hypochondrischen anzutreiben, ihre Organe durch eine anhaltende *verderbliche Aufmerksamkeit* und durch die *zweckwidrigste Lebensweise* zu beeinträchtigen, wenn er in ihnen nicht eine *stetige Angst* unterhielte, so würde er auch für den Organismus keine nachteiligen Folgen nach sich ziehen. Wenn aber die Seele sich beim Anblick eines jeden Ereignisses entsetzt, wenn der Verstand durch vorübergehende Empfindungen der eigenen Organe geängstigt werde, »so ist dies schon die verderblichste Übertretung der Grundgesetze des Organismus«. »Die Organe, welche für immer in dem Schweigen der vitalen Vorgänge verharren sollten, werden zuletzt gleichsam durch diese Grübelei aufgeschreckt, erwachen, und führen der Seele schmerzhafte und ausdauernde Gefühle zu.« Vom Einfluss des Physischen auf das Geistige sei so oft die Rede, fast niemals von dem letzteren auf jenes; dennoch sei der Einfluss des Psychischen auf das Physische nicht minder verderblich. Beim Hypochondristen verrichte der Magen sein Geschäft bloß deshalb schlecht, weil der Verstand eine peinliche Wache über ihn halte.

Dubois fasst seine Ansichten zur Hypochondrie zusammen: »Wir müssen sagen, dass in dieser Krankheit die *intellektuelle Kraft* es ist, welche sich zu Anfang als die *nächste Ursache* der Zufälle darstellend, das Spiel der von Natur der Lebenskraft unterworfenen Organe stört, welche die Funktion der Verdauung depraviert, welche den Rhythmus der Herzschläge stört, das Atemholen erschwert, schmerzhafte Empfindungen erregt und damit endet, in den Organen Neurosen zu erzeugen, welche ihrerseits organische Verletzungen als Folgen nach sich ziehen.«

HYSTERIE –INSTINKTBEWEGUNGEN – Ganz anders wie bei der Hypochondrie verhält es sich nach Dubois bei der Hysterie. In der Hysterie gebe es keine Perioden, sondern nur *Grade stets der nämlichen Erscheinungen,* welche hintereinander oder gleichzeitig auftreten, und zwar Störungen der Sensibilität und Kontraktilität. Die Einteilung der Hysterie in zwei Grade stütze sich teils auf die *Intensität des Schmerzes*, teils auf den *Wechsel des Ausgangsortes* des die Muskelbewegung hervorrufenden Prinzips.

Beim *ersten Grad* des hysterischen Anfallsgeschehens sind, wie Dubois erklärt, die Schmerzen mäßig, die Konvulsionen wenig intensiv und durch den Willen und den Einfluss des *Gehirns* bestimmt. »Die Konvulsionen bestehen in starken Bewegungen der Flexion und Extension, welche mehr eine übermäßige Muskeltätigkeit, als einen krankhaften Zustand erkennen lassen.«
Beim *zweiten Grad* der hysterischen Anfallssymptomatik ist die Heftigkeit der Konvulsionen ungleich größer. Dubois zitiert Georgets dramatische Schilderung eines hysterischen Anfalls, bei dem die Kranken das Bewusstsein verlieren und die Konvulsionen einem epileptischen Anfall ähnlich werden. Er wirft die Frage auf, welches Prinzip einem Geschöpf, das so schwach ist, solange es selbst seine Bewegungen bestimmt, eine solche Energie verleiht und gibt die Antwort, es sei dies das Prinzip der *instinktmäßigen Handlungen,* die ihren Ausgangspunkt im *verlängerten Mark und im Rückenmark habe.* Diesem Prinzip gehorchten alle organischen Geschöpfe, der zivilisierte Mensch biete sie nur noch in Extremsituationen dar. »Nichts ist verschiedenartiger als die Stimme des Verstandes und die der Lebenskraft, der artikulierte Schrei eines Menschen, wenn er eine Gefahr abschätzt und der Schrei des nämlichen Menschen, wenn eine schreckliche Gefahr ihn betäubt.«

Das *Auftreten dieser instinktgeprägten Wesenslage* bei der Hysterie äußere sich in verschiedener Weise. Kurz vor der Entstehung des Anfalls verspürten die Betroffenen eine auffallende Umänderung in ihrem Gemütszustand, sie unterliegen den traurigsten Vorstellungen, suchen die Einsamkeit, brechen in Tränen oder schallendes Gelächter aus. Tränen und Gelächter sind aber Dubois zufolge in der Hysterie wirkliche Nervensymptome, sie bezeichneten auf keine Weise den Seelenzustand, sondern sind erzwungene, automatische, organische Symptome. »Solche Weiber zerfließen in Tränen ohne irgendeine Ursache und oft brechen sie in schallendes Gelächter aus, welches noch weniger Grund hat.«

Die Symptome des hysterischen Anfallsgeschehens betreffen einmal die *Organe des animalischen Lebens.* Die Kranken erleiden Stunden vorher eine Schwere in den Gliedern, Frösteln, Unruhe, ein Bedürfnis sich zu bewegen, zu laufen. Sobald der Anfall beginnt erlangen diese Empfindungen große Lebhaftigkeit. Die Bewegungen der zur Ortsbewegung bestimmten Muskeln beschränken sich vor dem Anfall auf einige leichte krampfhafte Zusammenziehungen, werden aber während des Anfalls dann Sitz starker, sich stets wiederholender Bewegungen. Im ersten Grade bleiben diese dem Willen unterworfen, entziehen sich dann aber seinem Einfluss und steigern sich zur äußersten Heftigkeit.
Eine *zweite Reihe* von Erscheinungen trete im Bereich der *Eingeweidehöhlen* auf. Zuweilen kündige ein Erbrechen an, dass die Konvulsionen sich auf den Magen beschränken. In den allermeisten Fällen aber sei man zu der Annahme genötigt, dass der Uterus zu Anfallsbeginn der Ausgangspunkt der verschiedenartigsten Empfindungen ist. Im Unterleib werde ein Gefühl von Zusammenschnürung empfunden, es steigt zur Brust hinauf, und setzt sich in der Gegend des Halses fest. Die Kranke stößt ein helles Geschrei aus, und fast unmittelbar darauf geraten die großen Muskeln in Konvulsionen.

Sicherlich, meint Dubois, sei eine Menge der Symptome eines hysterischen Anfalls die Folge eines anomalen Zustandes von Gehirn und Rückenmark, doch bleibe offen, ob es sich dabei um einen *idiopathischen Zustand* handelt, oder ob er *sympathisch* durch den anomalen Zustand des Uterinsystems hervorgerufen wird.

Zur *Unterscheidung* von Hysterie und Hypochondrie fügt Dubois noch einige charakteristische Erscheinungen an. Zwischen den Anfällen legten die hysterisch Kranken eine hohe Reizbarkeit und eine lebhafte Phantasie an den Tag, während die Hypochondristen nur in Bezug auf ihre Gesundheit Reizbarkeit und hinsichtlich ihrer Vorstellungen Eintönigkeit aufwiesen. Das Verhalten der *Lebenskraft* sei in den beiden Krankheiten unterschiedlich. Im zweiten Grad der Hysterie werde die lokomotorische Funktion dem Willen entrissen, durch die Konvulsionen werde die auf die Muskelbewegung gerichtete Nerventätigkeit schnell erschöpft, es trete Ohmacht und Scheintod ein. Bei der Hypochondrie erleidet der Nerveneinfluss insgesamt keinen Verlust, der Hypochondrist wage nur keinen Gebrauch davon zu machen. Die mit Heimweh behafteten Kranken können kaum gehen, solange sie ohne Hoffnung sind, ihr Vaterland wieder zu sehen; bringe man sie aber auf den Weg dahin, erlangen sie alle ihre Kräfte wieder. Die *Hysterischen* betrachten ihren Krankheitszustand in *keinem ungünstigen Licht*, man sehe oft sogar Schwindsüchtige sich damit trösten, dass sie den Namen Hysterie ihren schrecklichen Symptomen beilegen. Mit den Hypochondristen verhalte es sich gerade umgekehrt. Die Hysterie werde oft von Frauen *simuliert*, selbst wenn sich kein Motiv dafür auffinden lasse. Welches Interesse aber könne wohl jemand haben, sich für einen Hypochondristen, einen an eingebildeten Übeln leidenden Menschen auszugeben?

Nach Dubois wirkt in der *Hysterie* die im *Uterinsystem übererregte Lebenstätigkeit* auf das Gehirn und Rückenmark zurück. Aufgrund der eigentümlichen Sensibilität des Uterus und seiner sympathischen Verbindungen bringe ein geringfügiger Reizzustand in diesem Organ mächtige Erscheinungen hervor. Warum der Uterus, mehr als jedes andere Organ, sich bei weiblichen Wesen im Zustand der Reizung befindet, beantwortet er mit: »propter solum uterum mulier est, quod est«.

Zu den Besonderheiten der *instinktmäßigen Bewegungen* stellt Dubois folgende Überlegungen an: Das Nervenagens der Bewegung geht nicht vom Gehirn, sondern vom *verlängerten Rückenmark und vom Rückenmark* aus. Hier sitzt der primäre Hebel der Bewegungsauslösung, der zur Ausführung der willkürlichen Bewegungen vom Gehirn in Aktion gesetzt wird. Die *vitale Kraft* aber, die allem Lebenden gemein ist, wohnt nicht im Gehirn, sondern in den *darunter gelegenen Nervenzentren des organischen Lebens.* Diese bewirken ohne Vermittlung des Gehirns im gesunden Zustand die *instinktmäßigen Bewegungen*, die umso energischer sind, je mehr die Tätigkeit des Gehirns auf null gesunken ist, weil letzteres jene hemmt und unterdrückt. Wenn das Leben in einer drohenden Gefahr schwebt und das Gehirn gleichsam ausgeschaltet ist, erscheint die instinktmäßige Tätigkeit in ihrer ganzen Energie. Solange bei mutigen Menschen die Intelligenz noch ungeschwächt wirkt, gebietet sie dem Instinkt Schweigen. Sobald sie aber vernichtete ist, was bei gewissen Todesarten der Fall ist, erwacht der bis dahin unterdrückte Instinkt und setzt alle seine Hilfsmittel in Bewegung.

In allen ausgesprochenen hysterische Anfällen, schreibt Dubois, seien die Beziehungen des Gehirns zum verlängerten Rückenmark aufgehoben, vom Bewusstsein bliebe nur die Wahrnehmung gewisser Empfindungen. Nach dem Anfall sagten viele Kranke, dass sie alles um sich herum gehört und reflektiert haben, dass es ihnen aber unmöglich war, sich willkürlich zu bewegen.

Dubois hat in seinem Konzept mehrere bemerkenswerte Schritte getan. Er hat, wie zur gleichen Zeit Romberg, die Hypochondrie als eine primär psychische Störung beschrieben, die erst sekundär Störungen im körperlichen Bereich verursacht, eine Anschauung, die die Medizin lange beibehalten sollte. Er hat ferner aufgezeigt, dass bei manchen Erscheinungen einer schweren Hysterie ein im Rückenmark gelegener, vom Gehirn unabhängiger, dem Ausgangspunkt der Instinktreaktionen gleichzusetzender Ursprungsort eine Rolle spielt, und hat so instinkthafte, automatenhafte Reaktionen in das Wesensbild der Hysterie eingeführt.

II. DIE FUNKTIONELLEN NERVENKRANKHEITEN IN MEDIZIN DER ROMANTIK

Während in Frankreich nach der großen Revolution Beobachtung, Sachlichkeit und Experiment die Leitlinien der Ärzte geworden waren, wurde die Medizin in Deutschland am Anfang des 19. Jahrhunderts von der Welle der Romantik ergriffen und entwickelte sich angesteckt von den großen Systemen der Philosophen und der Poesie der Dichter vorübergehend zu einem Feld meist fruchtloser Spekulation. Andererseits hat diese Zeit in Deutschland aber auch auf manchen Gebieten wichtige Anstöße gegeben, so in der Embryologie, in der Gehirnanatomie, in der vergleichenden Anatomie. Vor allem aber führte die starke Hinwendung der Romantik zur Psyche dazu, dass die Ärzte dieser Zeit sich überaus für die seelische Komponente der Krankheiten interessierten und hier beachtenswerte Vorläufer einer späteren Psychosomatik zu finden sind.

1. REIL – EIN PSYCHOSOMATIKER DER ERSTEN STUNDE

JOHANN CHRISTIAN REIL (1759–1813) war über Jahrzehnte in seiner Funktion als Professor und Klinikdirektor der Universität Halle verbunden, bis er 1810 auf den Lehrstuhl für klinische Medizin an der neu gegründeten Universität nach Berlin berufen wurde und dort auch als Arzt und Freund der königlichen Familie wirkte.

Während des Krieges von 1813 leitete er mit hohem persönlichen Einsatz die Kriegsspitäler, wobei er sich selbst mit Typhus infizierte und starb. Reil galt als einer der Hauptvertreter des »Vitalismus« in Deutschland, den er in seiner Abhandlung »Von der Lebenskraft« und seinen wissenschaftlichen Werken mit großem Elan vertrat.

Bahnbrechend waren REILs anatomische Arbeiten, besonders die Untersuchungen über den Bau des Gehirns, hier vor allem auch über die Formbeschaffenheit des Kleinhirns und der Insel (Insula Reili). Im Zusammenhang mit diesen anatomischen Arbeiten und seiner Sympathie für die Gallsche Schädellehre, entwickelte Reil eine Vorliebe für psychiatrische Studien. Seine klassische Schrift »Rhapsodien über die Anwendung der psychischen Curmethode auf Geisteszerrüttung« (Halle 1803) ist die erste systematische Abhandlung über Psychotherapie. Sie formulierte erstmalig systematisch die Prinzipien wie auch die verschiedenen Methoden der psychologischen Behandlung. Über die Nervenkrankheiten handelt er im vierten Band seines Hauptwerkes »Über die Erkenntnis und Cur der Fieber« (Halle 1805). Spätere Schriften, die erst nach dem Tode des Verfassers erschienen, stehen mehr auf naturphilosophischem Boden und lassen Reil so auch als einen Vertreter der Romantischen Medizin auftreten.

Reil, ein überaus kritischer Naturforscher, war, wie kaum einer vor ihm, von der Wichtigkeit der Berücksichtigung des psychischen Faktors im Krankheitsgeschehen überzeugt. In der Vorrede einer seiner Werke stellt er fest: »Bei den Nervenkrankheiten mischt sich die Psyche in das körperliche Geschehen ein, verändert dieses und wird rückwirkend selbst wieder in ihren Funktionen, emotionellen und intellektuellen Funktionen verändert, sodass psychische Krankheitssymptome entstehen.« Es sei für den Arzt nötig, sich der psychischen Seite der Nervenkrankheiten zu stellen, wofür es einer psychologischen Unterweisung bedürfte. Eine dem Arzt dabei hilfreiche Psychologie müsse freilich anders beschaffen sein als die Psychologie der zeitgenössischen Philosophen.

Reil ist für die Geschichte der funktionellen Nervenkrankheiten nicht bedeutsam aufgrund einer besonderen Stellungnahme zur Hypochondrie oder Hysterie, sondern wegen seiner allgemeinen psychosomatischen Grundhaltung. Reil war ein Forscher, der gleichermaßen die anatomischen und physiologischen, wie die psychischen Komponenten des Menschen im Blick hatte, der ein erstes neuropsychologisches Konzept entwickelte, der den wichtigen neuen Begriff »Gemeingefühl« schuf, und bei dem zum ersten Mal der später so gängige Begriff des »Erethismus mit Schwäche« auftauchte.

DIE PSYCHOPHYSIOLOGIE – Das Gehirn ist Reil zufolge der Brennpunkt, in dem alle Nerventätigkeiten zusammenfließen und von wo aus sie reflektiert werden.
Es wirke auch als Reizursprung für alle Organe des Körpers, indem es bei Leidenschaften stürmisch alle Organe revolutioniert, andererseits im Schlaf die Energie des Pulses, der Respiration, der Absonderungen vermindert. Eine gleichzeitige Hirntätigkeit sei notwendig für die Entstehung von *Vorstellungen* und zwar in einem Teil des Gehirns, den Reil das *Seelenorgan* nennt. Hier stelle sich die Seele durch den *inneren Sinn* ihren geistigen Zustand, durch das *Gemeingefühl* ihren Körper, durch den *äußeren Sinn* die Verbindung mit der Welt vor.

Die aus dem Körper zum Seelenorgan gelangenden Informationen über seinen Zustand fasst Reil unter dem Begriff des *Gemeingefühls* zusammen. Die im Körper verstreuten Nerven hätten einmal den Zweck die zweckdienlichste Intensität der Lebensprozesse zu steuern, zum anderen seien sie Rezeptoren des Gemeingefühls. Durch das Gemeingefühl würden die Menschen unterscheiden was sie sind und was sie nicht sind. »Im gesunden Zustand fließen die zahllosen Eindrücke aus dem Körper in ein einziges dunkles Gefühl zusammen, das Gefühl des Wohlseins.« – »Im Kranksein bringt es die einzelnen Teile des Körpers ins Bewusstsein und wird als Krankheitsgefühl unter tausend verschiedenen Gestalten, als Hunger, Durst, Hitze, Kälte, Müdigkeit, Angst, Ekel, Schmerz vorgestellt.« Die Aufgabe des Gemeingefühls ist es einerseits, dem Menschen seine physischen Kräfte und Fähigkeiten bewusst zu machen, dadurch seine Tätigkeit zu wecken, seinen Mut zu beleben und »allerhand Triebe und Instinkte« in ihm hervorzubringen. Zum andern erinnere es durch Hunger und Durst, Müdigkeit daran, einem wichtigen Bedürfnis des Körpers abzuhelfen, auch »durch den Trieb zur Liebe an unsere Pflicht unser Geschlecht fortzupflanzen«. Bei Krankheit zeige der Schmerz als »Wächter der Gesundheit« die drohenden Gefahren an.
Wenn das Gemeingefühl selbst erkrankt, bringe es die Teile des Körpers anders als sie sind zu Bewusstsein und erzeugt so ganz unzutreffende Vorstellungen vom Zustand des Körpers. Auf diesem Weg entstünde die *hypochondrische Erkrankung.* Krankheiten des Gemeingefühls seien sogar manchmal Ursachen der Verrücktheit.
Das Organ des Gemeingefühls ist nach Reil auch das Hauptorgan auch der menschlichen Sinnlichkeit. Die hier bewirkten Seelenerregungen seien immer mit dem Gefühl *körperlicher Lust oder Unlust* verbunden. Das untere Begehrungsvermögen schließe sich hier an, indem die Triebe blindlings oder durch eine voraussehbare Lust oder Unlust den Menschen zum Begehren und Handeln bestimmen.

Durch den *äußeren Sinn* entstehen Reil zufolge die Anschauungen der Dinge außerhalb des Menschen. Die Reizbarkeit der Sinnesorgane sei höchst spezifisch. Die Erregungen der Sinnesorgane werden zum Gehirn weitergeleitet und »von der Seele wahrgenommen, wenn sie aufmerksam ist«. Durch Hirnwirkungen entstünden auch die *Imaginationen*, welche die willkürlichen Bewegung auslösen oder sich als Vorstellungen präsentieren.
Durch das *Imaginationsvermögen* würden ehemalige Vorstellungen des äußeren Sinnes und des Gemeingefühls wieder wachgerufen. Die Vorstellungen seien an die Gesetze der *Assoziation* gebunden. Die Seele habe das Vermögen diese Erinnerungsvorstellungen nach verschiedenen Regeln in einer anderen Ordnung zusammenzuknüpfen und besitze so ein »Dichtungsvermögen«. Die Anschauungen unseres eigenen Ichs, die Wahrnehmung der Zustände unserer Seele, seien das Ergebnis dieser Vorstellungen und Operationen der Seele.
Nicht ein einzelner Punkt sei im Gehirn Sitz des Seelenorganes, sondern das ganze Gehirn trage dazu bei, dass die Aktionen des Seelenorgans realisiert werden. Man könne den Körper als hohle Kugel mit einer inneren und äußeren reizbaren Fläche denken. Die innere sei die Werkstatt der Seele, die äußere spiegle die Welt, zwischen beiden sei das Nervensystem ausgespannt.

Reil konstatiert ferner, dass die Nerven *Kräfte* besitzen, nämlich *Reizbarkeit und Energie.* Von der Reizbarkeit hänge die Schnelligkeit ihrer Aktionen ab, von der Energie die Stärke und Ausdauer der Tätigkeit. Es gebe Menschen, die sehr schnell jeden Eindruck auffassen und verarbeiten, wobei diese Eindrücke aber nicht tief gehen und sich bald verlieren, eine Eigentümlichkeit des sanguinischen Temperamentes. Andere seien nicht so schnell reizbar, aber desto gründlicher, was eher beim melancholischen Temperament zutreffe. Die Intensität der Kräfte des Nervensystems unterliege Schwankungen. Es gebe auch eine *unbewusste Tätigkeit des Nervensystems*, nämlich bei der Funktion des vegetativen Nervensystems. »Es gibt Wirkungen des Gehirns, des Rückenmarks, der Nerven, die nicht vorgestellt werden.« »Alle Wirkungen des Nervensystems, die nicht zum Gehirn gehen oder von ihm kommen, sind dieser Art.«

VON DEN NERVENKRANKHEITEN – Von den Nervenkrankheiten gibt Reil folgende Definition: »Eine Krankheit der Nerven ist ein anomaler Lebensprozess in denselben, wodurch ihre eigentümlichen … Verrichtungen gestört werden.« Die *Symptome* der Nervenkrankheiten sieht Reil charakterisiert *durch ein Zuviel, ein Zuwenig, ein Anders* von ansonsten normalen Reaktionsformen, also durch noch nicht eigentlich Krankhaftes. Es gehe dabei aber um Erscheinungen, die im ungestörten Zustand des Menschen nicht vorkommen, so um Schmerz, Überempfindlichkeit der Sinnesorgane, Störungen der psychischen Funktionen, Mutlosigkeit, es gehe um Krämpfe und Verkrampfungen der willkürlichen und unwillkürlichen Muskulatur und zwar am Magen, Herz, Lunge, Blase, Genitale, es gehe um Störungen der Temperatur.

Die »nächste« *Ursache* der Nervenkrankheit liegt nach Reil in ihr selber, in *Abnormitäten der Dynamik von Teilen des Nervensystems.* Bei den auslösenden Faktoren zur Entstehung einer Nervenkrankheit, den »entfernten Ursachen«, handelt es sich einmal um die angeborene Anlage, zum anderen um »fremde Dinge außerhalb des Körpers«, so klimatische Einflüsse, Ernährungseinflüsse, Arzneimittel, alle sehr heftigen mechanischen und chemischen Reize, ferner um »fremde Dinge im Körper«, so Würmer, Flatulenz, Nieren- und Gallensteine. Schließlich wirken auch Krankheiten und Handlungen des Körpers selbst in diese Richtung. Schädlich sind zu viel Ruhe ebenso wie zu viel Wachen. Eine krankhafte Reizbarkeit der Eingeweidenerven sei zwar schon von sich aus eine Nervenkrankheit, könne aber durch den ausgedehnten Konsensus selbst als entfernte Ursache wirken und Schreckhaftigkeit, Melancholie und schlechte Laune bewirken. Auch Fehler der Sekretion insbesondere hinsichtlich der Menstruation und des »übermäßigen Samenverlustes« wirkten sich nachteilig aus.

Als besonders wichtig stuft Reil die *psychischen Ursachen* ein. Ungewöhnliche seelische Belastungen seien imstande Nervenschwäche, Schlaflosigkeit, Wahnwitz auszulösen. Leidenschaftliche Erregungen führten zu starken Begierden und Abneigungen. »Sie unterdrücken alle anderen Tätigkeiten der Seele, erschöpfen die Lebenskraft, verändern die Kräfte des Gehirns. Auf diese Art erregen sie die heftigsten Nervenkrankheiten, Vergessenheit, Katalepsie.« Freude, Hoffnung, Liebe hätten einen heilsamen, Ruhmsucht, Hochmut, Hass, Neid, Eifersucht und Zorn einen üblen Einfluss auf das Nervensystem, Traurigkeit und Verzweiflung untergrüben die Nervenkraft, Furcht und Schreck und auch die Schande höben gleichsam den Organismus aus seinen Angeln. Eindrucksvolle affektive Körpersymptome seien imstande durch *psychische Ansteckung* ebensolche bei anderen Menschen auszulösen. »Der unvermutete Anblick einer Epilepsie kann dieselbe erregen.«

Eine komplexe entfernte Ursache der Nervenkrankheiten handelt Reil mit besonderem Engagement ab, die negativen Auswirkungen der *»steigenden Kultur«*. Die allgemeine Klage laute, dass »die Nervenkrankheiten unter gebildeten Nationen verhältnismäßig ihrer Kultur steigen«. Es gründe sich dies auf einer Steigerung der Reizbarkeit des Nervensystems, dem Fundament vieler Nervenkrankheiten. Der Luxus entnerve nicht nur die, welche ihm frönen, sondern auch die »Sklaven in den Fabriken«, die für ihn arbeiten. Die üppigen gewürzten Speisen, die Bizarrerien in Mode und Kunstbetrieb erregten Stürme, die die Energie des Nervensystems untergraben. Die Anhäufung der Menschen in den großen Städten entnerve die Bewohner durch schlechte Luft, Enge, Armut, aber auch aus seelischen Gründen: »Die Menschen ziehen sich gezwungen überall an, stoßen sich aber wieder ab, ohne sich zu vereinigen.« Es herrschten, das Nervensystem entkräftend, Langeweile, Eifersucht, Neid und Verzweiflung. Die Befriedigung der Liebe sei zu leicht, und oft mit der Akquisition einer scheußlichen Krankheit gepaart. Die staatlichen Einrichtungen seien so bürokratisiert, dass für sie eine Unmenge von Geschäftsmännern und Schreibern erforderlich sind, die »durch anhaltendes Sitzen und Kompression des Unterleibs den Nerven schaden«. Die Zunft der Gelehrten, Schulmeister, Prediger, Büchermacher und Bücherleser verstimme die Spannkraft ihres Gehirns, indem sie diese auf isolierte Gegenstände richte und allen übrigen Teilen des Körpers die Kraft nehme. Reil polemisiert: »Der Bücherwurm ist meist an Seele und Körper verkrüppelt und sieht einer Meerkatze ähnlicher als einem Menschen.« Ein großes Versäumnis ließe sich die Pädagogik durch den Mangel einer zweckmäßigen Gymnastik zuschulden kommen.

ERETHISMUS MIT SCHWÄCHE – Bei der Erörterung der Therapie kommt REIL noch auf ein neuartiges Krankheitssyndrom zu sprechen. Reil unterscheidet die Nervenkrankheiten nach ihrem sthenischen oder asthenischen Charakter, eine Fortwirkung von BROWNs Lehre von den sthenischen und asthenischen Krankheiten. Die Unterscheidung ist ihm wichtig, weil sich die Therapie jeweils in eine andere Richtung zu bewegen hat. Die Sthenie etwa erfordert ganz anders wie die Asthenie Blutausleerungen oder Ausleerungen des Darmkanals und eine reizarme Lebensordnung.

Die *Asthenie* gibt es nach Reil einmal in der einfachen Form der Schwäche, die oft mit einer gewissen Abstumpfung verbunden ist. Bei der anderen häufigen und wichtigen Form der Asthenie aber ist die Energielosigkeit mit einem hohen Aktionismus, einem »Exzess der Tätigkeit« verbunden. Es geht hier um die mit *Erethismus und Schwäche* verbundenen Nervenkrankheiten, bei denen Reil gegen die große Unruhe vorzüglich Milchdiät empfiehlt. Hier begegnet uns zum ersten Mal das Syndrom, das als *»reizbare Schwäche«* im Laufe des Jahrhunderts immer weiter an Bedeutung gewinnen sollte. Die Schwäche, meist kombiniert mit Reizbarkeit, tritt als neue eigenständige Komponente in das Bild der funktionellen Nervenkrankheiten ein.

2. HEINROTH – DIE SEELENSTÖRUNGEN UND DAS BÖSE

JOHANN CHRISTIAN HEINROTH (1773–1843) war ein Exponent der deutschen Medizin der Romantik. Durch seine ethisch-religiöse Theorie der psychischen Krankheiten begründete er in der Irrenheilkunde eine Richtung, die in Deutschland vorübergehend viele Anhänger fand. Heinroths Anliegen waren die Seelenstörungen als solche, sowohl Neurosen wie Psychosen. Von den funktionellen Nervenkrankheiten hat er nie direkt gehandelt, seine Überlegungen zur Entstehung von psychischen Krankheiten, vor allem seine Ausführungen zur Willensfunktion, waren aber für spätere Theorien auf diesem Gebiet nicht ohne Folgen.

In seiner Heimatstadt Leipzig studierte Heinroth Medizin. Durch Todesfälle in seiner Familie erschüttert, dachte er daran, zur Theologie überzuwechseln. Wenn er dann auch der Heilkunde treu blieb, hat die Theologie bei seinem späteren Werk immer eine entscheidende Rolle gespielt. 1814 wurde er Arzt am »Zucht-, Waisen- und Versorgungshaus zu St. Georgen« in Leipzig, das auch Geisteskranke beherbergte. 1810 erschien sein Werk »Beiträge zur Krankheitslehre«, das ihm 1811 einen Lehrstuhl für psychische Therapie brachte. Später wurde Heinroth ordentlicher Professor und Mitglied der Medizinischen Fakultät. Seine wissenschaftlichen und literarischen Bestrebungen sowie auch seine praktische Tätigkeit als Arzt waren der Psychiatrie und der Anthropologie gewidmet. Über beide Themenkreise hielt er sehr gesuchte Vorlesungen. Literarisch wichtig ist namentlich sein »Lehrbuch der Störungen des Seelenlebens« (1818), das eingehend Aufschluss über Heinroths Gedankenwelt gibt.

VOM WESEN DER SEELENSTÖRUNG – Heinroth wirft eine psychiatrische Grundfrage seiner Zeit auf: »Der große Stein des Anstoßes ist, ob die Formen der psychischkrankhaften Zustände auch wirklich im Seelenwesen ihren Grund und Sitz haben, oder ob sie in dem Körper wurzeln.« Dazu meint er, wenn eine unteilbare individuelle Kraft äußerlich als Leib, innerlich als Geist erscheint, so hinderten diese beiden entgegengesetzten Richtungen nicht, dass die Kraft individuell unteilbar bleibt. Setze man nun statt des Begriffes Kraft den Begriff Leben so sei klar, dass leibliches und geistiges Leben nicht an verschiedenartige Substanzen, in materielle und immaterielle Wesen, verteilt sein könne, und dass es folglich auch keiner Brücke von einem zum anderen bedürfe.

Der Punkt, auf den es Heinroth ankommt, besagt, dass »*nur im Bewusstsein und nur für das Bewusstsein menschlich gelebt wird*«, »dass der Grund und das *Wesen der*

Seelenstörungen in der Seele selber zu suchen ist«. Die psychisch-krankhaften Zustände hätten gemeinsam, dass sie das Empfinden, Denken und Handeln des Menschen *außerhalb von Vernunft und Freiheit* erscheinen lassen. Die *Ursachen* dieser dauernden Unfreiheit oder Vernunftlosigkeit seien einerseits der Hang zum unfreien Zustande, andererseits der fesselnde Reiz. Die Seelenstörungen zeigten ein Abweichen, einen Rückgang, ja einen gänzlichen Stillstand des Seelenlebens. Folglich müsse sowohl jener Hang zum unfreien Zustande, andererseits der fesselnde Reiz als schlechthin Böses anerkannt werden. Heinroth ist der Überzeugung, dass die Seele bloß moralisch erkranken könne. »Und so wäre denn das wahre Wesen der Seelenstörungen überhaupt hiermit ausgesprochen: es ist das Böse überhaupt.« Heinroth fährt fort: »Das eigentliche *Wesen des Menschen ist geistiges Wesen,* nicht im Gegensatz gegen den Leib, vielmehr in weit höherem Sinn, in diesem nämlich, wo diese ganze, auch die so genannte körperliche Welt nichts als Geisteserscheinung, Geistesoffenbarung ist.« Wie im Traum alle äußeren Gegenstände nur das Produkt unserer geistiger Tätigkeit sind, so seien alle im Wachen uns umgebenden Gegenstände »Wirkungen geistiger, schöpferischer Tätigkeit, derjenigen, in welcher wir alle leben, weben und sind: der Gottheit«.
Alles sei durch Gesetz und Form gefesselte Kraft, alle Kraft aber sei ein Erguss der Gottheit, ein Keim unendlicher Entwicklung. Eine solche Kraft sei denn auch der Mensch als Seelenwesen. Hier offenbare es sich auch, welches Geistes Kind ein Mensch ist, je nachdem ob in ihm Licht oder Finsternis ist. Der Mensch sei nie unabhängig, er dient stets einem Herrn, entweder dem der Schöpfung oder dem der Zerstörung. Nach Heinroth könne dem Teufel kein größerer Gefallen geschehen, als wenn man nicht an ihn glaubt. Deshalb würde auch seine, Heinroths, Behauptung, dass die Seelenstörungen das Werk des bösen Geistes sind, schwer Eingang finden.

Der Mensch sei freilich so wenig durch sich selbst verdorben, wie er durch sich gut ist. Das Ich nähre sich unaufhörlich von fremder Nahrung. Es komme viel darauf an, aus welcher Quelle dies geschieht. Der Mensch werde von Jugend auf vom Bösen, weniger vom Guten angelockt. »Und so sind viele des Teufels ohne es zu wissen oder einzugestehen. Ohne Abfall von Gott gibt es keine Seelenstörung. Wo Gott ist, ist Kraft, Licht, Liebe und Leben; wo Satan ist, Ohnmacht, Dunkel, Hass, Zerstörung. Ein böser Geist also wohnt in den Seelengestörten; sie sind die wahrhaft Besessenen.«

DIE WILLENSSTÖRUNGEN – In Heinroths System spielt der *Wille* eine zentrale Rolle. »Wir *wurzeln durch unseren Willen* und *unsere Vernunft in dem Ewigen Wesen* ein. Der Wille ist ein Dokument unseres göttlichen Ursprungs … Solange sich der

Wille weder zum Guten noch zum Bösen entschieden hat, ist er bloß das freie Vermögen zu handeln, ist er Willkür. Die Willkür, welche sich auf die Seite der Vernunft wendet, wird zum guten, reinen Willen. Dieser Wille ist die wirkende praktische Vernunft, die Vernunft als Kraft. Dieser Wille ist das wahre Schöpferelement.« Die Willkür des Menschen, behauptet Heinroth, sei frei. Aber eben weil sie frei ist, bedürfe sie der Beschränkung. Und diese Beschränkung gebe ihr die Vernunft und schaffe sie damit zum reinen Willen um. Wo aber die Willkür sich der Vernunft nicht fügt, sondern zügellosen Trieben folgt, arte sie zuletzt selbst zum zügellosen Freiheits- und Zerstörungstrieb aus.

Heinroth schreibt weiter, man habe versucht, wie die übrigen Seelenstörungen, so auch die Tollheit, körperlich zu erklären, und bald von scharfer Galle, bald von hundert andern Reizen abzuleiten. Es bedürfe aber eines tieferen Grundes. Es gebe ein gezwungenes Wollen, wo der Wille durch einen blinden Reiz zum Handeln bestimmt wird. Dieser Fall trete ein, wenn sich der *Wille von der Vernunft losgesagt* hat. Den Willen bestimmt dann bald das Gefühl mit Lust und Schmerz, bald der Verstand mit der Suche nach dem Vorteil, bald endlich der blinde Trieb. Da der blinde Trieb nie Schranken kenne, erkenne auch der durch ihn bestimmte Wille keine Schranke und arbeitet gegen jede Schranke an. Solcherart seien die Handlungen des Tollen bestimmt. Der blinde Trieb selbst sei die Folge der aufgeregten körperlichen Organe. Diese Aufregung der körperlichen Organe sei freilich wiederum psychisches Werk, geschaffen durch Laster, Leidenschaften, Affekte. Und so bleibe die Tollheit nur psychisch erklärbar.

Auch die *Willenlosigkeit* habe ihre entsprechende organische Bedingung. Der Mensch, wenn er es nicht schon durch ursprüngliche organische Unvollkommenheit ist, wird willenlos durch heftige Erschütterungen oder allmähliche Untergrabung seiner somatischen und psychischen Lebendigkeit. Die Willenlosigkeit bestehe in der Unfähigkeit zur Selbstbestimmung. Man finde, dass zunächst physisches Unvermögen die Kraft des Willens gelähmt hat. Doch rühre dieses physische Unvermögen nur von *falscher Lebensführung* her, vom Mangel an Willensübung und der Angewöhnung, den Willen durch fremde Reize bestimmen zu lassen. Das Wesen der Willenlosigkeit sei »die erschöpfte Kraft des Selbstbestimmungsvermögens, durch organische Schwäche bedingt, wie diese erst durch Willensträgheit und Sklaverei hervorgebracht wurde«.

So ist bei Heinroth die Theorie psychischer Störungen ganz auf psychische, bewusste Faktoren gegründet und eingeschränkt und hat sicherlich Bedenkenswertes für die

Psychoneurosen, kaum aber für die von Heinroth anvisierten eigentlichen Geisteskrankheiten zu bieten.

ZUR THERAPIE – In teilweise lebhaftem Kontrast zu seiner theologisch-ethischen Krankheitsauffassung stehen Heinroths Prinzipien der Behandlung. Er stimme, schreibt er, völlig mit seinem Zeitgenossen ERNST HORN (1774–1848) überein, der in der Therapie psychischer Krankheiten »mit Beibehaltung des einfachen Prinzips der *Einwirkung auf das Gemeingefühl* in seiner *schmerzerregenden Methode* einen einfach-sicheren Weg betreten habe«. Die Behandlung der psychisch-krankhaften Zustände nach den Symptomen von Hypersthenie und Asthenie sei unzulänglich. Auch die direkte psychische Methode, durch Zusprache, Leitung der Affekte, Übung der Seelenkräfte sei nur in leichteren Fällen und bei der Rekonvaleszenz anwendbar. Darum sei Horns »indirekt psychische oder ableitende, antagonistische, schmerzerregende Behandlung« entschieden vorteilhaft.

In den Seelenkrankheiten ist, nach Horns Auffassung, entweder aus Schwäche oder aus übermäßiger Reizung des Zentralorgans die peripherische Nerventätigkeit gesunken. Werde diese aufgeweckt, so werde auch die gesunkene Tätigkeit des Zentralorgans gehoben, wie beim Blödsinn, und beruhigt, wo sie in krankhaften Vorstellungen, Gefühlen, Trieben aufgeregt war, wie bei der Melancholie und Manie. Die antagonistische Einwirkung nach der Hornschen Methode geschieht einerseits durch Entzug von Nahrungsmitteln, Luft, Licht, freie Bewegung, andererseits durch Applikation von Körperreizen, durch die das *Gemeingefühl schmerzhaft affiziert* wird. Zu den innerlichen antagonistischen Mitteln gehören Ekel und Brechen erregende Substanzen, zu den äußeren gehören heftiger Kitzel, Nießmittel, Nesselpeitschen, kalte Bäder, Begießungen, Untertauchen, auch das Aufhängen in Stricken, das Drehen im Kreise. Diese Bemühungen hätten nur ein Ziel, das Zurückrufen der im Zentralorgan geschwächten oder widernatürlich gesteigerten Tätigkeit.

Heinroth selbst hat, wie er berichtet, von der Anwendung dieser Methode in mehreren Fällen von wahnsinniger Melancholie, Tollheit, ja sekundärem Blödsinn den glücklichsten Erfolg gehabt. Doch gebe es ebenso viele psychisch Kranke, welche durch die Bemühungen des Arztes, die Zentralreizung durch eine peripherische auszugleichen, nur noch störrischer werden oder noch mehr in den Abgrund der In-sich-Versunkenheit geraten. Der Mensch sei eben kein mechanisches Wesen, sondern habe einen Willen, welcher allem Zwang und allem Schmerz widerstreben, aber auch dem geringsten Reiz nachgeben könne. Heinroth bleibt aber dabei, die Hornsche Methode sei »für den Standpunkt des empirischen Handelns etwas höchst Willkommenes.«

3. IDELER – EINFÜHLSAMER PSYCHIKER

Während Heinroth die Geisteskrankheiten vor allem als Resultat der »Sünde« auffasste, hielt KARL WILHELM IDELER (1795–1860) die »maßlosen Leidenschaften« für das auslösende Moment.

Ideler begann seine Laufbahn als praktischer Arzt in der Mark Brandenburg. 1826 schrieb er eine »Anthropologie für Ärzte« und wurde bald darauf zum ärztlichen Leiter der Irrenabteilung an der Charité in Berlin berufen. 1838 erschien als sein Hauptwerk der »Grundriss der Seelenheilkunde«, 1840 übernahm er als Direktor die psychiatrische Klinik in Berlin. Bis zu seinen letzten Jahren, die durch Krankheit und hypochondrische Verstimmungen getrübt waren, entfaltete er eine überaus reiche literarische Tätigkeit.

Für Ideler waren die Geisteskrankheiten gewissermaßen nur *Verirrungen des Geistes* selbst, *Ausschreitungen der Leidenschaften*, bezüglich deren Folgen der Betroffene so gut wie allein die Verantwortung trägt. Dass der Zustand des Gehirns dabei nicht ganz gleichgültig ist, räumte er ein. Seine Schriften beziehen sich wesentlich auf die eigentlichen Geisteskrankheiten. Doch nimmt er mehrfach auch zu den *funktionellen Nervenkrankheiten* Stellung, die er definiert als »das Heer jener pathologischen Zustände, in welchen die Erscheinungen einer *Störung der Sensibilität* hervorstechen, sodass entweder die Empfindung oder die willkürliche Bewegung, oder beide Funktionen gleichzeitig regelwidrig vonstatten gehen«.

DIE NERVENSCHWÄCHE – Eine Nervenstörung, die nach Ideler wesentliche Auswirkungen auf die Seele hat, ist die *Nervenschwäche.* Für ihr Vorhandensein und Ausmaß gäbe es keine eigentlichen objektiven Zeichen. Man müsse sich mit einer Schätzung begnügen, wobei eine Berücksichtigung der Konstitution des Kranken, aller Zustände seines früheren Lebens, aller äußeren Bedingungen und Einflüsse nötig sei. Ein von Nervenschwäche behafteter Mensch erreiche nicht das gewohnte Maß an willkürlicher Kraftäußerung, seine Sinne ermüden bald, die Muskeln vertragen keine anhaltende Bewegung. Diese Zustände zwingen die Seele, die schwachen Kräfte zu schonen. Dadurch werde das Gemüt in seinen tatkräftigen Trieben gehemmt und in einen deprimierenden Zustand getrieben. Manchmal erlahme Geist und Gemüt und das gesamte Seelenleben erleide eine Rückbildung als Folge einer reinen Adynamie der Nerven.

Ideler fährt fort, anders gestalte sich das Leiden, wenn die *Schwäche mit einem hohen Grad von Reizbarkeit* gepaart auftrete. Dies sei oft mit einer ungemeinen Lebendigkeit der Geistestätigkeit verbunden. Aber leider seien diese Personen meist Treibhauspflanzen, welche zu einer gediegenen Energie der Seelenkräfte schwer gelangen. Insbesondere wecke das scheinbar glänzende Talent leicht einen an Eitelkeit grenzenden Hochmut. Wenn solche Subjekte ins selbständige Leben übertreten, gelangten sie nie zu einem inneren Frieden, sondern quälten sich in einem selbst erschaffenen Leiden auf alle erdenkliche Weise.
Es geschehe dies aus körperlicher Disposition heraus. Die Nervenschwäche verrate sich besonders durch einen auffallenden Wechsel der Aktivität. Jetzt brütet der Kranke Riesenpläne aus, um während einer gestörten Verdauung oder nach einer schlaflosen Nacht an allen Hoffnungen zu verzagen. Ideler zitiert ZIMMERMANN, der sagte, wer nicht etwas von diesem Wechsel an sich erfahren habe, verstehe davon so viel, wie eine Kuh von der Metaphysik. Er selbst sei freilich der Meinung, dass der feste Wille auch mit diesem bösen Dämon fertig werden könne.

Neu sind Idelers Ausführungen, dass die einzelnen *Nervensymptome* nicht nur wie bei der Hypochondrie und Hysterie in Kombination, sondern noch häufiger auch *selbständig* auftreten können, so vor allem als *Schmerz und Angst.* Denn es gehöre schon ein frommer Sinn dazu, angesichts zerstörter Hoffnungen, einer langwierigen Gefangenschaft im siechen Körper, standhaft Fassung zu bewahren. Durch Krankheiten werde gewöhnlich mürrische Laune bewirkt. Eine andere Gruppe nervöser Erscheinungen bezieht er auf die Störung der Sinnesanschauungen. So lähmten Halluzinationen als Symptome eines tiefen Nervenleidens die Kraft des Denkens. Krämpfe seien gleichsam die zu Tage kommenden Zeichen von dem, was im Innern des Nervensystems vorgeht.

Genaueres über die Hypochondrie und Hysterie selbst erfährt man von Ideler in seiner Einleitung zu Dubois' Werk »Histoire philosophique de l'hypochondrie et de l'hysterie«, das er 1840 unter dem Titel »Über das Wesen und die gründliche Heilung der Hypochondrie und Hysterie« ins Deutsche übersetzte und, mit einer ausführlichen kritischen Einleitung versehen, herausgab.

HYPOCHONDRIE – Ideler lobt, dass Dubois das Wesen der Hypochondrie so tief durchschaut hat, um zu erkennen, dass die Heilung nur auf psychischem Weg möglich ist. Doch, fährt er fort, nur bei einem Hypochondristen, »in dessen Brust sich noch Gefühle für Pflicht, Ehre kräftig regen, kann dieser durch gewissenhafte Pflege dieser schützenden Genien allmählich zur Besinnung zurückgeführt werden«. Habe es der Arzt erst so weit gebracht, dass der Kranke sich seines kindischen Betragens zu schämen anfängt, so sei auch die Wurzel des Leidens getroffen. Der Arzt müsse dessen Charakter sorgfältig studieren, um durch die Pflege lebhafter Neigungen in dem kranken Gemüt selbst Kräfte zur Bekämpfung der herrschenden Leidenschaft hervorzurufen. Ideler verweist auf die Schilderung von KANT, wie dieser mit seiner Hypochondrie fertig wurde. Nicht Arzneien, sondern Beredsamkeit, die Kunst, Gemüter zweckmäßig zu leiten, könnte die Quelle des Übels verstopfen. Und so sei es die Aufgabe des Arztes, mit eindringlicher Rede den Kranken daran zu erinnern, dass in Untätigkeit alle Kräfte des Geistes und Körpers erlahmen, dass ein müßiges Grübeln den Sinn verdüstert, dass umgekehrt ein den Kräften angemessener Fleiß ihre Energie steigert, das stockende Triebwerk des Lebens wieder in Gang bringt und dass er seinen unmittelbaren Lohn in erquickendem Schlaf, Aufheiterung des Gemütes und in täglich zunehmendem Wohlsein findet. Freilich wäre es ein sehr plumpes Verfahren, wenn der Arzt seine Behandlung mit dem Beweise anfangen wollte, dass der Kranke nur an einer Chimäre leide. Der Arzt müsse aber kraft seiner Wissenschaft dem Kranken seine Autorität fühlbar machen und ihn dadurch zum pünktlichen Befolgen der erteilten Vorschriften bestimmen. Das A und O der Behandlung sei die psychische Beeinflussung: »Darf sich der Arzt allen Ernstes einbilden, sein Rezept hätte Wunder getan, weil der Kranke sich unmittelbar nach dem Einnehmen des ersten Pulvers bedeutend gebessert fühlt? Nein, das Vertrauen auf die Wirkung desselben hatte die Furcht verscheucht, welche alle Symptome verschlimmerte.«

HYSTERIE – Die von Dubois aufgestellte Theorie, dass die Hysterie von einem primären dynamischen Leiden des Uterus ausgeht, gefällt Ideler gar nicht. Dieser hätte doch »in seiner geläuterten Anschauung des weiblichen Charakters gar wohl den Schlüssel zur Erklärung der hysterischen Erscheinungen finden können.« Ideler fasst die Hysterie ganz psychologisch auf, sie gründe in der »durch die *Natur und Lage des Weibes in den gesellschaftlichen Verhältnissen* bedingten Eigentümlichkeit«. »Das Weib gelangt nie zur Selbständigkeit, nie zur vollen Selbstbestimmung, sondern ist stets in seinen Entschlüssen und Handlungen von anderen abhängig. Denn seine Bestimmung für die Gatten- und Kinderliebe verträgt sich nicht mit der Eigenmächtigkeit und Abgeschlossenheit des männlichen Charakters.« Aus jener Abhängigkeit folge aber, dass die Frau, unvermögend ihre Absichten autokratisch durchzusetzen, sie in die Brust verschließen und die günstige Gelegenheit erspähen muss, wo sie die lang gehegten Wünsche ausdrücken und deren Befriedigung hoffen kann.

»Und so umgibt die weibliche Verstellungskunst dies zerrissene Innere mit einem ruhigen Äußeren, gleichsam ein Vulkan unter einer Eisrinde, bis letztere gewaltsam bricht.«
»Und diese Stürme in der weiblichen Brust, die umso verheerender sind, je mehr ihnen der Ausbruch versagt ist, durchtoben dann den ganzen Leib, erschüttern die Nerven in den heftigsten Konvulsionen, trüben die Klarheit des Verstandes, regen die körperlichen Gefühle zu den peinigendsten Schmerzen, bringen Atem und Kreislauf in Unordnung, hemmen oder alienieren die so leicht zu störenden Sexualfunktionen.«

Ideler erklärt, die Hysterie sei der treueste Ausdruck des erkrankten weiblichen Gemütes. »Darum sind die Visionen und Ekstasen, die idealen Poesien und tragischen Täuschungen, die erotischen und mystischen Anklänge nicht automatische Oszillationen kranker Nerven, sondern die unmittelbarsten Äußerungen des hoffenden und verzweifelnden, des begehrenden und verabscheuenden Gemütes, aus dessen Quelle nur nach einer andern Richtung hin der Aufruhr den Körper durchtobt.« Daher sei die Hysterie die Plage der Geschlechtsreife des Weibes, in welche Zeit seine Leidenschaften fallen. Daher sei die Hysterie die Geißel jener Afterkultur, welche sich so schwer versündige, indem sie den Frieden aus der Brust verscheucht, indem »sie in frivolen Vergnügungen, in den Ergötzungen einer entarteten, den Sinnen schmeichelnden Kunst, in den Torheiten des Luxus, der Mode, überreichliche Nahrung bietet«. Daher werde die Hysterie ebenso wenig wie die Hypochondrie durch Pillen und Essenzen durch Asa foetid und Castoreum geheilt. Die Heilung der Hysterie könne bloß auf ethischer Grundlage gedeihen. Ein vorsichtiger Gebrauch von Nervinis und Antispasmodicis sei dabei freilich nicht gänzlich ausgeschlossen.
Ideler schließt: »Doch wird es an Einwürfen gegen die eben entwickelte Ansicht nicht fehlen, weil sie dem lieben Materialismus samt seinen anatomischen demonstrativen Tendenzen schnurstracks zuwiderläuft.« Damit hat er recht behalten, doch sollte er mit seinen Ansichten auch nicht ganz untergehen.

4. HUFELAND – VERMÄCHTNIS EINES GROSSEN ARZTES

Bevor der neue nüchterne Geist des 19. Jahrhunderts in der Medizin endgültig zu Wort kommt, soll noch ein letzter Vertreter der alten Schule gehört werden.
CHRISTOPH WILHELM HUFELAND (1762–1836) war einer der angesehensten Ärzte zu Anfang des 19. Jahrhunderts. 1801 erhielt er den Ruf nach Berlin als erster Arzt der Charité und als Leibarzt der königlichen Familie, die er durch viele schwere Jahre in Berlin und Tilsit als enger Vertrauter betreute. In diesen Jahren vollendete

er auch sein »System der praktischen Heilkunde«. Wenige Wochen vor seinem Lebensende, fast blind, ließ 1836 Hufeland schließlich noch ein Werk »Encheiridion medicum, oder Anleitung zur medizinischen Praxis, Vermächtnis einer 50-jährigen Erfahrung« erscheinen.

In ihm ist zu erfahren, was er und viele seiner Zeitgenossen von den leib-seelischen Zusammenhängen im Allgemeinen und den funktionellen Nervenkrankheiten im Besonderen dachten. Hufeland schreibt: »Der unsterbliche Geist kann nicht als solcher, im gewöhnlichen irdischen Sinn, krank werden. Er gehört einer höheren Welt an, und für ihn gibt es nur eine Krankheit, in jener höheren Beziehung – die moralische Verderbnis, die Sündhaftigkeit. Aber dieser unsterbliche Geist ist während seines irdischen Daseins unzertrennlich verwebt und verbunden mit dem Leib, und zunächst mit dem Nervensystem und dem Gehirn. Dadurch wird er den organischen Gesetzen des Lebens unterworfen. Nur dadurch kann er auch irdisch erkranken und in seinen Funktionen gestört sein, und es fallen also in dieser Hinsicht auch alle Seelenkrankheiten unter die Kategorie der Nervenkrankheiten. Das passendste Gleichnis dazu bleibt immer das Verhältnis des Saitenspielers zu seinem Instrument. Bei Verstimmung des Instrumentes erfolgen immer unreine Töne, obgleich der Spieler derselbe bleibt.«

In dem Kapitel »Hypochondria. Hysteria. Männliche und weibliche Hypyochondrie« werden die funktionellen Nervenkrankheiten abgehandelt. »Hypochondrie und Hysterie sind nicht wesentlich, sondern nur sexuell verschieden. Hypochondrie ist die männliche, Hysterie die weibliche Form derselben Krankheit.« Die Diagnose sei zu stellen aus der »großen und beständigen Geneigtheit zu Krämpfen und Nervenzufällen der mannigfaltigsten Formen«. Es bestehe »große Veränderlichkeit und Widersprüche in den Erscheinungen und dem ganzen Zustand, die wunderlichsten Idiosynkrasien und Consensus, Fehler des Verdauungssystems und großer consensueller Einfluss desselben auf das Ganze, Neigung zu Flatulenz, Säure, Verstopfung«. Das Gemüt neige zur Traurigkeit, zur Einsamkeit, zur beständigen Beschäftigung mit dem physischen Ich und dessen Krankheit, sodass dieses zuletzt die alles beherrschende, fixe Idee wird. Eingebildete Krankheiten, beständiges Medizinieren, überhaupt Ängstlichkeit, Kleinmütigkeit, Traurigkeit und ausgelassene Lustigkeit ohne Ursache und schneller Übergang von einem zum anderen beherrschten den Kranken. Weinerlichkeit, blasser wässeriger Urin und öfteres Drängen dazu, Globus hystericus sei fast immer vorhanden. Charakteristische Symptome seien krampfhafte Empfindungen und Zufälle von allen Formen, bei den geringen Graden der Krankheit von leichterer Art, aber bei den höheren Graden von der allerheftigsten Art, sodass sie die gefahrvollsten, ja lebensgefährliche Zufälle darzustellen vermögen, z. B. Katalepsis, Asphyxie, Hydrophobie, Epilepsie, Deliria bis zum heftigsten Wahnsinn, Somnambulismus.

Die eigentliche Ursache sei eine krankhaft erhöhte und abnorme Sensibilität des Nervensystems, vorzüglich des Magens und Verdauungssystems. Als auslösende Ursachen führt Hufeland in einer ersten Gruppe an: Schwächung der Nerven, vorzüglich durch Exzesse in Venere et Onania bei beiden Geschlechtern, übermäßige Anstrengung der Denkkraft oder auch des Gefühls, ferner anhaltende physische oder moralische Leiden, Schmerzen, Kummer, übermäßige körperliche Anstrengungen, anhaltende schwächende Ausleerungen. In einer zweiten Ursachengruppe kommen zur Besprechung: Reizungen im Unterleib, besonders durch Stockungen, Anhäufungen, Infarcien. Die ganze Hypochondrie sei oft nichts weiter als Nervengicht; sobald der Kranke das Podagra bekomme, ist er heiter und frei von Krämpfen. Die Hauptererfordernisse der Kur bei Hypochondrie seien Mut und Geduld.

III. NEUE KONZEPTE IN DEUTSCHLAND

Die romantisch naturphilosophische Richtung der deutschen Medizin schwächt sich seit 1815 merklich ab und klingt um 1830 aus. Die folgenden Jahrzehnte zwischen 1830 und 1850 sind nach Zeitgeist, Mode, Literatur und Kunst als die Periode des Biedermeier in die Geschichte eingegangen. Rothschuh hat die Medizin dieser Zeit ins Auge gefasst und gesehen, dass auch sie gewisse einheitliche und zum Biedermeier passende Züge erkennen lässt. »Man ist in diesen beiden Jahrzehnten beseelt von Eifer, neue Erfahrungen zu machen. Man hält sich in der Generalisierung betont zurück, das Einzelne verdient eher das liebevolle Interesse als das Allgemeine. Man scheut die Spekulation und liebt die Beobachtung, man beharrt auf dem Vordergründigen.« Auch die Lehre von den funktionellen Nervenkrankheiten hat Teil an dieser Entwicklung.

1. ROMBERG – DIE HYPERÄSTHESIA PSYCHICA UND DIE UTERINE REFLEXNEUROSE.

1846 erscheint in Berlin das erste systematische Lehrbuch der Nervenkrankheiten, verfasst von MORITZ HEINRICH ROMBERG (1795–1873). Nachdem dieser lange Jahre als Armenarzt gewirkt hatte, war er eben zum Leiter der Berliner Medizinischen Poliklinik ernannt worden und auf dem Weg eine anerkannte Autorität zu werden.

Romberg war der Erste, der die bisher bekannten physiologischen Tatsachen für die Nervenpathologie umfassend verwertet und das bis dahin mehr kasuistisch vorliegende klinische Material zu Krankheitsgruppen und präzisierten Krankheitsbildern zusammengefasst hat. In diesem Rahmen erfuhren auch die funktionellen Nervenkrankheiten ihre Beschreibung und Bewertung. Und obwohl Romberg mit ganz anderen Voraussetzungen und Zielen an diese Krankheiten heranging wie Dubois, kommt er letztlich zu einem ähnlichen Ergebnis: Die Hypochondrie ist eine psychische Erkrankung, die Hysterie ist eine vom Uterus ausgehende Reflexneurose. Diese Deutung sollte dann für einige Jahrzehnte in der Medizin maßgebend bleiben.

Im Vorwort zu seinem »Lehrbuch der Nervenkrankheiten des Menschen« stellt Romberg fest: »Nirgends ist wohl die physiologische Durchdringung der Pathologie so fruchtbar, nirgends feiert freie Forschung so schönen Sieg über das träge Herkommen der Disziplin, wie in der Lehre der Nervenkrankheiten.« Hier spricht sich die Begeisterung eines Pioniers der Sache aus, und der Satz gilt zweifellos für einen Teil der in seinem Lehrbuch besprochenen Nervenkrankheiten, er gilt für seine Auffassung der Hysterie als Reflexneurose, er gilt nicht für die Hypochondrie, die bei ihm, wie bei Dubois, einen vorwiegend psychischen Charakter angenommen hat. Über die Hypochondrie ist im Kapitel der »Sensibilitätsneurosen«, über Hysterie bei den »Motilitätsneurosen« nachzulesen.
Als physiologische Grundlage der *Sensibilitätsneurosen* bezeichnet Romberg eine Veränderung der Reizbarkeit des Nervensystems in Richtung Steigerung oder Verminderung, sei es in den Nervenbahnen oder in Gehirn und Rückenmark. Als neue physiologische Erkenntnisse fließen ein, die Tatsache, dass die Nervenimpulse isoliert geleitet werden, dass die Empfindungen im Zentralapparat in andere sensible Nervenfasern irradiieren, dass Empfindungen im Akt des Bewusstwerdens auf das periphere Ende der sensiblen Faser bezogen werden. Als erstes Krankheitsbild in diesem Rahmen wird die *Spinalirritation,* die Neuralgia spinalis besprochen, die Romberg ganz nach den Vorgaben von STILLING und HIRSCH abhandelt.

DIE HYPOCHONDRIE – Als wichtigster Teil der Sensibilitätsneurosen erscheint die Hypochondrie, die entsprechend dem neuen Wesensursprung den Namen *Hyperästhesia psychica* bekommt. Romberg definiert: »Die durch *Fixierung des Geistes auf Empfindungen* bedingte Erregung und *Unterhaltung abnormer Sensationen* ist es, was ich unter dem Worte psychische Hyperästhesie oder unter dem gebräuchlicheren Namen Hypochondrie begreife.«
Er erinnert, dass es beim Menschen neben der Unmenge von außen kommender

Sensationen, auch rein *subjektive Reize* gibt. Und unter diesen, schreibt er, komme den *Vorstellungen eine viel größere Wirkung* zu, als man ihnen allgemein einzuräumen pflegt. »An den Wirkungen lüsterner Vorstellungen zweifelt niemand; allein, dass auch des Schmerzes Vorstellung Schmerz zur Folge haben kann, findet Anstoß, obgleich die Folgen der Vorstellung des Ekels, des Schauders, des Kitzels … nichts anderes als abnorme Vorstellungen sind.« – »Die Verleiblichung des Ideellen durch Sensation hat nichts voraus vor der Verleiblichung des Ideellen durch Bewegung.«

Bei der Hyperästhesia psychica seien es *Sorgen um den eigenen Gesundheitszustand,* die sich plötzlich einem Menschen aufdrängen. Sie fixierten sich in der Vorstellung von einem Organleiden, gewöhnlich zuerst des Magens und Darmkanals. Über den Grund des Leidens werde fortan gegrübelt, ganz normale Erscheinungen werden als bedenklich angesehen. »Jeder Hypochondrist ist zuerst Pneumatiker, Ruktus und Flatus sind ihm überzeugende Argumente der Erkrankung.« Auch die Brustorgane werden von der Intention heimgesucht. Angst und Beklemmung, Herzklopfen gehörten zu den häufigsten Sensationen, welche der Hypochondrist spontan hervorruft und steigert. Im Kopf ruft die Krankheitsvorstellung Schmerzen, Druck und Spannung, Schwindel und Benommenheit hervor.
Romberg fährt fort, der Kranke biete oft ein gesundes frisches Aussehen dar, was dem Arzt, nicht aber dem Kranken, zur Beruhigung dient. Zum psychischen Verhalten wird festgestellt: »Trotz der beständigen Gedanken von Lebensgefahr und Pein, befällt den Kranken kein taedium vitae, je mehr Ärzte desto besser. Es tritt keine Veränderung seines moralischen Charakters ein, kein Auftreten von Bösartigkeit, dieselbe Liebe für Weib und Kind wie ehedem.«

Manchmal entwickle sich der Zustand der Hyperästhesia psychica weiter fort, wobei sich dann *Strukturveränderungen* einstellen und zwar in jenen Organen, die bisher der Ort der gesteigerten Empfindungen waren. Am häufigsten würden Leber, Magen und Darm von Intumeszenzen und Verhärtungen befallen, im Herzen entstünden Hypertrophien, in den Lungen Tuberkel. Die Gesichtsfarbe ändere sich, die Ernährung leide. Romberg meint dazu, das Auftreten somatischer Veränderungen in Teilen, die besondere Aufmerksamkeit erfahren, komme auch unter physiologischen Bedingungen vor. »Es schließt sich ähnlichen Phänomen an, die im hygienen Zustand vorkommen. Es ist bekannt, dass Lüsternheit reichlichen Erguss des Speichels bewirkt, Rührung Tränenerguss, wollüstige Gier Erektion und Samenerguss, dass die Vorstellung unsittlicher Dinge die Schamröte hervorruft.« Bestünden analoge Einwirkungen permanent und verbänden sich diese mit dem die Ernährung alterierenden Einfluss der Gemütsverstimmung, so habe, meint Romberg, der *Hinzutritt der Trophoneurose zur Hyperästhesie* nicht Befremdendes.

Bezüglich der *Ursachen* der Hypochondrie stellt Romberg fest, dass eine gewisse intellektuelle Reife erforderlich ist, um Hypochondrie entstehen zu lassen, daher falle die Zeit der Disposition in das Jünglings- bis zum Greisenalter. Aus dem gleichen Grund sei das weibliche Geschlecht zur Hypochondrie weniger disponiert, »denn so sehr auch das Weib für die Oberfläche der Empfindung Rezeptivität hat, so wenig vermag es sie fest zu determinieren.« Feuchte und kühle Länder, z. B. der Nordwesten Europas begünstigten die Entstehung der Krankheit. Müßige, sitzende Lebensweise disponiere, und dies am stärksten, wenn sie auf eine zuvor bewegte Lebensweise folge. Weitere Anlässe seien Seuchen. »Zur Zeit der asiatischen Cholera sah man die Hypochondrie fast epidemisch herrschen.« Das Gleiche gelte für die geargwöhnte Möglichkeit einer Vergiftung, den Biss eines Tieres, das Lesen medizinischer Bücher. »Auch das medizinische Studium ist geeignet bei Disponierten die Krankheit zum Ausbruch zu bringen. Die Hypochondrie der Studenten ist vorzugsweise ein Spiegel für die Richtung in unserer Wissenschaft. Wie vor ein paar Dezennien Herzkrankheiten, so sind jetzt Nervenaffektionen das Thema, auf welches man sich einübt.« Ferner gelte: »Mit Hypochondristen zusammenzuleben macht nicht bloß Langeweile, sondern bringt auch Gefahr.«

Romberg erörtert, dass man fälschlich immer noch eine *Hypochondria cum materia* von einer *Hypochondria sine materia* unterscheidet. Die Hypochondria cum materia soll von somatischen Veränderungen zumal der Digestionsorgane abhängig sein, die Hypochondria sine materia als psychischer Zustand rein für sich bestehen. Der Missgriff liege darin, dass man die Krankheit zerrissen und ihre sukzessiven Perioden als verschiedene Zustände betrachtet hat. Er wiederholt: »Die Hineinbildung des Geistes in eine der Norm des Individuums nicht entsprechende Leiblichkeit ist der Grundzug der Hypochondrie.« Schon von Beginn an *begleite ein vegetativer Prozess den sensiblen,* wie etwa im Magen die Pneumatosis und Pyrosis zeigten, die sich gleichzeitig mit den Empfindungen des Druckes, des Vollseins, melden. Über die letzteren würden die ersteren übersehen und die Annahme einer Hypochondria sine materia sei fertig. Hypochondrie sei nur da vorhanden, schreibt Romberg, wo die geistige Intention neue Sensationen schafft, welche wiederum trophische Alienationen herbeiführen.

Diagnostische Irrtümer werden nach Romberg durch Verwechslung der psychischen Hyperästhesie mit Melancholie und Hysterie begangen. Der wesentliche Charakter der *Melancholie* sei die Entfremdung des Selbstgefühls verbunden mit einem negierenden

Affekt. In der Hypochondrie dagegen sei das Selbstgefühl potenziert, keineswegs entäußert. Dem Hypochondristen sei der Arzt, mag er auch noch so oft damit wechseln, sein Helfer und Retter, dem Melancholiker dagegen ein feindliches Wesen, von dem er sich stets abzuwenden bemüht. Die *Hysterie* endlich, biete so verschiedene Züge dar, dass sie direkt als Kontrast der Hypochondrie zu bezeichnen ist.

Auch die zweite Klasse der Nervenkrankheiten, die Romberg in seinem Werk beschreibt, die *Motilitätsneurosen*, leitet er mit einigen physiologischen Hinweise ein. Die Versuche an Tieren hätten gelehrt, dass die Reflexbewegung nicht bloß von Art, Sitz und Internsität des angebrachten Reizes, sondern auch vom Grad der Reflexreizbarkeit abhängig ist. So sei die spinale Reflexerregbarkeit gesteigert, wenn die Dämpfung durch den Einfluss des Gehirns ausfällt, wie es an decapitierten Tieren und bei Kranken mit einer Paraplegie nach hoher Wirbelsäulenverletzung beobachtet werde. Aber auch das Umgekehrte sei der Fall. Durch welchen Einfluss auch immer die Reflexerregbarkeit erhöht sei, Folge sei die Ausschaltung des zerebralen Einflusses auf Bewegungen mit einer dann noch unbeschränkter hervortretenden Abhängigkeit der krampfhaften Erscheinungen von äußeren Reizen.

HYSTERIE – Auf diesem physiologischen Hintergrund wird dann die Hysterie von Romberg als eine *von Genitalreizung ausgehende Reflexneurose* beschrieben. Wesentliche Symptome der Hysterie sind Anfälle, krampfhafte Bewegungen in den cerebrospinal wie auch sympathisch versorgten Muskeln, sowie Hyperästhesien.

Den entscheidenden Grundzug der Hysterie sieht Romberg darin, dass spinale motorische Eruptionen ungezügelt von geistiger Steuerung auftreten, ja, dass die geistige Steuerung von dieser »physischen Reflexherrschaft« zeitweise beherrscht wird. Vorübergehend würden unbewusste spinale Zentren unter Ausschaltung der bewussten zerebralen Zentren die Herrschaft übernehmen. Diese Aufputschung der Rückenmarkszentren erfolge reflektorisch vom Uterus aus. Vorübergehend dominiere das Somatische über das Geistige. »Es herrscht eine *Überwältigung der geistigen Intention durch die physische Reflexherrschaft*, in den Intervallen körperliche und psychische reizbare Schwäche, Abhängigkeit der Krankheit vom Walten der Sexualorgane.«

In der Beschreibung des *Krankheitsbildes* nimmt Romberg die diversen *Anfälle* als Ausdruck der überschießenden Reflexerregbarkeit vorneweg. Er berichtet, dass diesen nicht selten veränderte Gemütsstimmung, Unruhe in den Beinen, Druckgefühl in der Magengrube vorausgehen, dass oft der Paroxysmus aber auch ganz plötzlich ausbricht. Im Anfall bilden sich mannigfache Symptome im Versorgungsgebiet des Vagus und der Atemnerven aus, es entstehen Krämpfe der Glottis, der Bronchien, des Schlundes, Beklemmungen mit drohender Suffocation und dem Gefühle, als rolle eine Kugel aufwärts in den Hals. Hustenanfälle, Schrei-, Lach-, Weinkrämpfe treten auf. Die Herznerven produzieren jähe Anfälle von Palpitation mit gestörtem, unregelmäßigem Rhythmus und Angstgefühl. Auch im hypogastrischen Geflecht, besonders der Blasennerven, stellen sich Verkrampfungen, Harndrang oder Ischurie ein. Wenn sich dann die Reflexaktion auf die Muskeln ausdehnt, die von cerebrospinalen Nerven ihren Impuls erhalten, treten Krämpfe der Glieder- und der Rumpfmuskulatur »vom Zittern und Beben bis zu den erschütterndsten Bewegungen und Verdrehungen« auf.

Auch in den Intervallen zwischen den Anfällen sei die *Steigerung der Reflexerregbarkeit* offensichtlich. Den höchsten Grad davon sah Romberg, wie er schreibt, bei einer 28-jährigen frühzeitig in Hysterie verfallenen Polin. Eine leichte oberflächliche Berührung der Haut war hinreichend, die konvulsivischen Paroxysmen mit Blitzesschnelle hervorzurufen, auf ähnliche Weise wie bei einem narkotisierten Frosche. »Kaum hatte ich den Finger aufgelegt, um den Puls zu untersuchen, so fingen die Augenlider an zu blinzeln, die Brust hob sich stürmisch, Singultus trat ein, und die Zunge drehte und wälzte sich und schnalzte.« Auch in der organischen Sphäre ergäben sich gesteigerte Reflexerscheinungen. Ein nicht seltenes Beispiel zeige sich im Einflusse der Reibung der Haut auf Gas-Erzeugung und Entleerung, so »bei einem hysterischen Mädchen, welches, so oft sie irgendeine Stelle ihrer Haut rieb, deutlich fühlte, dass Luft in ihrem Magen sich ansammelte, die sofort mit lautem Schall durch den Ösophagus entleert wurde«.

Nächst der gesteigerten Reflexerregbarkeit ist nach Romberg vor allem *das psychische Verhalten* bemerkenswert. »*Willensschwäche bis zur gänzlichen Willenlosigkeit* ist der vorwaltende Zug, daher besteht ein Mangel an geistigem Widerstand, ein Überwältigtwerden von körperlichen und psychischen Eindrücken.« Daher erfolge auch niemals ein geflissentliches Verbergen oder Unterdrücken der Anfälle. Der hysterische Wahlspruch: »Ich kann nicht dagegen an«, drücke es treffend aus. Nie aber finde, selbst in den heftigsten Paroxysmen, Verlust des Bewusstseins statt. Außer diesem der Krankheit entspringenden psychischen Charakter, mische sich »der Charakter des Geschlechtes ein, mit Eitelkeit, Koketterie, Launenhaftigkeit, Lust zur Übertreibung und Täuschung, schwatzhafter Mitteilungsdrang«.
Mehrere *Organsysteme* erleiden *Störungen in ihren Funktionen.* Beim Genitalapparat

seien Schleimfluss und unregelmäßiger Eintritt der Katamenien häufig. Das Temperatursystem reagiere mit Verminderung der Körperwärme und ungleicher Verteilung der Temperatur, Haut und Muskeln seien oft von geringem Tonus. Auf eine Erschlaffung der Gelenke mit öfteren Subluxationen habe BRODIE aufmerksam gemacht. Die Harnabsonderung sei oft vermehrt, zuweilen gering, mit gehäuftem Drang zur Entleerung. Die Schilddrüse zeige nicht selten eine temporäre Anschwellung.

Als *Reaktionsbesonderheiten* der Hysterie führt Romberg an, dass milde Arzneistoffe nicht selten starke und ungewöhnliche Reaktionen hervorrufen. Er glaubt, dass ein großer Teil der so genannten *Idiosynkrasien* auf hysterischem Boden wurzeln. Schreckhaftigkeit und schnelles Gerührtsein würden nur selten vermisst. Schwächende Potenzen hätten die übelste Wirkung, die Anfälle brächen sofort hervor, wenn die Kräfte unter einen gewissen Stand sinken. Eigentümlich sei der Einfluss des *Tagesverlaufes* auf Hysterische, der Morgen steigere, der Abend beruhige ihre Leiden.

Als *prädisponierende Bedingung* für die Entstehung der Hysterie führt Romberg die Geschlechtsreife der Frau an. Im Übrigen sei eine erbliche, aber auch durch üppige Lebensweise erworbene *Anlage* nicht zu leugnen.

Maßgeblich aber wirkten *schwächende Einflüsse* aller Art, vor allem solche, die durch Überreizung oder durch Säfteverlust entstehen. Das gelte vor allem für die Geschlechtsorgane, wo onanistische Exzesse, aufreizender, nicht befriedigender Coitus, auch vorenthaltener Geschlechtsgenuss, besonders nach früherer Befriedigung, sowie unterdrückte Katamenien häufige Ursachen seien. Schwäche lösen ebenso übertriebene Blutentleerungen, Anämie, wiederholte Fehlgeburten, schnell aufeinander folgende Schwangerschaften und Laktationen, Leucorrhöen, Metrorhagien aus.

Unter den psychischen Ursachen stehe eine verfehlte, sei es eine zu schlaffe, sei es eine despotische, *Erziehung* obenan. Eine hysterische Mutter bilde durch ihr Beispiel die Töchter gleichartig heran. Unter den Gemütsaffekten begünstigen sehnsüchtige Liebe, Eifersucht, Kränkungen, zumal der Eitelkeit, am meisten die Entstehung der Hysterie. Als gelegentlicher Anlass käme auch körperliche und geistige Langeweile in Frage, bei Ruhigstellung einzelner Glieder nach Frakturen, langweiligen Handarbeiten, Isolierung, Mangel an gewohnten Zerstreuungen und Emotionen. Atmosphärische Einflüsse, besonders große Hitze, elektrische Spannung, stürmisches Wetter riefen leicht Anfälle hervor, nicht minder Störungen der Digestion.
Die Krankheit nehme gewöhnlich einen chronisch wechselnden *Verlauf*. Tödlich

werde die Hysterie für sich nicht, letale Ohnmachten und Asphyxien würden nur in älteren Werken erwähnt. Übergang der Hysterie in andere Neurosen, in Irresein, in Epilepsie, in Exstasis käme zuweilen vor. Genesung erfolge selten vollständig. Eine Pause der hysterischen Erscheinungen trete öfter während der Schwangerschaft ein.

DIE UTERINE REFLEXTHEORIE – Eingangs seiner Theoriebeschreibung meint ein skeptischer Romberg, dass sich seit Jahrhunderten eine Reihenfolge der verschiedensten Hysterietheorien angeboten haben; in diesen warnenden Spiegel der Geschichte möge die Gegenwart blicken. Auch die Reflextheorie werde einst in ihre Schranken verwiesen werden.

Dass die Hysterie in dem Lebensalter der Geschlechtsreife entsteht, zeuge für die Abhängigkeit dieser Krankheit von einem bestimmten Zustande des Sexualsystems. Nur solle man das letztere nicht allein nach dem Uterus, sondern in seiner Gesamtheit beurteilen, da die Ovarien nach Excisionsversuchen an Tieren, wie nach Beobachtungen beim Menschen, einen entschiedeneren Einfluss auf den Organismus und die Triebe haben als der Uterus.
Die Art der der Hysterie Ursprung gebenden Reizung der Sexualorgane sei unbekannt. Sie beruhe keinesfalls auf einer Desorganisation, was sowohl die Lebensdauer der Hysterischen bezeuge als auch der Umstand, dass mit Ausbildung von tumorösen Prozessen in den Ovarien und der Gebärmutter eine vorhandene Hysterie verschwindet. Diese Reizung des Uterinsystems bedinge eine periodische Steigerung seiner Reflexerregbarkeit, die sich nicht bloß während der Paroxysmen, sondern auch in den Intervallen offenbart. Bei der Hysterie werde durch die Steigerung der Reflexerregbarkeit »ein verändertes Sein des Menschen begründet und unterhalten«. Die Reflexpotenz behalte im Organismus fortan das Übergewicht und bedinge dadurch eine größere Abhängigkeit der Kranken von äußeren Reizen mit der Folge einer gewissen Willensohnmacht. Man habe Lach- und Weinkrämpfe fälschlich als Ausdruck von Affekten aufgefasst, uneingedenk, dass sich reflektorisch der mimische Ausdruck einer Gemütsbewegung ergeben kann, ohne dass ein psychisches Motiv zu Grunde liegt, wie schon die Lachbewegung beim Kitzeln lehre.

Romberg meint, die Definition der Hysterie als eine von Genitalreizung abhängigen Reflexneurose ließe vermuten, dass im Falle einer solchen Reizung bei dem *männlichen Geschlechte* ähnliche Erscheinungen hervortreten. Die Erfahrung bestätige dies. Häufig sei das Auftreten hysterischer Erscheinungen bei onanistischer Aufreizung und bei Sexualausschweifungen der Fall. Nur gehe hier wegen des Säfteverlustes die reizbare Schwäche mehr oder minder schnell in eine torpide über und ein Verfall der Rückenmarkskräfte mache sich geltend. Darin zeige sich ein Unterschied der Hysterie in den beiden Geschlechtern, bei dem männlichen sei sie eine vorübergehende Affektion, bei dem weiblichen Geschlechte dagegen die fortdauernde Quelle der Krankheit.

2. HASSE – EIN NEUER STANDARD

KARL EWALD HASSE (1810–1902) gehörte vor allem aufgrund seiner Arbeiten über die Zirkulations- und Atmungsorgane schon zu den angesehensten deutschen Ärzten seiner Zeit, als er 1852 an die medizinische Klinik Heidelberg berufen wurde und fast gleichzeitig von Virchow die Aufforderung erhielt, bei seinem Handbuch der speziellen Pathologie die Bearbeitung der Nervenkrankheiten zu übernehmen. Hasse schreibt darüber in seinen Lebenserinnerungen (1893): »Ich übernahm die Nervenkrankheiten, denn es reizte mich, diesen schwierigen Gegenstand, der noch sehr im Argen lag und kaum erst durch Romberg in die rechte Bahn geleitet worden war, aus dem Rohen zu bearbeiten ... Es zeigte sich, dass die bisher gesammelten Erfahrungen der Pathologen und der anatomisch-physiologischen Forschung einander noch nicht nahe genug zu bringen seien, um ein festgefügtes Ganzes der Lehre von den Nervenkrankheiten herzustellen. Zufolge dieser Überzeugung beschränkte ich mich auf eine einfache Beschreibung des bis auf die Gegenwart Beobachteten ... Wie viel unsere Erfahrungen vor nun vierzig Jahren (das ist 1853) zu wünschen übrig ließen, beweist zum Beispiel, dass wir gerade erst anfingen, die induzierte Elektrizität diagnostisch und therapeutisch zu verwerten. Unsere Kenntnis der Leitungsrichtungen im Rückenmark und im Gehirn war noch wenig entwickelt, nicht minder fehlte es an einer Sicherstellung der Lokalisation im Zentralorgan, wie sie mehrere Jahre später z. B. für das Sprachvermögen zu Stande kam. Die Bedeutung der grauen Substanz, der verschiedenen Ganglienzellen lag noch im Dunkel. Selbst die feinere anatomische Untersuchung der Organe mittels Härtung und Färbung der Gewebsteile war noch nicht Gemeingut geworden.« Der Überschwang mit der in den dreißiger und vierziger Jahren die neuen Erkenntnisse der Nervenphysiologie gefeiert und mit einiger Voreiligkeit als Grundlage neuropathologischer Störungen aufgegriffen worden waren, hat so bei Hasse einer realistischen Skepsis Platz gemacht. Seine Abhandlung der funktionellen Nervenkrankheiten in Virchows Handbuch der Pathologie aber ist in der Mitte des 19. Jahrhunderts wohl das Fortschrittlichste, was im deutschen Sprachraum dazu geschrieben wurde.

DIE REIZBARE SCHWÄCHE – Hasse schickt den Ausführungen über Hypochondrie und Hysterie ein Kapitel über »gesteigerte Sensibilität, krankhafte Reizbarkeit, Nervenschwäche« voraus, in dem er ein Symptomenbild beschreibt, das zwei Jahrzehnte später unter dem Namen »Neurasthenie« Karriere machen wird.

Es sei immer wichtig, bei einem Patienten den Grad seiner Reizempfänglichkeit, seiner »sensiblen Stimmung«, kennen zu lernen. Das gelte besonders für den Zustand der »reizbaren Schwäche«. Dieser müsse vorzugsweise auf die Fälle von vermehrter sensibler Reizempfänglichkeit bezogen werden. Der Bewegungsapparat werde hier durch alle Reize allzu häufig angeregt, wodurch sich seine Erregbarkeit dann allzu schnell erschöpft. Hasse stellt fest, der Ausdruck sei unwissenschaftlich, habe sich aber Bequemlichkeit halber in der Praxis eingebürgert. Es sei besser die vermehrte Reizempfänglichkeit als *Hyperästhesie* zu benennen. Und dann ein Stoßseufzer: »So schwierig es ist, den hier besprochenen Gegenstand streng wissenschaftlichen Auffassungen zu unterwerfen … so sehr drängt er sich dem Nachdenken in der Praxis selber auf und wird hier oft zur Qual des Arztes.«

Hasse schildert, dass so betroffene Personen jeden geringfügigen Eindruck rasch und intensiv, meist aber nicht dauerhaft, empfinden. Ihre psychische Stimmung sei leicht zerstreut und wechselnd. Es fänden sich sehr häufig Ideosynkrasien. Eindrücke, Töne, Gerüche etwa, würden als unangenehm empfunden, die von anderen als gleichgültig oder mit Wohlgefallen wahrgenommen werden. Mitempfindungen und Reflexbewegungen kämen in verstärktem Maße zustande. Tränen-, Schweiß- und Urinabsonderung seien auf die geringsten Eindrücke hin gesteigert. In der willkürlichen motorischen Tätigkeit trete rasch das Gefühl von Erschöpfung ein. Vermutlich sei es Reflexwirkung auf die Gefäßnerven, welche als häufiges Symptom die fliegende Hitze hervorrufe. Bei dergleichen Individuen verliefen Krankheiten mit mehr Fieber und seien öfter von nervösen Symptomen begleitet. Als partieller Zustand vermehrter Empfänglichkeit sensibler Nerven komme krankhaftes Hautjucken, außerdem ein Gefühl von Ruhelosigkeit in den unteren Extremitäten (Anxiets tibiarum) vor.

Bei den *Ursachen* der reizbaren Schwäche, schreibt Hasse, scheine das Geschlecht den entschiedensten Einfluss auszuüben, denn im Allgemeinen finde man bei Frauen eine weit größere Reizbarkeit der sensiblen Nerven als bei Männern. Männliche Individuen gerieten vorzüglich durch geschlechtliche Verirrungen sowie durch Fehlen einer Beschäftigung, welche ihrer Körperkraft, ihrem Bildungsgrad oder ihrem Ehrgeiz entspricht, in den Zustand erhöhter Impressibilität. Die Empfänglichkeit der sensiblen

Nerven zeige eine Steigerung in den Jahren der Dentition, der Pubertät, der Involution. Auch Menstruation und Schwangerschaft bedingten eine vermehrte Reizbarkeit.

Von großem Einfluss seien falsche Erziehung und Beschäftigung, Trägheit, unbefriedigte Leidenschaften. Die Empfänglichkeit werde gesteigert durch allzu ängstliches Abschließen gegen jeden Wechsel, durch Verzärtelung, durch vorwiegend geistige Beschäftigung, sie stumpfe sich ab bei Personen, deren Tätigkeit größtenteils in der Ausübung motorischer Kraft besteht. Beginnende lokale Störungen in den Zentralorganen erhöhten die Empfindlichkeit der sensiblen Fasern, ebenso beobachte man erhöhte Sensibilität auch bei Herzkranken, bei Magen- und Uterinleiden, bei Anämie. Manche Fälle berechtigten, endlich eine ererbte größere Reizbarkeit anzunehmen.

In Kürze geht Hasse auf die »Modekrankheit« *Spinalirritation* ein und meint dazu, wenige Symptome seien in den letzten Zeiten so vielfach besprochen worden wie der Rückenschmerz; die Lehre von der Spinalirritation habe ihm eine Wichtigkeit gegeben, welche »durch eine unvorsichtige Kumulation verschiedener Themen der Nervenphysiologie zu einer der Menge imponierenden Höhe geschraubt wurde. Jene Lehre war umso willkommener, je mehr sie in vielen dunklen Krankheitszuständen eine leichte und einfache Erklärung ... zu bieten schien.« Doch schiene der »Missbrauch« nachzulassen. (1855)

DIE HYPOCHONDRIE – In seiner Darstellung der *Hypochondrie,* die im Abschnitt über Krankheitsvorgänge im Bereich der sensiblen Nerven zu finden ist, folgt Hasse der Auffassung Rombergs von der psychischen Art dieser Krankheit, will sie aber genauer umschrieben wissen. Die *durch Fixierung des Geistes auf Empfindung bedingte Erregung abnormer Sensationen* erschöpfe den Gegenstand nicht, »denn jedenfalls tritt noch eine *falsche Deutung des Empfundenen* hinzu, die Furcht vor schwerer Erkrankung. Es ist daher die Hypochondrie wesentlich in einer abnormen Tätigkeit der psychischen Funktionen begründet und bildet den Übergang zu den eigentlichen Geisteskrankheiten«. Dass die Hypochondrie von vielen schon zu den Geisteskrankheiten gerechnet wird, will er aber nicht mitmachen, solange der Hypochondrist die Freiheit des Urteils und der Selbstbestimmung nicht verliert.

Die *psychischen Symptome* stehen bei der Hypochondrie ganz im Vordergrund. Hasse schildert, wie sich die Kranken mit ängstlicher Aufmerksamkeit beobachten und zu einer wahren Virtuosität im Wahrnehmen der verschiedensten Sensationen gelangen. Sie glaubten Vorgänge im Körper zu bemerken, welche normalerweise keine bewusste

Empfindung hervorrufen, wie etwa den Gang der Verdauung. Einige hielten hartnäckig an der Einbildung einer bestimmten organischen Krankheit fest, suchten sich durch medizinische Schriften möglichst genaue Kenntnis zu verschaffen, und beuteten die Ergebnisse dieser Studien zur eigenen Plage und der des Arztes aufs Peinlichste aus. Herzklopfen und Beängstigung wecke den Gedanken an eine Herzkrankheit, Husten an Schwindsucht, Kopfweh an Hirnleiden.

Diese übertriebene Verarbeitung aller körperlichen Wahrnehmung im Bewusstsein, und die ungünstige Weise, in welcher sie gedeutet werden, wirkten auf die *Gemütsstimmung* und die Tatkraft ein. Die Kranken werden durch anhaltende Schlaflosigkeit erschöpft und überreizt, sie werden kleinmütig, misstrauisch, mürrisch. Bei vielen wechsle die düstere Stimmung bei zerstreuenden Anlässen mit übermütiger Heiterkeit. Bei allen Klagen hätten die Kranken doch meistens keinen Lebensüberdruss. An *abnormen Empfindungen* treten Kopf- und Rückenschmerzen, Mückensehen, Ohrensausen, Halluzinationen auf. Reflexbewegungen, wie Anfälle von Niesen, Husten, Gähnen, Kollern im Leib, Drang zum Urinlassen, stellen sich ein. Beinahe alle Hypochondristen litten an *Störungen der Verdauung*, an Druck nach den Mahlzeiten, Gasbildung, Sodbrennen, Aufstoßen, Stuhlverstopfung. Die *Sekretion* sei verändert, die Kranken schwitzen wenig und zeigen eine spröde, trockene Haut. Störungen der *Circulation* fehlten beinah niemals, Herzklopfen tritt spontan oder bei der geringsten Aufregung auf.

Zur *Ätiologie* führt Hasse aus, die Hypochondrie beginne mit dem Auftreten der beschriebenen psychischen Symptome, welche sich in dem einen Fall an gewisse reale krankhafte Erscheinungen anknüpfen, während sie in anderen Fällen an bedeutungslosen Empfindungen einen Anhaltspunkt suchten. Die früheren Ärzte hätten daraus eine *Hypochondria sine und eine Hypochondria cum materia* konstruiert. Die von Romberg und Michéa (unter den Franzosen zuerst Dubois) entwickelte These, dass zwar im Anfang die Vorstellung allein eine abnorme Richtung genommen hätte, sich dann aber über Abnormitäten der Innervation nach und nach daraus Strukturveränderungen in den betroffenen Organen entwickelt hätten, will Hasse nicht gelten lassen. Weder die Physiologie noch die Pathologie berechtigten zu solchen Schlüssen. Es sei ein allzu gewagter Sprung, wenn man aus dem Zustandekommen der Schamröte, der Erektion und Ejakulation, dem Tränenerguss bei entsprechenden Anregungen schließen wollte, dass die Einbildung eines chronischen Magenleidens nach und nach etwa einen Magenkrebs erzeugen könne. Das Auftreten von Zucker im Harn bei Verletzung gewisser Hirnteile bewiese zwar den wichtigen Einfluss der

Nerven auf die vegetativen Vorgänge. Dies alles lasse aber nur vorübergehende, sich wieder ausgleichende Veränderungen erwarten. Alle Erfahrung lehre, dass Strukturveränderungen von mechanischen Ursachen abhängen, auf welche die psychische Tätigkeit keinen nachweisbaren Einfluss ausübt. Nach langjähriger Hypochondrie seien meist keinerlei Veränderungen in den fortwährend als krank geglaubten Organen gefunden worden.

Das Verhältnis der psychischen zu somatischen Störungen im Verlauf der Hypochondrie, meint Hasse, könnte so sein, dass materielle Erkrankungen bei vorhandener psychischer Anlage als Gelegenheitsursachen den Ausbruch der Hypochondrie bedingen oder dass materielle Erkrankungen, den abnormen psychischen Zustand unterhaltend und begleitend, fortdauern. So möge oft der erste dunkle Anfang einer krebsigen Entartung, lange bevor diese selbst ihre diagnostischen Merkmale zeigt, die eigentümliche hypochondrische Stimmung wecken und sich lange unter deren Maske weiterentwickeln. Organische Magenkrankheiten, wie das chronische Magengeschwür, bestünden auch manchmal jahrelang und vernarben endlich wieder, ohne jemals zu ihrer Diagnose hinreichende Erscheinungen hervorgerufen zu haben.

Allerdings sei nicht zu verkennen, dass im Verlaufe der Krankheit die hypochondrische Verstimmung bis zu einem gewissen Grade *auf den Körper zurückwirkt.* Die Steigerung des Erregungszustandes der sensiblen Nerven, vorzüglich aber die Beeinträchtigung der Verdauung, und der Ernährung, sei hierher zu rechnen, mit der Folge mangelhafter Blutbildung, von Muskelschwäche und Magerkeit. Die unausgesetzte Selbstbeobachtung, die Angst der Kranken habe unfehlbar diese Wirkung. Dazu komme aber noch der Mangel an gehörigem Schlaf, die verkehrte Diät, das viele und oft ungeeignete Medicinieren. Unter solchen Umständen werde die Hypochondrie anderen Krankheitsursachen zugänglicher.

Wenn die Hypochondrie in der ganzen psychischen Anlage und den Lebensverhältnissen begründet ist, bleibe sie häufig eine Begleiterin durch das ganze Leben, nehme aber mit vorgerücktem Alter ab. Zuweilen höre die Hypochondrie unter dem Einfluss einer zwischenlaufenden Krankheit auf. Die Genesung könne aber auch durch die Veränderung der äußeren Verhältnisse der Kranken, durch Verbesserung der Vermögensumstände, durch Erfolge ehrgeiziger Bestrebungen bedingt sein. Die Hypochondrie gehe häufig in wirkliche Seelenstörungen über und zwar in Melancholie oder Verrücktheit mit fixen Ideen.

Zu den *Ursachen* der Hypochondrie stellt Hasse fest, dass die Ursachen *geistiger Natur* unbedingt die Hauptrolle spielen. Disponierend wirke das Alter zwischen dem 20. und 40. Jahr, melancholisches und cholerisches Temperament, eine ängstliche Erziehung, eine abergläubige Geistesrichtung. Die hauptsächlichste Anlage finde sich aber bei Personen, welche irgendwie in der *Entfaltung ihrer geistigen oder körperlichen Tätigkeit gehindert* sind. Eine solche Hemmung erzeuge Unzufriedenheit, Grübeln, Furcht vor weiterer Beeinträchtigung. Veranlassungen zur Hypochondrie seien daher vorzüglich verfehlter Ehrgeiz, missglückte Spekulationen, verfehlte Stellung in der Welt, Mangel der gehofften Tätigkeit im Beruf, Unglück in der Liebe, plötzliches Zurückziehen von allen Geschäften. Merkwürdig sei, dass bedeutende körperliche Mängel, wirkliche Verkrüppelung, Blindheit viel seltener hypochondrisch machen als geringere störende Gebrechen. Kurzsichtige und Schwerhörige verfielen eher als Blinde und Taube diesem Leiden.

Unter den *körperlichen Ursachen* gäben am häufigsten krankhafte Zustände der *Verdauungsorgane* zur Entwicklung der Hypochondrie Gelegenheit, ferner leichtere *Herzfehler*, im höchsten Grade aber Beeinträchtigung der *geschlechtlichen Tätigkeit*, sei dies als Folge eines organischen Mangels, einer physischen und psychischen Übersättigung oder der Überreizung durch Onanie und bei Spermatorrhöe.
So sei begreiflich, warum die Hypochondrie nur in einem gewissen Alter, meist bei *Männern*, und häufiger unter den reicheren und gebildeteren Ständen vorkommt. Diejenigen Berufsarten disponierten am meisten, welche eine sitzende Lebensweise mit sich bringen. Geselle sich eine reichliche reizende oder schwer verdauliche Diät, häufige Verstopfung dazu, so seien schon die meisten Bedingungen zur Hypochondrie gegeben. Witterung und Klima hätten keinen nachweisbaren Einfluss auf die Entstehung des Leidens. Die spanischen Ärzte hielten ebenso wie die englischen die Hypochondrie in ihrem Land als besonders häufig.

Die den Ausbruch der Krankheit provozierende *Gelegenheitsursache* sei oft psychischer Natur, so der Anblick fremden Leidens, der Eindruck eines Todesfalles, das Studium von Krankheitszuständen, die Furcht bei herrschenden Epidemien, der nähere Umgang mit Hypochondern. Die körperlichen Veranlassungen bestehen hauptsächlich in einer oft nur leichten Erkrankung, deren Symptome sofort übertrieben und der Folgen der bedenklichsten Art angedichtet werden. Auch therapeutische Eingriffe können das Übel zum Ausbruch bringen.

Bei der *Diagnosestellung* könne man nicht genug Aufmerksamkeit auf die Entdeckung eines verborgenen *organischen Leidens* richten. Dies sei immer sehr schwierig, besonders aber in dem Labyrinth von subjektiven Symptomen und schiefen Urteilen der Kranken. Von der *Hysterie* sei die Hypochondrie leicht zu unterscheiden. Die fixen Ideen des *Melancholischen* stünden im offenbaren Widerspruch zur Realität und hätten weniger körperliche als geistige Zustände zum Objekt. Bei der Verrücktheit behaupte der Kranke nicht krank zu sein, sondern nur einen Körper von Glas zu haben, sein Wahn geht über alle Wirklichkeit hinaus. Die Hypochondrie sei nicht gefährlich, aber von äußerster Hartnäckigkeit. Die Prognose sei schlimmer bei bereits eingetretenen Verdauungs- und Ernährungsstörungen, ferner bei anhaltender Schlaflosigkeit.

DIE HYSTERIE – Hasse stellte die Hysterie in seiner Abhandlung unter die »krankhaften Erregungszustände der motorischen Nerven«, »weil diese erst mit dem Auftreten der Hyperkinese ihre Vollständigkeit erhält«. Grundsätzlich aber ist er überzeugt, dass die Hysterie nicht nur Teile des Nervensystems, sondern »das gesamte Nervenleben« betrifft. Den Ausgang nehme die Hysterie von einem gesteigerten Erregungszustand der sensiblen Nerven, durch welchen zunächst das psychische Verhalten eine Umänderung erfährt und die Reflextätigkeit des Rückenmarkes erhöht wird. Letztere äußere sich bald in Ausbrüchen klonischer Krämpfe, bald in der Form von tonischen Muskelkontraktionen. Dazu kämen sensible und motorische Lähmungserscheinungen. Wegen der großen Mannigfaltigkeit der Störungen sei es unmöglich, diese Krankheit von einem Leiden des Gehirnes oder des Rückenmarkes oder des Gangliensystems abzuleiten. Man könne auch ihren Charakter nicht auf eine beschränkte lokale Reizung der Genitalien begründen, obschon der Einfluss des geschlechtlichen Verhältnisses von größter Wichtigkeit sei. Am ansprechendsten sei die Theorie, welche in einer *Ernährungsstörung*, welche die Beschaffenheit aller zentralen und peripheren Nervenapparate umändert, das Wesen der Hysterie zu finden sucht. Man habe diese Krankheit bald unter die Hyperästhesien, bald unter die Reflexkrämpfe, bald unter die psychischen Krankheiten versetzt, bald als Cerebrospinalirritation oder als weibliche Hypochondrie bezeichnet und »das alles mit mehr oder minder Recht«.

Die Entstehung der Hysterie beruht nach Hasse auf dem *Zusammenwirken* verschiedener prädisponierender und occasioneller Momente. Krankheitsbedingungen seien eine *gesteigerte Empfindlichkeit der peripheren Nerven*, eine *Erhöhung der Reflexempfänglichkeit* des *Rückenmarkes*, eine *vermehrte Receptivität des Gehirns für sensible Eindrücke* und eine bestimmte *psychische Anlage*, welche ein willenloses Hingeben an äußere Einwirkung und eine Verminderung der geistigen Herrschaft über unwillkürliche Nerventätigkeit bedingt.

Endlich müssten lokale körperliche Reizzustände oder adäquate psychische Einflüsse vorhanden sein. Eine hauptsächliche Prädisposition liege in der Eigentümlichkeit der körperlichen und geistigen Organisation der Frau.

SYMPTOMATIK DER HYSTERIE – Hasse konstatiert bei allen Hysterischen primär einen Zustand *gesteigerter Sensibilität*, einen Zustand *reizbarer Schwäche*. Nie fehlten *Kopfschmerzen*, meist in Form der Hemikranie und des Clavus. *Rückenschmerzen* bei Hysterischen seien so häufig, dass man schon die ganze Hysterie auf »Spinalirritation« zurückzuführen suchte. Beinahe ebenso konstant sei die Schmerzhaftigkeit des *Epigastriums*, ebenso Neuralgien der Brustdrüse. Dagegen seien Schmerzen im Bereich der inneren Genitalien selten. Auf hysterisch bedingte Schmerzen im Bereich der *Gelenke*, namentlich im Hüft- und Kniegelenk, habe besonders BRODIE aufmerksam gemacht. Das Fehlen von abnormen Stellungen, von Muskelatrophien, von nächtlichen Exacerbationen, die Schmerzlosigkeit bei Ablenkung der Kranken, ferner die Unveränderlichkeit bei noch so langer Dauer des Leidens und endlich das oft plötzliche Verschwinden der ganzen Affektion sichere hierbei die Diagnose. Manche Kranken gäben so heftige Schmerzen an, dass sie die energischste Behandlung fordern. MAYO habe eine vom Patienten gewünschte Amputation einer Extremität zweimal ohne Erfolg ausgeführt.

Fraglich sei es, ob bei Hysterischen wirklich die ihnen nachgesagte *gesteigerte Empfänglichkeit der Sinnesorgane* besteht. Manche Kranke behaupteten, dass sie durch mehrere Türen hindurch Fußtritte auf teppichbedeckten Fußboden hören, im Dunklen Bewegungen sehen, ein Körnchen Salz oder Gewürz aus der Suppe herausschmecken. Freilich erregten oft geringfügigste Sinneseindrücke, gegen welche eine Idiosynkrasie besteht, unangenehme Empfindungen, so manche Farben (rot unangenehm, blau angenehm), bestimmte Geräusche, der Geruch einzelner Blumen. Die meisten Römerinnen hätten eine entschiedene Abneigung gegen Wohlgerüche überhaupt und könnten von denselben zu hysterischen Anfällen getrieben werden. *Instinktive Empfindungen* würden gesteigert wahrgenommen, so das Gefühl des Atmungsbedürfnisses, das Gefühl von Hunger, Durst und von Völle, der Drang zu den Exkretionen. Sehr häufig sei auch der Geschlechtsreiz gesteigert und führe durch seine Rückwirkung auf die Seele zu Nymphomanie oder aber bei normalem Geschlechtstriebe zu Schmerzen und dem Auftreten ungewöhnlicher Reflexerscheinungen. – Hasse führt erstmals im deutschen Sprachraum auch als besonders merkwürdige Erscheinung die *Anästhesie* als hysterisches Krankheitszeichen an. Sie trete auf und verschwindet wieder ohne merkbare Veranlassung, außer vielleicht durch psychische Eindrücke. Auch hysterische

Amaurose, seltener Taubheit und Aufhebung des Geruchs- und Geschmacksinnes sei beobachtet worden.

Die Erscheinungen im Bereich *der motorischen Nerven* gehen nach Hasse in zwei Richtungen. Bei sehr fortgeschrittener Krankheit trete meist ein *Widerwille gegen alle Bewegungen* ein. Die Kranken stehen nicht mehr vom Bett auf, können aber, sobald sie wollen, alle erforderlichen Bewegungen ausführen. – Über die häufigen *hysterischen Paralysen* fehle es seit ältesten Zeiten nicht an einzelnen Beobachtungen und später an ausführlichen Besprechungen des Gegenstandes. – Andererseits stellten sich häufig die verschiedensten *konvulsivischen Bewegungen im gesamten Muskelapparat* ein, angefangen von plötzlichem Zusammenzucken der Glieder, krampfhaftem Zittern bis zu automatischen Bewegungen des Kopfes und der Extremitäten, Schielen, Zusammenpressen der Kiefer mit Zähneknirschen, Wälzen der Zunge, beständigem Hinunterschlucken, hastigem Atmen. – In grober Form beobachte man Hintüberziehen des Kopfes, Emporheben des Beckens, Schlagen mit Händen und Füßen, kataleptische Starre des ganzen Körpers.

Fast immer bestehen hysterische *Organstörungen.* – Bezüglich der *Respiration* finde sich nicht selten eine erhöhte Atemfrequenz, oft ohne das Gefühl von Atemnot, oft aber auch mit großer Erstickungsangst. Häufig beobachte man Gähnen und Schluchzen, Lachkrampf, krampfhaftes Weinen. Eine Aphonie sei oft ganz vorübergehend, sie entstehe meist nach Gemütsbewegungen. – Im Bereiche der *Digestionsorgane* sei namentlich der *Globus hysterikus* ein beinahe konstantes Symptom. Er bestehe in einer spasmodischen Speiseröhrenkontraktion und erzeuge das täuschende Gefühl, als ob eine Kugel vom Epigastium in die Höhe steigt und sich in der Höhe des Isthmus faucium festsetzt. Bei vielen geselle sich Glottiskrampf und das Gefühl der Erstickung hinzu. Sonderbare Launen der Kranken beträfen das *Essen und Trinken.* »Es gibt solche, die nur im Dunkeln essen zu können meinen; ich kannte eine Dame, die niemals etwas zu sich nehmen wollte, wenn andere Personen außer eine gewisse Magd zugegen waren, manche verweigern Nahrung bis zur Inanition.« Habituelles Erbrechen, heftige Bewegungen der Gedärme, krampfhafter Verschluss des Afters seien häufige Erscheinungen, ebenso anhaltende Kontraktion des Blasenschließmuskels, welche oft lange fortgesetzte Katheterisierung notwendig macht. – Das bei Hysterischen so häufige *Herzklopfen* sei kein für die Krankheit typisches Symptom. Dagegen bestünden vielfach Störungen der kleinsten kontraktilen Gefäße und machten sich durch fliegende Hitze, wechselnde Kälte- und Wärmegefühle bemerkbar. – Von den *Sekretionsstörungen* sei am bekanntesten die Veränderung der *Harnsekretion*, welche oft hochgradig beschränkt ist, während zu anderen Zeiten eine sehr große Menge eines fast wasserhellen Urins gelassen wird. Die Hautsekretion finde sich fast immer vermindert. Weiter schildert Hasse die oft außerordentliche *Gasansammlung,* bald im Magen, aus welchem die geruchlosen Gase zuweilen stundenlang durch geräuschvolles Aufstoßen ausgetrieben werden, bald in den Gedärmen, wo sich die Gase durch lautes Kollern oder eine tympanitische Auftreibung des Bauches bemerkbar machen. Sie entstünden wohl durch Verschlucken von Luft oder eine durch Nerveneinfluss veränderte Zersetzungsweise des Darminhaltes. – Bei vielen hysterischen Frauen beobachte man vielfältige Störungen der *Ernährung,* Abneigung gegen gewisse Speisen, auffallende Begierde nach anderen, abwechselnd Verweigerung der Nahrung und Unersättlichkeit. Es gebe Kranke, die so wenig genießen, dass man nicht begreife, wie sie existieren können.

Zum *psychischen Erscheinungsbild* hysterisch Kranker stellt Hasse fest, die ganze Persönlichkeit sei hier beeinträchtigt. Die Verschiedenheit der einzelnen Fälle liege nicht in einer verschiedenartigen Natur der Erkrankung, sondern in der *individuellen Eigentümlichkeit der psychischen Entwicklung der Kranken* begründet. – Manche Kranke fühlten eine beständige *Angst und Unruhe,* für welche sie keine Ursache anzugeben wissen. Die *Stimmung wechsle* je nach den Gefühlseindrücken von Lustigkeit zum Trübsinn, oft zeige sich eine beständige Gereiztheit. Durch Aufregungen, kombiniert mit Sinnestäuschungen, könnten schwerste Störungen des Eigengefühls entstehen, die unter Umständen zur Ekstase, zur Dämonomanie und den Erscheinungen des »Besessenseins« führen. Die abnorme Verarbeitung der Gefühlseindrücke errege eine große *Launenhaftigkeit.* Die Kranken wechselten häufig in ihren Zuneigungen und gäben immer wieder ganz unberechtigten Widerwillen gegen Sachen und Personen zu erkennen. *Wünsche* könnten sich bei niedriger geistiger Entwicklung in Richtung instinktiver Begierden äußern und sich etwa bis zur Nymphomanie steigern. Bei gemütsbetonten Personen sei der Wunsch, die *Teilnahme anderer* zu erregen, oft die Veranlassung zu Intrigen. Der Trieb, bemerkt zu werden, dränge sie oft zur Übertreibung der wirklichen Leiden, und namentlich bei Ungebildeten zu Täuschungen. Die Kranken scheuen, um ihrem Täuschungstrieb zu frönen, weder Schmerz noch Anstrengung. Sie bringen Nadeln unter die Haut, in die Scheide, die Harnblase ein, schlagen, kratzen und raufen sich am eigenen Körper. Durch die unglaublichsten Listen versuchen sie scheinbar monatelange Entbehrung von Speise und Trank, von Kot- und Harnausscheidung glaubhaft zu machen, unterziehen sich schmerzhaften operativen Eingriffen. In Fällen, wo dergleichen Verirrungen durch moralische Rücksichten zurückgehalten werden, träten mitunter seltsame Paroxysmen auf. Hasse zitiert den

Fall einer gebildeten Dame, welche zuweilen mitten im Gespräch verstummte und dann grobe und obszöne Reden ausstieß, deren sie sich nachher erinnerte, aber behauptete, sich ihrer nicht erwehren zu können.

Beinahe ebenso häufig wie dieses Bild der Agitation trete einem bei Hysterischen das Gegenteil entgegen, nämlich eine *völlige Apathie* gegen alle früheren Gewohnheiten, wie auch ein unbesiegbarer Eigensinn gegenüber allen Anforderungen der Außenwelt. Solche Kranke schließen sich ab gegen das Licht, gegen jedes Geräusch, möchten alle Menschen aus ihrer Nähe verbannen, liegen unbeweglich im Bett, lassen sich füttern und tränken wie kleine Kinder, vernachlässigen alle Reinlichkeit. Die einzige Anstrengung, deren sie fähig sind, bestehe in einem heftigen Widerstand gegen jeden Versuch, sie aus ihrer jämmerlichen Abgeschlossenheit herauszureißen. Manche Dame, welche stundenlang in Gesellschaft liebenswürdig und geistreich sein kann, verfalle die ganze übrige Zeit in das gegenteiligste Verhalten.

Schlaf und Wachen fänden sich bei Hysterischen stets gestört. Die häufigste Erscheinung sei *Schlaflosigkeit*. Seltener finde sich Halbschlaf. Hier sei wiederum der Übergang zu den Halluzinationen und weiter zum Schlafwandeln, der Ekstase, dem Hellsehen gegeben.
In einigen Fällen wiederum beobachte man eine wahre *Schlafsucht*. Zuweilen schienen die Kranken nur zu schlafen, sie vernehmen alles, was um sie vorgeht, reagieren aber auf nichts. Alle sichtbaren Lebenstätigkeiten scheinen aufgehört zu haben. Dies seien die seltenen, früher oft wunderbar ausgeschmückten Fälle von Scheintod.

Man habe verschiedene *Formen und Grade der Hysterie* unterschieden. Es gebe Fälle, wo hauptsächlich die psychischen Erscheinungen der Hysterie vorhanden sind, andere bekämen ihren Charakter durch die Hyperästhesie, bei einigen herrschten die Erregungs-, bei andern die Depressionszustände vor. Als ausgeprägteste Form erscheine die Krankheit, wenn sie von Konvulsionen begleitet ist. Halte man freilich an der gebräuchlichen Bedeutung von schwerer Krankheit fest, so werde man diejenigen Form für die schwerste halten, bei der die Sensibilität, Motilität, Psyche so große Störungen erlitten haben, dass dadurch die Leidenden in ihrer gewohnten Tätigkeit und im Lebensgenuss behindert sind.

Die *hysterischen Paroxysmen* werden, wie Hasse berichtet, meist von Vorboten wie Traurigkeit oder Lustigkeit, Unruhe, wunderlichem Benehmen sowie Kopfschmerzen, Schwindel, Ohrensausen eingeleitet. Zuweilen beginne der Paroxysmus aber auch plötzlich. Fast immer zeige sich zuerst der Globus. Alsbald folge die heftigste Respiration mit Geschrei, Weinen, Lachen, Schluchzen, und meistens zugleich mehr oder weniger allgemein verbreitete Muskelkrämpfe aller Art. Die Kranken entwickelten dabei eine Kraft, welche man von ihnen nimmermehr erwarten konnte, und welche oft mit ihrer schwächlichen Muskulatur und ihren gewöhnlichen apathischen Bewegungen in grellstem Widerspruch steht. In den gewöhnlichen Fällen sei die Sinnestätigkeit nicht erloschen und das Bewusstsein erhalten. Der Paroxysmus endige in einem Zustande von Erschöpfung, aus welchem sich die Kranken meistens zum Verwundern schnell erhoben. Nur selten folge ein längerer Schlaf, eine Ohnmacht, ein Zustand von Ekstase und Katalepsie oder von Paralysen. In der Regel trete mit dem Ende des Anfalles Tränenfluss, Aufstoßen von Gasen, Kollern im Leib und Ausscheidung viel blassen Urins ein. Die Dauer der Paroxysmen betrage wenige Minuten bis zu mehrere Stunden. Sie erschienen fast immer im wachen Zustand bei Tage, selten bei Nacht. Oft würden sie nur durch zufällige Veranlassung hervorgerufen, etwa durch die Beängstigung, welche in großen Versammlungen sich der Kranken bemächtige.

ÄTIOLOGIE DER HYSTERIE – Hasse konstatiert, die Hysterie sei fast nur dem *weiblichen Geschlecht* eigen. Die meisten Ärzte gingen von der Idee aus, dass die *sexuellen Verhältnisse* den wichtigsten Einfluss ausüben, und Hasse schließt sich dieser Ansicht an. Nur müsse diese Meinung, sagt er, *im allerweitesten Sinne* aufgefasst werden. Sie dürfte nicht auf die handgreiflichen Momente der Enthaltsamkeit oder des Übermaßes von Coitus, der Onanie, der ungenügenden Befriedigung, der Sterilität und der zu häufigen Geburten, der örtlichen genitalen Krankheiten beschränkt werden. Es sei wohl zu bedenken: »Wie der Köperbau, so ist auch die ganze psychische Anlage des Weibes vor allem auf die Fortpflanzung gerichtet, nicht nur aber auf die Zeugung, sondern vielmehr auf die Entwicklung des Gezeugten, auf die Bildung und das Gedeihen einer Familie. Alles, was dieser natürlichen Richtung störend entgegentritt, kann unter begünstigenden Umständen die Entwicklung der Hysterie begründen.« Wenn auch in den Jahren der Geschlechtsreife die Hysterie am entschiedensten auftrete, könnten auch schon vor der Pubertät und selbst nach dem Aufhören jeder geschlechtlichen Funktionsfähigkeit begünstigende Umstände die Hysterie unterhalten.

Besonders belastete *Körperkonstitutionen* gebe es nicht, denn sowohl zarte und schwächliche als auch wohlbeleibte und robuste Individuen würden befallen, letztere schienen gerade am ehesten den konvulsivischen Paroxysmen ausgesetzt zu sein. Von den Temperamenten gelte dasselbe, obschon nervösen und sensiblen Personen eine vorzügliche Geneigtheit zugeschrieben werde. Die *Lebensweise* sei nicht ohne Einfluss. Der Mangel an Muskeltätigkeit, an Arbeit in freier Luft, Untätigkeit und Langeweile begünstigen die Entstehung der Hysterie, weshalb man diese Krankheit auf dem Lande und bei viel beschäftigten Hausfrauen selten und da meistens unter dem Einflusse körperlichen Leidens beobachtet. Hingegen sei sie bei den höheren und mittleren Ständen sehr häufig, bei den niederen Ständen nur dort, wo sitzende Beschäftigung, wie etwa bei Näherinnen, die Regel ist. Reichliche reizende Nahrung, häufiger Genuss von Tee und Kaffee, zu langer Schlaf, unnötiges Verweilen im Bette, Verzärtelung, unzweckmäßige Kleidung, wie zu starkes Schnüren, disponierten unstreitig. Der oft behauptete Einfluss eines wärmeren Klima sei nicht belegt.

Besonders wesentlich erscheinen Hasse die *psychischen Ursachen*, die er nicht zum geringsten Teil auf den Lebensgang und die *soziale Stellung der Frau* seiner Zeit zurückführt. Von größter Wichtigkeit sei schon die *Erziehung.* »Der Grund zur Hysterie kann schon in den Kinderjahren durch das Hervorrufen einer Frühreife gelegt werden, wo auf Kosten der kräftigen und naturgemäßen körperlichen Ausbildung die geistigen Fähigkeiten ungewöhnlich in Anspruch genommen werden. Wie oft sind auf diese Weise durch Überbildung der Neid, die Eitelkeit, der äußere Schein, die Lüge, statt eines brauchbaren Materials für das Leben angelernt und Forderungen hervorgerufen worden, deren Nichterfüllung entweder Hoffnungslosigkeit oder Steigerung des Bestrebens sich in Szene zu setzen nach sich zogen.« Einseitige Entwicklung der Gefühle, der Phantasie, ziehe ein sentimentales willenloses Sichgehenlassen, eine Unfähigkeit zum Widerstand gegen äußere Eindrücke, nach sich.

Dazu komme, namentlich bei Unverheirateten, die Notwendigkeit, jene Gefühle und Bestrebungen, welche mit der Entwicklung der körperlichen und geistigen Persönlichkeit auftreten, in sich zu verschließen und im äußeren Benehmen nicht kundzutun. »Die vollständige Erfüllung des eigentlichen weiblichen Lebenszweckes hängt nicht nur vom Willen des Weibes selbst ab, welches nur indirekt auf denselben hinzuwirken vermag. In diesen Schwierigkeiten ist wohl manche rätselhafte Erscheinung im psychischen Leben des Weibes begründet, die sich natürlich auch auf das Körperliche überträgt. Die Erziehung und die der Natur abgewendeten Verhältnisse der zivilisierten Gesellschaft tragen das ihrige dazu bei, manche Verschrobenheiten herbeizuführen.« Hasse fährt fort: »Ist nun durch eine Verheiratung der wichtigste und unabänderliche Schritt geschehen und zeigt sich dieser in der Folge als entweder an sich den körperlichen und gemütlichen Anforderungen nicht genügend oder auch nur einem sentimentalen Anspruche nicht entsprechend, so tritt das dunkle Gefühl oder das niederschlagende Bewusstsein eines verfehlten Lebens ein, und es ist in dieser Unbefriedigung die Quelle der Hysterie gegeben.«

Hasse erörtert weiter, warum Unverheiratete, Witwen, unfruchtbare Frauen, Frauen impotenter Männer so häufig an Hysterie leiden. Nicht alleine die Entbehrung des geschlechtlichen Genusses, sondern weitergehende Gründe riefen die Krankheit hervor, wie es das häufige Auftreten der Hysterie bei Freudenmädchen zeige. »Es wird begreiflich, warum selbst nach erloschenen Geschlechtsfunktionen der Rückblick auf ein verlorenes Leben, der Abschluss aller weiterer Hoffnungen und Ähnliches bei sonst Disponierten Hysterie erzeugen kann.« – »Wenn aber Frauen in einer mit Kindern gesegneten Ehe ebenfalls dieser Krankheit verfallen, so können auch hier zartere Verhältnisse obwalten, welche ein tieferer Blick in den Stand der Dinge vielleicht aufhellen würde, oder es liegt die Disposition in der ganzen gemütlichen und intellektuellen Entwicklung begründet, oder endlich es ist eine bedeutende körperliche Anlage vorhanden.«

Was die *Erblichkeit* anbelangt, sei es ein Faktum, das die Töchter hysterischer Mütter so häufig in der nämlichen Weise erkranken. Unzweifelhaft spiele hier die Erziehung vonseiten der Mutter, die Nachahmung, die Hauptrolle, doch müsse man auch wirkliche Vererbung anerkennen, wo die Töchter fern von der Familie erzogen worden sind. Die Mädchen pflegen vorzugsweise von den Müttern psychische Krankheiten und nervöse Affektionen zu erben. – Ein halb unwillkürlicher *Nachahmungstrieb* pflege bei vielen die Hysterie herbeizuführen, besonders bei solchen, die nicht gelernt haben, sich äußeren Einwirkungen gegenüber zu beherrschen. Am häufigsten sehe man die konvulsivischen Paroxysmen imitatorisch entstehen und jeder Arzt habe, namentlich in Spitälern, Gelegenheit, Erfahrungen solcher Art zu sammeln.

Zur Wirksamkeit *örtlicher Krankheiten der Geschlechtsorgane* meint Hasse, es scheine zwar nicht gerechtfertigt die ganze Krankheit als ein reflektiertes Leiden der Genitalien anzusehen, doch seien Erkrankungen dieser Organen als *Gelegenheitsursachen* von entschiedenstem Einfluss. Die Erfahrung lehre, dass die meisten Krankheiten der inneren Genitalien mit den verschiedensten Erscheinungen der Hysterie verbunden zu sein pflegen, so besonders diejenigen, welche im konzeptionsfähigem Alter vorkommen und zugleich die Konzeptionsfähigkeit nicht aufheben (wie z. B. die Knickung des Uterus). Desorganisierende Leiden, wie Krebs, übten diesen Einfluss nicht aus. Die Leichenbefunde Hysterischer lieferten am häufigsten Uterus- und Ovarienleiden, worüber man freilich nicht die Fälle vergessen dürfe, wo man das Genitalsystem in vollkommener Integrität gefunden habe. Eine Rückwirkung der bei Genitalleiden gereizten sensiblen Fasern auf die Zentralorgane sei anzunehmen.

Konvulsivische und neuralgische Symptome kämen bewiesenermaßen *reflektorisch* zu Stande. Hasse führt hierzu Untersuchungen von SCHÜTZENBERGER an, welcher in mehreren Fällen durch Druck auf die Ovarien einen vollständigen hysterischen Anfall hervorgerufen habe. Hasse selbst fand in seinen Fällen, dass der Druck gegen Ovarien und Uterus wirkungslos war und dass dann bald das Epigastium, bald einzelne Stellen des Rückgrates als Produktionsherde der Reflexerscheinungen nachzuweisen waren.

Gelegenheitsursachen, die auf dem Boden der Praedisposition hysterische Erscheinungen auslösen können, sind nach Hasse vielfältig. Neben den pathologischen reflektorischen Reizen mit Ursprung im Genitalapparat, gingen auch von den Verdauungsorganen Rückwirkungen auf die psychische Stimmung aus, jedes körperliche Übelbefinden beeinträchtige die geistige Energie des Individuums. In schwächerer Weise könnten auch andere Erkrankungen die Gelegenheitsursache der Hysterie werden, so Säfteverluste, übermäßige Anstrengungen, schlechte Nahrung, Verkürzung der nächtlichen Ruhe. Unter den psychischen Veranlassungen seien es auch hier die deprimierenden Einwirkungen, welche der Hysterie fördernd wirken. Nur ausnahmsweise führe eine freudige Überraschung, eine Begeisterung für moralische, politische oder religiöse Dinge die Krankheit im Ganzen, eher noch einzelne Paroxysmen, herbei.

Schließlich weist Hasse noch darauf hin, dass trotz aller dagegen erhobenen Zweifel festgestellt wurde, dass die *Hysterie auch beim Manne* vorkommen kann. Die betreffenden Kranken würden meistens von mehr weiblichem Habitus und von weibischem Charakter oder als schwächlich bezeichnet, doch hätten englische Ärzte hysterische Zufälle nicht selten bei Matrosen beobachtet, denen jene Eigentümlichkeiten kaum zukommen.

3. GRIESINGER – DIE FUNKTIONELLEN NERVENKRANKHEITEN UND DIE PSYCHIATRIE

WILHELM GRIESINGER (1817–1869) ist einer der Väter der deutschen Psychiatrie, der mit seinem Motto »Geisteskrankheiten sind Gehirnkrankheiten« eine neue Phase dieses Gebietes eingeleitet hat. Nach zwei Jahren Tätigkeit bei Zeller in Winnenthal veröffentlichte er aufgrund der dort gemachten Erfahrungen 1845 die erste Auflage seines berühmten Werkes »Pathologie und Therapie der psychischen Krankheiten«,

das in den folgenden Auflagen bis zum Ende des Jahrhunderts vielen jungen Psychiatern als Führer gedient hat.
Griesinger hat nicht nur in der Psychiatrie, sondern auch in der inneren Medizin Grundlegendes geleistet. Sein Lebensweg führte ihn über Kairo, Zürich schließlich auf den psychiatrischen Lehrstuhl in Berlin.

Griesingers Lehrbuch handelt von den eigentlichen Geisteskrankheiten, und berührt so das Gebiet der funktionellen Nervenkrankheiten nur in Teilbereichen. Vieles von Griesingers allgemeiner Psychopathologie aber ist auch für die funktionellen Nervenkrankheiten von wesentlicher Bedeutung, etwa seine Ausführungen über den psychischen Tonus, die reizbare Schwäche, die nervöse Konstitution, vor allem aber seine in der Folgezeit kaum gewürdigten Ausführungen über die Rolle des »Ich« und des »Unbewussten«. Bemerkenswert ist seine Einordnung der Hypochondrie als mildeste Form des Irreseins, als schwermütige Folie raisonante, während er die Hysterie als ein Nervenleiden ansieht, das nur als Facette auch eine psychische Komponente aufweist.

DIE PSYCHOPATHOLOGIE – Griesinger benützt zwei Grundprinzipien, um darauf seine Theorie der psychischen Funktionen zu errichten, die *Reflexaktion* und die *Vorstellungen.* Die *Reflexaktion* war seit der endgültigen experimentellen Sicherung durch Marshall Hall und Johannes Müller 1833 schon tief ins Bewusstsein der Ärzte der Zeit eingedrungen und entsprach in hohem Maße der nunmehr streng naturwissenschaftlich orientierten Geisteshaltung der Zeit. In gleichem Maße passte in Griesingers Gedankenkonzept die damalige mechanistisch-dynamische Psychologie der *Vorstellungen,* auf deren Hauptvertreter Herbart und Drobisch sich Griesinger mehrfach bezieht. Die Vorstellungen wurden als dynamische Elemente angesehen, die aufeinander wirken und sich je nach ihrer Stärke fördern oder verdrängen.

Griesinger stellt fest, das psychische Leben der Menschen wie der Tiere fange in den Sinnesorganen an und trete in den Bewegungsorganen wieder nach außen. Dem Übergang der sensitiven Erregung auf die motorische liege das Schema der Reflexaktion zu Grunde. Zwischen diese beiden Grundakte des psychischen Lebens schiebe sich, von der Empfindung angeregt, das *Gebiet des Vorstellens* ein. »Dieses ist die eigentliche Energie des Seelenorgans.« Bemerkenswert ist Griesingers Feststellung, dass die Vorstellungen auch im *Unterbewusstsein* wirksam seien und dass dem dort stattfindenden seelischen Geschehen hohe Bedeutung zukommt: »Es gibt ein tätiges, wenn auch für uns *bewusstloses* Leben und Bewegen im Vorstellen – wir erkennen es an seinen

Resultaten, die oft plötzlich und überraschend, wie aus der Tiefe herauftreten. Beständige Tätigkeit herrscht auf diesem kaum oder gar nicht mehr beleuchteten Gebiet, das viel größer und für die Individualität bestimmender ist, als die relativ wenigen bewussten Vorstellungen. Diese Vorgänge geben wichtigste Beiträge zur Stimmung.«

Was die *krankhaften Vorstellungen* betrifft, so wird vermerkt, dass diese nicht nur durch Reize von außen, sondern auch durch *krankhafte Reize im Gehirn selber* entstehen können. Eine solche Gehirnirritation könne offenbar auch durch Mitteilung der Nervenzustände aus inneren Organen, dem Herzen, dem Darm, den Genitalien entstehen.

Das Vorstellen, wie das Empfinden, schreibt Griesinger, werde häufig von *Schmerz* oder *Lust* begleitet. Besondere Bedeutung für die Entstehung psychischer Erkrankungen komme dem *psychischen Schmerz* zu, der »eine Art dunklen Urteils über die Beschränkung und Beeinträchtigung des Ich« darstelle. Psychischer Schmerz finde sich immer, wenn ein Übermaß an Reizen, eine Überforderung, an die Person herantritt, oder wenn diese einer Unterforderung, Langeweile, Untätigkeit, ausgesetzt ist. Der psychische Schmerz dränge sich immer in den Vordergrund des Bewusstseins, hemme und isoliere den Betroffenen von seiner Umwelt. Die individuelle Empfindlichkeit dafür sei sehr verschieden, »eine feinere geistige Organisation kann schon davon irritiert sein, wo ein dumpferer Kopf noch unberührt bleibt.« Auch der momentane Reizzustand des Gehirns sei für das Ausmaß des Betroffenseins sehr wichtig.

Aus Empfindungen und Vorstellungen ergibt sich das *Wollen und Handeln.* – Im Rückenmark erregen die bewusstlosen zentripetalen Eindrücke Bewegungen der Muskeln im Sinne einfachster Reflexbewegungen. Auch zweckmäßig kombinierte Muskelkontraktionen werden nach dem Modus der Reflexaktion in Bewegung gesetzt. Ebenso geben Empfindungen aus den inneren Organen, namentlich der Eingeweide und der Genitalien, als sinnliche Bedürfnisse, Anstöße zum Handeln. Beim Menschen sei nun aber, erläutert Griesinger, *im Reflexgeschehen die Einwirkung der Vorstellungen in einem höherem Maße offen gelassen,* und »durch diese treten Pflicht und Sitte mahnend und regierend zwischen die sinnlichen Triebe«. Wenn die Bewegungsimpulse nicht mehr aus Empfindungsreizen hervorgehen, sondern aus *Motiven,* aus dem Bewusstsein gegenwärtiger Vorstellungen, nenne man diesen Vorgang *Wollen.* Von den einfachsten Reflexaktionen bis zu den bewussten Willensakten ließe sich die motorische Seite des Seelenlebens als eine Stufenfolge nach dem gleichen Prinzip darstellen. Griesinger weiß sich in dieser Auffassung eins mit dem Philosophen

Schopenhauer. Der Mensch habe einen inneren *Drang zum Handeln*: »Wir müssen wollen. Den Geistesgesunden drängt und treibt es, seine Vorstellungen zu äußern, sie in Handlungen zu realisieren und damit sich ihrer zu entäußern. Ist dies geschehen, so fühlt sich die Seele erleichtert.« Die individuelle Beschaffenheit dieser zentrifugalen Seite des Seelenlebens, der Triebe und des Wollens, ist nach Griesinger das, was man den *individuellen Charakter* nennt.

Als *Zentrum der Persönlichkeit* setzt Griesinger das *Ich*. Die Assoziationspsychologie besagt, dass es bei einem Widerstreit im Bewusstsein immer die stärksten Vorstellungen sind, die letztlich ihren Übergang in Handlungen erzwingen. Griesinger erklärt dazu in viel differenzierterer Weise, dieser Widerstreit würde entschieden durch das Ich, das heißt »durch die ganze Vorstellungsmasse, die eben das Ich repräsentiert«. *Das Ich gebe am Ende den Ausschlag*, indem es die eine Vorstellung zurückdrängt oder begünstigt. Die Tatsache jenes Widerstreites im Bewusstsein, der am Ende durch das Ich entschieden wird, sei die Tatsache der *menschlichen Freiheit*. Eine absolute Freiheit freilich gebe es nicht. »Die menschliche Freiheit ist stets eine relative und verschiedene. Menschen sind in sehr verschiedenem Maße frei.« Damit das menschliche Handeln frei ist, bedürfe es einmal der ungehinderten Ideenassoziation, zum anderen eines gehörig starken Ichs, »das den Ausschlag geben kann, indem sein Vorstellungskomplex die eine Partei der streitenden Vorstellungen verstärkt und damit die andere zurückdrängt«. Für den Arzt sei es in forensischer Beziehung von großer Wichtigkeit, sich über das so vielfach verdunkelte Wesen der menschlichen Freiheit klar zu werden. Ein pathologischer Zustand entstehe, wenn der normale Vorstellungsablauf, die Besonnenheit, geschwächt ist, was in den Affekten und in fast allen pathologischen Zuständen des Gehirns der Fall sei.

Konflikte könnten aus dem Ich selbst entstehen. Schon das Kind komme dazu, aus seinen noch relativ einfachen Vorstellungsmassen einen Gesamteindruck zu erhalten, den es anfängt mit Ich zu bezeichnen. Nach und nach bliebe es nicht mehr bei einem einzigen solchen Komplex von Vorstellen und Wollen, sondern es bildeten sich mehrere solcher Vorstellungsmassen, *»zwei Seelen wohnten dann in des Menschen Brust«*. Hieraus könne sich ein Widerstreit im Innern ergeben, von denen kein denkender Mensch verschont bliebe.

Das Ich kann Griesinger zufolge im Laufe des Lebens eine *Umgestaltung* erfahren. Dies geschehe physiologischerweise während der Pubertätsentwicklung. Mit dem Aktivwerden bisher ruhender Körperteile treten Massen neuer Empfindungen, Triebe,

Vorstellungen und Willensimpulse ins Bewusstsein. Deshalb sei jene Lebensepoche ganz vorzüglich die Zeit innerlich entspringender Gemütsbewegungen. Analoges wie in der Pubertät ereigne sich beim *Irresein.* »Bei diesem nämlich entwickeln sich mit der eintretenden Gehirnkrankheit Massen neuer, dem Individuum bisher fremd gewesener Empfindungen, Triebe und Vorstellungen (z. B. große Angstempfindungen, daran geknüpft die Vorstellungen etwa der Verfolgung). Oft wird ihr Eindringen in die alten Vorstellungskreise als Inbesitznahme des alten Ichs von einer dunklen überwältigenden Macht empfunden. Immer aber ist dieser Widerstreit des alten Ichs gegen die neuen, nicht adäquaten Vorstellungsmassen ... von heftigen *Gemütsbewegungen* begleitet.« Hierin liege der Grund, dass bei der Mehrzahl der Geisteskrankheiten die ersten Stadien in traurigen Gemütsleiden bestünden. Gehe das anomale Vorstellen allmählich mit den Vorstellungsmassen des alten Ichs Verknüpfungen ein, höre dann nach und nach der Widerstand des alten Ichs auf und die stürmischen Gemütsbewegungen legten sich. Nun aber sei durch Aufnahme der anomalen Vorstellungs- und Willenselemente das Ich selbst ein anderes geworden. In gesunden Tagen finde das Ich im Vorstellungskomplex des eigenen Körpers eine einheitliche Grundlage. Bei Geisteskrankheiten könne sich das körperliche Gemeingefühl bedeutend verändern, »dann hält sich der Kranke für ein ganz anderes Individuum als er wirklich ist«.

Während das Vorstellen üblicherweise als ruhiges Denken fortgeht, ist es bei psychischen Störungen von *psychischer Unruhe* begleitet. »Im ersteren Falle verhält sich das Ich zu den eben im Bewusstsein befindlichen Vorstellungen als ruhiger Zuschauer. Im zweiten Fall erregt ein lebhafter Vorgang im Bewusstsein, etwa eine plötzlich gegebene Vorstellungsmasse oder ein Trieb, einen tumultarischen Auftritt.« – »Vorstellungshaufen werden schnell heraufgezogen, diese bringen andere mit sich, noch andere werden schnell aber nicht ohne Widerstand zurückgetrieben und das Ich wird dadurch in der Weise lebhafter Förderung oder Hemmung, lebhafter Lust oder Unlust, affiziert.«

Griesinger führt weiter aus, dass die *Gefühle*, mit ihrem Grundinhalt Lust und Unlust, ganz wesentlich das psychische Lebens mitbestimmen. Derlei Gefühle, etwa gedrückte Stimmungen würden häufig lediglich durch einen Wechsel in den körperlichen Zuständen hervorgerufen. Kränklichkeit ändere die ganze Gefühlsweise, sie setze andere Spannungs- und Bewegungsverhältnisse der Vorstellungen. Umgekehrt riefen starke Gefühle gewöhnlich auch wieder starke Umänderungen in den körperlichen Empfindungen hervor; manche heftigen Gefühle seien dadurch halb körperlich, halb geistig (Angst, Schrecken). Zwar könne auch das ruhige Vorstellen von Gefühlen begleitet sein, so das wissenschaftliche Denken vom lustvollen Gefühl des Gelingens. Aber die Gefühle seien viel lebhafter, wenn durch freudige oder traurige Affekte das Ich in heftigere Schwankungen gerate. Die Affektion des Ichs könne bis zu seiner momentanen Unterdrückung gehen, man komme »außer sich«.

Die Gefühle riefen *Begehrungen* hervor und würden von ihnen hervorgerufen. Durch alle affektartigen Zustände würden Triebe und Willensimpulse geweckt, um entweder der Hemmung entgegenzutreten oder der Förderung zu folgen. Zum anderen erfolge die Entstehung der Affekte weit leichter durch die Triebe und das Wollen als vom bloßen Vorstellen. Hemmung oder Förderung von Trieben und willentlichen Strebungen affiziere das Ich in hohem Maße und »die tiefsten Erschütterungen resultierten aus dem plötzlichen Zurückgeworfenwerden der eben flüssigen Strebungen«. Häufig sähe man, dass eine aufgezwungene Beschäftigung bei einem Menschen, der mit allen seinen geistigen Kräften nach ganz anderen Seiten strebt, die Ursache andauernder Gemütsbewegungen und eines daraus entwickelten Irreseins werde.

Eine wesentliche Beziehung zu den Trieben und dem Wollen, schreibt Griesinger, habe das *Gemüt*. Die Gemütsruhe, »die gewohnte ruhige Art, wie sich unser Ich zum eben vorhandenen Vorgestellten verhält«, sei aber keine absolute Ruhe, sondern das Resultat einer mäßigen mittleren Tätigkeit, welches zugleich das erworbene mittlere Maß psychischer Kraft und die gewohnte Richtung psychischen Leben repräsentiere; man könne sagen, es sei der *psychische Tonus*.

Gemütskräftig sei der Mensch, bei dem sich ein haltbarer psychischer Tonus gebildet hat, der nicht durch jede psychische Erregung alsbald modifiziert wird. *Gemütsschwäche* dagegen sei da vorhanden, wo leicht ausgebreitete, aber energielose Reaktionen des Ichs hervorzurufen sind; fast jede Vorstellung errege hier ein Gefühl. Und Griesinger fährt fort: »Man wird sogleich die Identität dieses letzteren Verhaltens mit dem erkennen, was man auf sensitiv-motorischem Gebiete die *reizbare Schwäche* nennt und als die wichtigste Disposition und deren Grundzustand bei vielen Nervenkrankheiten (z. B. den Spinalneurosen) betrachtet.«

Man nenne ein solches Verhalten mit Recht Schwäche, denn mit den einzelnen Excitabilitätserhöhungen sei eine absolute Erniedrigung der Kraftgröße in den Funktionen verbunden. Bei Vorhandensein von Konvulsionen sei die willkürliche Muskelbewegung schwach, bei Vorhandensein steter Affekte sei das Denken und Wollen schwach und schlaff. Die Zustände seien nicht nur häufig miteinander kombiniert (Neigung zu Affekten und erhöhte Konvulsibilität vieler Hysterischer), sondern sie entstünden oft genug aus denselben Ursachen.

Von der Art und Weise wie das Ich durch die Gefühle und Gemütsbewegungen affiziert wird, hängt Griesinger zufolge großenteils die *psychische Reaktionsweise* des Menschen ab. Von der leisesten Änderung der Stimmung bis zum tobendsten Affekt sei es immer nur ein Zustand der Förderung oder der Hemmung des Ich. Die Stimmungen zerfielen so in die expansiven und die depressiven Affekte, zu jenen gehörten Heiterkeit, Freude, zu diesen Ärger, Niedergeschlagenheit.

Griesinger führt an, dass bei den Affekten immer außer den zerebralen Prozessen, noch *somatische Veränderungen* auftreten, dass Herzschlag, Respiration, Magenverdauung, Schweißsekretion, Galle, Harn ins Spiel gezogen werden. »Dem Zornigen schwellen die Venen im Gesicht, bei dem in Furcht und Schrecken Versetzten entstehen schnell wässerige Sekretionen; beim Traurigen wird die Respiration verlangsamt und oberflächlich, und muss daher zuweilen durch tiefe Atemzüge, Seufzer unterbrochen werden.« Bei vorübergehendem Affekt und gesundem Organismus würden sich diese körperlichen Anomalien bald wieder ausgleichen; bei lange fortdauernden Ursachen, etwa bei anhaltendem Gram, bildeten sich aber allmählich kompliziertere Störungen der organischen Mechanik aus, die durch das bloße Aufhören des Affektes nicht zum Schwinden gebracht würden.

Umgekehrt hätten aber auch abnorme körperliche Veränderungen Einfluss auf den Zustand der Psyche. Bei Herzkranken sähe man häufig Angst, bei Krankheiten des Darmes und bei Ikterus mürrische Laune, Denkträgheit und allgemeine Verstimmung eintreten. Das Gefühl körperlichen Wohlseins oder körperlicher Krankheit sei überhaupt von größtem Einfluss darauf, ob unsere Stimmung mutig und heiter oder niedergeschlagen und traurig ist.
In diesen Verhältnissen läge der Schlüssel zum Verständnis der *Prädisposition zu Geisteskrankheiten* durch die verschiedensten Krankheiten. Das Irresein aus psychischen Ursachen werde häufig durch Vermittlung anderer Störungen hervorgerufen, etwa in der Weise, dass durch lange dauernden Gram die Ernährung tiefe Not leidet und erst dies einen Einfluss auf das Gehirn und damit auf die psychischen Prozesse hat.

Den Zustand, bei dem die Vorgänge im Bewusstsein mit völliger Aufmerksamkeit wahrgenommen werden, nenne man die *Vernunft.* Damit Vernunft walten kann, müssen die kontrastierenden Vorstellungen die Möglichkeit haben sich geltend zu machen und dem Ich muss dazu die nötige Ruhe gegeben sein. Dies alles sei bei den Geisteskrankheiten nicht der Fall, die Falschheit der krankhaften Vorstellungen könne nicht eingesehen werden. Genesung vom Irresein erfolge gewöhnlich nur in den primären Perioden, wo dieses hauptsächlich auf affektartigen Zuständen beruht. Wenn das alte Ich durch die krankhaften Vorstellungen so verfälscht ist, dass der Kranke ohne Affekt seine ganze Persönlichkeit mit einer neuen vertauscht hat, sei eine Heilung so gut wie unmöglich.

DIE NERVÖSE KONSTITUTION – Bei der Erörterung der Ätiologie der psychischen Krankheiten erklärt Griesinger, die einzige physiologisch erkennbare Konstitution, welche wesentlich zu Geisteskrankheit disponiert, sei die so genannte *nervöse Konstitution.* Diese charakterisiere sich durch das Missverhältnis der Reaktion zu den einwirkenden Reizen.

Der nervösen Konstitution seien *Hyperästhesien* verschiedener Art eigentümlich, so besondere Temperaturempfindlichkeit, spontaner Wechsel der Kälte- und Hitzesensation, Auftreten zahlreicher Mitempfindungen und leichtes Entstehen von Schmerzen. Die motorisch-nervösen Akte zeichneten sich durch Abnahme der Kraft, *leichte Erschöpfbarkeit*, durch Neigung zu raschen, ausgebreiteten, aber wenig energischen Bewegungen aus. Auf geistigem Gebiete bemerke man größere *psychische Empfindlichkeit*, Neigung zu psychischem Schmerz, und eine Verfassung, in der jeder Gedanke zu einer Gemütsbewegung wird, mit der Folge eines raschen Wechsels der Selbstempfindung und der Stimmungen. Andererseits herrsche Schwäche und Inkonsequenz des Wollens, Energielosigkeit des ganzen Strebens mit hastigen und wechselnden Begehrungen. Die Intelligenz zeige dann oft die gleiche Beschaffenheit. Hierher gehörten »jene schon als Kinder geistig sehr erregbaren, dann sich ungleichmäßig entwickelnden und stets etwas Haltloses darbietenden Naturen, jene zuweilen lebhaften schillernden Köpfe, denen es aber an Tiefe und Ausdauer fehlt, jene mittelmäßigen, aber barocken Musiker und Poeten oder jene missratenen Universalgenies, die bei einer gewissen Raschheit und Vielfältigkeit des Denkens nie Sammlung und Ruhe zu etwas Tüchtigem finden konnten«.

Sucht man in Griesingers Werk nach der Hypochondrie und Hysterie, so stößt man auf erstere an markanter Stelle, nämlich als leichteste Form der Melancholie, als leichteste Form der Geisteskrankheiten überhaupt. – Griesingers für lange Zeit richtungsweisender Gedanke der *Einheitspsychose* unterscheidet zwei große Gruppen psychisch-anomaler Grundzustände. »Einmal beruht das Irresein auf dem *krankhaften Entstehen und Fixiertbleiben von Affekten.* Das andere Mal besteht das Irresein in Störungen des Vorstellens und Wollens, die nicht von dem Herrschen eines affektartigen Zustandes herrühren, sondern ein *selbständiges beruhigtes falsches Denken und Wollen* darstellen.« Die Zustände der ersten Gruppe gehen in der Mehrzahl der Fälle denen der zweiten Reihe voran, wobei die letzteren gewöhnlich nur als Folgen der ersteren auftreten.

DIE HYPOCHONDRIE – Von den Formen der psychischen Krankheiten der ersten Gruppe stellt Griesinger vorneweg die psychischen Depressionszustände, die Melancholie. Die Mehrzahl aller psychischen Erkrankungen beginnen ja in der Weise eines depressiven Affekts. Die *leichteste Form der melancholischen Zustände* wiederum ist die *Hypochondrie.* »Die hypochondrischen Zustände stellen die mildeste Form des Irreseins dar. Während sie mit den anderen Formen der Schwermut den Klassencharakter der niedergeschlagenen, traurigen, depressiven Gemütsverstimmung, der verminderten Energie des Willens teilen, so differieren sie auf charakteristische Weise dadurch, dass hier die Gemütsdepression aus einem starken *körperlichen Krankheitsgefühl* hervorgeht, dass sich deshalb die falschen Urteile fast ausschließlich auf den *Gesundheitszustand* des Subjektes beziehen.« Jenes körperliche Gefühl des Krankseins beruhe häufig auf Irritation der Nervenzentren von oft sehr versteckten Erkrankungen der Eingeweide, aber es werde auch durch rein psychische Ursachen hervorgerufen. Durch den Mangel eigentlicher Verstandesverwirrung erscheine die Hypochondrie wesentlich als *schwermütige Folie raisonante.* Sie sei eine Gemütsverstimmung, die von den leichtesten bis zu den extremsten Graden gehen kann.

Die *Symptomatik* der Hypochondrie beginnt nach Griesinger damit, dass die Stimmung der Kranken anfängt sich zu verändern. Die Betroffenen werden niedergeschlagen, verdrossen, zeigen die Neigung alles auf sich zu beziehen und fühlen sich von allem belästigt und ermüdet. Sie werden von einem unbestimmten Krankheitsgefühl auf dunkle Weise beunruhigt. Alle Provinzen des sensitiven Nervensystems könnten zum Sitz krankhafter, oft sehr schmerzlicher Empfindungen werden. Diese anomalen Empfindungen unterhielten beständig ein Vorstellen, das sich auf die Erkrankung und auf die Heilung bezieht. Es werde aus ihnen auf das Vorhandensein gefährlicher Krankheiten geschlossen und häufig würden solche Vermutungen in drastischen Worten geäußert.

Griesinger erläutert, so sehr diese Vorstellungen bloß eingebildet seien, so wenig seien dies die Empfindungen, die die Basis jener Urteile bilden. »Man nehme dem

Hypochonder seine krankhaften Sensationen, so wird er keine imaginären Krankheiten mehr haben wollen.«
Häufig entgehe dem Kranken selbst der psychische Anteil an seinen Leiden nicht, die Veränderung seiner ganzen Persönlichkeit, das Befangensein in den kranken Empfindungen und Vorstellungen machten oft den Hauptgegenstand seiner Klage aus. Meistens stellten sich Veränderungen des Willens ein, die Kranken werden mutlos, unentschlossen. Das Vorstellen werde monoton. Bei den Hypochondern könnten auch mannigfache körperliche Krankheitssymptome vorhanden sein, namentlich leide häufig die Verdauung, der Appetit sei übermäßig oder vermindert, der Stuhl angehalten und die Verdauung oft von stärkerer Gasentwicklung begleitet.

Griesinger zufolge entsteht die Hypochondrie einmal als *sekundäre Cerebrospinalreizung* in Folge von leichten inneren Erkrankungen des Darms, der Leber, der Genitalien, die ein intensives Krankheitsgefühl setzen, andererseits auch als Sexual- und Nervenleiden nach Onanie, Tripper oder starken Ausschweifungen sowie nach allen Zustände von Blutarmut. Sodann aber könne sich die Hypochondrie unzweifelhaft auch auf direkt *psychischem Wege* ausbilden, indem durch äußere Veranlassung das Vorstellen anhaltend auf den eigenen Gesundheitszustand determiniert wird und dadurch erst krankhafte Empfindungen geweckt werden. Solches beobachte man beim Lesen medizinischer Bücher, beim Umgang mit Hypochondristen, in Zeiten großer Epidemien wie der Cholera. Häufiger noch entstünde die Hypochondrie aus indirekten psychischen Anlässen, nämlich so, dass depressive Affekte, übertriebene geistige Anstrengungen erst Störungen der Verdauung, der Zirkulation, der Blutbildung hervorrufen, welche dann zur Quelle der Krankheitsgefühle werden. –
Hypochondrische Zustände seien bei Männern häufiger als bei Frauen. Der Verlauf sei im Allgemeinen sehr langwierig. Die Genesung käme nicht selten auf psychischem Wege, aber auch durch Beseitigung körperlicher Ursachen zustande. Auch mit dem Auftreten von Gichtanfällen und Wechselfieber habe man ein Aufhören der hypochondrischen Verstimmung beobachtet.

HYSTERIE – Anders als die Hypochondrie ist die Hysterie nach Auffassung Griesingers keine psychische Erkrankung, sondern ein *Nervenleiden,* das nur zum Teil auch eine psychische Komponente aufweist, sodass er, wie die meisten Psychiater nach ihm, allein auf diesen Teil des Krankheitsbildes eingeht. Er schreibt: »Was die Hysterie betrifft, so äußert sich dieses allgemeine Leiden des Nervensystems bald mehr in dieser, bald mehr in jener Partie des Nervensystems, nur sehr selten aber bleiben die psychischen Tätigkeiten ganz frei von aller Störung.« – »In den leichteren, noch nicht als psychische Krankheit anzuerkennenden Fällen, bald neben, bald ohne ausgesprochen motorisch-sensitive Anomalien, zeigt sich die eigentümliche hysterische Gemütsbeschaffenheit, nämlich übermäßige gemütliche Empfindlichkeit, namentlich für den geringsten Tadel, Neigung alles auf sich zu beziehen, leichte Erregung der gesamten Individualität, starker Wechsel der Stimmungen auf unbedeutende äußere Anlässe (Launen, Capricen), zeitweise zärtliche Sympathie für andere weibliche Individuen, ziemliche, selbst sehr aufgeweckte Intelligenz.« Individuelle Charaktereigenschaften mischten oft noch andere Züge bei, Neigung zu Täuschung und Lügen, zu allerlei Unfug, zu kleineren oder größeren Bosheiten. Tiefere hysterische Seelenstörungen äußerten sich einmal in der Form akuter Anfälle von Delirium und Aufregung oder als chronisches Irresein in der Form von Melancholie oder Manie.

Die Diagnose des *hysterischen Irreseins* müsse man vorzüglich auf die früheren Charaktereigentümlichkeiten, auf das Mitbestehen von Globus, Weinkrämpfen, Meteorismus, ausgebildeten Krampfanfällen, stellenweisen Anästhesien und Hyperästhesien, paralytischen Erscheinungen, gründen. Sehr häufig finde sich bei den Betroffenen eine ausgesprochene erbliche Disposition zu Nervenkrankheiten und Krankheiten der Genitalien. Der Einfluss der sexuellen Nicht-Befriedigung sei für einzelne Fälle zuzugeben, werde aber im Allgemeinen sehr überschätzt, wie das Vorkommen der Hysterie bei Mädchen vor der Pubertät, ihre Häufigkeit bei Verheirateten, die große Frequenz des Leidens bei öffentlichen Mädchen zeige. Die Hysterie komme auch, obschon seltener, in völlig ausgesprochener Weise auch bei *jungen Männern* vor.

IV. DIE SPINALIRRITATION – KRANKHEITEN UNTER DER LARVE VON RÜCKENMARKSAFFEKTIONEN

1. DIE RHACHIALGIE

Anfang des 19. Jahrhunderts begann die Medizin das Rückenmark in einer neuen Bedeutung zu sehen. Während es bisher als reines Organ der Nervenleitung galt, hatte man mittlerweile nach Klärung der verschiedenen Qualitäten der vorderen und hinteren Wurzeln, und der Reflexvermittlung durch das Rückenmark, das Rückenmark als eigenständiges und aktives Organ kennen gelernt. Das in der Medizin seit langer Zeit bekannte Phänomen, dass eine Reizung eines Organs eine Reaktion in einem entfernten anderen Körperteil auslösen kann, und die Tatsache, dass im Organismus offensichtlich alles mit allem in Verbindung steht, erhielt mit der Einbeziehung des spinalen Apparates eine neue Dimension. Bald tauchte dann auch der Gedanke auf, dass ein Reizzustand im Rückenmark krankhafte Veränderungen in der Peripherie erzeugen kann oder umgekehrt, dass manchmal krankhafte Erscheinungen in der Peripherie auf Erkrankungen des Rückenmarks zurückzuführen sind. Durch die zunehmende Tendenz zu genauerer Körperuntersuchung war man außerdem bei verschiedenen Kranken auf eine durch Druck auszulösende *Schmerzhaftigkeit im Wirbelsäulenbereich* aufmerksam geworden. Über deren Ursprung und Bedeutung machte man sich Gedanken, etwa in der Richtung, dass Schmerzen an der Oberfläche des Rückens ein sympathisch bedingtes Zeichen einer krankhaften Veränderung im Rückenmark sind.

RACHIALGIA SPINALIS – In Deutschland publizierte 1824 SALOMON FRIEDRICH STIEBEL (1792–1868) eine Arbeit: »Über Neuralgiea rhachitica und das Symptom des Gegensatzes«. Er berichtet darin von seiner Beobachtung, dass Schmerzen in und an der Brust nicht dort ihren Ausgangspunkt haben, sondern dass es sich dabei um neuralgische Ausstrahlungen vom Rückenmark her handelt. Er schließt dies daraus, dass über der Wirbelsäule an bestimmten Stellen heftiger Druckschmerz ausgelöst werden kann, während dies an der Brustwand nirgends der Fall ist. Diese Erscheinung gehört nach seiner Meinung in die Klasse der Sympathien, der Schmerz trete an der Peripherie hervor, entstehe aber im »Gegensatz« dazu an zentraler Stelle.

Der von Stiebel für dieses Phänomen benützte Name Rachialgia spinalis wurde 1828 von der Bezeichnung *»spinal irritation«* des Engländers BROWN abgelöst. Sie meinte das gleiche, nämlich dass scheinbar in der Peripherie aufgetretene Organerkrankungen ihren Ursprung in einer Irritation des Rückenmarkes haben und dass diese irritierte Zone des Rückenmarkes sich durch Druckschmerzhaftigkeit im darüberliegenden Gewebe der Wirbelsäule anzeigt. Diese könne rückschließend wiederum als diagnostisches Zeichen verwendet werden.
Vornehmlich von Engländern, PRIDGIN, TEALE, TATE, PARRISH, besonders aber von den Brüdern GRIFFING und JOHN MARSHALL wurden zahlreiche Beobachtungen von Krankheiten beigebracht, welche als »spinal irritation« gedeutet wurden. Die oft recht spekulativen Arbeiten fanden noch kein besonderes Interesse, doch hielt der Name »Spinalirritation« auch im deutschen Sprachraum Einzug.

HINTERBERGER schenkte 1831 der Rückenmarksempfindlichkeit besonders bei Wöchnerinnen Aufmerksamkeit und kam zu der Meinung, dass Kindbettfieber, Ruhr, Cholera in einer Rückenmarksentzündung ihren Ursprung haben. Verschiedene Autoren, etwa

ENZ 1840, trieben die Sache mit der Spinalirritation dann auf den Gipfel, indem alle Arten von Krankheiten, sobald sich bei ihnen Empfindlichkeit einer Stelle der Rückenwirbelsäule fand, als »Larven einer Rückenmarksaffektion« ausgegeben wurden. Verführerisch für die praktisch tätigen Ärzte war hierbei vor allem, dass Störungen in den peripheren Organen nicht selten verschwanden, wenn am Ort der Schmerzhaftigkeit an der Wirbelsäule lokal behandelt wurde, sei es mit Blutentziehung, Fontanellen, Ätzungen.

2. STILLING – EIN WISSENSCHAFTLER NIMMT SICH DER SACHE AN

Die Spinalirritation wurde von einer eher beiläufig registrierten Sonderlichkeit zu einem hochaktuellen Thema, nachdem BENEDIKT STILLING (1810–1879) begann, sich damit zu befassen und 1840 seine »Physiologische, pathologische und medizinisch-praktische Untersuchungen über die Spinalirritation« publiziert hatte.

Stilling war ein bedeutender Forscher auf anatomischem und physiologischem Gebiet, Freund von Magen und Bernard, dem aufgrund seiner jüdischen Abstammung die akademische Laufbahn verwehrt war und der so als Landgerichtsarzt in Kassel seine Studien betrieb.
Stilling benützte als einer der Ersten die seit 1825 verbesserten achomatischen Mikroskope und erfand die Methode der gehärteten ungefärbten Serienschnitte zur Untersuchung des Rückenmarkes. Damit identifizierte er in der grauen Substanz die dort kreuzenden Nervenfasern und ebenso Nervenzellen verschiedener Größe. Er entwickelte, gestützt auf Tierexperimente, die Lehre vom vasomotorischen Nervensystem und erkannte die Bedeutung des Sympathicus als Hauptträger dieses Systems. Die treibende Kraft für die Entstehung seines Werk über die Spinalirritation war, »dass er eine Anleitung geben wollte, wie deren Pathologie und Therapie auf physiologischer Basis aufgebaut werden könnten«.

KRANKHEIT ALS LARVE EINER RÜCKENMARKSAFFEKTION – Die grundlegende Idee zum Störfall »Spinalirritation« bestand, wie schon angeführt, in der Annahme, dass viele Krankheiten als »Larve der Rückenmarksaffektion« auftreten können, dass also der primäre Krankheitsherd nicht in dem krank erscheinenden Organ selber, sondern in einem Herd des Rückenmarks lag. Die Schmerzhaftigkeit über dem Rückenmark sollte als Indiz dieses Herdes dienen.

Während nun die früheren Autoren dachten, dass der diagnostische Druck auf die Dornfortsätze das Rückenmark selbst irritiert und in diesem Schmerzen auslöst, machte Stilling klar, dass dies nicht der Fall sein kann, sondern dass die Schmerzen in der Haut, den Muskelansätzen und dem Bandapparat ihren Sitz haben. Wolle man einen Zusammenhang dieser an der Körperoberfläche liegenden Schmerzen mit dem Rückenmark selbst herstellen, müsse man auf das »Gesetz der exzentrischen Erscheinung« zurückgreifen das besagt, dass bei Reizung einer sensiblen Faser an irgendeiner Stelle ihres Verlaufes diese Einwirkung immer auf deren peripheres Ende bezogen wird. Die Schmerzen in den Weichteilen der Wirbelsäule stellten Ausstrahlungen, »exzentrische Erscheinungen« eines Herdes im Rückenmark dar, genau so wie die projizierten Krankheitserscheinungen in den verschiedenen Organen.

Stilling führt dann aus, für die *Diagnosestellung* einer Spinalirritation dürfe man sich nicht allein auf die Druckschmerzhaftigkeit der Wirbelsäule stützen, sondern müsse die Verbindung mehrerer einschlägiger Symptome dazu heranziehen. Spinalirritation sei dann anzunehmen, wenn Störungen eines Organs ohne die gewöhnlichen Entzündungszeichen vorliegen, und wenn diese mit einer Neuralgie des Rückgrats, mit deutlichen Remissionen oder Intermissionen eines Symptoms, mit Frostanfällen und schließlich mit großer Muskelschwäche und Abmagerung verbunden sind. Zur Beurteilung des Gesamtbildes der Spinalirritation sei weiter die Erfassung der *Gemütslage* des Kranken sehr bedeutsam, da positive oder negative Gemütsbewegungen entscheidend auf den Zustand des Körpers einwirken. Als vermittelndes Substrat hierbei wirkten die »sensiblen Nerven«. Diese nimmt Stilling freilich nicht nur als Leitungsinstrument für sensible und motorische Impulse, sondern pars pro toto als Inbegriff des Gemeingefühls, einschließlich des zugehörigen psychischen Korrelates. Er stellt fest, dass »die Gefühle von Freude, Zufriedenheit, Wohlbehagen unzweifelhaft Zustände sind, mit denen eine verstärkte normale Tätigkeit der sensiblen Nerven oder deren Zentralteile verbunden ist, wobei alle organischen Prozesse weit besser vonstatten gehen, als wenn der Mensch ein wüstes ödes Leben lebt.« Gemütsaffekte wirkten dramatisch auf den Körper ein: »Versetzen wir den Blühenden in deprimierende Gemütsaffekte, geben wir dem Unglücklichen seine Zufriedenheit und eine glückliche Wendung seiner Lebensverhältnisse wieder – und wir sehen, wie der anfangs blühende Mensch jetzt sichtlich welkt und sehen den der Krankheit nahen Menschen aufblühen.«

DAS VASOMOTORISCHE KRANKHEITSMODELL – Um eine Vorstellung zu geben, wie es zu den Irritationsherden im Rückenmark, vor allem durch nervlich-gemütliche Überlastungen, überhaupt kommen kann, bietet Stilling ein Krankheitsmodell aufgrund von *vasomotorischer Störungen* an. – Stilling hatte die anatomische und physiologische Erforschung der kleinsten Gefäße grundlegend vorangebracht, er war der Erste überhaupt, der vom vasomotorischen Nervensystem sprach. Zu seinen Erkenntnissen gehört, dass die *normale Nervenaktion von einer wohlgesteuerten Blutversorgung* abhängig ist, die wiederum eine Folge der *gehörigen Steuerung der vasomotorischen Nerven* durch die sensitiven Nerven darstellt. Während der Zusammenhang zwischen den sensiblen Nerven und den Blutgefäßen durch die vasomotorischen Nerven hergestellt wird, erfolgt Stilling zufolge der Kontakt der sensiblen Nerven zu den vasomotorischen Nerven in den Nervenzentren. »In den Faserungen der Zentralteile des Nervensystems bestehen Vorrichtungen zur Mitteilung des Zustandes der einen Primitivfaser an die andere ... wo also die sensiblen Nerven auf die vasomotorischen Nerven reflektieren können.« Die vasomotorischen Nerven sind nun umso tätiger, je stärker die sensitiven Nerven in sie reflektieren und Blut anfordern. Dadurch erfolgt eine Vermehrung des Blutflusses zu den in Aktion befindlichen Teilen, die Blutgefäße erweitern sich, und eine größere Blutmenge bewegt sich rascher durch sie hindurch. Bei Tätigkeit schwellen in dieser Weise nicht nur die Gefäße eines Armes, sondern auch beim Denken die Hirngefäße an. Hält sich die Aktion in mäßigen Grenzen, so gleicht sich die Blutfülle in Ruhe allmählich wieder aus, weil die sensitiven Nerven noch die Kraft haben, auf die vasomotorischen Nerven so zu reflektieren, dass eine entsprechende Kontraktion der Blutgefäße zur Fortschaffung des angehäuften Blutes stattfindet. Ist aber durch eine übermäßige Aktion die Kraft der sensitiven Nerven völlig erschöpft, so sind diese unfähig auf die vasomotorischen Nerven entsprechend einzuwirken und die Entleerung der überfüllten Gefäße geht nicht genügend vonstatten. Aus der entstandenen Blutüberfüllung aber ergeben sich Nachteile. Von dem langsamer zirkulierenden, anders zusammengesetzten Blut findet eine abweichende Regeneration der betreffenden sensitiven Primitivfaser mit der Folge einer Funktionsschwächung statt. Verstreicht zwischen einer übermäßigen Anstrengung und deren Wiederholung nicht ein Zeitraum, der hinreicht, die gestörten sensitiv-vasomotorischen Verhältnisse wieder auszugleichen, treten schließlich üble strukturelle Folgen ein. Es ergibt sich eine vorübergehende, dann eine bleibende Blutüberfüllung, eine immer stärkere Blutstockung, endlich eine Mazeration dieses Teils, wie man es bei Tierversuchen am Auge beobachten könne. Stilling zieht aus alledem die *Schlussfolgerung*: Überreizungen im sensiblen System haben Blutstauungen im Gehirn und Rückenmark zur Folge, die wiederum zu einer Schädigung der dortigen Nervenelemente, zur Spinalirritation, führen.

Zehn Jahre nach dem Erscheinen von Stillings Werk stellte WUNDERLICH fest: »Durch die Ausdehnung, welche man in vielen Arbeiten der Spinalirritation zu geben versucht, musste diese Theorie eher als eine Grille erscheinen. Erst als Stilling sich der Sache annahm und ihr einen physiologischen Unterbau zu verschaffen suchte, wurde sie zu einer beachtenswerten Idee.«

3. GEORG HIRSCH – KLASSIKER DER SPINALNEUROSEN.

Wenige Jahre nach Stilling griff GEORG HIRSCH (1799–1885), Professor der Medizin in Königsberg, das Thema auf, und lieferte unter der Bezeichnung *Spinalneurosen* eine klassische klinische Studie des Komplexes psychosomatischer Störungen, die dreißig Jahre später als Neurasthenie, hundert Jahre später als psychovegetatives Syndrom in der medizinischen Literatur abgehandelt wurden. Alle neurophysiologischen Erkenntnisse der letztvergangenen Jahre wurden dabei mit kritischem Verständnis einbezogen.

Als Gegenstand seines 1843 erschienen Werkes »Beiträge zur Erkenntnis und Heilung von Spinalneurosen« bezeichnet Hirsch als »die pathologischen Phänomene, welche von einem Leiden des Rückenmarks abhängig sind, während sie *unter der Larve von Krankheiten anderer Organe auftreten*«. Die neuen Erkenntnisse der Neurophysiologie hätten das Rückenmark so in den Blickpunkt gerückt, dass es als physiologische Basis eines dynamischen Krankheitsbildes, der Spinalirritation, dienen könne.

ZUR NEUROPHYSIOLOGIE – Hirschs Ausführungen geben den aktuellsten Kenntnisstand in dieser Aufbruchszeit der Neurophysiologie wieder. Er schreibt: »Die frühere Zeit kannte nur ein Zentrum des Nervensystems, das Gehirn, und bedurfte auch keines andern, da sie die Funktion der Nerven auf die mit Bewusstsein verbundenen Empfindungen und die willkürlichen Bewegungen beschränkte. Das Rückenmark galt nur als leitendes Mittelglied, der unvollkommen gekannte Sympathicus als eine gelegentliche Vermischung verschiedener Spinalfasern. Auf diesem Standpunkt beharrte die Wissenschaft, bis 1833 Marshall Hall und J. Müller die Entdeckung der reflektierten Bewegung machten, welche das Komplement des Bellschen Gesetzes und mit ihm die Basis der heutigen Nervenphysiologie geworden ist. Diese ohne Bewusstsein … erfolgende *Reflexbewegung* ist zwar auch dem Gehirn nicht fremd; ihr *Hauptorgan aber ist das Rückenmark* … Durch Valentin ist bewiesen worden, dass auch die unwillkürlichen Bewegungen der von sympathischen Nervenfasern versorgten inneren Organe vom Rückenmark abhängig sind.«

Das eigentliche Zentralorgan sei die früher als unwesentlich angesehene *graue Substanz*. Die weiße Substanz diene nur der Leitung. Das schaffende, aktive Prinzip werde durch die graue oder Belegsubstanz repräsentiert, die aus isolierten Kugeln, den »*Belegkugeln*« besteht. Jede Kugel bilde gleichsam ein Nervenzentrum für sich; jede werde von einzelnen Primitivfasern umsponnen, welche ihre Energien einander mitteilen und sich nachher wieder in Plexus und Faserbündel vereinigen. Alle ins Rückenmark eintretenden Fasern gingen so zuerst nach innen, umspinnen den äußeren Teil der zentralen Belegungskugeln und setzten dann ihren Weg nach dem Gehirn fort.

Die fundamentale Funktion des Nervensystems sei die *Empfindung*. Die Seele komme erst durch Perception der Außenwelt zu sich, das Gefühl kläre sich auf zur Vorstellung und erst aus dieser könne sich das Begehren und der Wille entwickeln. Freilich werde die Seelenkraft auf diesem Wege nicht erschaffen, wohl aber aus ihrem schlummernden Zustand erweckt. Willkürliche oder reflektierte *Bewegung* sei eine sekundäre Leistung der Nerven. Die Einwirkung auf die Vegetation sei eine tertiäre, von der Aktivität der motorischer Gefäßnerven abhängige Nervenleistung.

Die Qualitäten der Außenwelt, Farben, Töne, Widerstand kämen nie unmittelbar ins Bewusstsein. Vielmehr erregen »die Ätherschwingungen in den peripherischen Endschlingen des Optikus gewisse Veränderungen«, die wiederum Veränderungen längs der Primitivfaser bis in gewisse Stellen des Gehirnes veranlassten, und »diese Alterationen des Gehirnlebens sind es, die auf eine Weise, die wohl in aller Ewigkeit jeder Erklärung spotten wird, von der Seele perzipiert werden«. Von den Nerven habe eine jede ihre spezifische Erregbarkeit. Was man Licht nenne, sei nichts weiter als die Aktivität gewisser Hirnorgane, die gewöhnlich durch Ätherschwingung, aber auch durch jeden anderen Reiz erregt werde.

Normalerweise würden die Alterationen im Nervenzentrum durch Erregung der peripheren Nervenenden ausgelöst und vom Bewusstsein als von dort ausgehend perzipiert. Erfolge die Erregung der Nervenenden infolge Erkrankung der zugehörigen Organe auf abnorme Weise, erzeugten die bewussten Empfindungsnerven Schmerz, Angst, Übelkeit, die unbewussten provozierten abnorme Reflexbewegungen. Die anormale zentripedale Erregung gehe vielfach auf andere Bahnen über und erzeuge abnorme Irradiationen und Reflexbewegungen.

In den *Kernkugeln* könnten sich nun aber auch, schreibt Hirsch, durch irgendwelche pathologischen Ursachen *Veränderungen spontan* ausbilden. Auch diese Erscheinungen würden exzentrisch wahrgenommen. Finde dieser Vorgang am Zentralende von Sinnesnerven statt, ergäben sich *Halluzination*, bei Empfindungsnerven Neuralgien

im weitesten Wortsinn, bei motorischen Nerven *abnorme Bewegungen,* bei vasomotorischen Nerven anomale Plastik. Das Erkranken eines Nervenzentrums, in dem die Nerven eines Organes wurzeln, könne so die Symptome jeder Krankheit dieses Organs hervorrufen. –
Für die inneren Organe des Körpers, die ihr *Nervenzentrum im Rückenmark* besitzen und mit diesem größtenteils durch den Sympathikus zusammenhängen, gelte dasselbe wie beim Gehirn. Dieselben Symptome kämen zum Vorschein, ob die Alteration eines Nervenzentrums durch einen Reiz aus dem peripheren Organ erfolgt oder ob diese Alteration sich primär im Nervenzentrum selbst entwickelt. Dieser Umstand liege dem Begriff der Spinalirritation zu Grunde

Hirsch stellt fest, unter dem Namen Spinalirritation sei ein *dynamisches Leiden,* eine Funktionsstörung, des Rückenmarks, zu verstehen. Im Wort dynamisch liege das Bekenntnis eines Nichtwissens, nämlich die Annahme, dass es Vorgänge im Organismus gibt, deren näheren Grund man nicht anzugeben vermöge. Indessen habe die Annahme dynamischer Krankheiten auch einen positiven Sinn. Zwar sei jeder gesunde oder abnorme Vorgang im Organismus, die psychische Tätigkeit mit eingeschlossen, mit einer Veränderung der Materie in Form und Mischung verbunden. Organische Veränderungen aber könne man nur solche Umbildungen nennen, welche von der normalen Metamorphose der Elementarteile wesentlich abweichen, mit der vitalen Tätigkeit der letzteren unverträglich und in der Regel keiner Rückbildung fähig sind. Die Krankheiten, bei denen dies nicht stattfindet, sind die *dynamischen Krankheiten.* Bei der Kontraktion der Muskeln z. B. finde schon im gesunden Zustand augenscheinlich eine materielle Veränderung der Textur statt; es sei aber deshalb noch keine organische Alteration des Muskels da. Wohl sei dies aber in der Kontraktur der Fall. Ganz in demselben Verhältnis stehe die Spinalirritation zu den organischen Rückenmarkskrankheiten. Zwischen organischen und funktionellen Krankheiten lasse sich keine scharfe Grenze ziehen und unstreitig werde durch jeden Fortschritt zumal der mikroskopischen und chemischen Forschung das Gebiet der dynamischen Krankheiten immer mehr beschränkt.

DIAGNOSE – Zur Diagnosestellung sagt Hirsch, müsse die Spinalirritation unterschieden werden von den Lokalkrankheiten, die sie imitiert, von Hysterie und Hypochondrie, von organischen Krankheiten des Rückenmarks, von sekundärer Reizung des Rückenmarks.

Der *Schmerz am Rücken* erfordere eine gewisse Berücksichtigung. Wichtig sei das Aufsuchen der Stellen, bei denen provozierter Schmerz ausgelöst werden kann. Dabei träten neben dem Schmerz auf der gedrückten Stelle erstaunlicherweise oft auch Nervenzufälle auf, an denen der Kranke sonst leidet, Schwindel, Husten, Herzklopfen, Singultus, Magenschmerz. Der Wirbel, dessen Schmerzhaftigkeit der Affektion irgendeines Organs korrespondiert, liege mit diesem Organ meist in gleicher Höhe. Hirsch wendet sich aber entschieden dagegen, den Rückenschmerz als ein pathognomisches Zeichen der Spinalirritation anzuerkennen. Es habe eine grenzenlose Verwirrung gebracht, Rückenschmerz und Spinalreizung für ein und dasselbe anzusehen, Krankheit und Symptom zu identifizieren. Der Rückenschmerz komme bei vielen Krankheiten ohne Affektion des Rückenmarkes vor, andererseits komme die Spinalreizung häufig vor, ohne dass irgendein Punkt der Wirbelsäule eine erhöhte Empfindlichkeit verrate.

Bei der Abgrenzung der Spinalirritation gegen die Hypochondrie und Hysterie legt Hirsch eine eigenständige Interpretation dieser beiden Krankheiten vor. Der Ansicht, das Wesen der *Hypochondrie* sei psychischer Art, setzt Hirsch entgegen, Ängstlichkeit und Aufmerksamkeit auf das körperliche Befinden mache nicht so leicht krank. Der wesentliche Charakter der Hypochondrie bestehe darin, »dass durch ein langwieriges Kranksein der Verdauungsorgane die sensiblen Nerven derselben in einer perpetuierlichen Erregung und Spannung erhalten werden, welche sich in das Sensorium fortpflanzt und durch Irritation auf die übrigen Empfindungsnerven übergeht«. Die *Hysterie* definiert er »als eine eigentümliche Anomalie des Sensorium commune, welche eine vermehrte Agilität, eine verstärkte und regellose Strömung des Nervenprinzips nach allen Richtungen bedingt«.
Hirsch gibt dazu eine psychische Charakteristik der beiden Krankheitsbilder. Der Grundcharakter der *Hysterie* sei Agilität, Exaltation, Wechsel, derjenige der Hypochondrie Depression, Gleichmäßigkeit. Bei beiden sei das geistige Auge nach innen gerichtet, der Hypochonder schaue auf das, was er leidet, die Hysterische auf das, was sie tut, jener fühle sich als der Leidendste aller Menschen, diese als die Liebenswürdigste ihres Geschlechts, oder als die standhafteste Dulderin. Der Hypochonder sei misstrauisch, bitter, unzufrieden, mache sich Vorwürfe über alles, was er getan und unterlassen hat. Die Hysterische sei eitel, selbstgefällig und von ihrem Ich in hohem Maße befriedigt. Der erstere komme vor lauter Bedenklichkeiten zu keinem rechten Handeln und verliere bei Veränderungen schnell die Fassung. Umgekehrt sei den Hysterischen alles, was die Nerven erregt, wohltätig, das Allerverkehrteste mit Lust unternommen, bekomme ihnen vortrefflich. Selbst Krankheiten naher Angehöriger, äußere Not, schwierige Lebenslagen, wirkten belebend auf sie ein; dann seien sie auch großer aufopfernder Kraftanstrengungen fähig. Nach Hirsch sind mäßig

Hysterische die besten Krankenwärterinnen, Hypochondrische dagegen die besten Verwalter von Vermögensgeschäften. Der Hypochondrist verlange fortdauernd nach Abführungen, die Hysterika nach Analepticis und Nervinis. Der Erste ist mit seinem Arzt unzufrieden, Hysterische hängen in der Regel mit Zärtlichkeit an ihrem Arzt. Die Homöopathie findet ihre eifrigsten Verehrer an den Hysterischen; alle Prognosen mit rechter Zuversicht ausgesprochen, treffen bei ihnen aufs Haar zu. Hypochondristen dagegen sind enthusiastische Anhänger der Kaltwasserkuren, die ihnen auch in der Tat oft gut bekommen. – Im Übrigen seien hypochondrische Frauen und hysterische Männer nicht weniger als selten. Dass das umgekehrte Verhältnis unendlich häufiger ist, erkläre sich dadurch, dass bei Frauen die Verdauungsorgane eine geringere nervöse Rezeptivität haben, dagegen die Agilität ihres Nervensystems und namentlich ihres Seelenorgans größer ist.

Das *Verhältnis* der Hypochondrie und Hysterie zur Spinalirritation wird folgendermaßen interpretiert. Die Hypochondrie, wie Dubois und Romberg sie auffassen, würde ganz analog einer Zerebral-Irritation sein, nämlich ein dynamisches Leiden des Gehirns, das exzentrisch als Krankheit peripherer Organe perzipiert wird und in der Folge durch anomale Innervation diese Organe wirklich krank machen kann. Da Hirsch hingegen die Hypochondrie primär für ein abdominales Leiden hält, welches das Nervensystem nur für symptomatisch ergreift, fällt bei ihm die Hypochondrie mit der sekundären Irritation zusammen. Größer sei die Verwandtschaft der echten Spinalreizung mit der Hysterie, da beide Krankheiten von einer dynamischen Verstimmung im Nervenzentrum ausgehen. Die Spinalreizung habe ihren Herd im Rückenmark, die Hysterie im Seelenorgan selbst. Bei der Spinalirritation schwanke die Symptomatik im Laufe von Monaten und Jahren, bei der Hysterie innerhalb von Stunden. Die Hysterie mache Anfälle, die mit Zwischenräumen fast vollkommenen Wohlseins abwechseln, die Irritation mache gleichmäßige Beschwerden, die erst nach langer Dauer in andere Formen übergehen. Hysterie könne die gewaltsamsten Anfälle von Asthma, Cardiogmus, Cardialgie hervorrufen, aber keinen jahrelangen Husten, keinen Vomitus chronicus. Sie beschränke sich überhaupt mehr auf abnorme Sensationen und Bewegungen. Bei der Spinalirritation sei die Vegetation häufig tief ergriffen, die Muskulatur schlaff und ohne Energie. Die wesentlichsten Verschiedenheiten sprächen sich im Seelenleben aus. Hysterische hätten immer etwas Närrisches, sie spiegeln sich gern in ihrem Ich. Ein großer Teil der Spinalirritierten sei geduldig, gleichmäßig gestimmt, resigniere leichter auf jeden Lebensgenuss und macht das Übel eher geringer als es ist; bei vielen andern finde sich wohl eine hypochondrische Depression, aber keine hysterische Exaltiertheit. Dass Hypochondrie, Hysterie und

Spinalirritation vielfach untereinander verschmelzen und dass die Unterschiede im Leben nicht so grell hervortreten, bedarf nach Hirsch kaum der Erwähnung.

URSACHEN UND VERLAUF – Die häufigsten Ursachen für das Entstehen der Spinalneurosen sind nach Hirsch »die durch das Gehirn, das Sensorium commune, auf das Rückenmark einwirkenden *psychische Potenzen*«. Namentlich übertriebene Geistesanstrengungen, langwierige deprimierende Gemütsbewegungen und asketische Selbstquälerei seien dafür anzuschuldigen. Aber auch krankhafte Reizungen der peripheren Nerven in verschiedene Organe lösten manchmal abnorme Reaktionen im Rückenmark aus, wobei oft gerade eine mäßige Reizung weit verbreitete sympathische Erscheinungen hervorriefe, so etwa Wurmbefall, durchbrechende Zähne, Fötalreiz im Uterus. Auch jeder heftige Schmerz, selbst starkes Hautjucken, könne Nervenschwäche und Irritation nach sich ziehen, desgleichen Hyperämie, Anämie, Gifte, Narkotika und Metalle. Zu den ergiebigsten Quellen der Spinalreizung gehörten alle Regelwidrigkeiten der *Geschlechtsfunktion*, bei denen psychische und somatische Einflüsse gleichermaßen in Betracht kämen. Erregter und doch nicht befriedigter Trieb sei ein wesentliches Moment für die Entstehung von Neurosen. Bei übermäßiger Onanie bilde sich das treue Bild der Spinalreizung aus: Herzklopfen, Präkordialangst, Gastrodynie, Dyspepsie und Dysästhesie. Auch das durch populär-medizinische Schriften geförderte übertriebene Stillen sei eine häufige Krankheitsursache.

Disposition zur Spinalirritation bestehe mehr beim *weiblichen Geschlecht*. Am häufigsten entwickle sie sich auf dem Boden der *nervösen Konstitution*, die neben erhöhter Sensibilität durch eine Schlaffheit der organischen Gewebe und durch eine geringere Energie der Bewegungen und des Kreislaufs charakterisiert sei. Alle erschöpfenden Krankheiten, besonders Blut- und Säfteverluste, sowie Krankheiten mit anhaltenden Schmerzen wirkten in die gleiche Richtung.

Ausgang in Gesundheit sei die Regel, wenn die Ursache sich beheben lässt oder nur vorübergehend gewirkt hat, häufig aber auch in veralterten Fällen mit und ohne Behandlung. Bei eingewurzelter Irritation oder sehr nervöser Konstitution könne Wechsel in eine andere Form von Nervenkrankheit oder Übergang in organische Krankheit stattfinden.
Tödlicher Ausgang sei möglich entweder durch Entartung des nervlich affizierten Organs, durch allmähliche Erschöpfung der Kräfte, am häufigsten aber durch eine banale interkurrente Krankheit, welcher der geschwächte Körper nicht mehr gewachsen ist.

Schließlich stellt Hirsch noch eine Überlegung zu dem der Spinalirritation zugrunde liegenden Prozess an. Man müsse ihn in einer direkten, wenngleich *unbekannten Alteration der Nerventätigkeit selbst* suchen. Marshall spräche in diesem Sinne von »Reizbarkeit und Schwäche« der Nerven. Hirschs eigene, mit allem Vorbehalt geäußerte *Hypothese* zieht Analogien zum Kreislauf heran: Bei jeder zentripedalen Nerventätigkeit finde ein Andrang des Nervenprinzips nach den zentralen Belegkugeln und eine »*Turgeszenz*« der Belegkugeln statt, die als Empfindung perzipiert wird. Sie dauere im gesunden Zustand nur so lange, wie der die Empfindung auslösende Impuls anhält. Wenn eine solche Turgeszenz abnormerweise sich primär in einer Belegkugel selbst entwickelt, erfolgt diese Entladung ins Sensorium, wie wenn die Turgeszenz von der Peripherie her ausgelöst wäre. Es könnte nun aber auch ein *Aufstau des Nervenprinzips* in einer zentralen Belegkugel eintreten, wenn die Sekretion verstärkt, der Zufluss vermehrt, oder der Abfluss des Nervenprinzips behindert wird. Dabei entspräche die durch anhaltend vermehrten Zufluss des Nervenprinzips von der Peripherie ausgelöste Turgeszenz der sekundären Spinalirritation, mit der Hypochondrie als Prototyp. Stase im Seelenorgan durch zentrale Hemmung der Nervenströmung infolge übertriebener Geistesanstrengung oder Gram löse die Spinalirritation im Gehirn aus. *Stase im Rückenmark* erfolge durch lähmende Erschütterung, durch anhaltende Reizung einer einzelnen Stelle, durch Giftstoffe, mit der Folge von Empfindungen und Reflexbewegungen ohne äußeren Reiz. Verstärke sich die Turgeszenz der Belegkörperchen, so suche sich das angehäufte Nervenprinzip nach anderen Nervenröhren hin Luft zu machen, es entstehen abnorme Synergien. Nehme die Stase überhand, so werde die Bewegung des Nervenfluidums überhaupt gehemmt, es zeigten sich Anästhesia dolorosa, Parästhesie und Parese. Bei der Hysterie bestehe ebenfalls eine Neigung zu abnormer Turgeszenz, jedoch mit beschleunigter Strömung des Nervenprinzips. – Hirschs Theorie ist ein etwas grob anmutender Versuch, den funktionellen Neurosen einen physiologischen Unterbau zu geben, der ein wenig weniger wunderlich wird, wenn man statt des unbekannten Nervenprinzips die heute bekannten Überträgerstoffe an den Synapsen einsetzt.

4. DIE KRANKHEITSBILDER DER SPINALIRRITATION – DIE SPINALNEUROSEN

Krankheitsbilder, die infolge Spinalirritation Organkrankheiten vortäuschen, nennt Hirsch *Spinalneurosen*. Er durchforscht das ganze Krankheitsarsenal seiner Zeit nach Krankheitsformen, welche erfahrungsgemäß mit Rückenmarksleiden zusammenhängen, die also auch als Ausdruck einer Spinalirritation in Frage kommen. So kommt er zu einer Vielzahl von Krankheitsbildern, die bei früheren Autoren unter der Rubrik Hypochondrie und Hysterie abgehandelt wurden, jetzt aber in seiner physiologisch-klinischen Darstellungsart als Spinalneurosen geschildert werden. Hirsch berichtet bei jedem Organ die zuständige Nervenversorgung, um zu zeigen, auf welchem Weg die zentrale Irritation zum betroffenen Organ gelangt. Immer wieder wird deutlich, wie Hirsch versucht die funktionellen Neurosen über das *vegetative Nervensystem* aufzuschließen, während die früheren Autoren hauptsächlich die körperliche Symptomatik, die späteren Forscher die psychische Symptomatik im Auge hatten. Aus der Fülle der von Hirsch eingehend geschilderten Syndromen, können im Folgenden nur einige angedeutete Bilder zur Illustration herausgegriffen werden.

RESPIRATION – Zu den Neurosen der Respiration zählt Hirsch die nervöse Aphonie und Heiserkeit. Nervöser Husten käme vor allem bei schwächlichen jungen Mädchen vor. Oft erscheine die Spinalreizung unter dem ausgeprägten Bilde der *Lungenschwindsucht*. Nichts sei gewöhnlicher als die durch Rückenmarksaffektion bedingten *Dyspnoen*. Hirsch führt die Atemlähmungen an, die bei Tierversuchen durch Rückenmarksverletzungen in verschiedenen Höhen festgestellt wurden und meint, ebenso würden durch dynamische Spinalaffektion Atmungsbeschwerden jeder Art und jeden Grades hervorgerufen. Dahin gehörten auch die *Brustkrämpfe*, die bei Nervenkranken so alltäglich seien. *Singultus* rühre von Reizen unterhalb des Zwerchfells, zuweilen auch von Irritation der Nervenwurzeln her. Mit *nervösem Lachen, Weinen, Seufzen, Gähnen, Niesen* verhielte es sich nicht anders.

KREISLAUF – *Nervöses Herzklopfen*, schreibt Hirsch, sei etwas zu Alltägliches, um darüber Worte zu verlieren, wenn es aber über Jahre andauere, mit Herzschmerzen, Beengung, Hämoptoe und ähnlichen Zufällen einherginge, so könne eine täuschende Ähnlichkeit mit Herzerweiterung entstehen. Der üblicherweise organisch bedingte Krankheitszustand des *Cardiogmus*, mit anfallsweisen stürmischen Palpitationen, heftigsten Herzschmerzen, die sich den linken Arm entlang ziehen, Beängstigungen, könne sich nicht selten durch fehlenden Befund bei der Nekropsie oder die schließliche Genesung als nervös bedingt erweisen. »Die Paroxysmen des Cardiogmus sind bei den nervösen Herzkranken gewaltsamer, dagegen ist die echte Herzangst wohl bei den meisten geringer, wenigstens haben sie nicht den eigentümlichen jammervoll schmachtenden Blick der organisch Herzkranken. Wo sich Angst zeigt, ist sie bei den Nervösen mit wilden Bewegungen, Schreien verbunden, während der organisch Herzkranke ganz still liegt und jede Bewegung vermeidet.« Die Paroxysmen organischer

Herzkrankheiten rückten im Verlauf der Krankheit immer näher zusammen und würden heftiger, die der nervösen, wenn man sie nur erst behandeln gelernt hat, werden allmählich seltener und schwächer. Rückenschmerz sei bei einigen Kranken gefunden, bei anderen vermisst worden.

DIGESTIONSORGANE – Bei der Besprechung des Magen-Darmtraktes, der ja seit jeher für die funktionellen Nervenkrankheiten eine spezielle Bedeutung besitzt, bringt Hirsch besonders gründlich die Neurophysiologie in sein Konzept ein. Er beschreibt, auf welchen Nervenwegen exzentrische Reaktionen möglich sind. So hänge beim Pharynx das Gemeingefühl vom Trigeminus, die Geschmacksempfindung vom Glossopharyngeus, die Instinktempfindung vom Vagus, die willkürliche Motorik vom Accessorius und Hypoglossus, die Reflexbewegungen des Schlundes vom Sympathicus ab. Die Speiseröhre werde durch die N. Vagi versorgt, in deren Bahn aber zugleich zahlreiche accessorische und sympathische Fasern eingehen, sodass Krankheiten des Gehirns und Cervicalmarkes die Funktion wesentlich stören können. Die *Dysphagia spastica* komme durch eine rein funktionelle Affektion der Medulla oblongata zustande. Das *Globusgefühl* scheine von einer Reizung der sensiblen Nerven des Pharynx abzuhängen.

Als wichtigster Nerv des *Magens* wird der aus dem Gehirn entspringende *Vagus* mit seinem sympathischen Anteil und seinen vielfältigen vegetativen Funktionen gewürdigt. Hirsch bezeichnet ihn als *Instinktnerven,* der dem Organismus lebenswichtige Erfordernisse zum Bewusstsein bringt, aber auch die Empfindungen der Angst, der Dyspnoe vermittelt. Durch den Sympathicus erhalte der Magen auch Nervenanteile aus dem Rückenmark. *Erbrechen* sei ursprünglich durch Erregung sensibler Magennerven bedingt und projiziere sich ins Sensorium als *Ekel und Übelkeit.* Nächst den idiopathischen Magenkrankheiten komme Erbrechen am häufigsten als exzentrische Aktion bei *Gehirnaffektionen*, bei Commotio, Entzündungen und Tumoren des Gehirns, vor. Erbrechen erfolge auch, wenn die Zentralenden der Brechnerven, der rechte Seh- und Streifenhügel, erkranken. Mit Ekel und Übelkeit seien *Zustände von Adynamie* verbunden, zunächst im Gebiet des Vagus mit Gähnen, Seufzen, Kollaps, Blässe, aber auch im übrigen System mit Depression, Erschöpfungsgefühl, Muskelerschlaffung. N*ervöses Erbrechen,* stellt Hirsch fest, komme häufig und hartnäckig genug vor. Im Gegensatz zur Übelkeit gehe das Gefühle von *Hunger und Sättigung* fast nur vom Magen aus.

Der sich bei Rückenmarksstörungen zeigende *exzentrischer Magenschmerz* werde durch die spanchnischen Nerven vermittelt, die in der Gegend des 7. und 8. Brustwirbels in das Rückenmark einmünden. Die *Cardialgie*, die Neuralgie des Magens, beruhe auf einer Affektion dieser Nerven im Zentralorgan, und werde nur exzentrisch im Magen empfunden. Die entsprechende Rückengegend sei dabei ebenso schmerzhaft wie der Magen selber. Therapeutisch bewähre sich hier glänzend die Anwendung von Blutentleerungen und Vesikatoren an der schmerzenden Rückenstelle. Bei nervenschwachen oder erschöpften Individuen wirke hier die Rückendusche, vor allem aber das Seebad nützlich.

Pyrosis sei bei nervösen Personen ein alltäglicher Zufall. – Ebenso sei abnorme *Luftentwicklung* im Nahrungskanal bei der Spinalirritation häufig. Bei dem fortwährenden *Aufstoßen* nervenkranker Frauenzimmer handele es sich um atmosphärische Luft, die während kurzer Inspirationen zwischen den einzelnen Ructus immer wieder in den Magen gelangt. Die Luft bewirke durch Magendehnung eine Reizung der sensiblen Magennerven mit Reflexion auf die motorischen Brechnerven. Bei geschwächtem Nervensystem erfolge stattdessen manchmal eine Irradiation auf andere Empfindungsnerven und es entstehen exzentrisch empfundene Schmerzen an der Haut. Durch Reiben der schmerzenden Hautstelle entstehe Aufstoßen, eine bei Nervenkranken sehr gewöhnliche Erscheinung. – *Luftentwicklung im Darmkanal* sei nur krankhaft, wenn sie im Übermaß stattfinde oder nicht frei austreten könne. Begünstigt würde dies durch einen atonischen Zustand der Darmwände. Quälend werde der Zustand, wenn ein tonischer Krampf am Anus oder an einer höheren Stelle die Ringmuskulatur zusammenschnürt. Eine Verbindung von Atonie und Zusammenziehungen des Darms, welcher die angesammelte Luft vor sich her treibe, erzeuge die Borborygmen, das gewaltige Gepoltere bei manchen Hysterischen. Erschütterungen und Verletzungen des Rückenmarks zögen großenteils Meteorismus nach sich. – Bei der *Anxietas epigastrica* verbindet sich mit dem Gefühl von Dyspepsie ein höchst quälendes *Angstgefühl,* das mit Herz und Lungen nichts zu schaffen hat, und das der Kranke deutlich von der epigastischen Gegend ausgehend fühlt. Die Selbstquälereien der Hypochondristen, die Rastlosigkeit mancher Hysterischen seien Miniaturbilder dieser Pein. Als Herd dieses Leidens sei in erster Linie an den Vagus als Instinktnerven zu denken, von dem die analogen Empfindungen der Herzangst und Dyspnoe abhängen. – Die *Pulsatio epigastrica,* die mit dem Herzen pulsierende Geschwulst zwischen Herzgrube und Nabel, sei meistens mit Dyspepsie, Cardialgie oder Präkordialangst verbunden und dränge die Idee eines Aortenaneurysmas auf. Meistens sei sie aber von einem bloßen Erethismus des Nervensystems abhängig und daher bei Hypochondrie, Hysterie und Spinalirritation häufig. – Unstreitig seien auch die Drüsensysteme *Leber, Milz und Pankreas* vom Nervensystem nicht unabhängig, unstreitig gebe es nervöse

Gelbsucht, doch sei auf diesem Gebiete noch nichts Prägnantes geleistet worden. – Ob die *Strictura ani spastica* als reines Nervenleiden vorkommt oder immer von einer örtlichen Läsion abhängt, müsse die Chirurgie entscheiden. *Tenesmus* zeige sich häufig als vorübergehendes Symptom bei Nervenkranken.

NIERE UND BLASE – Obwohl die *Nieren* nur eine sparsame Nervenversorgung aufwiesen, werde keine Sekretion so leicht durch sensorielle Reizung verändert wie der Urin. Die *Blase* nehme an schweren Rückenmarkskrankheiten teil, bald durch Verhaltung, bald durch unwillkürlichen Abfluss des Urins. Die Kontraktion der Blasensphinkteren beruhe auf der fortdauernden Reflextätigkeit des für die Blase zuständigen Zentrums am unteren Ende des Rückenmarks. Werde das Rückenmark an dieser Stelle zerstört, höre der Tonus auf, der Urin fließt unwillkürlich ab. Werde dagegen das Rückenmark an einer höheren Stelle unterbrochen, so dauere die Reflextätigkeit und auch die Kontraktion des Sphinkters fort, es entsteht Ischurie.
Bei Nervenkranken, besonders krampfsüchtigen Frauenzimmern, komme häufig eine *nervöse Ischurie* vor. BRODIE sehe die Sache so, dass bei der hysterischen Urinverhaltung nicht die Blase dem Einfluss des Willens entzogen ist, sondern dass der Wille selbst fehlt. Frauen, welche von einer hysterischen Urinverhaltung geplagt sind, würden, sich selbst überlassen, in kurzer Zeit davon wieder befreit; nur wenn der Katheter angewandt wird, könne man die Heilung auf unbestimmte Zeit hinausschieben. Man solle sich des Katheters nur bei verschleppten Fällen bedienen. Dieser Rat, meint Hirsch, sei nur mit Einschränkung zu befolgen.

GENITALIEN – Hirsch beschreibt die weitgehende Abhängigkeit der *männlichen Genitalfunktionen* vom Rückenmark. Die Wollustempfindung werde durch eigene Instinktnerven vermittelt, deren Erregungsreflexion auf die motorischen Geschlechtsnerven Erektion und Ejakulation in derselben Weise hervorrufe, wie das Erbrechen durch den Vagus ausgelöst werde. Die Wollustnerven besäßen, eben weil sie eine Empfindung erregen, ein *Zentrum im Gehirn*. Sie träten aber schon im *Rückenmark* mit zahlreichen Bewegungsnerven in Verbindung, wie die mannigfachen instinktmäßigen Mitbewegungen im Zeugungsakt belegten. Pathologische Fälle wiesen darauf hin, dass im oberen Teil des Rückenmarks ein Zentralpunkt für die Geschlechtsnerven vorhanden ist, da auch nach Trennung dieses Teils vom Gehirn Erektionen nicht bloß möglich sind, sondern sogar häufig vorkommen. Dies gelte indessen nur, wo bloß die Leitungsfähigkeit des Rückenmarks unterbrochen ist und die spinale Reflextätigkeit unterhalb der verletzten Stelle fortdauert. – Bei dieser weitgehenden Abhängigkeit der männlichen Genitalfunktionen vom Rückenmark seien funktionelle Störungen aufgrund zentraler Irritationen zwangsläufig zu erwarten. Als weiteres einschlägiges Leiden wird die *Neuralgie des Hodens* besprochen.

Beim weiblichen Genitalapparat sieht Hirsch weniger den Einfluss des Rückenmarks auf den Uterus, sondern umgekehrt den *Einfluss des Uterus auf das Rückenmark* als vorherrschend an. Spinalreizung werde häufiger durch Uterinleiden bedingt, als dass sie solche hervorriefe. Wenige Organe hätten auf die Nervenzentren einen so wesentlichen Einfluss wie der Uterus. Die vielfachen Sympathien der Uterinnerven erkenne man schon im physiologischen Zustande, an den begleitenden Erscheinungen der Schwangerschaft, noch mehr aber im Gebärakt. Auch Krankheiten der *Ovarien* wirkten öfters mächtig auf das gesamte Nervenleben ein. Keine seltene Erscheinung bei Spinalirritation sei die *Menstrualkolik*. Bei der *Neuralgia uteri* (»irritable uterus«) klage die Kranke über Schmerzen im untersten Teil des Bauches, die Gebärmutter sei hierbei außerordentlich empfindlich, die Menstruation meist regelmäßig, der Appetit schlecht. Die Krankheit gehe nie in Strukturveränderungen über, sei jedoch äußert hartnäckig.

EXTREMITÄTEN – Die Spinalirritation zieht Hirsch zufolge selten komplette Paralysen nach sich, desto häufiger *Paresen* in allen Schweregraden. Hierher gehöre auch die von BRODIE beschriebene *hysterische Lähmung*, ein bei allgemeiner Reizbarkeit und Schwäche der Nerven nicht seltener Zustand, wobei die Akinesie und Anästhesie nur auf einer vorübergehenden Adynamie beruhe. Nach Brodie seien hierbei nicht die Muskeln unfähig dem Willen zu gehorchen, sondern der Wille selbst sei es, der fehlt. Dies sei freilich, meint Hirsch, nur teilweise zutreffend. Der Pseudo-Lähmungen ganz analog seien die nervösen Aphonien, Dysphagien, Ischurien, Amaurosen und ähnliche Zufälle, die bald rasch, bald langsam, meistens aber von selbst wieder verschwinden.

Unter den *nervösen Gelenkleiden* sei besonders häufig das *Hüftgelenk* betroffen, mit den speziellen Erscheinungen der Schmerzverstärkung auf Druck, bei Bewegungen und bei darauf gerichteter Aufmerksamkeit. Das Becken werde auf der kranken Seite nach hinten und oben gezogen, das Bein erscheine verkürzt. Die Krankheit trete auch im *Kniegelenk* und *Handgelenk* auf. Immer bestehe ein *Schwächegefühl*, das zum vorherrschenden Symptom werde, wenn der Schmerz abnimmt. Hirsch zitiert noch einmal Brodie, der erklärt, »dass in den höheren Klassen der Gesellschaft wenigstens vier Fünftel weiblicher Patienten, bei denen man gewöhnlich Gelenkleiden annimmt, an Hysterie und nichts weiter leiden«. Zuweilen litten auch Männer in derselben Weise.

Die Zustände entwickelten sich allmählich und verschwänden ebenso, manchmal hörten sie plötzlich nach irgendeinem ungewöhnlichen Eindruck auf. Abnorme *Kontraktionen* einzelner Muskelpartien erschienen an den Extremitäten selten isoliert, sie rührten bald von Affektionen der Nervenzentren, bald von einer reflektierten Reizung innerer Organe her.

Als eigentümlichste Muskelstörung führt Hirsch den *Schreibkrampf* an, für den er den Namen *Mogigraphie* vorschlägt. Er sei Folge einer allgemeinen Nervenreizung, die sich in den durch vieles Schreiben übermüdeten Fingermuskeln niederschlägt. Das Übel äußere sich bald als Zittern, bald als Steifheit, meistens als hastige Flexionsbewegung, welche die Feder fortstößt; bei einem geringern Grad stocke die Hand beim Schreiben, der Buchstabe wolle nicht aus der Feder. Das Übel komme fast nur bei Männern mittleren Alters vor, die viel schreiben, viel sitzen und oft auch an Hypochondrie, an gesteigerter Sensibilität leiden.

ALLGEMEINE SPINALIRRITATION – Hirsch beschreibt schließlich im Kapitel »Allgemeine Spinalirritation« unter dem von ihm gewählten Namen »*Krampfsucht*« ein Krankheitsbild, das eigentlich als Variante einer ausgeprägten Hysterie erscheint. Die Krampfsucht komme fast allein bei Frauen vor und entwickele sich in der Regel in den Pubertätsjahren. Es sei nicht unwahrscheinlich, dass eine Verirrung des Geschlechtstriebes zugrunde liegt. Der Gesamtorganismus sei viel tiefer ergriffen als bei der Hysterie, weshalb die Kranken oft mehrere Jahre im Bett zubringen müssten. Die Exaltation und periodische Genusssucht der Hysterischen fehlten ihnen gänzlich. Ebenso wenig finde man bei ihnen den maßlosen Redefluss, mit der die Hysterischen ihre Leiden zu schildern pflegen. Allerdings legten sie auf ihre Leiden und auf die Standhaftigkeit, mit der sie dieselben ertragen, großen Wert und erwarteten dafür Anerkennung. Die Fälle seien nicht selten, dass sie, um die Teilnahme des Arztes rege zu halten, zu mehr oder minder groben Täuschungen ihre Zuflucht nähmen. Die Krampfsucht basiert nach Hirsch auf einer *allgemeinen Irritation der Nervenzentren*, wobei Gehirn und Rückenmark beteiligt sind. Rückenschmerz zeige sich weder konstant noch sehr erheblich.

Zu den *allgemeinen Spinalneurosen* wurden von Hirsch, wie von vielen seiner Arzt-Kollegen, noch einige Krankheiten gerechnet, bei denen später eine ganz andere Ätiologie aufgeklärt werden sollte, *Intermittens, Chorea und Hydrophobie*. Beim Wechselfieber stützte sich die Zurechnung zu den Nervenkrankheiten auf den regelmäßigen Rhythmus der Fieberschübe, den man sonst nicht zu erklären wusste.

5. BLÜTE UND NIEDERGANG DER SPINALIRRITATION

Die Spinalirritation erfreute sich in den vierziger Jahren des 19. Jahrhunderts bei Ärzten und Patienten großer Beliebtheit. In der schon abgeflauten Konjunktur der Krankheit geht KARL AUGUST WUNDERLICH (1815–1877) in seinem Handbuch der Pathologie und Therapie 1850 nochmals darauf ein. Er schreibt: »Wirklich verdient kaum eine andere Erkrankungsform so sehr wie die Spinalirritation die ihr beigelegte Benennung einer *Modekrankheit*, und die Diagnose einer Spinalirritation war umso genehmer, als sie an ein einzelnes für pathognomonisch gehaltenes Symptom gebunden und keinem Dementi durch die Sektion ausgesetzt war. Allerdings würde von mehreren Seiten her gegen diese irrationale Ausbeutung eines Krankheitssymptoms protestiert.« Als einer der schärfsten Kritiker trat A. MAYER hervor, der 1849 eine Schrift »Über die Unzulässigkeit der Spinalirritation als besonderer Krankheit« veröffentlichte. Er wollte den Ausdruck Spinalirritation überhaupt abgeschafft wissen, weil diese keine Krankheit im eigentlichen Sinne sei. Seine Argumentation war freilich recht voreingenommen, der auch Wunderlich widersprach und schrieb: »Die Verhältnisse des gereizten oder übermäßig reizbaren Rückenmarks zu untersuchen ist eine durchaus gerechtfertigte notwendige Aufgabe, ebenso gerechtfertigt als das Unternehmen, eine lufthaltige und eine infiltrierte Lunge zu unterscheiden, und wenn man die letztere Pneumonie nennt und diesen Ausdruck für mehr als eine kurze Bezeichnung komplizierter Verhältnisse ansieht, so treibt man nicht weniger Ontologie, als wenn man die von der Reizung des Rückenmarks abhängigen Zufälle unter dem Namen Spinalirritation zusammenfasst.«

In den folgenden Jahren wurde es zunehmend stiller um die Spinalirritation. Als einer der Letzten setzt sich WILHELM ERB (1840–1921) in seinem großen Handbuchbeitrag über Rückenmarkserkrankungen 1876 noch einmal mit ihr auseinander. Er schreibt, die Ansichten über die Existenzberechtigung dieses Symptomenkomplexes hätten große Wandlungen erfahren. Bald ins Maßlose überschätzt, bald wieder, besonders zu den Zeiten des exquisit pathologisch anatomischen Standpunktes völlig geleugnet, sei sie dem Gedächtnis der jetzt lebenden Generation von Ärzten fast entschwunden. Es gebe aber nicht selten Krankheitsbilder, die nicht mit der Hysterie und den gewöhnlichen spinalen Krankheitsbildern verwechselt werden dürfen. Es seien dies Fälle, die sich durch eine erhebliche *Reizbarkeit der sensiblen Sphäre* bei gleichzeitiger *motorischer Schwäche* auszeichneten. Dabei sei eines der konstantesten Symptome *Rückenschmerz* und eine hochgradige Druckempfindlichkeit mancher Dornfortsätze. Diese recht häufigen Fälle fänden weder mit der Diagnose Hysterie noch mit allgemeiner »Nervosität« eine hinreichende Deckung. Weibliches Geschlecht, jugendliches Alter und hereditäre neuropathische Belastung seien die disponierenden Faktoren, schwere Gemütsbewegungen, körperliche Überanstrengungen, sexuelle Überreizung, schlechte Ernährung, Intoxikationen, die akut auslösenden Ursachen. Zur *Symptomatologie* führt Erb das von früher her bekannte Erscheinungsbild an. Häufig beständen fibrilläre Zuckungen und Spasmen einzelner Muskeln. Vasomotorische Störungen seien sehr gewöhnlich: die meisten Kranken zeigten abnorme Erregbarkeit der Gefäße, erröteten und erblassten leicht; die meisten litten an auffallender Kälte an Händen und Füßen. Sehr gewöhnlich seien Funktionsstörungen in den vegetativen Organen: Aufstoßen, Nausea, Herzpalpitationen, seltener Atmungsstörungen. Häufig trete Blasenkrampf, Absonderung von reichlich klarerem Urin auf. Es bestünden gesteigerte psychische Reizbarkeit und Verstimmung sowie Schlaflosigkeit. – Erb meinte, die ganze Lehre von der Spinalirritation bedürfe einer erneuten Revision. Diese fand freilich nicht mehr statt, der Name der Spinalirritation verschwand aus der medizinischen Literatur, die Symptomatologie und die Problematik wurde von der mittlerweile in Blüte stehenden Neurasthenie übernommen.

V. BRAID UND DIE HYPNOSE

In den vierziger Jahren des 19. Jahrhunderts begann die medizinische Wissenschaft sich mit den Phänomenen der *Suggestion* und der *Hypnose zu beschäftigen.* Der Bezug zu den funktionellen Nervenkrankheiten und die Wichtigkeit dieses Schrittes war anfänglich noch kaum erkennbar, die weitere Entwicklung aber erwies die entscheidende Bedeutung für die Theorie und Therapie dieser Störungen.

Suggestiven Einflüssen waren die Menschen seit ältester Zeit ausgesetzt, vor allem überall dort, wo Kranke durch Opfer, Erduldung geheimnisvoller Prozeduren, Anwendung magischer Gegenstände Linderung ihrer Leiden zu erlangen suchten. In der Mitte des 18. Jahrhunderts glaubt man, dass künstliche Magnete eine heilende Wirkung gegen Krämpfe und Lähmungen ausüben würden. Auch der Wiener Arzt FRANZ ANTON MESMER (1734–1815) stellte Versuche damit an, kam aber bald zu der Überzeugung, dass der Stahl nicht die einzige Substanz darstellt, die zum Magnetismus fähig ist. Er meinte, es sei ihm gelungen, auch Papier, Brot, Menschen, alles was er berührte, magnetisch zu machen, sodass diese Substanzen auf Kranke denselben Einfluss ausübten, wie der Magnet selbst. Mesmers Überzeugung entsprang seiner Theorie, dass das Weltall mit einem *magnetischen Fluidum* erfüllt ist, von dessen notwendiger Menge und Verteilung die Gesundheit des Menschen abhänge. Heilung einer Krankheit infolge gestörter Fluidumverteilung werde durch Handauflegung oder Streichungen durch den Magnetiseur oder durch Berührung der von ihm mit magnetischer Kraft geladenen Gegenständen erzielt.

Die Manipulationen der Magnetiseure erzeugten eindrucksvolle Erscheinungen, Krämpfe, Schreien, Weinen, hysterische Anfälle, Schlafsucht und Schlaf. Mesmer suchte hauptsächlich *Krampfanfälle* hervorzurufen, die er als notwendig für die Heilung ansah und erzielte erstaunliche Erfolge mit dieser seiner Methode, der Anwendung des »tierischen Magnetismus«. Einer von Mesmers Schülern, der Marquis PUYSÉGUR, beschrieb 1783 unter diesen magnetischen Erscheinungen ein Phänomen, das ihm besonders interessant erschien, den *künstlichen Somnambulismus.* Bei Bauern seines Landgutes, die er seinen Magnetisierungsversuchen unterzogen hatte, beobachtete er einen Schlafzustand, der ohne Krämpfe eintrat. Für ihn war nun künftig die magnetische Beeinflussung nicht mehr ein Krampfanfall, sondern ein *ruhiger Schlaf* mit Steigerung geistiger Funktionen und passivem Gehorsam. Doch auch weiterhin glaubte man an ein nervöses Fluidum, das vom Körper des Magnetiseurs ausgeht und dessen Willen auf andere übertragen kann.

Ein wichtiger Schritt zur richtigen Beurteilung des Wesens der »magnetischen« Beeinflussung erfolgte durch den portugiesischen Abbé FARIA (1756–1819), der nach einem langen Aufenthalt in Indien in Paris lebte und Vorträge und Demonstrationen zu diesen Phänomenen abhielt. 1814 gab er eine genaue Beschreibung dieser Erscheinungen, die er »lichten Schlaf« nannte. Die Ursachen dieses Schlafes, die Veränderungen, die im Organismus vor sich gehen, erklärte er, liegen im Gehirn der betreffenden Person, in ihrer *Einbildung.* Er nannte den Magnetiseur concentrateur, den Magnetisierten concentré, den Zustand selber sommeil lucide. Faria sprach einem magnetischen Fluidum als solchem jeden Effekt ab. Er handelte als Suggestionstherapeut, wenngleich er das Wort Suggestion nicht gebrauchte. Er sagte, durch das bloße Wort kann man die Gesunden krank und die Kranken gesund machen. Er benützte drei Methoden der Beeinflussung, die Einschläferung durch das Wort, durch die Methode der Fixation und durch Berührung und Streichung. Faria zufolge kommt es besonders auf die Disposition des zu Beeinflussenden an, die Suggestion des Beeinflussers bilde nur die Gelegenheitsursache. Faria verband seine völlig rationale Einsicht in das Wesen der von ihm demonstrierten Erscheinungen, mit einem geheimnisvollen und pompösen Auftreten, sodass er sich in ein etwas zwielichtiges Licht setzte und mit seinen Ansichten in der Wissenschaft keinen rechten Glauben fand.

Erst JAMES BRAID (1795–1860), der in Manchester als Chirurg wirkte, ging den in Frage stehenden Phänomenen wissenschaftlich nach, gab ihnen den Namen »Hypnose« und veröffentlichte 1843 eine größere Arbeit über seine Beobachtungen und Erkenntnisse.
Als er nach Jahren seine Werke der französische Akademie der Wissenschaften einreichte, berichtete er in einem Begleitschreiben über seine Entdeckung: »Es war im November 1841, als ich zuerst Gelegenheit hatte, Experimenten über den Mesmerismus beizuwohnen ... Nach allem, was ich über den Gegenstand gehört und gelesen hatte, begann ich die praktische Untersuchung als völliger Skeptiker ... Ohne Schwierigkeiten aber erkannte ich sehr bald, dass gewisse abnorme Erscheinungen echt waren; doch sah ich keinen Grund anzunehmen, dass diese Resultate, wie Herr La Fontaine behauptete, durch den Einfluss seines Körpers zu Stande käme. Ich stellte daher eine Reihe von Versuchen an, die mir sehr bald bewiesen, dass die Patienten sich selbst in einen ähnlichen Zustand versetzen können, durch ihr eigenes rein persönliches Verhalten, der Zustand also subjektiver Natur und unabhängig von irgendwelchem äußeren Einfluss ist ... Indem ich die Patienten veranlasste, starr einen unbelebten kleinen leuchtenden Gegenstand etwas über der gewöhnlichen Sehrichtung zu fixieren, bei angespanntester Aufmerksamkeit und Ruhe des übrigen Körpers, bemerkte ich, dass viele rasch in einen mehr oder weniger tiefen Schlaf verfielen ... Bei einigen Individuen trat Schlaf mit Aufhebung des Bewusstseins und des Willens ein, und zwar so, dass ... Stechen und Kneifen des Armes nicht wahrgenommen wurde ... und sogar höchst schmerzhafte Operationen ausgeführt wurden, ohne dass der geringste Schmerz während der Operation geäußert wurde und keine Erinnerung an diese Eingriffe dem Patienten blieb, nachdem er aus dem abnormen Schlaf erweckt worden war.«

Braid stellte fest, dass die meisten Versuchspersonen wohl nach dem Erwecken aus einer Hypnose keine Erinnerung an die Geschehnisse in dieser haben, während sie aber bei neuerlichem Versenken in einen leichten hypnotischen Schlaf diese vollständig reproduzieren können. Braid meinte, es handle sich bei diesem Phänomen um eine Art von doppeltem Bewusstsein. Durch seine Namensgebung, seine eingehenden Studien, den Nachweis, dass diese Methode fast bei allen Menschen Anwendung finden kann und demnach an eine Norm der biologischen Organisation anknüpft, durch die Entdeckung der Heilkraft der Hypnose und ihre Anwendung zur Anästhesie, hat Braid einen Meilenstein in der Geschichte der Hypnose gesetzt. Es gelang ihm freilich nicht, die Aufmerksamkeit eines größeren Ärztekreises auf die Erscheinungen des Hypnotismus zu lenken. Auch als 1859 AZAM die schon fast vergessene Entdeckung von Braid neuerlich bekannt machte, sah man darin nur eine neue anästhetische Methode, welche die Chirurgen ein Jahr lang versuchten, aber wegen der Unbeständigkeit der Resultate wieder aufgaben. Erst der Vorstoß von Liébeault in den sechziger, von Charcot in den siebziger und von Bernheim in den achtziger Jahren verhalfen der Hypnose und der Suggestion endgültig zur wissenschaftlichen Anerkennung und zu einer wertvollen theoretischen und praktischen Verbindung mit den funktionellen Nervenkrankheiten.

DRITTES KAPITEL
HYSTERIE UND NEURASTHENIE IN DER 2. HÄLFTE DES 19. JAHRHUNDERTS

Die rasche Entwicklung der Technik, die zunehmende Industrialisierung und Verstädterung, die Bevölkerungszunahme brachten in der zweiten Hälfte des 19. Jahrhunderts schwerwiegende Veränderungen in den Lebensumständen der Menschen und eine Vielzahl sozialer Probleme mit sich. Die Naturwissenschaften machten stürmische Fortschritte und formten ein neues Bild vom menschlichen Organismus, seinem Nervensystem und dessen Funktionen.

I. DER WANDEL DES UMFELDES

1. DIE LEBENSUMSTÄNDE ÄNDERN SICH

Die Menschen ballten sich zunehmend in Großstädten zusammen. Der Fabrikbetrieb löste die Hausindustrie ab, die arbeitslos gewordenen Handwerker gerieten häufig in soziales Elend. Die industrielle Arbeit konzentrierte sich nunmehr vorwiegend in den städtischen Ballungsräumen. Ein Heer von Arbeitern wurden von den neuen Industriezentren angezogen, die bei meist erbärmlichem Lohn und ohne soziale Sicherung ein neues Proletariat bildeten und drängende soziale Probleme aufwarfen. Durch die neuen Kommunikationsmöglichkeiten der Eisenbahn, Telegraph und Telefon begann das Leben insgesamt schneller zu laufen, die Hektik der modernen Zeit nahm ihren Anfang. Auch die geistige Situation verändert sich. Ein Geist der Aufklärung griff auch in der breiten Masse um sich, althergebrachte Wertnormen wurden aufgekündigt und durch sachlich-materialistische Ideen ersetzt. Das geistige Bild der Zeit zeigte auf der einen Seite einen uneingeschränkten Fortschrittsoptimismus, auf der anderen Seite einen nicht weniger verbreiteten Pessimismus und Nihilismus.

Die Medizin war in eine neue Phase ihrer Entwicklung eingetreten. 1859, im gleichen Jahr wie Darwins Werk, erschien Virchows »Zellularpathologie«, die die Pathologie auf eine neue Basis stellte. Die Bakteriologie nahm in den 60-er Jahren durch die Arbeiten Pasteurs, und in den 70-er Jahren durch Koch ihren Anfang und brachten eine Umwälzung in der praktischen Medizin mit sich. Der Chirurgie eröffneten sich ganz neue Möglichkeiten, nachdem in den 40-er Jahren die Narkose und Ende der 60-er Jahre die Antisepsis ihren Einzug in den Operationssaal gehalten hatte. Die Pharmazie begann in den 70-er erstmals synthetisch hergestellte Schmerz- und Schlafmittel anzubieten.

2. DAS DiFFERENZIERTE BILD DES NERVENSYSTEMS

Die Kenntnis des Nervensystems hat im 19. Jahrhundert an Differenziertheit und Genauigkeit enorm gewonnen. Unter Verwendung der verbesserten achromatischen Mikroskopen in den 20-er Jahren und den neuen Methoden zur Härtung und zur Färbung der zu untersuchenden Hirnschnitte wurden allmählich auch die kleinsten und wichtigsten Elemente des Nervensystems, die Nervenzellen, der Wissenschaft zugänglich. DEITERS entwarf dann 1865 das heute vertraute Bild der Nervenzelle, bestehend aus einem Zellkörper mit Kern und Zytoplasma, zusätzlich gekennzeichnet durch zwei Arten von Fortsätzen, dem Axon, und den zahlreichen, verzweigten Dendriten. Eine lange offene Frage, ob die Nervenzellen mit ihren Fortsätzen untereinander ein kontinuierliches Netzwerk bilden oder ob die Nervenzellen als unabhängige Einheiten in einer Beziehung der Kontiguität zueinander treten, wurde gegen Ende des Jahrhunderts durch Ramon y Cayal so entschieden, dass die Zellen eingeständig bleiben und sich mit ihren Fortsätzen nur berühren.

Die Histologie des Gehirns wurde intensiv hauptsächlich von Psychiatern bearbeitet, die hofften, freilich vergeblich, als Grundlage der Psychosen strukturelle Veränderungen des Gehirns zu finden. Geblieben ist ein gewaltiger Gewinn an histologischen Fakten über dieses Organ, sodass schließlich am Ende des Jahrhunderts eine differenzierte Karte über die verschiedenen histologischen Bezirke des Gehirns angelegt werden konnte. Aufgeklärt wurde nun auch der Verlauf der Nerven-Leitungsbahnen, die auf- und absteigenden Bahnen durch das Gehirn und ihre Ursprungs- und Endstellen auf der Rinde (1872, dargelegt wurde die grundlegende Einteilung in Projektionsbahnen und Assoziationsbahnen).

Eine, für die *Physiologie* des Nervensystems und auch für die Lehre von den funktionellen Nervenkrankheiten besonders wichtige Errungenschaft, war die Klärung des *physiologischen Reflexgeschehens.* Nachdem Bell schon 1811 die Vermutung geäußert hatte, dass die vorderen und hinteren Wurzeln des Rückenmarks verschiedene Funktionen haben, hat 1822 Magen experimentell die motorische Natur der vorderen und die sensible der hinteren Wurzeln bewiesen. 1831 erbrachte Johannes Müller die Bestätigung des Bellschen Gesetzes beim Frosch. 1833 erkannte und beschrieb dann Marshall Hall die Übertragung der Reflexe durch Rückenmark und 1846 stellte R. Wagner das Schema der Reflexbahn, sensible Faser, Ganglienzelle, motorische Faser, auf. Das Reflexgeschehen gewann in vielen Bereichen der Medizin zunehmend an Bedeutung. In die praktische Medizin hielten die Reflexe Einzug, als 1875 Erb den Kniesehnenreflex und sein Fehlen bei der Tabes beschreibt und 1896 Babinski den Fußsohlenreflex als wichtiges diagnostisches Hilfsmittel einführte.

Die *Art des Nervenprinzips,* das die Erregungssignale im Nerven transportiert, blieb bis in die vierziger Jahre des Jahrhunderts ein unbegreifliches Faktum. Ende des 18. Jahrhunderts trat dann die »tierische Elektrizität« durch Galvani in die Physiologie ein und gewann gerade in der Neurophysiologie eine enorme Bedeutung. Mittlerweile hatten die Physiker den Physiologen hochempfindliche Galvanometer zur Verfügung gestellt. Damit zeichnete MATTUCCI 1838 erstmals einen muskulär erzeugten elektrischen Strom auf. Der Muskel reagierte nicht nur auf einen elektrischen Reiz, sondern erzeugte auch eine Elektrizität, die sich genauso messen ließ wie Voltas Elektrizität. Angeregt durch seinen Lehrer Johannes Müller, die Mattuccischen Versuche nachzuprüfen, ging EMIL DU BOIS-REYMOND (1818–1896) mit den Mitteln der neuen Physik an das Problem der Nervenleitung. 1849 entdeckte er den Ruhestrom des Froschnerven, er konnte den Nachweis der elektrischen »negativen Schwankung« im Nerven bei Durchgang des Reizes erbringen und entwickelte die Molekulartheorie des Nervenstromes und den Begriff des Elektrotonus, sodass nun die Art der *Reizleitung im Nerven als elektrophysiologischer Vorgang* allgemeine Anerkennung fand. 1850 glückte HERMANN V. HELMHOLTZ (1821–1894) die erste Bestimmung der *Leitungsgeschwindigkeit* im Nerven mit 25–50 Meter pro Sekunde. 1878 konnte HERMANN Nervenaktionsströme auch am Menschen registrieren. –
Schließlich fand man, dass auch das Gehirn sich elektrisch aktiv verhielt. RICHARD CATON beobachtet 1875 zuerst elektrische Erscheinungen an tierischen Gehirnen, 1890 gelang es Fleischl von Marxow als Erstem Gehirnaktionsströme zu registrieren.

Ein Problem der Gehirnforschung war seit jeher die Frage, ob die Seelenvermögen im Gehirn feldmäßig vertreten sind, oder ob das Gehirn stets als einheitliches Ganzes arbeitet. Zu Beginn des Jahrhunderts hat GALL entschieden die lokalisatorische Ansicht vertreten, wohingegen französische Forscher, vor allem FLOUREN, die ganzheitliche Anschauung bevorzugten. Das Problem fand in der zweiten Jahrhunderthälfte seine Lösung zugunsten der Lokalisationstheorie. Die ersten Beweise für Galls Modell erbrachte BOUILLAUD. Er wies nach, dass es bei unfallbedingten Schädelverletzungen Fälle von selektiver Lähmung der Sprache ohne Beeinträchtigung der Gliedmaßen gibt und dass umgekehrt Fälle von Gliederlähmung ohne Einbuße zu artikuliertem Sprechen vorkommen. Angesichts Flourens Theorie blieben diese Beobachtungen bei ihrer Veröffentlichung 1825 ohne Resonanz. Erst 1861 hatte PAUL BROCA Erfolg. Im April dieses Jahres trug er der Anthropologischen Gesellschaft in Paris den Fall Leborgne vor, an dem er am Vortag eine Autopsie durchgeführt hatte. Der Kranke war vor zwanzig Jahren in die Anstalt von Bicêtre eingeliefert worden, nachdem er kurz davor die Sprache verloren hatte, ohne dass sonst seine geistigen Kräfte wesentlich beeinträchtigt wurden. Die postmortale Untersuchung des Gehirns ergab eine Läsion, deren Herd in der Mitte des Stirnlappens der linken Hemisphäre lag. Das vorgelegte anatomische Beweismaterial war über jeden Zweifel erhaben, die Läsion des linken Stirnlappens musste als Ursache für den Sprachverlust anerkannt werden. – In den folgenden zwei Jahrzehnten wurden weitere Sinnesfelder auf der Gehirnrinde nachgewiesen. 1874 entdeckte Wernike beim Menschen die sensorische Aphasie, 1874 fand Hitzige, dass der Verlust des Hinterhauptlappens beim Hund Blindheit verursacht.

Ein weiterer wichtiger Schritt wurde getan, als 1870 zwei jungen Berliner Ärzten, FRITSCH und HITZIG, die Auslösung von Bewegungen durch *elektrische Rindenreizung* gelang. Mit Hilfe des schwachen elektrischen Reizes durch Öffnen und Schließen eines galvanischen Elements konnten sie über Elektroden an bestimmten Punkten der Rindenoberfläche in der gegenüberliegenden Körperseite Muskelkontraktionen hervorrufen. Ein umschriebenes Rindenfeld im Vorderteil des Gehirns erwies sich so als für die Motorik zuständig.

Am Ende der Jahrhunderts (1894) unternahm der Wiener Physiologe SIGMUND EXNER den Versuch, aufgrund aller neuen Forschungsergebnisse eine physiologische Theorie psychischer Erscheinungen aufzustellen. Er veröffentlichte 1894 sein Werk »Entwurf zu einer physiologischen Erklärung der psychischen Erscheinungen«. Es wurde stark beachtet und hat auch für die Theorie funktioneller Nervenkrankheiten einige Bedeutung gewonnen. Breuer und Freud beriefen sich zur Erklärung hysterischer Erscheinungen in einigen Punkten auf ihn.

3. DIE UNIVERSITÄTSPSYCHIATRIE

Während in früherer Zeit die funktionellen Nervenkrankheiten weitgehend von der inneren Medizin vertreten wurden, nahm sich ab Mitte des 19. Jahrhunderts immer mehr die eigenständig gewordene, nun auch mit universitären Lehrstühlen vertretene, Psychiatrie dieses Gebietes an. Ein kurzer Blick soll darum auch auf die Entwicklung der Psychiatrie in diesem Zeitraum erfolgen.

Wegbereiter der neuen Psychiatrie war WILHLEM GRIESINGER (1817–1868). Sein Werk gründete ganz auf der klinisch-empirischen Betrachtungsweise, die angestrebte anatomisch-neurologische Fundierung wurde durch Griesingers Motto »alle Geisteskrankheiten sind Gehirnkrankheiten« belegt. Das Modell seines Lehrers ALBERT ZELLER (1804–1877), der die üblichen vier psychotischen Grundformen, Schwermut, Tollheit, Verrücktheit und Blödsinn, als Zustandsbilder eines Krankheitsprozesses ansprach, wurde von ihm dahingehend weiterentwickelt, dass er die verschiedenen Krankheitsbilder nun als Verlaufsformen eines Grundprozesses mit typischem, sukzessivem Verlauf auffasste. Die ersten Stadien, die affektartigen geistigen Anomalien, betrachtete er als heilbare Krankheiten, während mit der Ausbildung der sekundären Störungen unheilbare Verrücktheit und Blödsinn gegeben seien. Diese These von der *Einheitspsychose* wurde für lange Zeit richtunggebend (zu Griesingers Psychopathologie siehe dort).

Man lernte dann freilich *selbständige Krankheitsformen* mit einer von der Einheitspsychose sich entfernenden Gesetzmäßigkeit in Symptomatik wie in der Verlaufsform kennen. So war bereits von französischen Autoren die progressive Paralyse in ihrer charakteristischen Verlaufsweise erfasst worden. Der Hauptfortschritt nach dieser Richtung knüpft sich an LUDWIG KAHLBAUM (1828–1899) und sein 1863 erschienenes Werk »Gruppierung der psychiatrischen Krankheiten«. Kahlbaum selbst beschrieb als Krankheitsform mit eigenständigem Krankheitsbild und Verlauf die *Vesania catatonica*, sein Schüler Ewald Hecker (1843–1909) die *Hebephrenie*.
Schließlich wurde der Psychiatrie vor allem durch EMIL KRAEPELINS (1855–1926) weitgehend der klinisch-nosologische Stempel aufgedrückt. Der *Begriff der Krankheitseinheiten* wurde maßgebend. Der Haupterfolg von Kraepelins nosologischer Forschung lag in der Erfassung der zwei als Wesenseinheiten erkannten Formenkreise der *Dementia praecox (1898)* und des *manisch-depressiven Irreseins*.

Einer anderen Strömung, der *neuropathologischen Richtung* der Psychiatrie, ging es vor allem um die Erfassung der *organischen Begleiterscheinungen und Grundlagen der*

Psychosen im Bereich des Gehirns. KARL WESTPHAL (1833–1890) war einer ihrer Hauptvertreter, der unter vielem anderen die Kenntnis der progressiven Paralyse durch die Beschreibung der Bulbärparalyse bereicherte. Die allgemeine Psychopathologie verdankt ihm die Beschreibung der Agoraphobie, der Zwangsvorstellungen (siehe dort), der konträren Sexualempfindung. Die auf die *Histopathologie der Hirnrinde* gerichtete Forschung, vertreten vor allem durch FRANZ NISSL (1860–1919) und ALOIS ALZHEIMER (1864–1915) suchte durch Zuordnung histopathologischer Veränderungen zur Verlaufsform psychotischer Störungen zu einer Differenzierung der einzelnen Psychosen zu gelangen.

In besonderer Nähe zur Theoriebildung der funktionellen Nervenkrankheiten stehen zwei Forscher, denen die Wissenschaft grundlegende Einsichten zur Gehirnanatomie und Physiologie verdankt, die beide dann in gedanklicher Weiterverfolgung der von ihnen erschlossenen Fakten auch den Versuch machten, rein auf Grundlage der Gehirnanatomie und Physiologie ein Gebäude der Psychiatrie zu errichten.
THEODOR MEYNERT (1833–1892) war ein Hauptvertreter einer naturwissenschaftlich ausgerichteten Psychiatrie. Ausgangspunkt seiner Forschungen war die von ihm begründete *vergleichende Anatomie des Zentralnervensystems.* Er begann seine Untersuchungen mit der Erforschung der *langen und kurzen Rückenmarksbahnen.* Dabei gelang es ihm auch, die stammesgeschichtlich früheren Systeme der unwillkürlichen Bewegungen von den später entwickelten Bahnen der willkürlichen Innervation morphologisch zu trennen. Er wies nach, dass die Bahnen der willkürlichen Bewegungsvorgänge infolge einer verzögerten Reifung der Markscheiden später funktionstüchtig werden und die stammesgeschichtlich älteren Stammganglien erst von der später gereiften Hirnrinde gehemmt werden. Meynert brachte in das komplizierte Fasersystem des Gehirns eine grundlegende Unterscheidung. Er stellte die *Projektionssysteme,* die eine Projektion der Vorgänge der Außenwelt auf die Hirnrinde und die Leitung der Hirnrindenimpulse an die Peripherie bewerkstelligen, den *Assoziationssystemen gegenüber,* denen die Verbindung der einzelnen Abschnitte der Gehirnhemisphären untereinander obliegt. Die Projektionssysteme verknüpfen die Sinnesorgane und die gesamte Muskulatur mit den *Projektionsfeldern* der Großhirnrinde, deren Zellen durch die übermittelten Erregungen die Erinnerungsbilder der Sinneseindrücke und die Erinnerungsbilder der Bewegungsformen erwerben. Die Assoziationssysteme verknüpfen die Erinnerungsbilder untereinander und werden dadurch zum anatomischen Substrat der Begriffsbildung und des Denkens. Meynert versuchte die Psychiatrie zu einer Lehre von den *Erkrankungen des Vorderhirns* auszubauen. Er setzt Hirnstamm und Vorderhirn als tiefere und höhere Hirnteile in

Gegensatz und bringt sie in Zusammenhang mit dem *primären primitiven Ich* auf der einen, dem *sekundären höheren Ich* auf der anderen Seite. Eine Begründung für seine These liefern ihm die anatomischen Verschiedenheiten im Bau der Blutgefäße im *Hirnstamm und Großhirn* und die daraus resultierenden unterschiedlichen Ernährungsbedingungen dieser Hirnteile. Meynerts Konzept von Gegenspiel zwischen Hirnstamm und Großhirn taucht auch in späteren Theorien zur Entstehung der funktionellen Nervenkrankheiten immer wieder auf.

Ein besonders konsequenter Versuch zu einer neurobiologischen Grundlegung der Psychiatrie wurde von KARL WERNICKE (1848–1905), Chef der psychiatrischen Klinik in Halle, gemacht. Wernicke wandte das Modell der Projektionssysteme und Assoziationssysteme des Gehirns auf die Psychophysik der Sprache an. Jedes Wort muss also ein Projektionsfeld für das Klangbild und eines für das Bewegungsbild haben. Der Ort der Bewegungsbilder der Sprache war durch Broca aufgefunden worden. 1874 entdeckte dann Wernicke den Ort des Sprachverständnisses in der ersten linken Schläfenwindung und beschrieb seinen Ausfall als *sensorische Aphasie.* Nachdem von anderen Forschern weitere Aphasieformen gefunden worden waren, unterschied er die *kortikalen Aphasien,* beruhend auf einer Durchbrechung der Projektionsfaserung der Sprachzentren, und die *transkortikalen Aphasien*, beruhend auf Unterbrechung der Assoziationssysteme. Wernicke versuchte schließlich das gesamte Vorstellungsleben auf eine Formel zu bringen. Analog den Verhältnissen bei der Aphasie könne *jeder Vorstellungsablauf als ein psychischer Reflexvorgang* betrachtet werden mit den Gliedern eines *psychosensorischen,* eines *intrapsychischen* und eines *psychomotorischen Anteils* des Reflexbogens. Er wandte schließlich sein Modell auch auf die *Geisteskrankheiten* an, die sich ihm als *Erkrankungen der Assoziationssysteme,* eine mehr oder minder vollkommene Unterbrechung dieser Bahnen, darstellten.

Eine anders gerichtete Tendenz in der Psychiatrie vertrat die *empirisch-psychologische Forschung.* Ein Repräsentant dieser Richtung war HEINRICH SCHÜLE (1840–1916), dessen Psychiatrie mit ihren anschaulichen Schilderungen sich in ihrem Wesen nach weitgehend psychologisch darbietet.
Französische Forscher, insbesondere VALENTIN MAGNAN (1835–1916) bearbeiten die *Gruppe der hereditär-degenerativen Formen* psychischer Störungen, der psychopathischen Veranlagungen und ihrer psychotischen Episoden und legten sie in Anknüpfung an die Degenerationslehre von Morel als selbständiger Formenkreis fest.

II. NEUE PSYCHOSYNDROME KOMMEN ZU TAGE

Auch für die funktionellen Nervenkrankheiten war die zweite Hälfte des 19. Jahrhunderts eine Umbruchszeit, neue funktionelle Krankheitssyndrome wurden bekannt, die Neurasthenie wurde als neue funktionelle Krankheit aus der Taufe gehoben, die Hysterie erlebte neue Beachtung und neue Wesenszüge.

1. PHOBIEN UND ZWANGSVORSTELLUNGEN – WESTPHAL

Nachfolger von Griesinger als Chef der Berliner Charité war KARL FRIEDRICH WESTPHAL (1833–1890), der dieses Amt dann von 1869 bis 1889 innehatte. Seine Arbeiten bezogen sich neben vielem anderen vor allem auf die Krankheiten des Rückenmarks in ihrem Zusammenhang mit der progressiven Paralyse. Er entdeckte 1870/71 gleichzeitig mit Erb den Patellarsehnenreflex, der ein so wichtiges Hilfsmittel in der Neurologie werden sollte. Neben seinen Arbeiten zu den eigentlichen Psychosen beschrieb Westphal noch zwei Syndrome, die im Ensemble der funktionellen Nervenkrankheiten bald eine dominierende Rolle einnehmen sollten, die Agoraphobie und die Zwangsvorstellungen.

AGORAPHOBIE – Im Jahre 1871 berichtete Westphal im »Archiv für Psychiatrie und Nervenkrankheiten«, dass sich wiederholt Kranke mit der Klage an ihn gewandt hätten, dass es ihnen nicht möglich sei, über freie Plätze und durch gewisse Straßen zu gehen. Er habe für dieses Phänomen das Wort *Agoraphobie*, Platzfurcht, gebildet. Von seinem ersten Fall, einem 32-jährigen lebhaften, gesunden Handlungsreisenden, schreibt er: »Es überfällt ihn beim Versuche über einen Platz zu gehen sofort ein Angstgefühl. In Berlin ist ihm der Dönhofplatz mit am unangenehmsten; versucht er denselben zu überschreiten, so hat er das Gefühl, als ob er nie hinüberkommen könne. Geht er mit einem anderen Arm in Arm oder im Gespräch über den Platz ist das Angstgefühl viel geringer ... In Berlin hilft er sich dabei auf eigentümliche Weise; entweder er wartet, bis er eine andere Person in Richtung nach seiner Wohnung zu einschlagen sieht und läuft dicht hinter derselben, oder er macht sich an eine Dame der Demimonde, lässt sich in ein Gespräch mit ihr ein, nimmt sie so eine Strecke mit, bis er eine ähnliche Gelegenheit findet und so allmählich seine Wohnung erreicht.« Gefragt, was er wohl tun würde, wenn man ihn auf eine freie Wiese hinausführte und ihn nun plötzlich dort allein ließe, meint er, der Gedanke schon sei ihm unerträglich, vielleicht würde er sich mit dem Gesicht zur Erde werfen und mit den Händen sich fest an das Gras anklammern. Auch beim Betreten von Theatern und Kirchen sei er

oft schon an der Tür von dem gleichen Gefühle heimgesucht worden. Er habe keine Vorstellung, was ihm Angst mache, es ist gleichsam die Angst vor der Angst.
Westphal schildert den Patient als heiter, lebhaft, er äußere sich durchaus nicht in hypochondrischer Weise, gäbe aber auf spezielles Befragen an, dass er »leicht erregbar und auch wohl rührbar sei«. Westphal vertritt die Meinung, der Vorgang sei »ein rein zerebraler«. Das Leiden unterscheide sich wesentlich von den psychischen Krankheiten im engeren Sinne, er sei aber nicht imstande, eine Analogie mit andern bekannten Zuständen aufzufinden. Die Platzfurcht wurde dann das Paradigma für eine Vielzahl anderer Phobien, die in rascher Folge beschrieben wurden.

ZWANGSVORSTELLUNGEN – Im März 1877 hielt Westphal vor der Berliner medizinisch-psychologischen Gesellschaft einen Vortrag über ein weiteres der Psychiatrie bis dahin noch nicht geläufiges Phänomen, die *Zwangsvorstellungen.*

Es gehe hier, sagte er, um eine Form psychischer Störung, welche trotz ihrer ungemeinen Häufigkeit kaum in den Irrenanstalten gesehen wird. Beobachtet worden seien solche Kranke auch früher schon von Psychiatern, die Gelegenheit hatten in größeren Städten viele Privatkranke zu sehen, die die Störung aber jeweils fälschlich anderen Leiden zugeordnet hätten. Von Legrand du Saulle sei die Störung kürzlich (1876) unter dem Namen Folie du doute beschrieben worden. Die fundamentale Erscheinung, sagte Westphal, sei das Auftreten von Zwangsvorstellungen. »Unter Zwangsvorstellungen verstehe ich solche, welche bei intakter Intelligenz und ohne durch einen gefühls- oder affektartigen Zustand bedingt zu sein, gegen den Willen des betreffenden Menschen in den Vordergrund des Bewusstseins treten, sich nicht verscheuchen lassen, den normalen Ablauf der Vorstellungen hindern und durchkreuzen, welche der Befallene stets als abnorm, ihm fremdartig anerkennt und denen er mit seinem gesunden Bewusstsein gegenübersteht.« – »Der Inhalt dieser Vorstellungen kann ein sehr mannigfacher sein, meist ist er absurd, erscheint dem Erkrankten selbst unbegreiflich und wie aus der Luft ihm angeflogen.«
Westphal bringt Beispiele aus seiner Praxis. »Einem sehr zuverlässigen Kassierer kommt der Gedanke, er könne sich beim Abzählen der Pakete von Papiergeld verzählt haben; viele Jahre hindurch wird er tagtäglich davon gepeinigt, obwohl er sich nie verzählt hat. Einen anderen Herrn befällt der Gedanke, er könnte mit einem auf dem Tisch liegenden Messer einen anderen töten.« Westphal beschreibt diese Kranken als meist intelligente, nicht selten hochgebildete Menschen, denen niemand aus ihrer Umgebung ein psychisches Leiden anmerkt und die sich des Unsinnigen dieser Vorstellungen vollkommen bewusst sind. Der Betroffene befinde sich beim

ersten Aufsteigen der Zwangsvorstellung sehr häufig in einer vollständig ruhigen Gemütslage. Im Verlaufe des Leidens träte bei dem Kranken dann freilich Angst auf, einmal durch die Eigentümlichkeit, dass er einem fremdartigen Zwang unterliegt, zum anderen durch den Inhalt der Zwangsvorstellungen, der nicht selten widerwärtiger oder obszöner Natur sei. Es komme auch vor, dass sich die Vorstellung auf eine auszuführende Handlung richtet, es trete dann starkes Angstgefühl ein, wenn dieser nicht stattgegeben werden könne. Die Kranken begingen oft seltsame Handlungen im Sinne ihrer Zwangsvorstellungen. Die Vorstellung jemand mit dem Messer töten zu können, führte etwa den Betreffenden dazu, alle Messer von seinem Esstisch zu verbannen.

In anderen seltenen Fällen bestehe eine noch unmittelbarere Verknüpfung zwischen Vorstellung und Willensimpuls, hier komme »den Zwangsvorstellungen von vorneherein eine ausgesprochene Richtung auf die motorische Sphäre zu«. Westphal hat dramatische Fälle beobachtet. Er berichtet die Geschichte eines Kranken, welchen er in der Charité behandelte und »der in äußerlich völlig ruhigem Zustande ohne Wahnideen oder Halluzinationen seine Kleider zerzupfte und zerriss, die Sohlen von den Schuhen abriss, später sich die Kopf- und Barthaare und sogar die Augenbrauen ausrupfte«.

Zum Wesen der Störung sagt Westphal, es handle sich um eine *Störung im Ablauf des Vorstellens*; die im Verlauf der Krankheit auftretenden abnormen Gefühlszustände seien sekundärer Natur. Von der Melancholie unterschieden sie sich durch das Fehlen der melancholischen Vorstellung, von den Hypochondristen durch das Fehlen der Richtung der Vorstellungen auf körperliche Zustände. Zur Ätiologie, meint Westphal, auch die Zwangsvorstellungen schienen besonders häufig bei Personen aufzutreten, in deren Familie eine Disposition zu Neurosen und Psychosen herrscht. Die occasionellen Momente seien im Vergleich hiermit von untergeordneter Bedeutung. Therapeutisch schienen häufiger Ortswechsel, geselliger Verkehr, Zerstreuungen, das Angemessene zu sein.

Bei den Zwangsvorstellungen handle es sich manchmal um einen schweren Krankheitszustand. Auf der anderen Seite gebe es eine Vielzahl von Menschen, die in *leichterer Form* davon befallen seien. »Gibt es nicht Menschen, die immer mit einem bestimmten Fuß zuerst über den Randstein gehen müssen, ängstlich werden und umkehren, wenn sie es versäumt haben? Oder wieder und wieder nachsehen, ob sie das Licht ausgelöscht, den Schrank zugeschlossen, den Brief richtig adressiert haben?« Diese Menschen könne man, obwohl hier ein abnormer Vorgang bestehe, nicht als krank bezeichnen. Westphal meint, wegen des Hineinspielens von Zwangsvorstellungen in die Breite der Gesundheit, hätten sie ein besonderes Interesse. Die Beobachtung werde durch die Zurückhaltung solcher Personen sehr erschwert, da sie fürchten sich lächerlich zu machen.

2. RAILWAY SPINE – ERICHSEN

Es war vor allem die Eisenbahn, die im Alltag den Menschen um die Jahrhundertmitte den Einzug der Technik mit all ihren Vorzügen, Herausforderungen und Gefahren zu Bewusstsein brachte. Mit dem dichter werdenden Schienennetz, mit der zunehmenden Geschwindigkeit der Lokomotiven konnte es nicht ausbleiben, dass sich Eisenbahnunfälle häuften, und diese insgesamt dramatischer verliefen, als man es bei den bisherigen Verkehrsmitteln gewohnt war. In deren Folge traten neuartige Krankheitsbilder auf, die man vor allem auf Erschütterung des Rückenmarks zurückführte und die man in England, dem Land der ersten und meisten Eisenbahnen, zuerst einmal als »Railway Spine« kennzeichnete.

Der Erste, der sich systematisch mit diesem Problem befasste, war JOHN ERIC ERICHSEN (1818–1896), berühmter Chirurg und Leibarzt der Königin in London. Nach früheren Werken über chirurgische Krankheiten des Schädels und der Wirbelsäule, erschien1866 seine Arbeit »Railway injuries of the nervous system«. Erichsen stellt darin fest, Erschütterungen der Wirbelsäule und des Rückenmarks ereigneten sich nie mit größerer Heftigkeit als bei Passagieren, die einer Eisenbahnkollision ausgesetzt waren. In Folge der Ausdehnung des Eisenbahnverkehrs seien dies häufige Ereignisse geworden. Diese Unfälle forderten bei dem oftmaligem Fehlen von direkter körperlicher Verletzung, der Verborgenheit der frühen Symptome, dem langsamen Fortschreiten der sekundären organischen Läsionen und der funktionellen Störungen die diagnostische Geschicklichkeit des Chirurgen aufs Äußerste heraus. Nie werde der Mediziner so häufig bei Gericht in den Zeugenstand gerufen als bei Entschädigungssachen gegen Eisenbahn-Gesellschaften mit vorgeblichen Schäden von Passagieren nach Kollisionen. Über die Beziehungen zwischen offensichtlicher Ursache und vorgegebenem Effekt, ließen sich Meinungsverschiedenheiten oft nicht vermeiden. Leichte Diskrepanzen in der Meinung von Medizinern würden dann oft noch durch die Ingenuität der Advokaten vergrößert.

Erichsen schreibt, er habe bei früheren Autoren schon viele Fälle gefunden, »die genau die gleichen Züge aufweisen, wie das Krankheitsbild, das in den letzten Jahren zu der absurden Bezeichnung der ›*Railway Spine*‹ geführt habe«. Er berichtet von einem französischen Offizier, der 1761 das Unglück hatte, von der hohen Bank seines umfallenden Wagens geworfen zu werden. »Sein Kopf schlug gegen den Vorderteil des Wagens, sein Nacken wurde von links nach rechts gedreht, seine linke Schulter, Arm und Hand sehr geprellt. Da er zur Zeit des Falles wenig Beeinträchtigung verspürte, war er fähig eine beträchtliche Distanz zur nächsten Stadt zu gehen. Dann setzte er die Reise fort. Er starb schließlich 1765, fast vier Jahre nach dem Unfall. Bei der Obduktion wurde die Pia mater voll von Blut und Lymphe gefunden und gegen die Falx einige Marken von Eiterung. Die Medulla oblongata ist mächtig vergrößert beschrieben. Die Membranen des Rückenmarks waren sehr verdickt und hart.«

Die Symptome, ihre allmähliche Entwicklung und die postmortalen Erscheinungen dieses Falles, meint Erichsen, seien typisch für die ganze Klasse von Rückenmarksunfällen, die unter dem allgemeinen Ausdruck »Concussion« aus den verschiedensten Ursachen entstehen. Besonders bemerkenswert sei dabei das *Missverhältnis* zwischen einem offensichtlich trivialen Unfall und dem ernsthaften Übel, das eingetreten ist. Wie diese Erschütterungen des Rückenmarks seine Tätigkeit direkt beeinflussen, meint Erichsen, wisse er nicht zu sagen. Man wisse aber auch nicht was geschieht, wenn ein Magnet mit dem Hammer einen schweren Schlag erhält und die Magnetkraft daraufhin entschwunden ist.
Und weiter: »Ein Phänomen ist, dass zum Zeitpunkt des Unfalls der Betroffene sich ganz unbewusst ist, dass sich an ihm ein ernsthafter Unfall ereignet hat. Er findet keine gebrochenen Beine, nur oberflächliche Prellungen oder Schnitte ... Er wird ungewöhnlich ruhig und selbstsicher und hilft seinen weniger glücklichen Mit-Betroffenen. Wenn er nachhause kommt beginnen die Wirkungen des Traumas einzutreten ... Er bricht in Tränen aus, wird ungewöhnlich gesprächig und ist aufgeregt. Er kann nicht schlafen oder wenn, wacht er mit einem alarmierenden Gefühl auf. Am nächsten Tag klagt er über ein Gefühl, als ob er über und über geschüttelt und geschlagen worden sei ... Nach einiger Zeit, von einem Tag bis zu einer Woche oder mehr, findet er, dass er unfähig zu einer Anstrengung ist und nicht imstande seinem Geschäft nachzugehen. Er liegt nun und sucht vielleicht zum ersten Male chirurgische Hilfe.«

Während des Zeitraumes bis zum Auftreten der dauernden Symptome der Wirbelsäulenläsion sei zu beobachten, dass die geistige und körperliche Verfassung des Betroffenen eine Änderung erfährt. Seine Freunde bemerken, dass er »nicht mehr der Mann ist, der er war«. Er hat körperliche Energie, geistige Kapazität und Geschäftsgeist verloren, er schaut krank und vergrämt aus, wird reizbar und leicht ermüdbar.

Er gibt noch vor, dass er keine ernsthafte Verletzung davongetragen hat ... er sucht Ruhe, Luftwechsel und Milieuwechsel, unterzieht sich medizinischer Behandlung verschiedener Art, aber findet alles nutzlos.
Seine Symptome werden immer schlimmer und zuletzt kommt er resigniert zu der Überzeugung, dass er eine ernsthaftere körperliche Verletzung erlitten hat als er zuerst glaubte, und dass auf irgendeine Weise seine Nervenkraft niedergebrochen ist.
Im weiteren Verlauf »wechselt das Temperament oft zum schlechteren, der Patient ist reizbar und im Charakter verändert. Der Schlaf ist gestört. Die Haltung des Patienten ist steif und unbeweglich«. Schmerz besteht meist in der Wirbelsäule. Der Kranke geht mehr oder weniger unregelmäßig, benützt meist einen Stock, er klagt über einschießende Schmerzen in den Gliedern, über Kälte in den Gliedern. Der Körper verliert an Gewicht. Die sexuale Appetenz ist üblicherweise beeinträchtigt. und oft völlig verloren.

Erichsen stellt einen Vergleich dieser Symptomatik mit anderen Erkrankungen des Rückenmarkes an und kommt zu dem Schluss, dass die Erscheinungen der *»Concussion of the spine«* den Symptomen einer chronischen Entzündung der Wirbelsäulenmembranen und dem Rückenmark, einer *Meningo-Myelitis,* entsprechen. Er ist aufgrund der Analogie der Symptome und vereinzelter Obduktionsbefunde, wie im zitierten Fall des französischen Offiziers, der Meinung, dass die anfängliche Erschütterung des Rückenmarkes einen organischen entzündlichen Prozess des Rückenmarkes und der Rückenmarkshäute ausgelöst hat. Das bei vielen solcher Unfälle ätiologisch entscheidende psychische Moment wird von Erichsen noch nicht gesehen. Es wird noch Jahrzehnte dauern, bis die Railway spine als »traumatische Neurose« völlig von organischen Prozessen ähnlicher Erscheinung abgegrenzt und in das Ensemble der funktionellen Nervenkrankheiten eingereiht ist.
Erichsen selbst setzt die Concussion of spine sogar in einen Gegensatz zur Hysterie und findet es unverständlich, dass eine Verwechslung mit dieser nicht selten gemacht werde: »Hysterie, ob in ihrer emotionalen oder lokalen Form, ist eine Krankheit mehr der Frauen wie der Männer, der jüngeren mehr als des mittleren Alters, eher von Leuten einer reizbaren, phantasievollen oder emotionalen Disposition, als von hartköpfigen, aktiven, praktischen Geschäftsleuten.«

3. DIE PSYCHOGENE PARALYSE – REYNOLDS

Während in Deutschland Westphal den Symptomkanon der funktionellen Nervenkrankheiten durch die Phobien und Zwangsvorstellungen ergänzte, während in Paris Briquet die Hysterie neu formulierte und die Schule von Charcot sich entwickelte, befassten sich in London Reynolds und Tuke mit dem Problem, wie Vorstellungen und Emotionen imstande sind, krankhafte körperliche Störungen hervorzurufen und wie diese auf psychischem Wege wieder beseitigt werden können.

DANIEL HACK TUKE (1827–1895) war ein hoch angesehener Psychiater in London, der 1872 ein weit verbreitetes Buch schrieb mit dem Titel: »Illustrations of the influence of the mind upon the body, in health and disease«. Angeregt durch einen Zeitungsbericht über einen Eisenbahnpassagier, der durch den Schreck einer Zugkollision sein Rheumaleiden verloren hatte, wollte er darin das Gebiet der gegenseitigen Beeinflussung von Geist und Körper methodisch und vollständig bearbeiten. Er benützte in seinem Werk als Erster den Namen und den Begriff Psychotherapie und richtete schließlich auch die Aufforderung an seine medizinischen Kollegen, »psycho-therapeutische Mittel methodischer als bisher anzuwenden«.

Gleichzeitig mit Tuke war SIR JOHN RUSSEL REYNOLDS (1828–1896) einer der renommiertesten Ärzte in London, Professor an der Universität, Präsident der British Medical Association. Er hatte sich besonders durch seine Arbeiten über das Zentralnervensystem einen Namen gemacht. Während Tuke das Thema Leib und Seele mehr von der theoretischen Seite darlegte, stand Reynolds ganz auf dem Boden der Praxis. Er griff als Erster die spezielle Problematik auf, wie Lähmungen allein durch Vorstellungen entstehen und wieder beseitigt werden können. 1869 publizierte er einen Vortrag über »Paralysis, and other disorders of motion and sensation, dependent on idea«.

Jedermann, schrieb Reynolds, sei vertraut mit »*akuten* Wirkungen von Idee und Emotion«, etwa dass ein Mann durch eine bestürzende Nachricht von einer unmittelbaren Kraftlosigkeit befallen werden kann, dass ein Kind seine Zahnschmerzen verliert, wenn es auf dem Stuhl des Dentisten sitzt. Hierher gehöre auch der bekannten Fall eines Metzgers, der dadurch zu Tode verstört wurde, dass ein Fleischerhacken sich bei ihm verfing, nicht aber in seiner Haut, sondern in seinem Ärmel. Die Wirkungen von Ideen und Emotionen würden jedoch oft übersehen, wenn diese in *chronischer Form* zum Ausdruck kämen, wenn sie in Form von länger dauernden muskulären oder sensorischen Störungen auftreten, wenn sie als *Lähmung* oder *Schmerz* Gestalt annähmen.

Reynolds berichtet folgenden Fall: »Eine junge Dame, die schon bessere Tage gesehen hat, wird paraplegisch ins Krankenhaus eingeliefert. Seit zwei Monaten ist sie ganz unfähig auch nur für einen Augenblick zu stehen. Die Paralyse ist fast ganz komplett, die Patientin kann fast nur die Zehen bewegen oder gerade die Fersen jedes der Beine vom Bett heben, wenn sie auf dem Rücken liegt ... Die Hautempfindlichkeit ist ungestört; Reflexbewegungen sind schwierig auszulösen. Es bestand kein Anhalt für Tuberkulose oder eine andere Kachexie ... es bestand keine Hysterie. Ich betrachtete den Fall als *ideogene Paralyse.* Der einst reiche Vater der jungen Lady war vor eineinhalb Jahren durch ein kommerzielles Missgeschick völlig verarmt ... Er, schon in fortgeschrittenen Jahren, ging in Arbeit zurück; sie, in ihrer Jugend, lud sich selber Pflichten auf, die ihr völlig neu waren. Nachdem es für kurze Zeit gut gegangen war, wurde der Vater plötzlich gelähmt. Die Tochter pflegte ihn zärtlich und eifrig. Doch kamen sie bald in den Zustand der finanziellen Bedürftigkeit. Die Tochter arbeitete nun täglich als Gouvernante, ging oft, wo sie fahren sollte, um Kosten zu sparen und ging schnell, um Zeit zu gewinnen. So arbeitete sie über viele trübe Wochen, mit des Vaters Lähmung immer in ihrem Sinn, ihr Gehirn überstrapaziert mit Gedanken und Gefühlen, ihre Glieder geschwächt durch das Gehen, und ihr Herz erschöpft durch die Anstrengung freundlich auszusehen und zu sein. Ihre Glieder schmerzten oft und Angst ergriff sie, dass sie wie ihr Vater gelähmt werden könnte. Sie versuchte den Gedanken zu verdrängen, aber er jagte sie weiter und allmählich musste sie das Gehen aufgeben, dann im Haus bleiben, dann im Raum, dann im Bett ... und zuletzt erreichte sie das Stadium, in welchem ich sie fand, als sie ins Krankenhaus gebracht wurde.« – »Ihr und den umstehenden Krankenschwestern wurde in voller Zuversicht gesagt, dass sie bald wieder gut werde gehen können. Es wurde ein mildes Tonikum gegeben, um psychischen Eindruck zu erzeugen, Faradisation auf die Beine angewendet, Rücken und Beine mit Abreibungen behandelt. Die Patientin wurde zwischen zwei stützende Schwestern genommen und veranlasst die Station auf und ab zu gehen, fünf Minuten alle vier Stunden. Am Tag nach Beginn der Behandlung konnte sie mit wenig Unterstützung stehen, am Ende von 4 oder 5 Tagen, konnte sie ziemlich gut gehen, und am Ende von zwei Wochen war sie stark und zu Anstrengung fähig wie vordem.«

Reynolds führt noch einen weiteren Fall mit besonders *langer Dauer der Lähmung* an. Ein nettes intelligentes Mädchen von 15 Jahren wird ins Krankenhaus eingeliefert, weil sie seit zwei Jahren nach einem Anfall von typhoidem Fieber paraplegisch gelähmt war. Sie kann keinen Augenblick stehen, ihre Beine »zweiteilen« sich unter ihr, wenn sie auf ihre Füße gestellt wird, während sie auf dem Rücken liegend beide Knie schnell und stark aufwärts ziehen kann. Nach Behandlung wie im vorhergehenden Fall konnte innerhalb einer Woche die Patientin ohne jede Unterstützung gut gehen.

Ein dritter Fall Reynolds' beinhaltet eine *Kombination von Lähmung, Schmerz und Schluckstörungen.* »Ein Junge von 9 Jahren wird ins Hospital gebracht, wegen seiner Unfähigkeit zu gehen oder auch nur zu stehen, mit heftigem Schmerz beim Versuch eine aufrechte Haltung einzunehmen, mit Schwierigkeit beim Schlucken und anfallsweisen krampfhaften Bewegungen der Augenlider und Verdrehungen des Körpers. Der Versuch zu schlucken bringt krampfhafte Bewegungen im Gesicht und der Kehle hervor und ist von allgemeinen Konvulsionen der Glieder und des Körpers und lautem Schmerzgeschrei gefolgt. Der Junge wirkt intelligent, und beantwortet Fragen ohne Artikulationsschwierigkeiten.« – »In dem Moment, in dem er auf die Füße gestellt wird, ›verdoppeln‹ sich die Beine unter ihm, er schreit vor Schmerz, und produziert krampfhafte Bewegungen. Beim Liegen im Bett, kann jede Bewegung der unteren Extremitäten ausgeführt werden. Die vertikale Position als solche verursacht keinen Schmerz, denn ich kann ihn unter den Achseln halten und die Beine herunterhängen lassen, oder ich kann die Beine vorwärts und rückwärts schwingen lassen ohne eine Unbequemlichkeit, außer für mich selbst. Es schmerzt ihn auch nicht, wenn die Fußsohlen scharf gegen den Rumpf gestoßen werden.« Vor sechzehn Wochen hatte der Junge eine Influenza durchgemacht. Zwei Wochen später waren schwere Schmerzen im Rücken aufgetreten. In der Meinung, dass diese von der Leber kommen, wurde er mit Mercurialen und Pflaster über 20 Tage behandelt. Als dem Jungen am Ende der dritten Woche erlaubt wurde außer Bett zu gehen, war das Gehen fast unmöglich, außerdem bestanden heftige Schmerzen und bedenkliche Schluckschwierigkeiten.

Reynolds Verordnung für den Jungen war, es sollte Hackfleisch und Gemüse alle vier Stunden neben ihn gestellt werden, ohne ihn zu drängen die Nahrung zu nehmen, dass aber nach einer Stunde, wenn er nicht gegessen hatte, die Essensportion weggenommen wurde. Ihm wurde gesagt, dass er zwischen zwei Krankenschwestern die Station auf und ab geführt werden müsse, und zwar alle vier Stunden; er müsse versuchen den Schmerz nicht zu beachten, denn es würde bald besser werden, das Gehen würde ihm gut tun. Und er wurde aufgefordert, ein Mann zu sein und beim Heulen möglichst wenig Lärm zu machen. Außer einem reinen Placebo wurde kein Medikament verordnet, Beine und sein Rücken wurden zweimal täglich abgerieben. Für die ersten 24 Stunden nahm er keine Nahrung, aber am Ende des zweiten Tages sagte er, er wäre so hungrig und nachdem die Schwester ihm seine Platte zurückgebracht hatte, aß er alles ohne jede Schwierigkeit. Am Anfang heulte er laut, wenn es ans Gehen ging, aber bald hörte dies auf, im Verlauf von ein paar Tagen ging er ganz gut und nach zwei Wochen in der Klinik hatte er sich in einen Botenjungen gewandelt und rannte die Treppen auf und ab, um Besorgungen für Patienten und Krankenschwestern zu machen.

Reynolds betont die *Resistenz dieser Krankheiten gegen die üblichen Behandlungsweisen.* Bei den beiden zuletzt berichteten Fällen habe die fälschliche Einschätzung als entzündliche Veränderungen zur Anwendung von Quecksilber, Jodid, Gegenirritantien und Entleerungen geführt. Die Diagnose der Neuralgie habe heroische Dosen von Chinin oder Arsenik durch intracutane Injektionen von Morphium, von Atropien und Ähnlichem zur Folge gehabt. Der Gedanke an Hysterie sei mit der ganzen Palette antihysterischer Medikamente, von Asa foetida bis Baldrian, beantwortet worden. Aber die Erkrankung habe allen solchen Anstrengungen widerstanden. Es gelte eben der krankhaften Empfindung sofort entgegenzuwirken, und den Patienten zu zwingen, seine Willenskraft zu gebrauchen, die zwar erhalten sei, die aber unter den vorliegenden Umständen praktisch unwirksam wurde.

Die beschriebenen Fälle seien nicht mit irgendeiner Form von Geisteskrankheit, von Hypochondrie oder Hysterie oder übermäßiger Besorgtheit vergesellschaftet gewesen. Ebenso wenig habe der Versuch einer Täuschung bestanden. »Die Patienten haben fest an die Realität ihrer Symptome geglaubt, sie waren begierig geheilt zu werden und führten gewissenhaft, wenn auch manchmal mühsam und oft schmerzhaft, die Maßnahmen der Behandlung aus.«

Für die *Entstehung* des Krankheitsbildes hält Reynolds die Verbindung dieser Störung mit lokaler *körperlicher Schwäche oder mit allgemeinem Versagen* von großer Wichtigkeit. Bei dem ersten der geschilderten Fälle bestand eine Erschöpfung aus Überängstlichkeit und körperlicher und seelischer Überanstrengung, beim zweiten Schwäche ausgelöst durch ein typhoides Fieber; beim dritten Schwäche infolge einer Influenza und Halsentzündung. In zwei anderen habe er die Symptome nach schnell aufeinander folgenden Schwangerschaften gesehen, in einem anderen folgten sie auf eine chronische Diarrhoe. Bei einigen seien sexuelle Exzesse vorangegangen und bei vielen der Schock nach einem Eisenbahnunfall. Wahrscheinlich hätten Ernährungsmängel mit diesen Erscheinungen zu tun gehabt, meist fände sich aber auch eine zusätzliche *Richtungsgebung der Gedanken* auf eines der Glieder. Reynolds glaubt, dass viele der nervösen Störungen nach Eisenbahnunfällen dieser Natur sind. Schwierigkeiten bereite, dass sich ideagene Symptome manchmal mit wohldefinierten Krankheiten der Nervenzentren verbinden, sodass es sehr wichtig werde zu wissen, wie viel eines Falles zu Lasten einer organischen Läsion, und wie viel auf Kosten einer krankhaften Ideation geht.

Die *Diagnose* einer psychogenen Paralyse werde gestellt bei Unfähigkeit aufrechte Stellung einzuhalten, obwohl die Glieder im Liegen aktiv frei beweglich sind, aufgrund der Art wie die Symptome einsetzen, aufgrund der »Entdeckung einer Idee, die vom Geist des Kranken Besitz ergriffen hat«, aufgrund vom Vorhandensein von Phänomenen, die nicht zur Symptomatik echter organischer Läsionen gehören, etwa, dass der Patient sich im Bett ohne Hilfe aufsetzen und hinlegen kann. Weitere Unterscheidungsmerkmale seien, dass diese Paralyse zusammen mit einer perfekten Hautsensibilität, elektromuskulären Sensibilität und Kontraktilität, mit ungestörter Ernährung der Muskeln und der Haut und mit keinen Zeichen einer Erkrankung der Wirbelknochen einhergeht und dass Methoden, die auf die Veränderung der Idee gerichtet sind, einen unmittelbaren Fortschritt bringen. Sei die ideelle Affektion auf eine organische Läsion aufgepfropft, könne viel getan werden, um die erstere zurückzubringen und damit der stimulierenden Hoffnung Raum zu geben, dass die Kurierung auch schwererer Symptome in Reichweite gebracht wird.

4. DIE ANÄSTHESIEN – PIORRY

Französische Ärzte entdeckten in der Mitte des Jahrhunderts ein altbekanntes Phänomen neuerlich für die Medizin, die Anästhesie, die stellenweise *Unempfindlichkeit der Haut.* Die Erscheinung hatte in vergangenen Jahrhunderten eine unheilvolle Verbindung mit der Justiz erfahren und war von den Ärzten dann fast ein Jahrhundert lang ignoriert worden.
Die seltsame Erscheinung hatte man schon im Altertum mit dämonischen Einflüssen in Verbindung gebracht. Als im Mittelalter die Hexenverfolgungen einsetzten, sah man in ihr ein Teufelszeichen und ein Mittel um Hexen aufzuspüren und zu überführen. Dieser Zustand der Unempfindlichkeit, schien ein Zeichen zu sein, das der böse Geist der Haut der Seinen eindrückte. Man betrachtete es als erwiesen, dass diese stellenweise Unempfindlichkeiten der Haut, die Stigmata diaboli, von höchster Beweiskraft waren. Mit aller Akkuratesse suchte man in den Hexenprozessen diesen Nachweis zu führen, und es gab Experten, die während des Verfahrens die Qualifikation hatten, die Funktion des Stechers auszuüben. Man nahm üblicherweise die Barbier-Chirurgen, um dieses Amt auszuführen. Einige Spezialisten hatten eine besondere Reputation

für die Fähigkeit anästhetische Stellen aufzufinden. Sie benützten lange spitze Nadeln, die sie langsam in die Haut einführten, um so die oberflächliche und tiefe Sensibilität zu prüfen. Eine Unzahl unschuldiger, meist hysterisch kranker Menschen überliefert man so einem grausamen Schicksal.

Auch Ärzte blieben von all dem Irrglauben nicht verschont. JAQUES FONTAINE, Professor und Leibarzt des Königs von Frankreich, publizierte 1611 eine Schrift, in der der Autor nicht nur seinem Glauben an die Hexenmale als Folgen der satanischen Berührung Ausdruck gab, sondern sich auch bemühte, die unterscheidenden Merkmale zwischen diesem Satanswerk und den krankhaften Empfindungsstörungen bei Lähmungen und bei Aussatz festzustellen. Als besondere Merkmale schreibt Fontaine den Teufelszeichen zu, dass sie trocken und kalt und ohne Empfindung sind, nicht bluten, wenn man sie sticht, und nicht durch natürliche Säfte ernährt, sondern tot sind (nach Pitres). Mit dem Fortschreiten der Aufklärung im 18. Jahrhundert fanden die Hexenprozesse schließlich ein Ende und damit die Notwendigkeit nach anästhetischen Hexenzeichen zu suchen. Die Stigmata diaboli hatte unangenehme Erinnerungen hinterlassen, und die Ärzte zogen es längere Zeit vor, die Hautanästhesie zu ignorieren.

Vereinzelte Berichte gab es im 18. Jahrhundert über *sensorisch*-anästhetische Symptome, also hysterische Blindheit oder Taubheit. PRIMEROSE etwa äußerte bei der Besprechung des Verhaltens Hysterischer: »Manche sehen nicht bei offenen Augen, einige hören nicht, andere können nicht sprechen.« POMME hat gleichermaßen von zahlreichen Vorkommnissen von Anästhesie verschiedener Sinne berichtet. Hautanästhesie sah man bei jungen nervösen Mädchen der Salpêtrière und bei den Somnambulen der Magnetsieure, die man stach, schnitt oder denen man eine Verbrennung der Haut zufügte, ohne dass diese Zeichen von Schmerz zeigten. Aber diese Vorkommnisse galten als Gaukeleien der Betroffenen und die Beobachter unternahmen nur Maßnahmen, sie der Täuschung zu überführen.

Erst in den vierziger Jahren des 19. Jahrhunderts wurde die Anästhesie in der Medizin wieder ernsthaft wahrgenommen. PIERRE ADOLPHE PIORRY (1794–1879), Militärarzt in der Armee im Krieg gegen Spanien, nach 1840 Professor für Pathologie, hatte in den Sälen des Hôspital Pitié eine Anzahl von Kranken gefunden, bei denen er einen umschriebenen Ausfall der Sensibilität feststellte. 1843 demonstrierte er unter dem Namen einer »Lähmung der Sensibilität« seinen Studenten die Existenz der Anästhesie der Haut, wie auch der anderen Sinne. Sein Schüler MACARIO beschrieb

1844 in einer Arbeit über die hysterische Paralyse desgleichen die sensibel-sensorielle Anästhesie auf einer Körperhälfte und das neurovegetative Syndrom, das die Anästhesie im Allgemeinen begleitet.
AUGUSTIN-NICOLAS GENDRIN (1796–1890), ebenfalls Arzt des Hôspital Pitié, beobachtete Ähnliches und macht in einer 1846 an die Akademie der Medizin gerichteten Note die Mitteilung, dass der Verlust der Sensibilität ein konstantes Phänomen der Hysterie sei. J.H.S. BEAU prägte 1848 den Ausdruck *Analgesie* für den isolierten Ausfall der Schmerzempfindlichkeit. Als besondere Form wurde auch die *Hemianästhesie* der Hysterischen im Weiteren von den genannten Autoren beschrieben. In Deutschland wurde die hysterische Anästhesie durch VICTOR-FELIX SZOKALSKI (1811–1891) bekannt gemacht. BRIQUET hat dann in den fünfziger Jahren die verschiedenen Formen der Anästhesie genau beschrieben und ihr Vorkommen an seinem großen Hysterikerkollektiv zahlenmäßig belegte.

5. DER KOPFDRUCK – RUNGE

In der ersten Hälfte des 19. Jahrhunderts hatte im Rahmen der deutschen Naturheilbewegung eine Wiederbelebung der alten Hydrotherapie, der Anwendung des kalten Wassers in der Krankenbehandlung, stattgefunden. War dies auch weitgehend das Verdienst von Laien, in Schlesien von Priestnitz, in Bayern von Pfarrer Kneipp, darf nicht vergessen werden, dass viele hervorragende Ärzte seit jeher auf diese Behandlungsweisen hingewiesen haben und sie in den ärztlichen Behandlungsplan einzugliedern trachteten. Nachdem in der Mitte des Jahrhunderts Kuren in Bädern und Wasserheilanstalten immer mehr in Mode gekommen war, nahm sich die Medizin nun auch wissenschaftlich der Sache an und es entstanden von Ärzten geleitete Sanatorien und Kuranstalten.

Die Klientel dieser Anstalten bestand zu einem nicht geringen Teil aus Patienten mit funktionellen Nervenkrankheiten. Die behandelnden Ärzte dort konnten reiche Erfahrung mit diesen Störungen sammeln und darüber berichten. Am nachhaltigsten tat dies KARL FRIEDRICH RUNGE (1835–1882), der ab 1867 die Wasserheilanstalt in Nassau an der Lahn leitete. Nach literarischen Arbeiten über Rheuma, Bade- und Kaltwasserkuren publizierte er 1876 eine Arbeit über »*Kopfdruck*« und brachte damit ein Nerven-Syndrom ins Gespräch, das mehrere Jahre in Deutschland reges Interesse fand.

Bei Durchsicht seiner Journale war Runge die Häufigkeit der Angabe der Kranken aufgefallen, es sei ihnen, »als ob ein fester Reifen um den Kopf gelegt wäre«. Solche

Fälle hatte er dann jeweils mit der unspezifische Krankheitsdiagnose »Kopfdruck« notiert. Im Laufe von zweieinhalb Jahren waren von 1200 Patienten 200 einschlägige Patienten angefallen. Runge sah nun, dass sich das Hauptsymptom Kopfdruck mit anderen Symptomen zu einem Krankheitsbild zusammenschloss, das vielfache charakteristische Züge aufwies und das er dann weiter unter der Bezeichnung des Hauptsymptoms abhandelte. Für so ein zweifelhaftes Krankheitsbild, meinte er, sei die Benennung einfach als »Kopfdruck« eine günstigere Bezeichnung als die vorwegnehmenden Diagnosen »Gehirnhyperämie« oder »Gehirnanämie«, unten denen ihm nicht selten solche Patienten überwiesen wurden.

Der *Kopfdruck,* die hervorragendste Erscheinung im Krankheitsbild, wurde Runge zufolge manchmal von Schmerz begleitet, der aber nur bei wenigen Fällen so erheblich war. Häufig traten Ohrgeräusche, seltener leichte optische Störungen als Begleiterscheinungen der Kopfbeschwerden auf. Es waren vor allem die begleitenden *psychischen Störungen,* die Runge auffielen und die er weiter aufschlüsselte. In etwa der Hälfte der Fälle handelte es sich um »Kopfdruck ohne psychische Verstimmung«, in einem Sechstel um »Kopfdruck mit stark hypochondrischer oder mit melancholischer Verstimmung«, bei einem guten Drittel um »Melancholie mit Kopfdruck«. Eine scharfe Grenze zwischen den Fällen mit Kopfdruck ohne psychische Verstimmung und denen mit leichtester psychischer Verstimmung bis hinauf zu den hochgradigen Melancholien mit großer Angst war nicht zu finden. Fast immer ließ sich nachweisen, dass da, wo es zur Melancholie kam, schon früher eine Neigung zum Schwarzsehen, oder eine leicht veränderliche Stimmung vorhanden war, oder dass es überhaupt an einer ernsten Schule des Lebens gefehlt hatte. Demgegenüber kamen hochgradige Fälle von Druck und Benommenheit des Kopfes mit erheblicher Beeinträchtigung der geistigen Arbeitsfähigkeit, jedoch ohne hypochondrische oder melancholische Verstimmung, nur bei klar denkenden Männern vor.

Die Anamnese ergab bei den meisten Kranken, dass vorwiegend die Berufsarbeit nicht mehr andauernd ertragen wurde. Sobald der Patient seine Büroarbeit kurze Zeit ausübte, begann der Druck im Kopf. Der Patient ertappte sich darüber, dass er eine Seite gelesen hat, ohne ein Wort davon zu behalten und es überkam ihn eine zunehmende Angst, welche ihn zwang aufzuhören. Eine der gewohnten Tätigkeit fremde geistige Unterhaltung wurde gut vertragen und konnte selbst wohltuend wirken. Runge schreibt, es sei wichtig, vorübergehende Behinderungen in der geistigen Tätigkeit von Defekten in der Intelligenz zu trennen: Die Kopfdruck-Patienten stockten wohl in der Unterhaltung, indem sie sich nicht auf einen Ausdruck besinnen können, sie

seien sich aber dessen bewusst und verbesserten sich. Bei den von eigentlicher psychischer Verstimmung freien Fällen, fanden sich in der Mehrzahl erhöhte Reizbarkeit und Empfindlichkeit, fehlende Widerstandsfähigkeit gegen unangenehme Eindrücke und Abnahme der Energie.
Mit der Hypochondrie und Hysterie, meint Runge, hätten diese Kranken vielfach gemeinsam, dass derartige Schwächen durch einen starken Impuls von außen vorübergehend beseitigt werden. Eine interessante Erscheinungen sei, wie bei sonst tüchtigen, lebenserfahrenen Männern eine eigenartige Sehnsucht nach Mitgefühl auftrete. Der Mangel an Energie sei zum Teil eine Folge der Unsicherheit, welche die Patienten befällt, wenn sie bemerken, dass sie geistig nicht so schlagfertig sind wie früher, teils aber auch ein Zeichen, dass gewisse dem Willen dienende Gehirnzentren in Mitleidenschaft gezogen sind. Schwindel, Platzangst und das zeitweilige Gefühl großer Muskelschwäche bezieht Runge auf Störungen der motorischen Zentren.
Nachdem der »Kopfdruck« mehrere Jahre in Deutschland eine durchaus gängige Diagnose war, wurde er durch das Vordringen der »Neurasthenie« aus Literatur und Praxis verdrängt.

III. NEUE KRANKHEITSBILDER WERDEN GESEHEN

Die Störungen, welche Whytt ein Jahrhundert vorher als »disorders, which are commonly called nervous« abgegrenzt hatte, die dann als »reizbare Schwäche« oder »nervöse Erschöpfung« durch die medizinische Literatur gingen, die nach Meinung der Zeitgenossen wohl auch im Zunehmen waren, kamen schließlich auch der Medizin wieder stärker zu Bewusstsein. Zwei Autoren griffen unabhängig voneinander in den sechziger Jahren das Problem des »nervösen Menschen« auf. In Paris beschrieb Bouchut die Störung des »Nervosisme« und erntete damit wenig Anerkennung und Nachfolge, in New York hob Beard das Krankheitsbild der »Neurasthenie« aus der Taufe und löste damit, wenn auch erst nach geraumer Zeit, eine Welle begeisterter Zustimmung aus.

1. BOUCHUT – NERVOSISME

EUGÈNE BOUCHUT (1818–1891) stand seit 1856 dem Hôspital des enfants malades in Paris vor und entfaltete eine ausgedehnte Lehrtätigkeit über allgemeine Pathologie und interne Klinik. Seine zahlreichen Schriften gipfelten in drei pädiatrischen

Standardwerken und 1860 in seinem Werk über die Nervosität mit dem Titel »Du nervosisme aigu ou chronique et des maladies nerveuses«.

Bouchut fasste unter dem Namen »Nervosisme« eine Reihe abnormer Erscheinungen zusammen, die man, wie er schreibt, »noch nicht als eigentliche Krankheiten, sondern bloß als krankhafte Zustände ansehe, und die man bisher zur Hysterie, zur Hypochondrie, zu den Psychosen gerechnet oder auch als Symptome bestimmter Organerkrankungen angesehen habe«. Er vertrat die Meinung, Nervosisme sei eine Krankheit sui generis wie die Hysterie, die Epilepsie, die Hypochondrie, und sei wie diese eine reine Funktionskrankheit.

Bouchut unterschied nach der Art, wie der Nervosismus in die Erscheinung tritt, einen nervosime aigu und einen nervosime chronique. Unter *nervosime aigu* verstand er die lebhaften Fieberzustände mit all ihren Begleiterscheinungen, Delirien, Zuckungen, lethargischem oder fehlendem Schlaf, welche bei schwächlichen reizbaren Individuen so leicht nach oft geringfügigsten schädlichen Einwirkung auftreten. Eine Erkältung, ein sich entwickelnder Husten, Rheumatismus, Furunkel, Kotverhaltung, Darmwürmer werden als mögliche Ursachen angeführt. Sicher hat Bouchut diese Zustände bei seinen nervösen jungen Patienten beobachtet und als Ausgangspunkt für die theoretische Entwicklung des Nervosisme genommen. Unter *nervosisme chronique* führt Bouchut die mannigfachen krankhaften Symptome auf, welche mehr oder weniger dauernd an nervösen Menschen zur Beobachtung gelangen. Je nach Art und Ort, wie und wo die Symptome in Erscheinung treten, gebe es einen nervosisme cérebral, spinal, cardiaque, laryngle, gastrique, utérin, séminal, cutané, spasmodique, paralytique, douloureux, daneben auch noch einen nervosisme simple, hystérique, hypochondriaque. Der nervosisme séminal zeichne sich durch Niedergeschlagenheit, Neigung zu Selbstmord und wirkliche Melancholie aus. Die einfache nervöse Störung, charakterisiert hauptsächlich durch Unruhe und Reizbarkeit, wurde von Bouchut als nervosisme chronique simple abgehandelt.

MÖBIUS hat vierzig Jahre später Bouchut kritisch gewürdigt. Er meint, Bouchut habe sich schon im Jahre 1860 ein ganz klares Bild dessen gemacht, was später als Neurasthenie bezeichnet wurde. Freilich sei ihm die scharfe Abgrenzung seines nervosisme gegenüber anderen Krankheiten nicht ganz gelungen und die Unterscheidung des nervosisme aigu und chronique sei nicht glücklich. Dagegen seien die Bezeichnungen nervosisme cardiaque, gastrique, séminal, cérebral, spinal brauchbare Begriffe. Es gäbe ja eine nervöse Herzschwäche, eine nervöse Dyspepsie, eine psychische Impotenz, wie auch eine spinale und zerebrale Form der Nervenschwäche. Dass Bouchut auch Übergänge zu den Psychosen noch zu seinem nervosisme zählt, wird bemängelt, doch ließen sich Gründe dafür anführen: Einerseits gebe es auch Neurasthenien, die sehr an Psychosen erinnern, und eigentlich erst nach dem glücklichen Ablauf richtig gewürdigt werden und andererseits begännen viele Psychosen so rein neurasthenisch, dass die richtige Diagnose nicht möglich ist. Es komme nicht selten vor, dass eine beginnende Melancholie mit ihren Begleitsymptomen Angst, Schlaflosigkeit, Depression wochenlang nicht über den neurasthenischen Charakter hinausgeht, bis plötzlich ein alarmierendes Symptom die Situation aufklärt.

Möbius stellt anerkennend fest, dass Bouchut es als Erster in zielbewusster Weise versuchte, die Nervenschwäche als eine besondere Krankheit darzustellen. Er weiß auch zu sagen, warum Bouchut mit seinem Buch zu seiner Zeit so wenig Anerkennung gefunden hat. Die Ursache davon, dass gerade zur Zeit des Aufschwunges der Medizin die leichteren nervösen Störungen wenig beachtet wurden und dass der, der von ihnen sprach, nicht gehört wurde, sei in drei Umständen zu suchen. Die neue Medizin trug vorwiegend anatomisch-physiologischen Charakter. Da die so genannten »funktionellen Störungen« in diesen Beziehungen keine Ausbeute versprachen, wandte man sich von ihnen ab. Das Zweite sei die Abneigung gegen die Psychologie. Der Arzt habe den Menschen in der Hauptsache im physikalisch-naturwissenschaftlichen Sinn zu betrachten. Doch werde ein Teil des Menschlichen und auch ein Teil der menschlichen Krankheiten nur vom psychologischen Standpunkt aus verständlich. Da nun die funktionellen Störungen ohne psychologisches Verständnis nicht mit Erfolg studiert werden können, wurden die Ärzte von ihnen nicht angezogen. Die Ärzte, denen das Studium der »Geisteskrankheiten« oblag, waren in die Irrenanstalten eingeschlossen und hatten genug zu tun mit der Bearbeitung der schweren Gehirnkrankheiten. Als drittes Hindernis nennt Möbius die Beschränkung der Medizin auf den schon kranken Menschen. Ein rechtes Interesse an der Nervosität könne aber nur der fassen, der ihre soziale Bedeutung erkannt habe. Wie in theoretischer Hinsicht die Beziehung zu den eigentlichen Psychosen, so verleihe in praktischer Hinsicht die Beziehung zu den sozialen Zuständen der Nervosität ein Interesse, das kaum noch ein anderer krankhafter Zustand beanspruchen könne.

2. BEARD – NEURASTHENIE

Die Wirkungsstätte von GEORGE MILLER BEARD (1839–1883), dem Vater der Neurasthenie, war New York, das nach dem Civil War einen mächtigen Aufschwung erlebte und mit seiner hektischen Dynamik den Inbegriff des neuen american way of life verkörperte.
Seit 1868 war Beard Dozent für Nervenkrankheiten an der New Yorker Yale-Universität und betrieb eine ausgedehnte Ambulanz für Elektromedizin und Nervenkrankheiten. 1866 hatte er sich mit A.D. ROCKWELL assoziiert und mit ihm jahrelang Untersuchungen über Elektrotherapie durchgeführt, deren Resultat sich 1871 in einem Standardwerk über Elektromedizin (»The Medical and Surgical Use of Elektricity«) niederschlug. Dieses Werk wurde bereits 1874 ins Deutsche übersetzt, erfreute sich in Europa großer Beliebtheit und verschaffte Beard einen internationalen Ruf als Forscher.

NERVÖSE DIATHESE – In diesem Werk stellt Beard auch die Patientenklientel vor, die nach seinen Beobachtungen am besten auf die elektromedizinische Behandlung anspricht. Es sind dies Kranke, die an *»nervöser Diathese«* leiden. Die charakteristischen Zeichen der nervösen Diathese seien eine zarte Organisation des ganzen Menschen, Neigung zu verschiedenen und wiederkehrenden Anfällen von Krankheiten des Nervensystems, relatives Freibleiben von gewöhnlichen fieberhaften und entzündlichen Krankheiten. In den Vereinigten Staaten herrsche die nervöse Diathese mehr als anderswo. Dyspepsie, Neuralgie, Schlaflosigkeit und nervöse Erschöpfung würden besonders unter der mit dem Gehirn arbeitenden Bevölkerung beobachtet. Die *Ursachen* für die nervöse Diathese seien nicht ganz klar, doch spielten die diätetischen Gewohnheiten und die übermäßige Tätigkeit der Amerikaner eine maßgebliche Rolle.
»Die Amerikaner essen sprichwörtlich viel rascher und mit weniger Behagen als die Engländer, Franzosen oder Deutschen. Wir gönnen uns weniger Zeit zu unseren Mahlzeiten, verbinden mit dem Essen viel weniger das soziale Element und sind in der Arbeit rastloser und nervöser … Die vornehmste Erklärung liegt in den Bedürfnissen unseres Pionierlebens, welches uns gezwungen hat mit der Zeit äußerst sparsam umzugehen. Ferner haben unsere Landsleute, wegen des Mangels an reinem, heimischem Wein, im Verein mit den populären Ansichten von gänzlicher Enthaltsamkeit, kein mildes alkoholische Getränk und sind daher auf übermäßigen … Genuss von Tee und Kaffe angewiesen. Der Amerikaner arbeitet intensiver und konzentriert in einem Tage mehr Nachdenken, Unruhe und Tätigkeit als die Fremden.«
Beard erklärt, er habe diese Bemerkungen über die nervöse Diathese gemacht, weil

sie derjenige Körperzustand sei, für welche die Elektrisation hauptsächlich indiziert erscheint.
Die Mehrzahl der Patienten, welche von Elektrotherapeuten behandelt zu werden suchen, sind solche, bei denen diese Diathese vorherrscht. Viele Fälle von nervöser Dyspepsie, Erschöpfung, Chorea oder Schlaflosigkeit und viele zentrale und periphere Paralysen seien nur Äußerungen der nervösen Konstitution. »Die weite Ausbreitung der nervösen Diathese und ihre Beziehung zu lokalen Symptomen hilft den Umstand erklären, dass die Elektrisation in so vielen Krankheiten nützt.«

Und weil die nervöse Diathese in dramatischer Weise zur Neurasthenie disponiere, kommt Beard im nächsten Kapitel seines elektromedizinischen Werkes auf die »*Neurasthenie*« zu sprechen, über die er schon früher in medizinischen Fachjournalen publiziert hatte.
Beard schreibt, die Phrase »nervöse Erschöpfung« komme häufig in der Konversation und der medizinischen Literatur vor, doch sei dieser wichtige Zustand in kaum einer der anerkannten Abhandlungen über praktische Medizin eines besonderen Abschnittes gewürdigt worden. Der krankhafte Zustand, welchen diese Benennung bezeichnet, sei seit langer Zeit bekannt, der *spezielle Name Neurasthenie* werde jedoch von ihm zum ersten Male vorgeführt. Die Ableitung des Wortes sei hinlänglich klar und bezeichne wörtlich den Mangel an Kraft der Nerven. Zur *Diagnose* der einfachen, reinen Neurasthenie gelange man, wie bei allen so genannten funktionellen Zuständen, hauptsächlich durch Ausschließung. In jedem Falle sei es notwendig organische Krankheiten und eine Anämie auszuschließen. Viele Fälle von Spinalirritation und Hysterie könnten einfach als nervöse Erschöpfung bezeichnet werden. Beard versucht das Störungsbild noch mal zu verdeutlichen: »Wir alle haben die temporäre Erschöpfung erfahren, welche aus andauernder geistiger Anstrengung resultiert: machen wir diesen Zustand chronisch und wir haben die Neurasthenie.« Neurasthenie könne aus jeder Ursache entstehen, welche das Nervensystem erschöpft.
Als prädisponierende Ursache der Neurasthenie führt Beard die ererbte nervöse Diathese an. Unter die auslösenden Ursachen der Neurasthenie rechnet er Entbehrungen, Geschäfts- und Familiensorgen, Geburtsprozess und Abortus, geschlechtliche Ausschweifungen, den Missbrauch reizender und tonischer Mittel, das plötzliche Aufgeben eines Geschäftes. Die Krankheit finde sich am häufigsten in den Vereinigten Staaten unter den mit dem Gehirn arbeitenden Klassen der großen Städte. Zur Behandlung der Neurasthenie sei alles gut, was einen Einfluss auf das nervöse System hat: Luft, Sonnenlicht, Wasser, Nahrung, Ruhe, Erholung, Muskelübung und die innere Anwendung tonischer Mittel, Strychnin, Phosphor, Arsenik.

Beard hatte schon in einer ersten Schrift, basierend auf dem Studium von 30 Fällen, (Boston Medical and Surgical Journal, April 1869) die Neurasthenie als eine neue Krankheit eingeführt. Anfangs erregte das Thema keinerlei Interesse unter seinen amerikanischen Kollegen. In Deutschland jedoch, wo Beards Werk über Elektrizität durch die Übersetzung Vaeters weit verbreitet war, begegnete das Kapitel über Neurasthenie zum ersten Male, wie er sagte, »einer ebenso sympathischen als intelligenten und wissenschaftlichen Kritik«.

AMERICAN NERVOUSNESS – Den großen Durchbruch erlebten Beard und die Neurasthenie dann mit seinem 1881 erschienenen Werk »American Nervousness«, das sogleich nach der zweiten Auflage unter dem Titel »Die Nervenschwäche, ihre Symptome, Natur, Folgezustände und Behandlung« von Neisser ins Deutsche übersetzt wurde.

Der durchschlagende Erfolg hatte mehrere Gründe. Viele spätere Autoren bescheinigten Beard seine meisterhafte Darstellung der Materie und rühmten die treffende Namensgebung. Beim Lesen bekommt man auch den Eindruck, dass Beard für seine nervösen Kranken sympathisierendes Interesse entwickelte, während manche andere Autoren bei der Behandlung ihrer neurotischen Patienten offensichtliches Unbehagen verspürten.

Warum die Neurasthenie in Amerika so verbreitet ist und warum man sie medizinisch bisher so wenig zu fassen bekam, hat Beard zufolge seine Gründe: »Die Neurasthenie ist diejenige Form der Nervenkrankheiten, die in Amerika am meisten verbreitet ist. Sie bildet mit den verschiedenen Neurosen, denen sie sich zugesellt und die aus ihr entstehen, eine Familie funktioneller Krankheiten, welche mehr der Neuzeit angehören.« Seit langem sei die Neurasthenie bei Ärzten wie Laien unter dem Namen »allgemeine Schwäche«, »nervöse Erschöpfung«, »nervöse Schwäche«, »Rückenschwäche« bekannt, und in Rücksicht auf einzelne sie begleitende Symptome genauer als »Spinalirritation«, »nervöse Dyspepsie«, »Oxalurie«, »cerbrale und spinale Anämie und Hyperämie« bezeichnet worden.

So oft man aber versucht habe, diese funktionellen nervösen Symptome wissenschaftlich zu fassen, seien sie jedes Mal den Händen entglitten, weil man sie nicht mit der eigentlichen Ursache in Verbindung brachte. Und dazu stellt Beard dann fest, »dass der erste und wesentlichste Grund der Nervosität in den *Umständen der modernen Zivilisation* liegt und dass alle anderen bezichtigten Ursachen, wie Befriedigung von Leidenschaft und Gelüsten, selbst klimatische und konstitutionelle Einflüsse, wenn auch von Wichtigkeit, nur von sekundärer Bedeutung sind«.

Beard wirft die Frage auf, ob die Neurasthenie eine neue Krankheit sei und antwortet: »Wenn wir sagen, eine Krankheit ist neu, so meinen wir, sie ist neu in der Wissenschaft, so alt sie auch in der Erfahrung sein mag; ihre Entdeckung datiert von dem Zeitpunkt, da sie dem Organismus der Wissenschaft einverleibt ist. Das Reich der Neurasthenie war den Blicken Tausender begegnet, seine Umrisse waren oft geschaut und sein Gebiet gestreift worden – aber es blieb ein mysteriöses Land. Was enthielt es? Welches waren seine Grenzen? … Derjenige, welcher die Antwort bringt, führt die Neurasthenie in die Wissenschaft ein … Hier, wie überall, kommt die automatische Tätigkeit der Geistesfähigkeiten, die wir Instinkt nennen, dem Kern der Wahrheit näher, als jene bewusste und kontrollierte Aktion, die wir Vernunft nennen.«

Obwohl die funktionellen Nervenkrankheiten unter den Städtebewohnern von Jahr zu Jahr zunähmen, berichtet Beard, finde man in den medizinischen Spezialwerken kaum Belehrung über sie. Obwohl sie nicht das Leben bedrohten, sei doch die Summe der mit ihnen verbundenen Qualen und Beschwerden ganz ungeheuer. Die funktionellen Nervenkrankheiten hätten eine gemeinschaftliche Pathologie, Prognose, Ätiologie und Therapie und seien sämtlich Krankheiten der modernen Zivilisation. Den Mittelpunkt dieser Familie von funktionellen Nervenkrankheiten bilde die Neurasthenie. Dieses wichtige Gebiet sei von der Wissenschaft so lang nicht beachtet worden, weil die Symptome der Neurasthenie nur dem Leidenden fühlbar sind, weil ein erfolgreiches Studium desselben große Übung des Urteils wie der Beobachtung erfordere, und weil man sich bei der Erforschung zu ausschließlich auf die Klientel der Kliniken beschränkt habe. Einen vierten Grund sieht Beard in dem Umstande, dass man sich in Amerika so ausschließlich von europäischem Einfluss abhängig gemacht habe. In Deutschland ganz ebenso wie in Amerika sei es gebräuchlich gewesen, Neurasthenie als Hypochondrie zu diagnostizieren. Neurasthenie sei eine amerikanische Krankheit. Amerika besitze mehr Ärzte und Apotheken im Verhältnis zur Bevölkerung als irgendein anderes Land. Man schicke hier in wohlhabenden Familien viel häufiger nach dem Arzt als anderswo. Der Amerikaner nähme viel mehr Medizin als der Europäer. Die neurasthenischen Patienten verlangten unaufhörlich Hilfe und nötigten dadurch ihre Ärzte, nach neuen Mitteln und Behandlungsmethoden zu suchen. Daher komme es, dass die Therapie dieser Krankheit in Amerika befriedigendere Resultate aufweist als in Europa. Deutschland, welches die Führung in der Wissenschaft übernommen habe, sei weit zurückgeblieben in der Kunst zu heilen.

PSYCHISCHE SYMPTOME DER NEURASTHENIE – Die zur Neurasthenie gehörenden Symptome sind Beard zufolge zum Teil allen Ärzten geläufig, wenn sie auch

gewöhnlich nicht richtig gedeutet werden, andere seien nur den Spezialärzten bekannt und noch andere würden von ihm zum ersten Mal beschrieben. Man lerne sie erst nach genauer Untersuchung, durch die Angaben des Patienten oder durch Nachfragen bei der Umgebung des Kranken kennen.
Die Ordnung der Symptome erfolgt in Beards Werk nach alter Weise vom Kopf fortschreitend nach abwärts. Aber nicht nur wegen dieses Ordnungsschemas, sondern wegen ihres Bedeutungsgehaltes finden sich die psychischen Abweichungen im Erscheinungsbild der Neurasthenie bei Beard ganz obenan.

Als ein für die Neurasthenie sehr bemerkenswertes Symptom stellt Beard die »*mangelnde Beherrschung des Geistes*« heraus, die Unfähigkeit, den Intellekt auf irgendeine Aufgabe beim Schreiben oder Denken zu konzentrieren. »Der Geist wandert nach allen Richtungen und verliert sich, wenn durch Willensanstrengung gesammelt, bald wieder in Träumereien. In einigen Fällen wird der Versuch der Sammlung des Geistes, ja selbst ganz geringer Aufmerksamkeit, äußerst ermüdend und peinvoll und erregt Kopf- oder Rücken- oder anderwärts Körperschmerz.« – »Ein derartiger Patient kann einige Zeilen zu wiederholten Malen lesen, ohne etwas von ihrem Inhalt zu fassen; sein Geist wandert von einem Objekt zum anderen Objekt und beherrscht ihn, statt von ihm beherrscht zu werden.«
Ein solcher Mensch befinde sich in einem traumartigen Zustand, in dem er vollständig vergisst, was er eben zu tun beabsichtigte. »Ein Geistlicher, der an Zerebralasthenie litt, erzählt, dass er wohl im Stande sei, schwierige Themata zu besprechen und schwer verständliche Abhandlungen zu lesen, dass er aber bei jedem Versuch, eine Predigt zu diktieren oder zu disponieren, sofort den Faden und alle Macht über seine Gedanken verliert.«
Eng verbunden mit diesem Mangel an Beherrschung des Geistes und eigentlich ein Teil davon sei der Vorgang, dass der Patient etwas anderes sagt als er meint, oft sogar gerade das sagt, was er zu vermeiden wünscht.

Ein weiteres für Neurasthenie fast pathognomisches Zeichen sei die *Hoffnungslosigkeit und Verzweiflung.* »Im Gegensatz zu Brust- und Krebskranken, die oft noch am Grabesrande ihre Genesung erwarten, zeichnen sich die funktionellen Nervenkrankheiten … dadurch aus, dass sie selbst in ihren milderen Stadien den Patienten mut- und hoffnungslos machen.« Wie den verschiedenen Arten der krankhaften Furcht liege diesem Symptom ein instinktives Bewusstsein der Unzulänglichkeit für die Lösung der vorliegenden Aufgabe zugrunde. »Man ist hoffnungslos, weil die Kraft der Nerven so geschwächt und verringert ist, dass es als eine zu schwere Bürde erscheint, bloß das Leben zu ertragen. Ein gewisses Maß an Nervenkraft ist notwendig, um unseren Lebensmut aufrechtzuerhalten. In unseren halbwachen Momenten, zur Nachtzeit, genügt ein leichtes Geräusch, das Herz heftiger schlagen zu machen, weil man sich bewusst ist, nicht in vollem Besitz der Kräfte gegen etwaige Gefahr zu sein. Der nervenerschöpfte Mensch ist stets in diesem Zustande, er ist körperlich insolvent und der Aufgabe zu leben nicht gewachsen.« Die Verzweiflung, welche die Seekrankheit begleitet, illustriere diese Erscheinung ganz vortrefflich. In der kurzen Spanne einer Stunde könne man aus einem Zustand voller Lebensfreude in das Gefühl tiefsten Unglücks versetzt werden. In einigen Fällen sei diese Hoffnungslosigkeit intermittierend, die Anfälle seien ganz unabhängig von allen äußeren Umständen, obwohl sie mehr oder weniger durch die Umgebung modifiziert sein mögen. Hoffnungslosigkeit sei etwas wesentlich anderes als Hypochondrie.

Ein drittes von Beard herausgestelltes und der Neurasthenie zugeordnetes Symptom ist die »*krankhafte Furcht*«. Die Furchtsamkeit eines gesunden Menschen steigere sich außerordentlich, wenn er neurasthenisch geworden ist. Die Schwäche des Gehirns mache es dem Kranken unmöglich, auf Leistungsfähigkeit zu rechnen. Krankhafte Furcht sei eine psychische Lähmung funktioneller Natur. Solche Patienten sehe man vor der Wohnung eines Arztes, den sie aufsuchen, auf und ab gehen, bevor sie wagen einzutreten. Der Patient weiß, dass kein objektiver Grund zu seiner Furcht vorhanden ist, aber seine erregbare Natur überwältigt unter dem Einfluss seines erschöpften Nervensystems seinen Verstand und seinen Willen.
Es gebe eine ganze Reihe von Phobien, die sich auf ganz bestimmte Umstände beziehen. Den Anfang machte Beard mit einer Beschreibung der Furcht vor Blitzen, der Astrophobie. Wichtiger sind seine Ausführungen zur *Anthropophobie*, der Abneigung gegen Gesellschaft, der Furcht Menschen zu sehen. Solche Patienten lebten in beständiger Angst einem menschlichen Wesen zu begegnen, sie können mit niemand verkehren, sich können auch niemand ansehen. Ein Wegsehen und Abwenden des Gesichtes bedeute immer ein Gefühl der Unsicherheit und Schwäche im Vergleich zu der Person, der man gegenübersteht, ein instinktives unwillkürliches Bekenntnis des Faktums, dass für den Augenblick die eigene Kraft schwächer ist, als die des anderen. In der Neurasthenie komme derselbe Vorgang als krankhaftes Symptom, als ein Ausdruck von mangelndem Selbstvertrauen, zur Erscheinung. »Dieses Ausweichen des Blickes ist ein so konstantes Symptom bei diesen neurasthenischen Patienten, dass ich fast bei ihrem ersten Anblick, ehe sie noch ein Wort gesprochen oder sich gesetzt haben, die Diagnose machen kann.« Bei einigen Personen bestehe der gegenteilige Zustand, nämlich die *Furcht allein* zu sein.

Beard bezieht auch die von anderen Autoren beschriebenen Phobien in die Neurasthenie ein. Die von WESTPHAL unter der Bezeichnung *Agoraphobie* bekannt gemachte Form, die Furcht vor offenen Plätzen, sei freilich nur ein Ausschnitt aus einer großen Anzahl von Arten von Platzfurcht, die auch besser als *Topophobie* bezeichnet werden. Ebenso gehöre hierher die *Claustrophobie,* die Furcht vor engen Räumen. Eine den Ärzten lang vertraute krankhafte Furcht sei die *Pathophobie* oder Furcht vor Krankheiten, gewöhnlicher als Hypochondrie bekannt. Die in Europa »Railway spine« benannte Affektion reiht Beard in etwas anderer Bedeutung wie dort als *Siderodromophobie* unter die Phobien ein.

Alle diese Arten krankhafter Furcht sind Beard zufolge Symptome funktioneller, niemals organischer Erkrankungen. Sinnestäuschungen und Halluzinationen fehlten, der Patient sei sich seines Zustandes wohl bewusst. An der Entstehung phobischer Anfälle seien häufig sexuelle Störungen beteiligt. »Sexuelle Exzesse, ebenso lang andauernde und quälende Enthaltsamkeit mit sexueller Erregung beim männlichen Geschlecht und mannigfache leichte Erosionen oder Dislokationen des Uterus beim weiblichen Geschlecht sind die gewöhnlichen Ursachen, insbesondere bei Konstitutionen, in denen die nervöse Diathese vorherrscht.« Die krankhafte Furcht werde häufig von anderen neurasthenischen Symptomen begleitet, schwitzenden Händen, fliegender Röte im Gesicht, Gefühl großer Erschöpfung, Schlaflosigkeit, Hoffnungslosigkeit, Extremitätenschmerzen, Schwere in den Lenden, dilatierten Pupillen, örtlichen Muskelkrämpfen. Ein Symptom, das die krankhafte Furcht häufig begleite, sei Schwindel. Viele Kranke würden, wenn sie dem Gegenstand ihrer Furcht sich nähern, von Schwindel ergriffen.

Zu den weiteren Symptomen, die die gestörte psychische Verfassung der Neurastheniker charakterisieren, gehört die *krankhafte Reizbarkeit.* Sie trete besonders nach Ermüdung auf und äußere sich dadurch, dass die geringfügigsten Dinge eine Heftigkeit und Zornmütigkeit hervorrufen, die bei Ruhe und Wohlbefinden sich niemals gezeigt hätten. Manche neurasthenischen Patienten leiden unter Hitzegefühlen und werden leicht ohnmächtig.

Unruhe, Nervosität, Unfähigkeit ruhig zu bleiben, machten zuweilen unaussprechliche Qualen. Zuweilen würden Hand und Arm so unruhig beim Schreiben, dass eine Fortsetzung nicht möglich ist. Seien die Beine in dieser Weise von Unruhe ergriffen, so müsse der Patient sich erheben und hin und her rennen.

Eine sehr übliche Erscheinung der Nervenschwäche ist nach Beard bei beiden Geschlechtern starkes *Rotwerden* aus den allergeringfügigsten Ursachen. Dieses sei zuweilen von Blinzeln der Augen, Zucken der Gesichtsmuskulatur, Verwirrung und Stammeln begleitet, alles Erscheinungen, die wie das Erröten vom Willen nicht be-

herrscht werden können. Kinder unter einem Jahr erröteten niemals, weil ihnen die Empfindlichkeit für das abgeht, was andere von ihnen denken. Erröten sei ein physiologisches Phänomen, könne aber gleich anderen physiologischen Erscheinungen pathologisch werden. Als Symptom der Neurasthenie sei es sehr häufig und unangenehm, auch kühne und entschlossene Menschen seien ihm unterworfen. Wie die Migräne werde es mit fortschreitendem Leben seltener.
Die *Schlaflosigkeit* biete verschiedene und höchst interessante Formen. Der eine kann leicht einschlafen, wacht aber bald wieder auf und bleibt wach für den Rest der Nacht. Ein anderer wälzt sich stundenlang umher, ehe es ihm gelingt einzuschlafen. Noch andere schlafen in Abschnitten, werden aber von bösen Träumen gequält. Einige neurasthenische Patienten können nur bei Nacht, niemals am Tage schlafen. Nervenschwache Menschen erwachen oft morgens ebenso müde als zur Zeit, da sie ins Bett gingen. Die meisten dieser Patienten schlafen mehr als sie glauben; sie behaupten nicht geschlafen zu haben, auch wenn sie vielleicht einige Stunden ohne Bewusstsein in der Nacht verbrachten. Im Gegensatz zu dieser Schlaflosigkeit klagten Personen, die ganz dieselben Symptome der Cerebrasthenie zeigen, über *Schläfrigkeit*. Bei einigen Patienten führe diese Schläfrigkeit nicht zu wirklichem Schlaf, der Patient sei einfach schwer im Kopf, eingenommen und schläfrig.

KÖRPERLICHE SYMPTOME DER NEURASTHENIE – Übergehend zu den körperlichen Symptomen, beschreibt Beard im Bereich des *Kopfes* Empfindlichkeit der Kopfhaut, Migräne, Kopfschmerzen sowie Druck im Hinterkopf. An den *Augen* beobachte man einen Wechsel im Ausdruck, erweiterte Pupillen, Congestion der Conjunctiva, der Patient berichte über Mouches volantes. *Ohr*geräusche irritierten den Kranken. Die neurasthenisch affizierte *Stimme* klinge schwach, undeutlich, zaghaft, sie zeige am zuverlässigsten die Stimmung der Seele an. Manchmal bestehe Empfindlichkeit der Zähne und des Zahnfleisches.
Das *Herz* arbeitet nach den Beobachtungen von Beard bei vielen Neurasthenikern sehr leicht unregelmäßig. Der Herzschlag werde dem Patienten fühlbar und sei schmerzhaft. Er werde so sehr von jeder seelischen Regung beherrscht, dass Beard bei der ersten Untersuchung der Patienten darauf verzichtete den Puls zu fühlen, weil die augenblickliche Erregung ihn stets unnatürlich beschleunigt erscheinen lasse. In einzelnen Fällen seien herzsynchrone Ohrgeräusche vorhanden. Manchmal sei der Puls an dem einen Teil des Tages sehr hoch und dann nach wenigen Stunden wieder sehr niedrig. Auch Schmerz und Druck in der Herzgegend fehlten nicht.
In nicht wenigen Fällen sei *nervöse Dyspepsie* das erste wahrnehmbare Symptom der Nervenschwäche. Jahre hindurch könne der Magen funktionell erkrankt sein,

ehe das Hirn oder Rückenmark Zeichen von Erschöpfung erkennen lassen. Solche Kranke klagten sehr häufig über Flatulenz und lästige Geräusche in den Därmen, auch über Übelkeit und Diarrhoe. Zur Diagnose führten folgende Erwägungen: Bei der nervösen Dyspepsie fühlen sich die Patienten schlimmer, wenn der Magen leer ist, sie werden durch Essen erleichtert. Die Symptome kommen und gehen ohne nachweisbare Ursache. Die nervöse Dyspepsie trete meist da auf, wo die nervöse Diathese vorhanden ist. Sie werde durch Arzneimittel gebessert, die eine sedative und tonische Wirkung im Allgemeinen, ohne jede spezielle Beziehung zum Magen, haben. In nicht wenigen Fällen sei *Durstmangel* vorhanden. Die Europäer, welche weit weniger nervös seien, nähmen viel mehr flüssige Nahrung zu sich als die Amerikaner.

Sekretionsstörungen fänden sich häufig. In einigen Fällen von Neurasthenie sei die Haut des Körpers, besonders der Hände, unnatürlich trocken. Umgekehrt rufe in manchen Fällen die geringste Erregung sofort hochgradiges Schwitzen hervor. Trockenheit des Mundes finde sich oft als Folge von Gemütserregung. Die Neigung schon bei leichter freudiger oder trauriger Gemütsbewegung zu *weinen*, werde häufig bei Neurasthenischen beobachtet.

Besonders ist Beard zufolge bei Neurasthenie der *Bewegungsapparat* betroffen. Wenn die *Schmerzhaftigkeit des Rückens* so stark ist, dass sie beständig und heftig beklagt wird und andere Symptome des neurasthenischen Zustandes verdeckt, so spreche man von Spinalirritation. Dieses Symptom komme am häufigsten in den höheren Klassen, besonders unter Frauen vor. Würde man die Wirbelsäule aller in vornehmen Stadtteilen wohnhaften Damen zwischen 15 und 45 Jahren untersuchen, so würde man bei einem großen Prozentsatz das Rückgrat schmerzhaft finden. Diese allgemeine Hyperästhesie komme und gehe unter dem Einfluss irgendwelcher erregender Ursachen und sei bisweilen von Schwächegefühl und geistiger Depression begleitet. Coccygodynia sei eine bisweilen recht quälende Form von Spinalirritation. Die Lenden- und Hüftgegend könne auch ohne lokale Empfindlichkeiten Sitz schwerer Schmerzen sein. Eine der häufigsten Klagen der neurasthenischen Kranken sei *Schwere* und *vage Schmerzen in den Lenden und Gliedern.* Dies Gefühl der Schwere werde oft mit Rheumatismus verwechselt. Bei sexueller Erschöpfung seien Schmerzen in den Lenden und Gliedern häufig genug. Wenn Frauen Schmerz und Schwäche im Rücken haben, sei gewöhnlich große Empfindlichkeit bei Druck vorhanden, nicht so bei Männern. Fibrilläre Zuckungen, Gefühl von Pelzigsein, Hitze und Brennen in den Füßen könnten, in gleicher Weise wie bei der Ataxie, auch bei nervösen Kranken vorkommen.

Zuckungen einzelner *Muskeln* könnten sehr lästig sein, besonders wenn sie die Gesichtsmuskeln betreffen. Nervenschwache würden bisweilen von plötzlichem Zittern ergriffen. Zitterkrämpfe treten nach Aufregungen auf und lassen dann ohne nachweisbare Ursache wieder nach. Nervenleidende werden zuweilen gerade im Moment des Einschlafens in schmerzhafter Weise durch eine krampfhafte Bewegung eines Armes oder Beines erweckt. *Krämpfe* kommen in gewissen Phasen der Neurasthenie, gewöhnlich in den Waden und häufiger zur Nachtzeit vor und erreichen zuweilen eine solche Heftigkeit, dass sie nur durch heftiges Reiben oder starke Bewegungen beseitigt werden können.

Schließlich stellt Beard noch einige *allgemeine Erscheinungen* heraus, die mit der Nervenerschöpfung wesentlich zu tun haben. So entstünden bei Erschöpfung des Nervensystems leicht mannigfaltige *Idiosynkrasien*. Opium etwa erhöhe bei vielen neurasthenischen Patienten den Schlafmangel, statt ihn zu beseitigen. Auf Alkohol verrieten einzelne Kranke eine solche Empfindlichkeit, dass ein Tropfen sofort schädlich wirkt. Andere dagegen vertrügen ungeheuere Quantitäten und erführen sogar bisweilen dadurch eine Erleichterung. Kaffee wirke oft schädlich. Aufgrund der Nervenempfindlichkeit bestehe bei der einen Person eine Idiosynkrasie gegen grellen Sonnenschein, bei einer andern gegen Staub, bei einer Dritten gegen frisches Heu. Idiosynkrasien zeigten sich gegen Ipecacuana und andere Drogen, gegen den Geruch von Rosen, gegen den Pollen von Korn und anderen Grasarten. Jedes Jahr bringe neue Idiosynkrasien zum Vorschein. Empfindlichkeit gegen *Witterungswechsel* sei bei Nervenschwäche sehr häufig. Vierundzwanzig Stunden vor dem Eintritt eines Sturmes verkündeten die schmerzhaften Nerven, was bevorsteht. Bei drückender Luft in den Hundstagen befänden sich viele dieser Patienten recht schlecht. Nervenleidende seien schmerzhaft empfindlich gegen Hitze wie gegen Kälte, die Mitte des Sommers wie die des Winters sei ihnen gleich unangenehm.

Jeder Punkt der Peripherie könnte bei Nervenkranken Sitz von *Empfindungslosigkeit oder übermäßiger Sensibilität* werden. Symptome dieser Art erregten Furcht und Schrecken als Anzeichen organischer Hirnerkrankungen, seien in der Mehrzahl der Fälle indes die Folgen funktioneller Störungen.

Nervenschwache Personen überkomme oft anfallsweise ein *Gefühl absoluter Erschöpfung.* »Neurasthenische Patienten können nicht auf ihre Kräfte rechnen; was sie eine lange Zeit hindurch ohne jede Beschwerde vertragen, kann plötzlich unter ganz gleichen Umständen höchst schädlich wirken; sie können und dürfen sich nicht verpflichten, irgendein Unternehmen zu einer bestimmten Zeit auszuführen, da ihre Leistungsfähigkeit stets unsicher bleibt.« Der Neurasthenische befindet sich in Bezug auf seine Leistungsfähigkeit in einer ständigen Unsicherheit. Die Symptome seiner

Krankheit überfielen ihn oft aus vollem Wohlbefinden. Ungewohnte körperliche Übungen seien ganz besonders beschwerlich und ermattend.
Kitzligkeit, umherziehende Schmerzen und *flüchtige Neuralgien, Jucken* ohne sichtbare Veränderungen der Haut könnten zu einer wahren Plage werden. Innervationsstörungen der Zirkulation verursachten *Frostschauer* und *fliegende Hitze, kalte Hände und Füße*. Vorübergehende *funktionelle Paralyse* von Muskeln am Arm, Bein oder des Kehlkopfes seien bisweilen bei neurasthenischen Patienten beobachtet worden.

Als spezielle *Symptome neurasthenischer Männer* beschreibt Beard unwillkürlichen Samenabgang, partielle oder vollkommene Impotenz, Reizbarkeit des prostatischen Teils der Urethra. Während bisweilen auftretender Samenabgang physiologisch sei, deuteten exzessive unwillkürliche Abgänge auf einen abnormen Erschöpfungszustand des Nervensystems hin und vermehrten rückwirkend die Erschöpfung. Impotenz verliere sich gewöhnlich mit der Besserung und Erholung der Nerven. Die Beziehung der männlichen Geschlechtsfunktion zum Nervensystem sei von höchstem Interesse und sehr verwickelt. Bei Frauen wie Männern können *Krankheiten der reproduktiven Organe* Folgen von Nervenerschöpfung sein.

An weiteren Beobachtungen führt Beard an, dass die Neurasthenie am häufigsten im Alter von 15 bis 45 Jahren auftritt, dass sich im Laufe des Lebens ein häufiger Wechsel der Symptome ergibt, dass neurasthenische Patienten in der Mehrzahl der Fälle *jünger aussehen* als ihrem Alter zukommt und dass manchmal die rasche *Fäulnis der Zähne* auffällt.
Eine weitere Besonderheit sei, dass manche Symptome der Nervenschwäche gewissermaßen in einem *antagonistischen Verhältnis zueinander stünden*, und die Nervenschwäche selbst sich *antagonistisch zu* anderen, insbesondere zu den akuten und entzündlichen, Krankheiten, verhalte. So ergäbe sich oft Erleichterung vieler Leidenszustände durch das Eintreten einer akuten Krankheit, eine gänzliche Umstimmung der Konstitution durch lang sich hinziehendes Kranksein.
Nervenschwäche vertrage sich mit dem *Anschein vollkommener Gesundheit*. Aus diesem Grunde erführen die neurasthenischen Patienten von der Umwelt nur wenig Teilnahme.
Beard schließt das Kapitel mit einer Erinnerung: »Ein Arzt, der durch meine Wartezimmer hindurch mich abzuholen kam, bemerkte mit Erstaunen, ›Ihre Patienten sind ja wahre Riesen‹, und unter ihnen befanden sich einige der allerbösesten Krankheitsfälle.«

DIAGNOSE – Sehr angelegen lässt sich Beard die so wichtige Differentialdiagnose zwischen der Neurasthenie und *organischen Erkrankungen* sein. Er führt aus, da viele Symptome in der funktionellen wie in der organischen Krankheit dieselben seien, könne man nur zu einer richtigen Diagnose kommen, wenn man Gruppen von Symptomen in ihrer Beziehung zueinander zusammenfasse und den Verlauf des Falles in Erwägung zieht. Wegen des anfänglich parallelen Verlaufs der Symptome organischer und funktioneller Krankheiten wäre öfter auch fälschlich angenommen worden, dass die Ursachen der funktionellen Krankheiten, z. B. sexuelle Exzesse, in gleicher Weise Ursachen organischer Läsionen seien.

Zur Unterscheidung von einer organischen Nervenkrankheit müsse man festhalten, dass die Symptome organischer Nervenkrankheit gewöhnlich stetig, hingegen sehr viele Zeichen der Neurasthenie *flüchtig*, den Ort wechselnd und wiederkehrend, sind. Manche Symptome seien den neurasthenischen Zuständen *eigentümlich* und kämen selten bei organischen Krankheiten vor, so Jucken ohne objektiven Grund, Empfindlichkeit der Kopfhaut, der Zähne, des Zahnfleisches, Erröten und Rastlosigkeit, auffallend zittriger Puls ohne Herzkrankheit, Migräne, Asthenopie, ferner Idiosynkrasien gegen Nahrung und Arzneien, Kitzligkeit, krankhaftes Verlangen nach stimulierenden und narkotischen Mitteln, Hoffnungslosigkeit und krankhafte Furcht. Einige Symptome, wie z. B. die Migräne, vertrügen sich im Allgemeinen nicht mit ernster organischer Erkrankung der Nervenzentren. Bei organischer Krankheit sei die *Reflextätigkeit* im Allgemeinen vermindert, bei funktioneller sei sie gewöhnlich vermehrt. Ein durch übermäßigen Gebrauch gereiztes Reflexzentrum strahle aus: Wenn ein Mensch zu viel denkt und grübelt, so sei es nicht notwendigerweise der Kopf, der leidend wird, oft seien kalte Hände oder Füße die ersten Zeichen geistiger Überanstrengung. Indigestion könne jeden Teil des Körpers affizieren und gerade den Magen frei lassen. Störungen im Sexualapparat beider Geschlechter riefen immer Krankheiten an entfernten Punkten hervor.

Weitere Erkrankungen sind in die diagnostischen Überlegungen einzubeziehen. Die *Hypochondrie*, schreibt Beard, sei als Pathophobie unter die Varietäten krankhafter Furcht als Ausdruck des neurasthenischen Zustandes einzureihen. Auch die *Spinalirritation* sei nur eines der vielen Symptome der Neurasthenie. *Anämie* und Neurasthenie hätten oft gewisse Symptome gemein, ließen sich aber durch andere trennen. Von *Hysterie* unterscheide sich die Neurasthenie einmal durch die Abwesenheit von Konvulsionen und Paroxysmen. Die Hysterie komme gewöhnlich bei Personen vor, bei denen das Gemütsleben gegenüber dem Intellekt vorherrscht, sie finde sich bei den kräftigen Dienstmädchen Irlands, bei den Negern des Südens und bei allen Rassen, Klassen und Altersstufen, deren Geist undiszipliniert und schwach geblieben ist. Neurasthenie dagegen sei, wenn auch häufiger bei Frauen, sehr zahlreich in beiden Geschlechtern vertreten und zwar bei Männern und Frauen von Bildung, Erziehung und gleichmäßig entwickelten Geisteskräften. – Auch *Syphilis, Erkältung, Rheumatismus* böten zuweilen das Bild der Neurasthenie, ließen sich aber durch Verlauf und Behandlungserfolg unterscheiden.

Beard trifft auch noch eine Unterscheidung der Neurasthenie in Zerebralasthenie (Hirnerschöpfung) und Myelasthenie (Rückenmarks-Erschöpfung). Die Symptome der *Zerebralasthenie* deuteten darauf hin, dass hauptsächlich das Gehirn affiziert ist. Dazu gehörten die Empfindlichkeit der Kopfhaut, ein Gefühl von Vollsein im Kopf, Störungen der Sinnesorgane, krankhaftes Verlangen nach Stimulantien und Narkotika, Gähnen, Blutandrang zum Kopf, des Weiteren krankhafte Furcht, Schwäche des Gedächtnisses und Mangel an Beherrschung des Geistes. Auf *Myelasthenie* wiesen hin: lokale Muskelkrämpfe, lokale Schauer oder Hitze, Schmerzen in den Gliedern, Zusammenzucken beim Einschlafen, Brennen in den Füßen, sexuelle Schwäche, Rückenweh, ferner Steifigkeit der Muskeln, Empfindlichkeit gegen Erkältung und Witterungsänderungen, Trockenheit oder Schweiße der Haut, Dilatation der Pupillen. Von Bedeutung werde diese Unterscheidung in therapeutischer Hinsicht. Bei der Myelasthenie seien körperliche Übungen ermüdend und beschwerlich und bei längerer Dauer schädlich. In der Zerebralasthenie dagegen könne Muskelanstrengung sehr wohl ertragen, oft sogar vom Patienten gesucht werden. Es gebe Fälle von Neurasthenie, bei denen Bettruhe die beste, und andere, bei denen sie die schlechteste Behandlung sei.
Beard kennt auch noch eine *akute Neurasthenie,* die mit dem Gefühl von Ermüdung und Schmerz einer großen Anstrengung oder längerem Mangel an Nahrung und Ruhe folgt, sich von der *chronische Form* aber nur durch Andauer und Grad unterscheidet.

Das Wesen der Neurasthenie sieht Beard in einer *Verarmung an Nervenkraft aufgrund einer mangelhaften Ernährung der Nervengewebe.* »Es besteht in der Neurasthenie ein Fehler in der Quantität oder Qualität der Nervengewebe … In der Neurasthenie ist das Verhältnis zwischen Verbrauch und Ersatz im Zentralnervensystem nicht richtig normiert.« Für die Entstehung der mannigfache Symptome der Neurasthenie spielten *Reflexreizungen* eine entscheidende Rolle, die durch die sensiblen und motorischen Nerven, aber auch über den Sympathikus, den Vagus und die vasomotorischen Nerven vermittelt werden. Hauptirritationszentren seien das Gehirn, das Verdauungs- und das reproduktive System. Eine Hauptrolle komme dem *vasomotorischen System* zu.

BEARD – Beard war ein sehr erfolgreicher und angesehener Arzt und Forscher und als Person der Aussage seiner Umgebung zufolge von gütigem und aufrichtigem Wesen. Ein Geistlicher, der Beard im späteren Leben kannte, beschrieb ihn als einen Mann, »der einem Mut, Hoffnung, Stärke ins Herz setzte, und dessen Atmosphäre immer gesund war. Er erging sich nicht in Überwärme, oder kühlte ab mit Überkälte«. Doch hat Beard in seiner Jugend auch selber nervöse Störungen kennen gelernt und bei der Schilderung der neurasthenischen Symptomatik sprach er sicher in mancher Hinsicht aus persönlicher Erfahrung. Im Alter zwischen 17 und 25 Jahren litt er an Ohrklingen, akuter Dyspepsie, Nervosität, Krankheitsfurcht und »Mangel an Vitalität«. Er wuchs auf in einer streng religiösen Familie, die Trinken und Rauchen ablehnte, und ihre Kinder vor den Schlangen des weltlichen Erfolges warnte. Beards Tagebuch enthüllt einen jungen Mann, der von religiöser und beruflicher Unentschiedenheit heimgesucht ist und der sich schilt für sein »Zurückhängen in religiösen Dingen«. Gesundheit und Freude kamen schließlich, unter Hintansetzung des geistlichen Berufes seines Vaters und zweier Brüder, mit seiner Entscheidung, Arzt zu werden. Und in der Medizin kam dann Beards leidenschaftliches wissenschaftliches und ärztliches Engagement zu Tage. Nun begann er sich auch den weltlichen Freuden des Champagners und Tabaks zuzuwenden, und bald darauf verlobte er sich. Seine Erholung scheint dauernd gewesen zu sein (nach Sicherman).

IV. PIONIERTATEN IN FRANKREICH

1. BRIQUET – »TRAITÉ DE L'HYSTERIE«

1859, im Erscheinungsjahr von Darwins Origin of Men und Virchows Zellenlehre, stellte PAUL BRIQUET (1796–1881) seinen ärztlichen Kollegen ein großes Werk über die Hysterie vor mit dem Titel: Traité clinique et thérapeutique de l'hystérie. Briquet hatte 1849 eine Abteilung an der Charité in Paris übernommen, der Anstalt, an der auch schon Corvisart und Laennec tätig gewesen waren. Es bedrückte ihn freilich, dass sich in den vorhergegangenen Jahren der Brauch eingeschlichen hatte, Kranken mit hysterischen Erscheinungen gerade in diese seine Abteilung zu bringen. Er, der sich

voll der naturwissenschaftlichen Medizin verpflichtet fühlte, sollte sich nun auch mit einer Krankheit befassen, die als Inbegriff des Unkontrollierbaren, des Launenhaften galt. Doch nach kurzer Zeit wurde er, wie er schreibt, gewahr, »dass die Tatsachen, denen ich begegnete, ganz verschieden von denen waren, die ich bei den klassischen Autoren gefunden hatte, und ich sah, dass man niemals die Hysterie studiert hatte, wie man die anderen Krankheiten studiert, nämlich sie zuerst zu beobachten und dann Schlüsse zu ziehen«.
Briquet fährt fort: »Es waren nicht Theorien, an denen es mangelte, überaus aber fehlte es an Fakten und daran, diese zu studieren. Das ist es nun, was ich getan habe. Ich sammelte Beobachtungen über alle Kranken mit Hysterie, die sich in meinen Sälen fanden, ihre Vorgeschichte, ihren gegenwärtigen Zustand, das Ergebnis der Behandlung, alles wurden registriert.« Zehn Jahre wurden auf diese Arbeit verwendet, in welcher Zeit Briquet, unterstützt von seinen jungen Mitarbeitern, *vierhundertdreißig Beobachtungen zur Hysterie* sammelte, die penibel ausgewertet und statistisch bearbeitet wurden. In einer Zeit, wo eine Fülle von Einzelfällen, kaum aber einmal eine größere Beobachtungsreihe publiziert wurden, ragt dies als eine einmalige Leistung hervor. Seine Beobachtungen überzeugten Briquet, dass die alten Theorien von der launenhaften unverständlichen Hysterie irrig waren: »Ich fand im Gegenteil, dass sie eine Affektion darstellt, deren Natur leicht zu verstehen war, da alle ihre Symptome ihre *Analogie in physiologischen Zuständen* besitzen.« Er habe auch erkannt, dass die Hysterie nicht die anrüchige Krankheit ist, als die sie vielfach in den Augen der Menge und auch vieler Medizinern erscheint.

DEFINITION – Zur Definition der Hysterie schreibt Briquet: »Für mich ist die Hysterie eine Neurose des Gehirns, bei der die Erscheinungen prinzipiell in Störungen der vitalen Akte bestehen, die einer *Darstellung der affektiven Gefühle und der Leidenschaften nach außen* dienen.« Sogleich erläutert er auch, warum Gefühle sich nach außen darstellen: »Die Macht, welche die Wesen geschaffen hat, hat sie mit allen Fähigkeiten zu ihrer Erhaltung und zu ihrem Wohlergehen ausgestattet. Die Tiere bedienen sich dieser Begabung, um in freudvollen oder leidvollen Situationen miteinander zu kommunizieren oder um zu fliehen, wenn einer für die anderen gefährlich wird. Um diesem Gesetz der Natur nachzukommen, war es notwendig, dass sehr offensichtliche und für alle erkennbare Zeichen diese Bedürfnisse und diese Gefahren erkennbar machen. Diese Zeichen sind die sichtbaren Veränderungen, durch welche sich die Empfindungen, die Leiden und die Bedürfnisse kundtun. Vom Glühwürmchen an, das sein Licht anzündet, wenn es das Kommen von seinesgleichen wünscht, bis zum Menschen, der die Bewegungen seiner Seele und seiner Bedürfnisse durch seine Gesten, durch die Stimme und den Ausdruck seines Körpers darstellt, existiert eine alle dazwischen liegenden Glieder verbindende Kette.«

Briquet ist der Meinung, dass jede hysterische Erscheinung ihr Modell in einem Akt hat, der der Äußerung einer Emotion dient. »Eine sensible Frau, welche eine brüske und lebhafte Emotion erfährt, erleidet im gleichen Moment einen Krampf im Epigastrium, sie fühlt eine Beklemmung, ihr Herz schlägt, etwas steigt ihr in die Kehle, schließlich fühlt sie in den Gliedern eine Mattigkeit, eine Neigung zum Hinfallen, oder sie erfährt ein Agitiertsein, ein Bedürfnis nach Bewegung, das ihre Muskeln zur Kontraktion bringt. Das ist das genaue Modell des üblichen hysterischen Anfalls.« Die hysterischen Phänomene sind Briquet zufolge mehr oder weniger verwirrte Wiederholungen solcher Akte, welche peinliche Empfindungen, traurige oder heftige Leidenschaften ausdrücken. Ihre häufige Wiederholung führe schließlich zu dynamischen oder materiellen Läsionen in den betroffenen Organen.
Zur Symptomatik stellt er fest: »Die Hysterie bietet als *grundsätzliche Symptome:* eine hochgradige Sensibilität des Nervensystems; verschiedene *Hyperästhesien,* unter denen die Schmerzen in der epigastrischen Region, auf der linken Seite des Brustkorbs, und längs der linken Wirbelsäule dominieren; *Anästhesien,* die hauptsächlich die Haut, die Muskeln und die Sinnesorgane betreffen; *Spasmen,* von denen ein Druck im Epigastrium, die Empfindung eines vom Magen zur Kehle aufsteigenden Globus und die Atembeklemmung die häufigsten sind; schließlich *Krämpfe,* die mit einer epigastrischen Verkrampfung anfangen, die sich gewöhnlich mit einem Verlust des Bewusstseins verbinden und die sich durch Weinen und Schluchzen beendigen.« Obwohl Briquet den Namen Hysterie schlecht findet, will er ihn beibehalten, »weil er zuerst benützt worden ist, weil ihn die ganze Welt kennt, und endlich weil zu hoffen ist, dass mit der Zeit sein ethymologisches Valeur zugrunde gehen wird«.

ÄTIOLOGIE – Seinen Untersuchungen zur Ätiologie der Hysterie legt Briquet besonderen Wert bei, weil er meint, dass ätiologische Angaben die meiste Klarheit in die Natur der Krankheiten bringen. Er erklärt, dass bei der Entstehung der Hysterie zwei Ursachenarten zusammenwirken, die eine, welche die Reaktionsweise des Organismus verändert und die anderen, welche diese veränderten Reaktionsweisen zur Auslösung bringt. Bei der Entstehung aller Krankheiten, die von einer nervösen Übererregung abhängen, spiele die *Prädisposition* eine große Rolle. Es gebe Personen, die dank ihrer Konstitution sehr widerstandsfähig gegen die Hysterie sind, so sehe man Frauen, die während eines großen Teils ihres Lebens an großem Kummer gelitten haben, ohne jemals hysterische Phänomene gezeigt zu haben. Die Hälfte der Menschen sei nach vielfacher Meinung gegen das Befallenwerden von Hysterie gefeit. Im Gegensatz dazu könne sich bei gewissen Menschen diese Krankheit aufgrund einer höchst geringfügigen Ursache entwickeln. Unter seinen 430 Hysterischen hat Briquet nur zwanzig gefunden, die keine merklichen prädisponierenden Ursachen hatten.

Als wesentliche *disponierende Ursache* zur Hysterie imponiere die Zugehörigkeit zum *weiblichen Geschlecht.* Bei Frauen sei die Hysterie sehr alltäglich, mindestens die Hälfte von ihnen sei davon befallen oder dafür disponiert, jede Fünfte erleide Anfälle. Briquet war freilich überzeugt, dass nicht die organisch-genitalen Unterschiede zwischen Frauen und Männern die unterschiedliche Prädisposition verursachen, sondern die *verschiedenartigen mentalen Voraussetzungen.* Um sich über die verschiedenartigen psychischen Reaktionsweisen zu vergewissern, machte er bei seinen Kranken eine psychische Erhebung. Er suchte nacheinander alle Kranken des Männersaales, dann alle des Frauensaales seiner Abteilung auf, um sie nach der Art ihrer Empfindungen bei psychischen Emotionen zu befragen. Das Ergebnis war, »dass bei einer starken Emotion die Frauen das Gefühl haben zu ersticken, sie schluchzen, weinen, fühlen eine Einschnürung der Kehle, einen Druck im Epigastrium, Schmerz, Zittern oder Unruhe in den Gliedern, also eine Art vorübergehender Hysterie erleben. Die Männer dagegen regen sich auf, agitieren, werden rot, fühlen das Blut zum Kopf steigen, führen heftige, drohende Bewegungen aus; ihr Herz schlägt, der Atem beschleunigt sich, es sieht aus, als ob eine Apoplexie eintreten würde«.
Zusammengefasst heiße das, dass bei unangenehmen Emotionen die *Frauen leiden,* während die *Männer agitieren.* Briquet hat auch den psychischen Zustand der Männer studiert, die hysterisch geworden sind, und hat gefunden, dass sich diese emotional so wie die Frauen ausdrücken. Briquet weiß auch die Gründe für diese psychische Verschiedenheit. »Die Frau hat in der Gesellschaft eine edle Aufgabe von größter Wichtigkeit, nämlich die Kinder großzuziehen, zu pflegen und für Wohlbefinden zu sorgen. Um diese Aufgabe zu erfüllen, ist sie mit einer besonders gearteten Sensibilität begabt, die sich deutlich von der des Mannes unterscheidet. Diese Art der Sensibilität ist es, in der der Ursprung der Hysterie gründet.«
Die Ärzte, die den Uterus als den Sitz der Hysterie ansahen, hätten natürlicherweise gedacht, dass es keine männlichen Hysteriker gibt. Tatsächlich könne aber *auch der Mann von Hysterie befallen* sein, wie schon Lepois und andere festgestellt hätten. Auch Briquet selber hat eine Reihe Männer mit ausgesprochen hysterischen Symptomen beobachtet und sieben einschlägige Krankengeschichten in aller Gründlichkeit geschildert. Es konstatiert aber, der Mann scheine etwa zwanzigmal weniger betroffen

zu sein wie die Frau. Als Beispiel dafür, dass die Gebärmutter keinesfalls für das Entstehen der Hysterie notwendig ist, führt Briquet die Geschichte einer 22-jährigen jungen Frau an, die 1850 im Hospital Saint-Antoine verstarb, nachdem sie drei Monate dort von sehr heftigen Krampfanfällen gequält worden war. Bei der Autopsie habe man dann bei normaler Vulva und Mamma weder Vagina noch Uterus gefunden.

Die Beziehung zwischen *Alter* und Disposition zur Hysterie betrachtet Briquet als ein wichtiges Indiz für die Natur der Krankheit. »Die Hysterie kann beim Kind vor der Pubertät bestehen; die Zeit der größten Frequenz der Hysterie ist das Alter von 12 bis 25 Jahren; jenseits dieses Alters ist das Auftreten der Hysterie selten. Man findet die Gründe für die Neigung zur Hysterie mehr in der Entwicklung der Nervenfunktionen, als in der Entwicklung der Genitalorgane.«

Bezüglich des Einflusses der *Vererbung* bei der Hysterie hat Briquet eine umfangreiche Statistik erarbeitet. Aus dieser ist zu ersehen, dass Hysterische zu fünfundzwanzig Prozent Eltern mit nervösen Krankheiten oder Gehirnaffektionen haben, nicht hysterischen Probanden solche nur zu zweieinachtel Prozent. Hysterisch Kranke, bei denen die Krankheit mit einem Krampfanfall anfing, hatten zu achtundzwanzig Prozent, solche mit langsamem Krankheitsbeginn nur zu neunzehn Prozent Eltern mit nervösen Krankheiten. Kranke, die in der Pubertät hysterisch geworden sind, stammten zu achtundzwanzig Prozent von Eltern mit nervösen Krankheiten. Die Hälfte der hysterischen Mütter setzte nach Briquets Statistik hysterische Töchter in die Welt.

Die Hysterie sah Briquet stärker verbreitert in den *niederen Klassen der Gesellschaft*, wo sie ein Viertel der Frauen betrifft, als in den gehobeneren Klassen, bei denen sie bloß ein Achtel befällt. Sie sei fast ebenso verbreitet auf dem Land wie in der Stadt. Eine zu harte *Erziehung* führe eher zur Hysterie wie eine zu sanfte Erziehung. Eine Lebensweise, in der die Ernährung unzureichend ist, führe eher zur Hysterie als ein zu schmackhaftes Regime. Die Leidenschaften und traurige Emotionen seien es, die zur Hysterie disponieren. Die *Berufe* hätten keinen Einfluss auf die Entwicklung zur Hysterie, doch könnten sie zu einer allgemeinen Schwäche der Konstitution führen, wodurch das Nervensystem prädominant werde.

Die Krankheiten der *Genitalorgane* disponierten nicht öfter als die anderer Organe zur Entwicklung der Hysterie. Die Enthaltsamkeit führte zur Hysterie nur bei einer sehr kleinen Anzahl von Patienten, bei denen besondere Umstände die Genitalorgane oder das korrespondierende Gebiet des Gehirns aufreizen.

Die körperliche *Konstitution* spiele keine wesentliche Rolle: »Es gibt keine hysterische Konstitution, die an äußeren Zeichen erkennbar ist ... Es gibt kein Temperament, das für die Hysterie mehr als andere disponiert ... Die Prädisposition zur Hysterie besteht prinzipiell in der *psychischen Disposition.*« Diese psychische Prädisposition, schreibt Briquet, liege in einer sehr *lebhaften Empfänglichkeit für affektive Empfindungen.* Und weiter: »Der mehr oder weniger hohe Grad der Intelligenz hat bei der Mehrzahl der Hysterischen keine Beziehung mit dem Grad der Sensibilität ... Die prinzipielle Prädisposition zur Hysterie besteht in einer *großen Empfänglichkeit der Frau für unangenehme Eindrücke.*«

Die Umstände, welche die Hysterie schließlich in Erscheinung treten lassen, werden von Briquet als *Causes déterminantes* bezeichnet, er betrachtet sie als »Modificateurs« der Funktion des Gehirnes und des Rückenmarks. Als wirkliche Causes déterminates dürften nur solche gelten, die direkt auf das Zentralnervensystem wirken. Um diese zu erfassen, durchforschte Briquet die Vorgeschichte der 430 Hysterischen seiner eigenen Beobachtung und die einer Anzahl von Loudouzy beschriebener Fälle, welche einer anderen Gesellschaftsschicht entstammen.
Als häufigste *auslösende Ursache der Hysterie* fanden sich *Kümmernisse* des Haushaltes oder der Familie, die schlechte Behandlung der Kinder durch die Eltern, der Frauen durch die Ehemänner (117 Fälle). Nächst häufig war es ein *Schrecken,* etwa durch den unerwarteten Anblick einer Leiche, durch die Attacke eines vermeintlich tollwütigen Hundes, durch einem Brand im eigenen Haus (61 Fälle). Auch die plötzliche *Unterdrückung der Menstruation* wirkte in dieser Richtung (50 Fälle). Häufig erfolgte das Einsetzen der Hysterie durch eine schwere *Verstimmung,* etwa bei jungen Leuten, die unaufhörlich von der Schwiegermutter geplagt wurden, durch eine unerwünschte Schwangerschaft, aufgrund einer falschen Lebensposition (40 Fälle). An fünfter Stelle der Häufigkeit ergaben sich als auslösendes Moment lebhafte *Emotionen,* durch das Abscheiden geliebter Personen, die Ankunft unangenehmer Nachrichten, den Anblick bewegender Vorgänge, durch lebhafte Dispute, Überraschung, Zorn (bei 53 Frauen), an sechster Stelle Schwächung durch *schwere Krankheiten,* wie Lungenentzündung (21 Fälle), an siebenter Stelle die Bedrückung, die bei Hausgehilfinnen und Arbeiterinnen durch das *Verlassen von Heimat* und Familie entstand (20 Fälle), an achter Stelle *Liebeskummer* durch unerwiderte oder unbefriedigende Zuneigungen, durch verfehlte Heiraten (21 Fälle). Briquet kommentiert, man sei überrascht, bei dieser Ursache eine so beschränkte Wirkung zu sehen, da sie nach vielen Autoren einen solchen Einfluss auf die Entstehung der Hysterie haben sollte. An neunter Stelle stehen *Schicksalsschläge und Verlust von Vermögen* (15 Fälle), an zehnter Stelle *extreme Ermüdungen,* sei es durch Ärger, sei es durch eine überanstrengende Arbeit (11 Fälle), schließlich an letzter Stelle der *Anblick von Personen, mit einem hysterischen oder einem epileptischen Anfall* (7 Fälle). Als auslösende Momente, die nur bei einer kleinen An-

zahl von Kranken gewirkt haben, erwiesen sich: Entbindungen, Schwangerschaft, die erste Menstruation, Blutungen und Aderlässe, Vergewaltigung, übermäßiger Coitus, Magnetisierung, Änderung von Gewohnheiten, Cauterisation eines Schankers, Kontusion im Epigastrium. Briquets statistischer Elan schlüsselt im Weiteren noch die causes déterminantes nach dem langsamen oder dem abrupten krampfhaften Beginn der Krankheit, ferner nach der Altersverteilung der auslösenden Ursachen auf. Anatomische Veränderungen im Genitaltrakt, sei es der Ovarien, sei es eine Verlagerung des Uterus, konnten für die Entstehung der Hysterie nicht ausgemacht werden .

Als zusammenfassendes *Ergebnis* seiner Untersuchung über die auslösenden Ursachen der Hysterie stellt Briquet fest, dass bei fünfsechstel der Hysterischen die Krankheit einer Causes déterminante nachgefolgt ist, dass sie sich bei einem Siebentel allein unter dem Einfluss der Prädisposition entwickelt hat, bei einem Fünfzigstel ohne nennenswerte Gründe entstanden ist. Seine Statistik zeige weiterhin, dass mehr als die Hälfte der Ursachen direkt auf das Gehirn gewirkt hat, jede fünfte Ursache durch eine Schwächung des Organismus bedingt war, jede sechste Ursache sich durch den Magen, jede achte über den Uterus und seine Anhänge fühlbar gemacht hat. Die Wichtigkeit, die man dem Einfluss der Genitalorgane beigelegt hat, sei höchst übertrieben gewesen. Ursachen, welche die Hysterie mit einem Anfall einsetzen lassen, seien unmittelbar und kräftig, Ursachen, die eine allmählich entstehende Hysterie provozieren, seien langsam, undramatisch, im Sinne einer Konstitutionsänderung wirkend. Zwischen den in so verschiedenen Milieus lebenden Armen und Reichen, ergaben sich nach Briquet keine Verschiedenheiten bei den causes déterminantes. Der einzige Unterschied zwischen den Klassen bestehe im Grad der Sensibilität der Betroffenen und im Stärkegrad der auslösenden Faktoren. Bei der weniger sensiblen Natur der Frauen der niederen Klassen müssten die psychischen Ursachen kräftig sein, während bei den unendlich sensibleren der Frauen von Welt, es keiner energischen Einflüsse bedürfe, um große Wirkungen zu erzeugen.

SYMPTOME – Briquets Ausführungen zur hysterischen Symptomatik sind bemerkenswert, einmal wegen der kritischen Beschreibung aller bisher der Hysterie zugerechneten Symptome, mit Angabe ihrer prozentualen Häufigkeit, zum anderen wegen der eingehenden Untersuchung neu hinzugekommener Symptome, vor allem der Anästhesie, und schließlich wegen seiner Besprechung der konvulsiven Anfälle im Sinne eines Ausdrucksphänomens.

Briquets erste, auf *Hyperästhesie* basierende Symptomgruppe umfasst im Wesentlichen *Schmerzsyndrome* an Haut, Muskeln, Kopf, Epigastrium, Wirbelsäule, Rippenfell, Brust, Gelenken, Nerven, ferner auch *Hyperästhesien* der Sinnesorgane, von Kehlkopf und Bronchien, Atembeklemmungen, Asthma, Hyperästhesien der Verdauungswege, der Niere, der Blase und der Gebärmutter. Unter den *muskulären Hyperästhesien* führt Briquet auch die »Coelialgie« auf, die spontan oder auf Druck bei vielen Hysterikern vorhandene Schmerzhaftigkeit im unteren lateralen Abdomen, die er auf die Hyperästhesie der dortigen muskulären Bauchwand zurückführt. Mit dieser Erklärung befindet er sich im Gegensatz zu anderen prominenten Ärzten, die hier eine Schmerzhaftigkeit der Ovarien annehmen wollten. Das Symptom wird später bei Charcot als »Ovarie« zur Auslösung und Coupierung von hysterischen Anfällen eine etwas zweifelhafte Rolle spielen.

In Briquets Symptomenkatalog tauchen nun auch die *Anästhesien* auf, die wenige Jahre vorher von der Medizin wiederentdeckt wurden. Briquet stellt fest, dass sie nicht so regelmäßig vorkommen, wie manche Autoren vorgaben: »Unter 400 Hysterischen, bei denen die Beobachtung möglich war, fanden sich nur 240, die augenscheinliche und konstante Zeichen der Anästhesie geboten haben.« Sie stellen sich häufig nach hysterischen Attacken, nicht selten nach einer heftigen Emotion ein. So beobachtete Briquet ein junges Mädchen, bei dem unmittelbar auf die Nachricht vom plötzlichen Tod seiner Mutter hin eine Anästhesie der ganzen linken Körperhälfte auftrat. Häufig sei die Haut auch von einer *Analgesie* betroffen. Diese Art von Anästhesie sei sicher bei einigen hysterischen Epidemien, den Zitterern von Cévennes oder den Krampfenden von Saint Médard, vorhanden gewesen, von denen die Zeitgenossen berichteten, »dass sie vollkommen unempfindlich waren, und die Schmerzen nicht empfanden, welcher Tortur man sie auch unterwarf«.
Unter seinen Kranken fand Briquet nur bei ganz wenigen die ganze Oberfläche der *Haut* betroffen. Dagegen zeigte sich Anästhesie einer Körperhälfte bei 93 Kranken. Diese halbseitige Anästhesie stelle, wie Briquet sagt, eine Art Hemiplegie der Sensibilität dar, die man *Hemianästhesie* nennen könnte, welche Bezeichnung dann auch von der Medizin allgemein übernommen wurde. Die linke Seite des Körpers fand sich etwa zweieinhalbmal so häufig befallen wie die rechte. Die Begrenzung der Hemianästhesie verlief meist genau an der Mittellinie. Die Sinnesorgane und die Schleimhäute auf der gleichen Seite erwiesen sich üblicherweise in die Anästhesie einbezogen. Lokal begrenzte Hautanästhesien fand Briquet im Gesicht, am Rumpf, an den Gliedmaßen, jeweils in geringer Häufigkeit. Briquet wies darauf hin, dass *physiologisch analoge Reaktionen* vorkommen. Bei lebhaften und unangenehmen Gefühlen werde die Haut

blass, kalt und empfindungslos. Im Schrecken, wie auch bei starker geistiger Konzentration, fühle man Außenreize nicht mehr normal.
Auch die *Sinnesorgane* können von der Anästhesie betroffen werden. Briquet führt an, seit langem sei bekannt, dass hysterische Frauen in gewissen Situationen Sehstörungen, hin bis zur vollständigen Amaurose, erfahren. Auch das Gehör, der Geschmack können in dieser Weise reagieren, die Störung könne sich von einer Schwäche bis zum völligen Verlust des Sinnes steigern.

Unter dem Begriff »*Spasmen*« fasst Briquet die spastischen Störungen der kontraktilen Apparate zusammen, die nicht unter der Herrschaft des Willens stehen und ihre Nervenversorgung vom Sympathicus und vom Vagus bekommen. Bei Spasmen des *Pharynx und des Ösophagus* werde das bei hysterischen Frauen so verbreitete Gefühl von *Beklemmung* ausgelöst. Sehr viele von Briquets Schützlingen empfanden bei emotionaler Erregung ein drückendes Gefühl im Epigastrium und ein Gefühl von Zusammenschnürung in der Kehle. Dieses bei der Hysterie höchst gewöhnliche Symptom entspreche der Reaktion, die üblicherweise von Gefühlserregungen hervorgerufen wird, doch stelle es sich bei den Hysterischen auch spontan, bald ohne Grund, bald infolge Verschlimmerung des Zustandes ein. Wenn bei einer unangenehmen Emotion die Muskularis des *Magens* in einen spastischen Zustand gerät, fühlen manche Menschen, dass sich der Magen zusammenzieht. Stattdessen komme es auch vor, dass ein trauriges Erlebnis bei einer sensiblen Frau *Erbrechen* auslöst. Bei plötzlichen seelischen Belastungen erführen Frauen leicht eine Verkrampfung des Bauches und Auftreten von Blähungen. Die gleichen Erscheinungen entwickelten sich mit großer Leichtigkeit bei den Hysterischen und seien für diese sehr verdrießlich, denn die Luft in den Dünndärmen gebe Anlass für heftiges, Hysterie verratendes Darmknurren.
Wenn *Spasmen der Luftwege* vor allem den *Larynx* befallen, komme es zu Erstickungsgefühlen, aber auch zu Veränderungen der Stimme. Bei einem Spasmus aller Muskeln des Larynx fehle plötzlich die Stimme, oder sie werde scharf und bilde eine Art von Schrei. Manchmal entstünden die Erscheinungen, die viele Beobachter so sehr in Erstaunen versetzt hätten, nämlich ein Bellen wie von Hunden, Miauen wie von Katzen. Briquet berichtet von einer jungen Hysterikerin, die Anfällen von *ungewolltem Lachen* unterworfen war. Oft sei ihr widerfahren lachen zu müssen, wenn ihr nach Weinen zumute war, am öftesten aber hatte sie Lachanfälle ohne jeden Grund. Diese konvulsivischen Erscheinungen hätten die Eigenschaft *ansteckend* zu wirken. Wenn in einem Haus mit mehreren Frauen bei einer sich so ein Anfall ereigne, sei es ziemlich sicher, dass infolge der Imitation auch andere davon befallen werden.

Im *Kreislaufsystem* sehe man bei Hysterikern vor allem das Herz betroffen, Palpitationen seien, spontan oder unter dem Einfluss von Emotionen, sehr häufig. Das Herz schlägt schnell, bis zu einer Frequenz von 130–160, manchmal mit einer abnormalen Schlagfolge. Ein lebhafter Schmerz und ein starkes Stechen sind manchmal begleitend vorhanden. Diese von den Herznerven abhängigen Palpitationen verschwinden manchmal sehr plötzlich, andere Male halten sie Monate an.
Bei manchen Hysterikern würden manchmal die Muskelfasern des Rektums und des *Sphinkters* von einem Krampf befallen, wodurch der Anus schmerzhaft verschlossen wird und der Stuhl nicht passieren kann. Eine ähnliche Verkrampfung beobachte man gelegentlich bei der *Vagina*. Die Hysterischen erführen leicht *Blasentenesmen* durch Kontraktion des Blasenhalses mit nachfolgender Urinretention.

Ausführlich nimmt Briquet zu den *hysterischen Krampfanfällen* Stellung. Er schreibt, diese seien so alt wie die Hysterie selbst. Viele der alten Ärzte hätten bei ihrer Entstehung an dämonische Einflüsse geglaubt. Unter dem Einfluss solcher Ideen seien hysterische Krampfepidemien entstanden. Nicht selten hätten auch Ärzte betroffener Klöster, der Hexerei angeklagt, als Opfer des Aberglaubens auf dem Schafott geendet. Mit dem Fortschreiten der Aufklärung seien diese mystischen Ideen allmählich verschwunden. Als Einzelfälle, nicht im Umfeld einer Epidemie, seien die gleichen Anfälle meist bei der Medizin verblieben und durch rationale Hypothesen erklärt worden. 1750 sei freilich durch Mesmers Theorie des tierischen Magnetismus eine neue Epidemie von Konvulsionen entstanden.
Briquet beobachtete in seinem hysterischen Kollektiv 305 Kranke mit konvulsivischen Anfällen. Bei 132 davon hatte die Hysterie mit einer Krampfattacke begonnen, bei 189 seiner Kranken hingegen hatten sich die Anfälle erst entwickelt, nachdem die Kranken schon mit hysterischen Zufällen zu tun gehabt hatten. Die ersten Krämpfe traten am häufigsten im Alter von 15–30 Jahren auf. Auslösende Ursachen waren meist heftige Emotionen oder Schreckerlebnisse. Briquet führt an, dass SCHUTZENBERGER und NEGRIER behaupteten, man könne Krampfattacken auch durch Pressen des Ovars auslösen. Seiner Meinung nach seien diese beiden Ärzte freilich durch ihre Präoccupation einem Irrtum verfallen. Wenn kein Schmerz in der ovariellen Region vorhanden sei, sei das Pressen vollkommen wirkungslos. Wenn Schmerz vorhanden sei, habe er gefunden, dass dessen Ursprung gewöhnlich in den Muskeln sitzt.
Die *Krampfanfälle beginnen* bei den meisten mit einer Störung im Epigastrium, bei vielen mit Kopfschmerzen, bei einigen mit einem Strangulationsgefühl. Setze die Attacke mit Schwindel und Kopfschmerz ein, folge der Verlust des Bewusstseins und Beginn der Krämpfe unmittelbar.

Die hysterischen Krampfanfälle besitzen Briquet zufolge eine bemerkenswerte *Eigenart,* die sich besonders im Vergleich mit den epileptischen Anfällen zeige. Bereits DELASIAUVE sei aufgefallen, dass bei der Epilepsie die konvulsiven Zuckungen als vom Gehirn kommend, als automatisch und unwillkürlich imponieren, während bei der Hysterie die Konvulsionen von einer Konstriktion der Brust zu kommen schienen; es sehe aus, als ob sich die Frauen von einem respiratorischen Hemmnis zu befreien suchten, und sie in einer Art von Delirium dazu treibe, zu lamentieren, sich zu schlagen, sich nach allen Richtungen zu werfen, um eine Linderung ihrer Leiden zu erreichen. Auch Briquet glaubte aufgrund seiner Beobachtungen, dass in der Art der Konvulsion oft ein *Ausdrucksphänomen* zu sehen ist, das eine Gefühlslage widerspiegelt. Er schildert: »Meistens agieren die Kranken bald so, als ob sie Gewalttätigkeiten entkommen wollten, bald so, als ob sie gegen eine Umklammerung kämpfen; ... oder schließlich wie eine Person, die sich der Ungeduld, der Unzufriedenheit, dem Zorn, der Wut oder der Verzweiflung hingegeben hat. Wieder ein anderes Mal bewegen sich die Glieder nach allen Seiten; Flexion, Extension, Rotation, Adduktion und Abduction folgen mit der größten Geschwindigkeit aufeinander. Der Körper bewegt sich bald wie ein Wurm, bald zieht er sich zusammen, springt auf und entkommt oft den Händen, die ihn halten. Der Kopf dreht sich nach vorne, nach hinten, nach der Seite. Die Hände greifen instinktiv nach dem Hals, wie um einen Körper, der eine große Beklemmung verursacht, herauszureißen, sie richten sich gegen das Epigastrium, um dort zu schlagen und zu reißen. Manche Kranken versuchen sich die Haare auszureißen, wie verzweifelte Frauen es tun.« Kranke, die nicht das Bewusstsein verlieren und deren Konvulsionen weniger intensiv sind, verglichen den Zustand »mit der Art eines allgemeinen Steifwerdens, wie bei schmerzhaften, lebhaften, unvermittelten Empfindungen«.

Die während der Krampfanfälle entwickelte Kraft sei derart, dass mehrere kräftige Personen kaum eine schwächliche junge Frau zurückhalten könnten. Durch die Anstrengungen schwellen die Jugularvenen an, das Gesicht verfärbt sich violett, die Haut bedeckt sich mit Schweiß, das Herz schlägt heftig. Von Zeit zu Zeit hörten die Konvulsionen auf, bis plötzlich mit einem Schrei der Aufruhr sich wieder einstellt. Während der Konvulsionen befinden sich die Kranken in einem mehr oder weniger lebhaften Delir. Die Vitalität des Gehirns erscheine so aufgestachelt, dass die intellektuellen und die sensoriellen Funktionen eine übernatürliche Aktivität annehmen könnten; so bedienten sich Kranke in einigen Fällen einer Sprache, die viel zu gewählt sei, als dass sie sonst von ihnen benützt würde. Nach einiger Zeit hören die Konvulsionen auf, die Atmung wird regelmäßiger, das Bewusstsein kommt wieder, der Kummer werde den Kranken nun wieder bewusst, Schluchzen breche hervor, Bedrücktsein presse die Brust, schließlich flössen die Tränen und in dem Moment sei der Anfall dann zu Ende. In einigen Fällen stelle sich statt der Tränen unmotiviertes Lachen ein, bei einigen Frauen beende sich der Anfall durch einen Schlaf.

Die hysterischen Krampfanfälle böten zahlreiche *Variationen*. Bei der Verbindung der Hysterie mit Epilepsie, der *Hystero-Epilepsie,* könne bald die Epilepsie, bald die Hysterie die ursprüngliche Krankheit sein, bald entwickelten sich die beiden Krankheiten gleichzeitig. Briquet hat nur drei Fälle mit dieser Komplikation gesehen. Auch Anfälle von *Katalepsie* wurden in Briquets Kollektiv nur bei zwei Kranken beobachtet. Diagnostisch könnten sie mit der Epilepsie, der Eklampsie und den Krämpfen bei Quecksilbervergiftung verwechselt werden.

Briquet hält die hysterischen Krampfanfälle für eine Reaktion des emotiven Gehirngebietes auf einen Überschuss an affektiven Eindrücken, die sich auch noch in anderer Form äußern könne. Hysterische *Ekstase* liege bei einer so gesteigerten zerebralen Exzitation vor, dass sich die ganze Aufmerksamkeit auf einen einzige Punkt konzentriert. In Zeiten, wo das Denken ganz auf religiöse Ideen gerichtet war, vor allem im Klosterleben der Frauen, sei dieser Zustand nicht selten gewesen. Ekstasen hätten die heilige Elisabeth von Ungarn, die heilige Gertrud, die heilige Brigitte, die heilige Katharina von Sienna und zahlreiche andere gehabt. – Eine andere Art von Anfall, der *Somnambulismus,* bestehe darin, dass während des Schlafes Handlungen erfolgen, die gewöhnlich nur während des Wachzustandes ausgeführt werden. Hysterische Frauen seien sehr dieser Störung unterworfen. Die einen haben befremdende Träume, die anderen träumen laut und sprechen in der Nacht. Irgendeine Ursache bewirke einen Reiz auf das der Affektivität zugeordnete Gehirngebiet und löse Handlungen alltäglicher Art aus. Somnambulismus werde besonders leicht durch den »animalischen Magnetismus« provoziert. Durch die Reden und die Bewegungen des Magnetiseurs erführen passend vorbereitete hysterische Personen Phänomene, von denen das Hervorstechendste der Schlaf und das Seltsamste der Somnambulismus sei. Der Großteil der magnetisierten Somnambulen seien hysterische Frauen. – In den Anfällen von *Schlaf, Coma und Lethargie* will Briquet nur Grade derselben krankhafte Störung sehen. Als Beispiel der Lethargie erzählt auch er die Geschichte von Vesal, dem bei einer Sektion eine scheintote Frau unterlief. In seinem Kollektiv hat Briquet nur acht Fälle von echter Lethargie gefunden. Das nicht seltene *Delir* sehe man bei den Hysterischen am häufigsten in Begleitung anderer Anfallsformen. Bei Hysterischen treten neben den üblichen Krampfanfällen manchmal auch Bewegungsstörungen auf, die der *Chorea* ähneln.

Als Neuzugang im hysterischen Symptomenkatalog bespricht Briquet die hysterische *Kontraktur*, den Zustand, bei dem sich die Muskulatur eines Körperteils vorübergehend oder dauernd in Kontraktion befindet. Sie werde von einem bald krampfenden, bald stechenden Schmerz begleitet, das betroffenes Glied befinde sich am häufigsten im Zustand der Extension, manchmal der Halbflexion. Bei einer Kontraktur der Zunge, rage diese dauernd unbeweglich aus dem Mundes heraus, befalle sie einen Muskel des Rumpfes, verursache dies eine dauernde Abweichung der Körperhaltung, befalle sie den Sternomastoides, bleibe der Kopf dauernd nach der kontrahierten Seite geneigt. Manche Kontraktur erwiese sich als unheilbar. Die Diagnose der Kontraktur sei leicht, die Prognose schwierig zu stellen. Die Entstehung der Kontraktur hänge offenbar von einer Erregung eines Gebietes im Rückenmark ab, hervorgerufen durch direkten Einfluss des Gehirns oder durch eine Reflexaktion, zum Beispiel durch eine Erkältung vonseiten der Haut, vonseiten des Uterus durch die Schmerzen einer Dysmenorrhoe.

Hysterische Lähmungen sind Briquet zufolge ein seit alters her bekanntes und sehr übliches Phänomen. Eine Störung in den Gehirnteilen, die der Projektion psychischer Vorgänge nach außen dienen, bilde die Grundlage. Unter den 430 Hysterischen seiner Beobachtung fand Briquet 120 Kranke, deren Fähigkeit zur willentlichen Muskelkontraktion mehr oder weniger gelitten hatte. Bei der Hälfte der Kranken entstand die Paralyse nach Anfällen, bei der anderen Hälfte aus vielfältigen anderen Ursachen. Langsam einsetzende hysterische Paralyse werde gewöhnlich durch Kopfschmerzen angekündigt, plötzlich auftretende imponiere wie eine zerebrale Hämorrhagie. Das Ausmaß der Paralyse erstrecke sich von einer verminderten Beweglichkeit der Gliedmaßen, bis zum kompletten Verlust der Kontraktilität. Psychische Momente seien von großem Einfluss. Briquet beobachtete gelähmte Kranke, denen eine glücklich Nachricht die Beweglichkeit der unteren Gliedmaßen zurückgab, sodass sie plötzlich lange Spaziergänge machen konnten, wobei freilich nach einer negativen Erregung die Lähmung wieder eintrat. Ein allmähliches Verschwinden der Lähmung finde bei Verbesserung des hysterischen Zustandes statt, plötzliches Verschwinden ereigne sich durch günstige psychische Erregungen, durch Wiederauftreten unterdrückter Menses, schließlich durch das Auftreten einer weniger dramatischen hysterischen Erscheinung. Im Übrigen hätten die Autopsien vollständig bewiesen, dass die hysterische Paralyse nicht die Folge einer materiellen Veränderung sei, sondern dass auch sie eine dynamische Störung darstelle.

Die *hysterische Hemiplegie*, die Paralyse der Gliedmaßen einer Körperseite, sei die häufigste aller Lähmungsformen. In Briquets Beobachtungskollektiv fand sie sich bei

74 Frauen, zu fast gleichen Teilen bei Frauen mit vorhergehenden hysterischen Anfällen, und Frauen ohne solche. Bei dreiviertel der Fälle war die Lähmung sehr prompt entstanden. Verminderung der Sehkraft, Verlust des Gehörs, des Geruchs und des Geschmackes sowie eine vollständige Hautanästhesie auf des Seite der Paralyse kamen häufig begleitend vor. Hysterische *Paraplegie,* die hartnäckigste von allen Lähmungen, fand sich 34-mal, hauptsächlich bei Frauen über dreißig Jahre.
Hier reiht Briquet auch noch die bei Hysterischen häufige Lähmung der *Harnblase* mit der Folge einer Harnverhaltung und die seltenen Lähmung des *Rektums* ein. *Obstipation* aufgrund einer kontraktilen Muskelschwäche sei bei den Hysterischen ungemein verbreitet.
Als paretische Störungen werden auch die übermäßige Ausscheidung eines hellen klaren Urins nach den Anfällen und die gewaltigen Luftansammlungen im Dickdarm gesehen.

SITZ DER HYSTERIE – Den Sitz der Hysterie verlegt Briquet wie Georget und viele Forscher seiner Zeit ins Gehirn. Seine weiteren Thesen zum Wesen der Hysterie sind freilich viel differenzierter und aufschlussreicher wie die seiner Kollegen. In der Achse Gehirn/Rückenmark, meint Briquet, liege ein *Abschnitt des Nervensystems, der bestimmt ist, affektive Eindrücke zu empfangen und umzusetzen.* Dort erzeugten die von der Außenwelt oder von den Organen kommenden Impulse Lust- oder Schmerzgefühle, von dort würden die Affekterscheinungen nach außen projiziert. Der Empfänglichkeitsgrad dieses Gehirngebietes hänge nicht von der Höhe der Intelligenz ab, die Frau besitzt die Empfänglichkeit um einen Grad höher als der Mann. In diesem Zentrum provozierten Schmerz und Lust im Menschen Empfindungen und Leidenschaften, die sich nach außen durch besondere Erscheinungs- und Verhaltensphänomene darstellen.

Auf dieser Basis entstehen nach Briquet auch die Phänomene der Hysterie. Die Faktoren, die Hysterie provozieren, seien dieselben, die physische wie psychisches Leiden hervorrufen. Die Symptome, welche die Hysterie charakterisieren, seien Wiederholungen von physiologischen Erscheinungen, durch welche Affekte in Erscheinung treten. Dass es dazu kommt, liege einmal an den prädisponierenden Ursachen, die die Irritabilität des zerebralen Nervensystems vermehren oder eine allgemeine Schwächung der Konstitution herbeiführen.
Schließlich seien es die auslösenden Ursachen, die die Kraft des Gehirns vermindern, mit der es widrigen Eindrücken widersteht oder die auch diese Eindrücke selbst produzieren. Briquet konstatiert, da die Hysterie die Folge einer Störung des Gehirnteils

ist, der dazu dient, die affektiven Eindrücke und die Empfindungen aufzunehmen, könne man die Hysterie als eine *Neurose des für Affekte zuständigen Teiles des Gehirns* ansprechen.
Den Sitz der Hysterie nach Art deutscher Autoren in das *Rückenmark* zu verlegen, hält Briquet für irrig, weil das Rückenmark in keinem korrespondierenden Verhältnis mit den psychischen Gemütsbewegungen steht. Das Gehirn könne wohl auf das Rückenmark einwirken um Symptome zu produzieren, dieses verhalte sich dabei aber rein passiv und nicht als Ausgangspunkt.

Briquet kennt *verschiedenen Grade der Hysterie.* Wenn die auslösende Ursache schwach wirksam sei, begrenze sich die Krankheit auf eine kurzdauernde Störung. Eine solche *momentane Hysterie* sehe man oft bei sensiblen Frauen, die von einer seelischen Erregung ergriffen wurden. Fortdauer oder Wiederholung der Ursachen steigere die Empfänglichkeit des Gehirns, die Reaktionen würden immer ausgeprägter; dies sei die *moderate Hysterie*, die durch die Entfernung der Ursachen ebenfalls wieder zurückgeht. Führen die Ursachen freilich fort, über einen langen Zeitraum einzuwirken, wie man es bei misshandelten Kindern, unglücklich verheirateten Frauen oder Menschen sieht, die durch tiefen Gram oder dauernde Geistesbelastungen gequält sind, steigere sich die krankhafte Empfänglichkeit des affektiven Teiles der Gehirns bis zu einem *Maximum.* Jetzt folgten die provozierten *Reaktionen nicht länger dem normalen Typ,* sie werden nicht nur verstärkt, sondern auch ausgelöscht oder pervertiert. Der für Emotionen zuständige Teil des Gehirns wird sozusagen »wahnsinnig«, und produziert alle möglichen *paradoxen Reaktionen.* Die Organe, die diesen fortwährenden Reaktionen ausgesetzt sind, werden schließlich selbst gestört, es entwickeln sich Organneurosen.

Briquet hat mit seinen umfassenden Untersuchungen und seinen psychosomatischen Überlegungen ein Werk geschaffen, das von seinen Zeitgenossen in seiner Bedeutung durchaus anerkannt wurde und das für die weitere Entwicklung des Hysterieverständnisses während der folgenden Dekaden seine Wichtigkeit erwies. CHARCOT berief sich in seinen frühen Vorlesungen der siebziger Jahre häufig und mit Respekt auf Briquet, seine statistischen Daten wurden noch Jahrzehnte später immer wieder als Beleg oder zum Vergleich zitiert. Durch die übermächtige Ausstrahlung der Salpêtrièreschen Schule und die weitere Entwicklung der Neurosenlehre, vielleicht auch weil sein Werk nie in einem anderen Sprachbereich erschien, geriet sein Gesamtkonzept dann freilich in den Hintergrund. Erst hundert Jahre später besannen sich amerikanische Forscher auf Briquet und machten den Versuch, die Hysterie in Briquet'sche Krankheit umzubenennen.

2. CHARCOT UND DIE SCHULE DER SALPÊTRIÈRE

Ein mächtiger Impuls für die wissenschaftliche Bearbeitung der funktionellen Nervenkrankheiten, vor allem der Hysterie, ging in den siebziger und achtziger Jahren des 19. Jahrhunderts von der Schule der Salpêtrière in Paris aus, die JEAN MARTIN CHARCOT (1825–1893) dort um sich gebildet hatte. Charcot hatte sich schon auf dem Gebiet der inneren Medizin einen großen Namen gemacht, als er 1862 die Leitung der Salpêtrière übernahm. In dieser riesigen, seit 1795 zur Aufnahme von kranken, unheilbaren und geistesgestörten Frauen bestimmten Anstalt, hatten schon Pinel, Esquirol, Georget (s.o.) gewirkt und ihre Untersuchungen über die Geisteskrankheiten angestellt. Das umfangreiche Krankengut der nicht Geisteskranken aber, »ein Museum der Neuropathologie« (Charcot), war noch nicht bearbeitet worden. Charcot machte sich an diese Aufgabe und hat im Laufe der folgenden Jahre auf diesem Boden die Kenntnis der multiplen Sklerose, der Tabes und vieler anderer entscheidend gefördert, die spastische Lateralsklerose erstmalig beschrieben. Charcot war schon Anfang der siebziger Jahre als genialer Neurologe eine Berühmtheit und die Salpêtrière ein Mekka für lernbegierige junge Ärzte.

Unter den 5000 weiblichen Kranken der Salpêtrière befanden sich verständlicherweise zahlreiche hysterische Krankheitsformen, die nun ebenfalls als Krankheiten des Nervensystems in Charcots Forschungen einbezogen wurden und deren Beschreibung, Klassifizierung und Deutung in der medizinischen Welt auf großes Interesse stieß. Besondere Beachtung fand Charcots Beschreibung des »großen hysterischen Anfalls« mit der Gliederung in vier Phasen, ebenso die präzise Beschreibung der »großen Hypnose«. Begrüßt wurde seine Herausschälung sicherer diagnostischer Zeichen der Hysterie, der Stigmata, darunter der »Ovarie«, der Anästhesie, der Kontrakturdiathese. Durch Charcots Eintreten für die Metalloskopie wurden auch Impulse in dieser Richtung ausgelöst. Besonders wichtig und von bleibendem Wert aber waren Charcots Untersuchungen der psychogenen Lähmungen bei traumatischer Hysterie, und ihre experimentelle Begründung mittels Hypnose. Nach Charcots ursprünglicher Ansicht war die Hysterie eine erbliche *Erkrankung der inneren Kapsel des Gehirns* mit einer *neuromotorischen Übererregbarkeit* als Grundvoraussetzung. Erst in einer späten Phase seines Wirkens hat sich bei Charcot eine Wandlung dahin vollzogen, dass er der Krankheit eine bedeutende *psychische Komponente* zugestand.

Die Entwicklung der Hysterie von der Neurose zur Psychose nahm bei ihm ihren Anfang.

ANFÄLLE – HYPNOSE –STIMATA – Die so dramatischen hysterischen *Krampfanfälle* zeigten bei einigen Hysteriekranken der Salpêtrière im Verlauf der langdauernden Beobachtung eine erhebliche Gleichförmigkeit der Anfallsform, die eingehend studiert, analysiert und in vielen Vorlesungen demonstriert wurde. Durch die Beschreibung Charcots und seines Mitarbeiters PAUL RICHET (1849–1933) wurde dieser so genannte »große hysterische Anfall« in den Vordergrund der Aufmerksamkeit gerückt. Ein mit einer Fülle von Abbildungen versehenes Beleg hierfür sind die »Études cliniques sur La Grande Hystérie et Hystéro-Épilepsie« (1881) von Richet.

Die Charcotsche Schule teilte den *großen hysterischen Anfall* in *vier Stufen* ein: Zu Beginn treten Störungen der *Aura hysterica* mit Globusgefühl, Angst, Herzklopfen, Ohrensausen, Schwindel auf. Die eigentlichen Attacke beginnt mit dem *epileptiformen Stadium*, charakterisiert durch allgemeine tonisch und klonische Zuckungen, aber ohne das abrupte Hinstürzen und den initialen Schrei des Epileptikers. Nach einiger Zeit geht der Anfall in das *Stadium der »Kontorsionen und großen Bewegungen«* oder des »Clownismus« über, die Kranke schneidet Fratzen, wirft die Arme herum, bäumt sich auf, wobei wie bei einer Brücke der Körper nur mit Hinterhaupt und Fersen auf der Unterlage aufruht (arc de cercle), sie schlenkert die Beine empor, strampelt, rollt sich um die Längsachse. Darauf folgt die *Periode der »leidenschaftlichen Stellungen«*, bei der, unter dem Einflusse traumhafter Bewusstseinsveränderungen, die Kranke bestimmte Situationen, wie Schreck, erotische Verzückung darstellt. Zuweilen sind diese Zustände von Jammern, laszivem Stöhnen, Singen, Beten begleitet. Ohne scharfe Grenze geht diese Phase in das *»terminale Delirium«* über, bei der die Mimik zurücktritt und es sich im Wesentlichen um sprachliche Äußerungen halluzinatorischer Wahrnehmungen, etwa von Tiervisionen, handelt. Ein großer hysterischer Anfall dauert durchschnittlich eine viertel bis eine halbe Stunde. Danach bleibt die Kranke gelegentlich noch eine Zeitlang in kataleptischer Starre liegen, gewöhnlich aber steht sie gleich wieder auf und zeigt keine nennenswerte Ermüdung. Zuweilen hinterlässt der Anfall eine hysterische Lähmung oder eine Kontraktur. Obwohl der Einfluss von Gemütsbewegungen beim großen hysterischen Anfall nicht verkannt wurde, war für Charcot und seine Schüler doch alles Objektive wesentlicher, besonders die *erhöhte neuromuskuläre Erregbarkeit als Dauerzeichen.* Alle objektiven Erscheinungen wurden registriert, Muskelzittern-, Puls-, Atem-Kurven wurden angelegt und in Richets Buch verwertet.

Neben diesem großen hysterischen Anfall kannte die Salpêtrièreschen Schule noch die *»kleinen hysterischen Anfälle«*, unvollständige Formen, die durch Wegfall einer oder mehrerer Phasen des großen Anfalls entstehen. Auch einzelne Phasen ohne Krampferscheinungen, wie die Lethargie, wurden als Rudimente des großen Anfalles gedeutet.
Zu einer besonderen Anfallsform, der »Hysteroepilepsie«, meinte Charcot, dass es sich in diesen Fällen nicht um wirkliche Epilepsie handelt, sondern die Krankheit nur das äußere Aussehen von Epilepsie annehme; der Name »epileptiforme Hysterie« wäre dafür passend.

Der große hysterische Anfall war nun freilich der Teil des Charcotschen Hysteriegebäudes, der als erster in sich zusammenbrach. Man hatte vor Begeisterung für die Detailarbeit die gewaltige Rolle übersehen, welche bei der Hysterie Suggestion und Nachahmung spielen. Patienten mit hysterischen Attacken lagen in gemeinsamen Krankensälen, wurden immer wieder demonstriert und erlebten mit, wie die Ärzte das Bild der Paroxysmen besprachen. So kam es, dass die »grand attaque hystérique«, wie sie Charcot und Richet beschrieben, fast nie außerhalb der Salpêtrière beobachtet wurde. Schon am Ende des Jahrhunderts konnte KRAEPELIN schreiben: »Es ist längst erkannt worden, dass der vorbildliche große hysterisch Anfall bei Charcots Kranken das Ergebnis einer Züchtung gewesen ist.«

Charcots Gabe zur Beobachtung, Differenzierung und Systematisierung, die ihm auf neurologischem Gebiet so große Erfolge gebracht hatte, richtete sich seit 1878 auf ein ganz neues Gebiet. Veranlasst durch AZAM und PAUL RICHER fing er an, sich mit dem damals noch sehr umstrittenen *Hypnotismus zu beschäftigen.* Charcot hielt die Hypnotisierbarkeit für ein hysterisches Symptom, sodass, wie er meinte, nur hysterische Personen hypnotisiert werden können. Daraus ergab sich eine Unterteilung in einen großen und einen kleinen Hypnotismus. Der nur bei mit Grande Hystérie behafteten Menschen mögliche große Hypnotismus sollte sich zu dem kleinen Hypnotismus der Nancyer Schule verhalten wie die große hysterische Attacke zu den alltäglichen hysterischen Anfällen. Der große Hypnotismus repräsentierte die typische vollkommene Hypnose, der kleine lediglich eine abgeschwächte Form derselben.
Beim *großen Hypnotismus wurden* drei Phasen unterschieden, die sich durch geeignete Maßnahmen ineinander überführen lassen: Zur Erzeugung des ersten dieser drei Zustände, der *Lethargie,* ließ man die Versuchsperson einen Gegenstand fixieren oder übte bei gesenkten Augenlidern einen sanften Druck auf die Augäpfel aus. Der eingetretene Zustand charakterisierte sich durch einen tiefen Schlaf mit Muskeler-

schlaffung und Aufhebung jeder psychischen Tätigkeit, durch gesteigerte neuromuskuläre Erregbarkeit, aber der Unmöglichkeit, Suggestionen anzunehmen. Zur Überführung der Versuchsperson in die zweite Phase, in die der *Katalepsie,* war es nur nötig, ihre Augenlider anzuheben. Von der Versuchsperson wurden nun alle Stellungen beibehalten, die man ihr erteilte, die neuromuskuläre Übererregbarkeit war verschwunden. Suggestionen konnten durch den Muskelsinn verwirklicht werden, etwa indem man die Hände der Person wie zum Gebet faltete, worauf sie eine ernste andächtige Miene annahm. Durch Verschließen der Augen wurde die Versuchsperson nach Wunsch wieder in den lethargischen Zustand zurückgebracht. Die Katalepsie konnte aber auch unmittelbar durch ein sehr grelles Licht oder ein lautes Geräusch erzeugt werden. Der dritte Zustand, der *Somnambulismus,* wurde durch Fixationspraktiken oder andere Kunstgriffe direkt hervorgerufen oder es wurde der lethargische und katalepsische Zustand durch Reibung der Scheitelgegend der hypnotisierten Person in Somnambulismus umgewandelt. Diesem Zustand eigentümlich war eine Anästhesie der Haut, eine Verschärfung der Sinnesempfindungen und vor allem die nun eingetretene Eignung der Person für alle Arten von Suggestionen.
Die praktische Durchführung der Hypnosen oblag Charcots Assistenten. Er selber stellte den Experimentator, der die Beobachtungen machte und hierbei nun feststellen konnte, dass sich durch diese Methode alle Arten hysterischer Symptome bis zum extremsten Krampfanfall hervorrufen ließen.

Freilich gelang es dann außerhalb der Salpêtrière niemanden, die drei Phasen mit ihren verschiedenen Symptomen zu beobachten, und im Laufe der Jahre drängte sich der wissenschaftlichen Welt wie bei dem großen hysterischen Anfall die Überzeugung auf, dass die Symptomatologie des großen Hypnotismus das Produkt einer Dressur der hypnotisierten Personen darstellte. Vor allem die Vertreter der Nancyer Schule legten dar, dass sich alle von Charcot beschriebenen hypnotischen Phänomene auf teils bewusste, teils unbewusste Suggestion zurückführen lassen, dass es sich bei den drei Stadien des großen Hypnotismus um Artefakte handelte. Trotz der nicht aufrechtzuerhaltenden Hypnosetheorie hat Charcot für die Hypnose Entscheidendes getan, indem er sie durch seine Autorität wissenschaftlich sanktionierte. Auf seine Anregung hat die Französische Akademie der Wissenschaften die Hypnose als Faktum anerkannt, nachdem dies früher mehrfach gescheitert war. Auch in der praktischen Anwendung der Hypnose zu Forschungszwecken hat Charcot Bemerkenswertes erreicht, wie er es später bei seinen Fällen von traumatischer Neurose demonstrierte.

DIE STIGMATA – Ein besonderes Anliegen war dem Neurologen Charcot, aus der chaotischen Vielzahl der bei der Hysterie auftretenden Symptome *sichere Krankheitszeichen* auszumachen, auf deren Vorhandensein im Einzelfall die Diagnose gestützt werden konnte. Die von ihm als solche angesehenen Symptome, die *Stigmata,* sollten befähigen, auch bei Mangel jeder in die Augen springenden systemischen Manifestation die hysterische Diathese zu belegen. Als besonders wichtige Stigmata wurden die *Hemianästhesie* und der *Ovarialschmerz* herausgestellt.

Bezüglich Grundmuster, Häufigkeit und Lokalisation der *Hemianästhesie* stützt sich Charcot völlig auf Briquet und bestätigt ihn mit eigenen Fällen. Er weist auf die Blässe und relative Abkühlung der anästhetischen Hälfte, auf eine dort bestehende Ischämie, hin, ebenso, dass auf der anästhetischen Seite häufig auch Geschmack, Geruch, Sehkraft vermindert sind. Nicht betroffen seien die Eingeweide, so finde man etwa beim Eierstock statt Anästhesie Hyperästhesie. Die Hemianästhesie müsse man freilich aktiv aufsuchen, viele Kranke seien erstaunt, wenn es bei ihnen aufgefunden wird. Für Charcot war die Hemianästhesie ein nahezu pathognostisches Symptom, das auch fast permanent bestehen bleibt. Ihren Ursprungsort im Gehirn neurologisch dingfest zu machen, wollte ihm freilich nicht gelingen.

Ein weiteres Stigma, das Charcot besonders interessierte, war eine im untersten linken Hypogastrium auftretende Schmerzhaftigkeit, der *Ovarialschmerz.* SCHÜTZENBERGER, PIORRY und NÉGRIER hätten auf dieses Symptom als Ausdruck einer abnormen Empfindlichkeit des Eierstockes hingewiesen. BRIQUET habe das häufige Vorkommen von fixen Abdominalschmerzen bei Hysterischen durchaus erkannt, es als Cölialgie bezeichnet, darin aber nur einen Muskelschmerz gesehen. Charcots Kommentar dazu: »Ich kann seine Ansicht nicht teilen und möchte Ihnen bei dieser Gelegenheit eine Bemerkung über das Werk von Briquet machen. Das Buch ist ausgezeichnet, aber es hat doch vielleicht eine schwache Seite, alles, was den Eierstock und die Gebärmutter betrifft … Der Autor legt in diesem Punkt eine sonderbare Zimperlichkeit an den Tag … Ich bin auch kein Anhänger der alten Lehre, welche den Ausgangspunkt für die ganze Hysterie in die Geschlechtsorgane verlegt, aber ich glaube, dass es klar bewiesen ist, dass bei einer gewissen Form von Hysterie der Eierstock eine wichtige Rolle spielt.«

Der Ovarialschmerz sei manchmal spontan sehr lebhaft, andere Male müsse er erst *durch Druck provoziert* werden. Dann trete der fragliche Schmerz mit den Empfindungen einer sich entwickelten Aura hysterica auf. Schmerzhafte Irradiationen gegen das Epigastrium, manchmal Übelkeiten und Erbrechen, stellten sich ein. Werde der Druck länger fortgesetzt, so komme es zu Herzpalpitationen und zum Globus hystericus. Wenn man den Druck nur noch kurze Zeit verlängere, komme es zum *Ausbruch von Krämpfen.*

Aber nicht nur die Auslösung, sondern auch eine *Coupierung eines hysterischen Anfalls* durch Druck auf den Eierstock sei möglich, sodass sich hieraus eine therapeutische Methode ergebe. Charcot meint, er habe den Kunstgriff der Kompression des Unterleibes nur wiederentdeckt. Boerhaave hätte auf Compression des Unterleibs bei hysterischen Anfällen mit Kissen gedrängt, später habe Récamier diese Methode wieder zu Ehre gebracht. In den Hysterieepidemien vergangener Zeit habe die Umgebung den Krampfbefallenen durch Compression des Bauches Hilfe geleistet.

Die Mehrzahl der Symptome, welche bei Hysterischen im Zeitraum zwischen den Krampfanfällen zurückbleiben bezeichnete Charcot als *lokale Hysterie.* Dazu gehören vor allem die *fixen Schmerzpunkte* in den verschiedenen Körperbezirken, die *Kontraktur,* die *Paralyse,* die *Hemianästhesie.*

Eine seltenere Komplikation der hysterischen Krankheit ist nach Charcot die hysterische *Kontraktur.* Er beruft sich wieder auf BRIQUET, der »mit kunstgeübter Hand die hervortretendsten Züge dieses Symptoms gemalt hat«. Charcot stellt im Verlauf einer Vorlesung eine Kranke namens ETCHEV mit einer *hemiplegischen Form der hysterischen Kontraktur* vor. Man lernt mit ihr eine der hochgradig gestörten Kranken der Salpêtrière kennen, an denen Charcot seine Studien anstellte. Charcot berichtet, dass Etchev seit 20 Monaten an einer Hemiplegie der linken Seite leidet, bei der sich jetzt eine *permanente Kontraktur* eingestellt hat. Die Oberextremität befindet sich in halber Beugestellung, die Unterextremität in Extensionsstellung. Als Unterschied zu einer organischen Hemiplegie fehle hier die Facialisparese, die Zunge zeige keine Ablenkung, und in der Regel bestehe Anästhesie über die ganze gelähmte Seite. Charcot berichtet weiter, bei der Aufnahme der Kranken in die Salpêtrière vor einem Jahr (Juni 1869) sei die Hemiplegie schon sieben bis acht Monate alt gewesen. Die Oberextremität hätte sich damals in einem Zustand absoluter Schlaffheit befunden. Die gegenwärtige Kontraktur in der Oberextremität sei vor einigen Monate ganz unvermittelt nach einem mehrtägigen Anfall mit Bewusstlosigkeit aufgetreten.

Charcot fährt fort, die hysterische Kontraktur könne trotz langer Dauer plötzlich wieder spurlos verschwinden. Eine lebhafte Gemütsbewegung, die Einbildungskraft beeindruckende Ereignisse, Wiedereintritt lange unterdrückter Menses bildeten oft die Ursache für rasche Heilungen. Charcot erzählt von drei so verlaufenen Fällen in seinem Hospital. Solche Genesungen würden den Wunderglauben rege erhalten.

Schon in früheren Jahrhunderten seien diese Fälle benützt worden, um Ungläubigen den Einfluss des Übernatürlichen in der Therapeutik vor Augen zu führen.
Einem späteren ärztlichen Leser hat die Krankengeschichte von Etchev, einem für Charcot absolut charakteristischen Hysteriefall, recht zu denken gegeben. Der Neurologe Morsier, dem eine biographische Arbeit über Charcot zu verdanken ist, schließt aus der genauen Beschreibung des 1873 gespiegelten Augenhintergrundes, dass bei Etchev eine Stauungspapille und wahrscheinlich ein tumoröser Prozess im Gehirn vorlag.

PSYCHISCHE LÄHMUNGEN – Zu Beginn der achtziger Jahre trat in der Hysterieforschung an der Salpêtrière eine Wende ein. Für Charcot war 1882 ein eigener Lehrstuhl für Neurologie geschaffen worden, womit sich die Einrichtung einer poliklinischen Abteilung verband. Dadurch erweiterte sich Charcots Patientenklientel, statt schwerst veränderter hysterischer Hospitalfälle traten nun auch völlig anders geartete Kranke, vor allem auch Männer mit akut entstandenen Lähmungen, in sein Forschungsfeld. Das Problem der ideagenen Krankheitsentstehung schob sich immer mehr in den Vordergrund. Als Sigmund Freud im Winter 1885 zu einem halbjährigen Aufenthalt an die Salpêtrière kam, fand er, dass »Prof. Charcot sich von dem Studium der in organischen Veränderungen begründeten Nervenkrankheiten abgewendet habe, um sich ausschließlich der Erforschung der Neurosen, und zwar besonders der Hysterie zu widmen.« Nachdem Freud »das anfängliche Befremden über die Ergebnisse der neueren Untersuchungen Charcots überwunden hatte«, war er von deren hoher Bedeutung so beeindruckt, dass er mit Erlaubnis Charcots dessen Vorlesungen der achtziger Jahre ins Deutsche übertrug und anfing, sich selbst ganz diesem Problemgebiet zu widmen.

Charcot war nicht nur ein genialer Forscher, ein großer Schriftsteller, sondern auch ein hervorragender Redner, der bei seinen Vorlesungen ein großes Publikum anzog und fesselte. Drei *Dienstagabendvorlesungen* bedeuten besondere Wegmarken auf dem Weg der Hysterie von einer Neurose zu einer Psychose, weil Charcot hier nicht nur die psychische Entstehung der Lähmung eines Patienten aus den Fakten rekonstruierte, sondern im hypnotischen Experiment zeigte, wie eine solche mit allen Begleiterscheinungen künstlich hervorzurufen ist.
Im Mai 1885 stellte Charcot »zwei *Fälle von hysterischer Monoplegie des Armes aus traumatischer Ursache*« vor.
Beim ersten Fall handelte es sich um einen Fiakerkutscher von 25 Jahren namens PORCEN N., der seit einem Unfall vor 4 Monaten an einer Monoplegie des rechten

Armes litt. Seine Anamnese berichtete von einer nervösen Mutter und Schwester und einem Absinth trinkenden Vater, von der Angst des Kindes beim Alleinsein. Mit 7 Jahren überstand er einen Sturz aus dem fünften Stock, war anschließend gesundheitlich geschwächt, bekam eine beträchtliche Verkrümmung der Wirbelsäule, arbeitete aber trotzdem seit seinem 18. Lebensjahr als Fiakerkutscher. Am 24. Dezember 1884 war das von Porcen gelenkte Pferd scheu geworden, der Patient wurde von seinem Sitz herabgeschleudert, und prallte vor allem mit der rechten Schulter auf das Pflaster. Die Besinnung verlor er nicht, konnte sich vielmehr gleich erheben, sich zu einem Apotheker begeben und darauf wieder auf seine Kutsche steigen. Die Beweglichkeit des Armes war ein wenig behindert, aber Porcen konnte noch über fünf Stunden seinen Wagen führen. Während der folgenden fünf Tage gönnte sich der Kranke Ruhe; der Schmerz und die Unbehaglichkeit bei Bewegungen schienen abzunehmen. Aber sechs Tage nach dem Unfall merkte er beim Erwachen, dass sein rechter Arm ganz *schlaff und gelähmt* herabhing. Er rieb sich den Arm und gewahrte dabei, dass er völlig *unempfindlich* war.

Charcot konstatierte, es handele sich hier also um eine *von Anästhesie begleitete Monoplegie* des Armes und demonstrierte bei der anschließenden Untersuchung, dass die aktive Muskeltätigkeit im ganzen Arm mit Ausnahme der Finger ausgefallen war, allerdings bei erhaltenen Sehnenreflexen am Ellenbogen- und Handgelenk. An der Extremität bestand eine hochgradige Störung der Sensibilität mit aufgehobener Empfindlichkeit für Berührung, Schmerz und Kälte, wobei das Gebiet der Hautanästhesie keinerlei Beziehung zum Versorgungsgebiet der Hautnerven aufwies. Die Grenze der Anästhesie am Handrücken gegen die Finger fand sich senkrecht zur Längsachse der Extremität etwas oberhalb der Metacarpophalangealgelenke. Eine Faradisation der Muskeln wurde nicht verspürt, obwohl sie stärkste Muskelkontraktionen auslöste. Trophische Störungen bestanden nicht. Eine Nervenschädigung, eine destruktive Läsion im Vorderhornbereich, ein Herd in der inneren Kapsel des Gehirns war auszuschließen.

Charcot fasste das Problem dieser Monoplegie zusammen: »Ihr Sitz ist, wie ich glaube, in der grauen Rinde der Hirnsphäre, auf der der Lähmung entgegengesetzten Seite und zwar, genauer bestimmt, im motorischen Rindenfeld des Armes. Ferner muss man, um die Ausbreitung und Intensität der Sensibilitätsstörungen zu erklären, annehmen, dass die Läsion über die Zentralwindung nach hinten auf die anstoßenden Gebiete des Parietallappens übergreift.« – »Es kann nur eine jener Läsionen in Betracht kommen, welche sich unseren gegenwärtigen anatomischen Untersuchungsmethoden entziehen, und für die man übereingekommen ist, den Namen »dynamische« oder »funktionelle« Läsionen zu gebrauchen.« Da sich Porcens Monoplegie in keiner Weise von hysterischen Lähmungsformen unterscheidet, aufgrund des Vorliegens der hysterischen Stigmata und auch wegen seiner hereditären Belastung müsse im Übrigen Porcen als Hysteriker eingeordnet werden.

Um mehr Licht in den geheimnisvollen Vorgang zu bringen, wie eine Vorstellung zu einer Lähmung führt, nahm Charcot das *Experiment* zu Hilfe. Er erläuterte, man könne »bei einer in den hypnotischen Zustand versetzten Person durch Suggestion eine Vorstellung ins Leben rufen, die sich dann wie ein Parasit im Geiste der betreffenden Person festsetzt, und sich auch durch entsprechende motorische Akte nach außen kundgeben kann«. Von den drei Phasen des großen Hypnotismus komme für solche Studien vor allem die somnambule Phase in Frage. Bei dieser handle es sich um einen Zustand von Betäubung, in der alle Sinne offen stünden, und die Empfänglichkeit für sinnliche Eindrücke, wenn auch bei getrübtem Bewusstsein, sich gesteigert zeige. Man könne die Suggestion mit Hilfe der Rede erzeugen und einer somnambulen Person die Vorstellung einer Erkrankung, etwa einer Lähmung, eingeben, worauf sich diese tatsächlich ausbilde.
Charcot benutzte als Versuchsperson ein junges Mädchen, namens GREUZ, das als hysterisches Krankheitszeichen eine Hemianästhesie der linken Seite aufwies. Greutz wurde durch einen leichten, sekundenlangen Druck auf die beiden Augen somnambul gemacht, der Eintritt des Schlafzustandes bestätigte sich durch die eigentümliche Starre der Glieder. Charcot verkündete ihr nun mit lauter Stimme: »Dein *rechter Arm* ist gelähmt, du kannst ihn an keiner Stelle mehr bewegen, er hängt schlaff herunter.« Sie lehnte sich dagegen auf. »Nein«, sagte sie, »Sie irren sich; mein Arm ist nicht gelähmt, keine Spur davon; sehen Sie wie ich ihn bewegen kann« – und sie bewegte ihn, aber sehr schwach. Charcot wiederholte einige Male in gebietendem Ton die erste Behauptung. Nach einigen Minuten war die Lähmung eingetreten, der rechte Arm hing schlaff an der Seite des Rumpfes herab. Zum anderen war auch die eben noch normale Empfindlichkeit im ganzen rechten Glied vollkommen geschwunden, die Anästhesie hatte auch die Schulterwölbung und einen Teil der Brust der rechten Seite miteinbezogen. Man konnte die Gelenke rücksichtslos zerren, ohne die geringste Spur einer schmerzhaften Empfindung zu erzielen.
Nachdem Charcot die Kranke wieder deparalysiert hatte, gab er ihr als Nächstes die Vorstellung ein, dass es nun nur ihr *Schultergelenk* ist, das sie nicht mehr bewegen kann.
In der ganzen nunmehr bewegungslosen Partie war gleichzeitig auch die Sensibilität erloschen. Die unempfindliche Zone hatte jetzt etwa die Form eines Abgusses der Schulter, der Oberarm war fast ganz in die anästhetische Zone einbezogen, die periphere Begrenzungslinie zog sich als Kreis um ihn herum. Bei der auf gleichem Weg

erzeugten Lähmung der Bewegung im *Ellenbogengelenk*, dehnte sich der anästhetische Bezirk nach unten aus. Durch eine neue Suggestion wurde die Lähmung auch des *Handgelenkes* erzielt, die untere Grenze der Anästhesie war noch um ein Stück weiter hinausgerückt. Diese Lähmung entsprach nun etwa der bei Porcen beobachteten Monoplegie. Charcot vervollständigte die Monoplegie bei Greuz, indem er eine Lähmung auch der *Finger* suggerierte. Diese Form deckt sich jetzt ganz mit der Monoplegie, die bei dem zweiten Monoplegiepatienten, bei Pin, vorlag.

Charcot führte aus, bei den Männern sei die Lähmung durch eine Gelegenheitsursache, die Erschütterung der Schulter, entstanden, während bei der hypnotisierten Greuz die Lähmung auf eine Suggestion durch die Rede zurückgehe. Es ergebe sich die Frage, »ob der psychische Zustand, der sich in Folge … des nervösen Schocks während des Unfalls entwickelt, ob dieser eigentümliche Zustand bei veranlagten Personen nicht gewissermaßen die Hypnose, in welche wir unsere Hysterischen versetzten, aufwiegt? In Folge der *Trübung des Ichs*, die in dem einen Fall die Hypnose, in dem anderen den nervösen Schock mit sich bringt, werden nun diese einmal aufgetauchten Vorstellungen sich im Geist der Kranken festsetzen, um sich dann objektiv durch eine Lähmung zu verwirklichen.«
Es gebe Personen, bei denen man die Mehrzahl der *Erscheinungen des Hypnotismus im wachen Zustande* beobachten könne ohne dass man nötig hat, sie erst in Hypnose zu versetzen. »Es scheint, dass die Hypnose, welche für andere Menschen ein außergewöhnlicher Zustand ist, für diese merkwürdigen Geschöpfe den natürlichen, normalen Zustand darstellt … Diese Leute schlafen, selbst wenn sie ganz wach zu sein scheinen, sie gehen im alltäglichen Leben einher wie in einem Traum.« So eine Person sei die hysteroepileptische Kranke HAB. Charcot demonstrierte, dass man bei ihr durch Druck auf Muskeln, Sehnen oder Nervenstämme eine Kontraktur erzeugen kann, ebenso auch eine kataleptische Gliederstarre, ferner, dass die somnambulische Kontraktur auch durch leichtes Streichen der Haut auszulösen ist. Ihr psychischer Zustand entspreche dem Charakter der *somnambulen Phase*. »Wenn ich mich der Suggestion durch die Rede bediene und dieser nicht eingeschläferten Kranken versichere, dass ihr rechter Arm gelähmt ist … so sehen Sie sofort eine schlaffe Monoplegie eintreten, mit all den Eigentümlichkeiten, die wir eben kennen gelernt haben; und ebenso reicht später die einfache Versicherung, dass sie den eben noch gelähmten Arm wieder bewegen kann, hin, um die Lähmung aufzuheben. Wenn ich endlich jene Art von traumatischer Suggestion, die in einem raschen Schlag auf die Schulter besteht, zur Wirkung bringe, so sehen Sie, wie der Arm sofort von neuem der Lähmung verfällt.«

Zum Schluss dieser Vorlesungen berichtet Charcot noch, dass Porcen und Pin mit Douchen, Schwefelbäder, statischer Elektrizität, Training mit einem Dynamometer behandelt würden. Hypnose herbeizuführen sei bei ihnen nicht gelungen, doch versuche man fortwährend auf ihre Vorstellungen einzuwirken, indem man aufs Nachdrücklichste die Heilbarkeit der Lähmung versichert.

WEITERE ANSTÖSSE – Charcot bahnte noch auf einem anderen Gebiet eine Änderung in der Auffassung der Hysterie an. Vielen Autoren war schon aufgefallen, dass nicht selten Kranke mit hysterischen Erscheinungen, vor allem auch solche mit motorischen Anfällen, keinerlei Anzeichen des vermeintlichen »hysterischen Charakters« mit all seinen negativen Eigenschaften zeigten. Charcot wies nun darauf hin, dass sich beim hysterischen Mann, anders als bei den meisten weiblichen Kranken, gewöhnlich Depression und melancholische Verstimmung vorfindet. »Man beobachtet bei ihm gewöhnlich nicht … diese Kaprizen, diese Veränderungen des Charakters, die gewöhnlich, wenn auch keineswegs notwendig, der Hysterie des Weibes angehören.« Die weiteren Überlegungen zu diesem Tatbestand führten Charcot zu der Erkenntnis, dass der *Hysterische zugleich ein Hereditarier* (Dégénéré) sein kann und dass man daher bei dem Geisteszustand der Hysterischen zwischen dem zu unterscheiden hat, was der Hysterie als solcher angehört und dem, was einer komplizierenden psychopathischen Belastung zuzurechnen ist.

Durch die Intervention von Charcot erregte auch ein eigenartiges, die Sensibilität betreffendes Phänomen, längere Zeit das Interesse vieler Ärzte, die *Metalloskopie*. Von BURQ (1823–1884) wurde in den fünfziger Jahren die Beobachtung veröffentlicht, dass es bei Hysterischen möglich ist, durch Auflegen von bestimmten Metallen auf anästhetische Hautgebiete die Empfindlichkeit dort wiederherzustellen. Nachdem es Burq 1876 gelungen war, Charcot für seine Beobachtung zu interessieren, erfolgten bald weitere Untersuchungen. Die Überprüfung durch eine Kommission an Hysterischen führte zu einer Bestätigung des von Burq und Charcot angegebenen Sachverhaltes. Im Weiteren stieß Gellé auf die Erscheinungen des so genannten *Transferts*, er beobachtete bei metalloskopischen Versuchen, dass, bei Wiederherstellung der Gehörs auf dem einen Ohr, das Hörvermögen auf dem anderen Ohre entsprechend abnahm. Von Charcot wurde dann allerdings festgestellt, dass ästhiogene Wirkung nicht nur den Metallen, sondern auch verschiedenen anderen Agentien, elektrischen Strömen, Magneten und mechanischen Schwingungen zukommt. Die Verschiedenartigkeit der wirksamen Agentien machte so jeden Versuch einer Erklärung ihrer Wirksamkeit durch physikalische Einflüsse aussichtslos. Von vielen Forschern wurden dann auch die Erscheinungen der Ästhesiogenie auf psychische Momente, auf »expectant attention«, zurückgeführt.

DIE SALPÊTRIÈRE NACH CHARCOT – Nach dem plötzlichen Tod Charcots 1893 setzte an der Klinik in Bezug auf die Hysterieforschung eine gewaltige Ernüchterung ein. Was Bernheim und viele andere seit langem konstatiert hatten, wurde nun auch an der Salpêtrière selbst offensichtlich, dass nämlich vieles von Charcots Lehrgebäude der Hysterie, der große hysterische Anfall, die große Hypnose und manche Stigmata, auf einer Symptomatik beruhte, die man den schwer degenerativ veränderten Dauerpatientinnen unbewusst ansuggeriert hatte. Fehlende Kritik gegen die dominierende Persönlichkeit Charcots hatte rechtzeitige Korrekturen verhindert.
Charcots berühmter Schüler JOSEF BABINSKI (1857–1932) versuchte 1901 eine Revision der »Hysterie der Salpêtrière«, die nun gerade das psychische Moment, die Suggestion und Autosuggestion im Krankheitsgeschehen ganz in den Vordergrund stellte. Sein Credo lautete: »Die Hysterie ist ein psychischer Zustand, der den Menschen, der an Hysterie leidet, zu *Autosuggestionen* befähigt. Die primären Störungen sind dadurch ausgezeichnet, dass es möglich ist, sie bei bestimmten Menschen durch Suggestion außerordentlich genau zu reproduzieren, und dass man sie allein durch die Überredung wieder zum Verschwinden bringen kann.« Für Babinski sind etwa auch die hysterischen Stigmata von Charcot, vor allem die sensibelen-sensoriellen Hemianästhesien, ebenfalls ein Produkt der Autosuggestion oder vielmehr der unbewussten Suggestion durch die Ärzte. Babinski meint, das neue von ihm geprägte Wort Pithiatique, *»durch Überredung heilbar«*, könne sehr gut den psychischen Zustand bezeichnen, der sich durch Störungen nach außen manifestiert und ersetze sehr gut das Wort »Hysterie«.

3. LIÉBEAULT – DIE SUGGESTIVE PSYCHOTHERAPIE

LIÉBEAULT, Ambroise-Auguste (1823–1904) war als allgemein praktizierender Arzt in Pont-Saint-Vincent in der Nähe von Nancy tätig und beschäftigte sich seit seinen jungen Jahren mit Hypnotismus. 1866 veröffentlichte er seine Ergebnisse und Einsichten in einem Buch »Du sommeil et des états analogues« (Paris 1866), die wichtigste Publikation zu diesem Thema seit den Werken Braids. Die Resonanz der Fachwelt darauf war gleich null und erst zwanzig Jahre später erfuhren Liébaults Leistungen durch die Vermittlung von Bernheim die verdiente Würdigung. Liébault hat gezeigt, dass die Hypnose ein *rein psychologischer Vorgang* ist, zu dem die Suggestion den Schlüssel bildet. Er hat die Suggestionstheorie von Braid weiterentwickelt und sie mit Erfolg zu therapeutischen

Zwecken verwendet. Von ihm stammt die genaue Beschreibung der verbal eingeleiteten Hypnose, ihre Verwendung zu therapeutischen Zwecken, die Einteilung der Stadien nach der Schlaftiefe. Liébault war ein Feind alles Mystischen, er versuchte die beobachteten Erscheinungen allein durch psycho-physiologische Gesichtspunkte zu erklären und lieferte eine respektable Hypothese des »künstlichen Schlafes«.

METHODE – Zur einfachen Methode Farias zurückgehend, hypnotisiert Liébault durch *mündliche Suggestion.* Er schildert seine Methode: »Während die Person ihre Augen unbeweglich auf die des Arztes richtet, schließt sie ihre Sinne von äußeren und selbst inneren Eindrücken ab. Man befiehlt ihr, nur an den Schlaf und die Heilung zu denken, kündigt ihr die Anfangserscheinungen des Schlafes, Erschlaffung des Körpers, Schlafbedürfnis, Schwere der Lider, an. Wenn man bemerkt, dass sie mit den Lidern blinzelt, diese schwer werden, das Auge einen starren Blick annimmt, die Pupillen sich zusammenziehen oder erweitern, sagt man: Schlafen Sie! Und wenn die Lider sich nicht schließen, wiederholt man mehrmals dieselben Versicherungen; dann setzt man die Daumen neben die Augen an und schließt mit ihnen die Lider, während man die Suggestion fortsetzt.« Der Arm des Schläfers, wenn er vom Einschläferer hochgehoben wird, bleibt jetzt in dieser Stellung beharren, es ist Katalepsie eingetreten. Geht es bei der Hypnose um eine *therapeutische Einwirkung,* gibt Liébault nunmehr mit lauter Stimme die Suggestion, etwa dass die Kopfschmerzen nicht mehr vorhanden sind, ein gelähmter Arm wieder bewegt werden kann.
Die Klientel Liébaults bestand hauptsächlich aus Kranken der ärmeren Bevölkerungsschicht, die oft von weither angewandert kamen, um sich behandeln zu lassen. In diesem Kreis führte er bewusst seine Behandlungen oft vor den Augen anderer wartenden Kranken durch, um deren etwaige Ängste vor der Hypnose zu zerstreuen.

Liébault erklärt, die *Einengung des Denkens auf die Vorstellung des Einschlafens,* gefördert durch das Starren der Augen, führe zur Unbeweglichkeit des Körpers, zur Betäubung der Sinnesorgane, zur Aufhebung des Kontaktes mit der Außenwelt, und zur Einstellung der Denktätigkeit. Der Hypnotisierte verbleibe aber im *Rapport* mit der Person, die ihn eingeschläfert hat, hört auf dieselbe und empfängt nur von ihr seine Sinneseindrücke. Bei der Starre seines Vorstellungsvermögens sei er unfähig, von einer Vorstellung auf eine andere überzugehen, er halte sich daher an die Vorstellung, welche ihm suggeriert wird.

Liébault fasst die Hypnose als *eine Art Schlaf* auf, der vom gewöhnlichen Schlaf nicht wesentlich verschieden sei. Ein Mensch, der schlafen will, sperre seine Sinnesorgane ab, ziehe sich auf sich selbst zurück und verhalte sich unbeweglich. Seine Nerventätigkeit enge sich sozusagen auf eine Vorstellung ein und ziehe sich von den sensiblen, motorischen Apparaten und den Sinnesorganen zurück. Der gewöhnliche Schläfer stehe dabei in Rapport nur mit sich selber. Der hypnotisierte Schläfer hingegen schlafe ein, während sein Vorstellungsvermögen auf den Rapport mit dem Einschläferer eingestellt bleibt. Darum habe dieser fremde Wille die Fähigkeit, ihm Träume, Vorstellungen und Handlungen einzugeben.

Liébault weist darauf hin, dass die hypnotische Beeinflussbarkeit bei verschiedenen Menschen durchaus verschieden ist, dass es ferner *Abstufungen* in der Tiefe der Hypnose gibt:
Im *ersten Grad* der Beeinflussung empfinden die Betreffenden nur eine mehr oder minder deutliche *Betäubung,* Schwere in den Lidern und Schläfrigkeit. Für den zweiten Grad ist die suggestive *Katalepsie* charakteristisch, bei der eingeschlafenen Person bleibt beim Anheben eines Armes dieser so stehen. Im dritten Grade der Hypnose ist die *Betäubung eine weit tiefere,* die taktile Sensibilität ist meist aufgehoben, außer der suggestiven Katalepsie zeigen sich automatische Bewegungen. Der vierte Grad charakterisiert sich außer durch die obigen Erscheinungen noch durch den *Verlust der Beziehungen zur Außenwelt.* Der Hypnotisierte hört noch, was der Hypnotiseur zu ihm spricht, aber nicht, was andere Personen zu ihm sagen. Der fünfte und sechste Grad der Hypnose sind charakterisiert durch die *Amnesie* für alles, was sich während des Schlafes zugetragen hat; sie machen den *Somnambulismus* aus. Beim leichten Somnambulismus bleibt noch eine unbestimmte Erinnerung bestehen. Im tiefen Somnambulismus ist die Erinnerung für alles während des Schlafes Vorgefallene vollkommen erloschen. Diese Erinnerung kann jedoch jedes Mal künstlich wieder hervorgerufen werden.

Eine Statistik Liébaults bringt Aufschluss über die Verteilung der hypnotisierten Personen auf die verschiedenen Kategorien des hypnotischen Schlafes. Im Jahre 1880 fanden sich unter 1011 der Hypnose unterzogenen Personen: Widerspenstige 27, leichte Betäubung 33, leichter Schlaf 100, tiefer Schlaf 460, sehr tiefer Schlaf 229, leichter Somnambulismus 31, tiefer Somnambulismus 131.

THEORIE – Liébault versucht, die merkwürdigen Erscheinungen der Hypnose verständlich zu machen. Er geht davon aus, dass die Beziehung des Menschen zur Umwelt durch die »*Aufmerksamkeit*« hergestellt wird, die als eine aktive Kraft anzusehen sei. Durch sie würden die Vorstellungen gebildet und dem Gehirn zugeleitet, wo sie durch das Denken weiter verarbeitet oder im Gedächtnis abgelegt werden. Wenn durch die Aktivitäten im Wachzustand die körperlichen und geistigen Kräfte erschöpft sind, bilde sich die *Vorstellung der Ruhebedürftigkeit,* die Vorstellung des Schlafens, aus. Die Aufmerksamkeit weiche von den Sinnesorganen und den Bewegungsorganen und ziehe sich ins Gehirn zurück, wo sie sich in Passivität »verdichtet«. Beim *künstlich herbeigeführten Schlaf* ist nach Liébault auch im Schlaf die Aufmerksamkeit noch zu einem kleinen Teil aktiv, wenn beim Einschlafen eine verbale Beziehung zum Einschläferer hergestellt wurde. Diese bestehe dann weiter und gebe die Möglichkeit, die ansonsten bewegungslose Psyche des Schläfers zu beeinflussen und zu lenken. Die Erinnerungslosigkeit an die Geschehnisse in tiefer Hypnose, im somnambulen Zustand, komme dadurch zustande, dass die Aufmerksamkeit in diesem Zustand so hochgradig war, dass beim Aufwachen keine Kraft mehr zur Förderung der Erinnerung zur Verfügung stand. Die Erinnerungen selbst seien erhalten und könnten während einer späteren Hypnose aufgerufen werden. In oberflächlicher Hypnose sei die Erinnerung an die Vorgänge während der Hypnose, etwa an die Katalepsie, meist erhalten und ungestört. Seine theoretischen Ausführungen wollte Liébault nicht als Erklärung, sondern nur als psychologische Veranschaulichung verstanden wissen.

SUGGESTIONSPHÄNOMENE IN DER GESELLSCHAFT – Liébaults Anliegen in seinem Werk geht über die Hervorrufung und Anwendung des »künstlichen Schlafes« hinaus. Er macht sich auch Gedanken über die »geistigen und körperlichen Erscheinungen der schlafähnlichen Zustände, die im Leben nicht nur des Einzelnen, sondern der ganzen Gesellschaft eine höchst wichtige Rolle spielen«. Es sind dies einmal die Phänomene der Nachahmung, der Faszination, es sind dies die »körperlichen Erscheinungen hypnotischen Ursprungs, die falschen Ursachen zugeschrieben werden«, so die Phänomene des magnetischen Pendels, der Wünschelrute, des Tischrückens. Er erweist sich hier als verspäteter Aufklärer großen Stils.

Zur Erklärung der genannten Phänomene geht Liébault davon aus, dass »eine *Teilung der Aufmerksamkeit* in den geistigen Vorgängen schon während des Wachens stattfindet«. Hat eine Person den Wunsch, einen Körper sich drehen zu sehen, den sie mit Daumen und Zeigefinger an einem Faden aufgehängt hält, so erfährt er unter ihrer festen Vorstellung in der Tat eine Drehung in gewünschter Richtung, ohne dass sie dazu beigetragen zu haben meint. Die Erscheinung beruhe darauf, dass die gesammelte Aufmerksamkeit sich teilt. Mit einem Teil beobachtet sie, ob das Pendel sich bewegt, der andere begibt sich ins Schlepptau der vorhandenen festen Vorstellung und die Finger gehorchen unbewusst der letzteren. Ebenso lasse sich die Bewegung der *Wünschelrute* erklären. Beim *Tischrücken* gehorchten unter dem Einfluss der gebildeten Wunschvorstellung die Hände der Versuchsteilnehmer dieser unwillkürlich wie einem erhaltenen Befehl und setzen das Möbel in Bewegung.

Liébault beschreibt und erklärt weiter die »Einbildungen hypnotischen Ursprungs auf körperlichen Grundlagen, deren Urheber man selbst ist, während man sie falschen Ursachen zuschreibt«. Damit ist hauptsächlich der *Spiritismus* angesprochen. Auch beim Tischrücken gehe es um eine falsche Deutung von Erscheinungen, die die Beteiligten selbst hervorrufen, ohne sich selbst für die eigentliche Ursache zu halten. Die vernünftigeren Anhänger der Geheimwissenschaft, schreibt er, sähen darin das Ergebnis der Wirkung eines Fluidums, die törichteren entdecken darin ein Dazwischentreten übernatürlicher Wesen. Das spiritistische Medium verhalte sich dabei ebenso wie der Träumende, der sich mit unwirklichen Personen unterhält. Die Epidemie des Tischrückens in neuester Zeit habe gezeigt, wie viele Menschen sich zur Berufung der Geister fähig fühlten. Der Spiritismus erscheine in der Menschlichkeitsentwicklung als letzte und gründlichste der religiösen Umwälzungen. Einem Ungläubigen gelinge es kaum, diesen Halluzinanten die geistige Grundlage ihrer Visionen klar zu machen. Weitere Erscheinungen hypnotischen Ursprungs seien die *Visionen*, die sehr zum Glauben an das Übernatürliche beigetragen hätten. Liébault berichtet von einer Anzahl ihm bekannter Menschen, die sich durch eine unbewusste Suggestion sogar im Wachen den Anblick der Jungfrau Maria, der Heiligen, der Toten verschafft hatten. Im heidnischen Altertum, fährt Liébault fort, waren die Halluzinationen im Wachen und im Schlaf bei völlig Gesunden von großer Bedeutung und für die Betroffenen oft der Ausgangspunkt für Beschlüsse und Handlungen. Priester, Philosophen, Magier übten die Suggestion in großem Ausmaß aus. Sie beschworen Götter, Genien und Tote. Die Götter erschienen im Traum, heilten schlafende Kranke und beantworteten die an sie gerichteten Fragen. Im Allerheiligsten der Tempel hielten sich Priester auf, die als Somnambule dienten und die Aufgabe hatten, stellvertretend einzuschlafen. Die Christen hätten die gleiche Anlagen zu Erscheinungen geerbt, der Grund der menschlichen Natur sei eben unveränderlich. In der Neuzeit machten sich die Magnetiseure anheischig, die Zauberkunst wieder zu erwecken, sie machen Personen unsichtbar und lassen Abwesende erscheinen. Liébault berichtet, wie er durch Zufall dahinter kam, was es mit Succubus und Incubus auf sich habe. »Mein Somnambuler Loué ließ es sich zuweilen einfallen, von der erlangten Fähigkeit, die Schatten zu beschwören, Gebrauch zu machen und das ihm am meisten gefallende weibliche Wesen in sein Bett kommen zu lassen. Beim Erwachen blieb ihm die Erinnerung, ebenso köstliche Augenblicke durchlebt zu haben, als wenn sein Glück wirklich geteilt worden wäre.«

Die schöpferische Macht des Gedankens werde in hohem Grade überreizt, wenn es sich um eine große Zahl von Menschen handelt. *Massenhalluzinationen* seien am häufigsten vom religiösen Gefühl unterstützt worden und diese Gefühlserscheinungen hätten auch die in Bildung begriffenen Religionen, die Verfolgungen und die heiligen Kriege ausgezeichnet. Auch die Kriege, die die Ausbreitung des Islam begleiteten und die Kreuzzüge seien durch Massenhalluzinationen gekennzeichnet gewesen. Liébault schreibt, er verstehe jetzt mehr denn je, dass man für seinen Glauben sterben kann. Und was bleibe von diesem Wunder in den Augen der Wissenschaft? Halluzinationen, von denen Menschen befallen werden, die die reproduzierten Vorstellungsbilder ihrer Träume für greifbare Wirklichkeit halten.
Beim Anblick der Natur und ihrer großartigen Harmonien, wie auch angesichts furchtbarer Katastrophen hätten die Alten geschlossen, dass diese Erscheinungen *persönliche Ursachen* haben. Sie hätten diese *Vorstellung auch auf Wesen über ihnen* angewandt, die ihnen glichen und die Welt nach ihrem launischen Willen lenken. Der Mensch könne, wenn er sich auf das Gebiet der Vermutung begibt, nur nach seinem Bild und im Geltungsbereich seines Verstandes etwas ersinnen. Sicher gebe es im Menschen und über ihm in der Unendlichkeit ein geistiges Wesen, das alle Begriffe übersteigt und ihn mit Staunen erfüllt, aber worin es besteht, wisse man nicht. Man finde diesen Satz in einem Werk von FEUERBACH entwickelt, wo dieser behauptet, dass die transzendente Psychologie der höheren Wesen, an die die Menschen glauben, nur die mehr oder weniger geläuterte Parodie der Psychologie des Menschen sei. Und Liébault schließt: »Aber die wirkliche Offenbarung geschieht nicht durch jene betrüglichen Träumereien, die uns von vergangenen Zeiten vererbt sind und durch die Autorität Eindruck machen, sondern durch die Wissenschaft, die uns lehrt mit offenen Augen zu sehen, uns zu erkennen und unsere Rechte und Pflichten besser zu verstehen.«

4. BERNHEIM – DER HYPNOTISMUS VON NANCY

HIPPOLYTE BERNHEIM (1837–1919), ursprünglich Professor der Inneren Medizin in Strassburg, wechselte 1872, als Elsass-Lothringen nach dem Krieg deutsches Reichsgebiet wurde, zur medizinischen Fakultät in Nancy über. Er hatte vor allem über typhöse Fieber und allgemeine medizinische Themen gearbeitet, bis er 1882 anfing, sich eingehend mit Hypnotismus zu beschäftigen. In Nancy war er mit Liébault und seiner hypnotischen Methode bekannt geworden, wandte nun all seine wissenschaftlichen Energie diesen Phänomenen zu und verhalf dem therapeutischen Einsatz der Suggestion zum endgültigen Durchbruch. 1886 publizierte er sein wichtigstes Werk

»De la suggestion et de ses applications à la thérapeutique«, das dann nach der 2. Auflage von Sigmund Freud 1888 unter dem Titel »Die Suggestion und ihre Heilwirkung« ins Deutsche übertragen und herausgegeben wurde.

METHODE – An den Anfang seines Werkes setzt Bernheim eine genaue Schilderung seiner *Methode des Hypnotisierens*: »Wenn ich einen Kranken habe, bei dem ich mir von der Anwendung der Suggestion eine heilsame Wirkung erwarte, gehe ich auf folgende Weise vor, um ihn in Hypnose zu versetzen: Ich sage ihm zunächst, dass er durch die Hypnose der Heilung oder der Besserung entgegengeführt werden kann, dass es sich dabei um keine schädliche oder außergewöhnliche Beeinflussung handelt, sondern um einen einfachen Schlaf- oder Betäubungszustand, der sich bei jedermann hervorrufen lässt, dass dieser Zustand einer wohltätigen Ruhe das Gleichgewicht im Nervensystem wiederherstellt und Ähnliches mehr.« Bernheim hypnotisiert, wenn er es für notwendig hält, ein oder zwei Personen vor dem Kranken, um zu zeigen, dass die Hypnose weder Gefahren noch unangenehme Empfindungen mit sich bringt. Dann fährt er fort: »Schauen Sie mich fest an und denken Sie ausschließlich ans Einschlafen. Sie werden gleich eine Schwere in den Augenlidern fühlen, dann eine Müdigkeit in den Augen; Ihre Augen blinzeln schon, sie werden feucht; Sie sehen nicht mehr deutlich, jetzt fallen die Augen zu.« Bei einigen Personen trete dies sofort ein, sie schließen die Augen und versinken in Schlaf, bei anderen müsse die Versicherung mit Nachdruck wiederholt werden. Bernheim fügt dann eventuell noch eine Manipulation hinzu: »Ich bringe z. B. zwei Finger meiner rechten Hand vor die Augen der betreffenden Person und lasse dieselben fixieren, oder ich streife mit meinen beiden Händen mehrmals in der Richtung von oben nach unten über ihre Augen oder ich fordere sie auf, fest in meine Augen zu schauen.« Gleichzeitig sucht Bernheim alle ihre Gedanken auf die Vorstellung des Einschlafens zu richten, etwa mit den Worten: »Ihre Lider schließen sich, Sie können sie nicht mehr öffnen; Sie verspüren eine Schwere in den Armen und in den Beinen; Ihre Hände sind wie gelähmt. Sie können nichts mehr sehen, der Schlaf kommt über Sie, und dann füge ich in gebieterischem Ton hinzu: Schlafen Sie!« Bleiben die Augen geschlossen, hebt Bernheim die Arme des zu Hypnotisierenden in die Höhe, bleiben sie in dieser Haltung stehen, hat er die Vergewisserung, dass der kataleptische Schlaf erreicht ist. Um dies Ziel zu erreichen, genüge bei den einen eine milde Suggestion, bei anderen bedürfe es eines herrischen Gebarens; viele Personen zeigten sich schon durch die erste Hypnose beeinflusst, bei andern bedürfe es einer zwei- bis dreimaligen Wiederholung. Zur Art seiner hypnotisierbaren *Klientel* sagt Bernheim, er habe zwar wie Liébault gefunden, dass Leute aus dem Volke, alte Militärs, Handwerker, kurz Leute, die an passiven Gehorsam gewöhnt sind, die Suggestion besser aufnehmen, doch hätte er viele Personen von großer Intelligenz hypnotisiert, die den höheren Ständen der Gesellschaft angehörten und keineswegs im gewöhnlichen Sinn des Wortes nervös waren.

Der durch Hypnose erzielte *Grad von Beeinflussung,* fällt nach Bernheim bei verschiedenen Personen verschieden aus. Er entwirft eine Variante des Liébaultschen Schemas, das vor allem die *Erinnerung an die Vorgänge in der Hypnose* in den Vordergrund stellt. Eine Gruppe hypnotisch Beeinflusster habe nach Wiederkehr des Normzustandes keinerlei Erinnerung an das Vorgefallene, eine zweite Gruppe bewahre eine unsichere Erinnerung, in einer dritten Gruppe sei die Erinnerung an alles, was sich während der Hypnose zugetragen hat, erhalten.
Zur *Definition* der Hypnose meint er, wenn man die Hypnose wie Liébault als einen provozierten Schlaf definiere, so enge man die Bedeutung dieses Wortes zu sehr ein. Er ziehe es vor, die Hypnose zu definieren, als *die Hervorrufung eines psychischen Zustandes, in dem die Suggerierbarkeit gesteigert ist.*

Das *Erwachen aus der Hypnose* könne spontan erfolgen, vor allem bei Personen, welche bei der ersten Sitzung nur leicht schlafen. Soll ein rasches Erwachen herbeigeführt werden, sagt Bernheim nur: »Jetzt ist es genug, wachen Sie auf.« Bei anderen Personen werde es nötig, die Aufforderung zu wiederholen, etwa »Jetzt gehen Ihre Augen auf, Sie sind wach«. Wenn auch dies nicht wirke, so brauche man nur auf die Augen zu hauchen, um den Schläfer zu wecken.
Soll das Aufwecken eindrucksvoller erfolgen, sagt er: »Zählen Sie bis zehn, wenn Sie mit lauter Stimme zehn gesagt haben, werden Sie wach sein.« Manche Personen könne man durch Suggestion auch zu einem angesetzten Termin erwecken

ERSCHEINUNGEN DER HYPNOSE – Im hypnotischen Zustand lassen sich, wie Bernheim ausführt, Anästhesie, Katalepsie, Lähmungen, automatische Bewegungen und Somnambulismus hervorrufen. Die *Sensibilität* sei im leichten hypnotischen Schlaf erhalten, im tiefen Schlaf abgeschwächt oder aufgehoben. Bei vollkommener Anästhesie könne man die Haut mit einer Nadel durchstechen, ohne dass die Person mit einer Wimper zuckt. Die Anästhesie könne so hochgradig werden, dass sie die Vornahme chirurgischer Operationen gestattet. Weil diese Tiefe aber meist nicht erreicht werde, sei die Hypnose für die Chirurgie keine brauchbaren Methode der Anästhesierung. Beeinflussungen der *Motiliät* seien leichter zu erzielen als solche der Sensibilität. Alle Hypnotisierten, mit Ausnahme der ersten Stufe, seien der suggestiven *Katalepsie* fähig. Das eine Mal sei sie schwach ausgebildet, sodass das in der Luft gehaltene Glied beim geringsten Druck niedersinkt, andere Male stelle sie sich als wächserne Katalepsie dar, endlich könne sie in starrer Form auftreten und mit einer echten Kontraktur einhergehen. Bei den meisten Hypnotisierten bedürfe es nicht der ausdrücklichen verbalen Suggestion, um Katalepsie zu erzeugen. Bernheim berichtet weitere motorische Hypnosephänomene. Er schließt einem Hypnotisierten die Hand und sagt: »Sie können die Hand nicht mehr aufmachen«, und dieser versucht es vergeblich. In tieferer Hypnose gelinge auch die Hervorrufung der *automatischen Bewegungen*. Bernheim hebt die beiden Arme der hypnotisierten Person bis zur Waagrechten und dreht einen um den andern, wobei sich dann die Drehung spontan fortsetzt. *Lähmungen* ebenso wie *Kontrakturen* ließen sich in Hypnose prompt erzeugen. Sage er dem Hypnotisierten: »Ihr Arm ist gelähmt«, fällt dieser nach dem Hochheben schwer nieder.

Durch die Hypnose tiefer beeinflusste Personen, gelangten in den Zustand des *Somnambulismus*. Hier werde der *Automatismus* vollkommen, der menschliche Organismus werde sozusagen eine Maschine, welche dem Willen des Arzte gehorcht. Sage der Hypnotiseur: »Sie können weder vor noch zurück«, so bleibt der Somnambule wie angenagelt stehen, »Ihre Beine tragen Sie nicht«, er fällt wie gelähmt nieder, »Ich befehle Ihnen zu tanzen«, er tanzt. Man könne dem Somnambulen Wasser oder Essig für Wein geben, man könne ihn ertauben lassen. Auf den höheren Stufen der Hypnose verwirklichten sich alle Sinnestäuschungen, alle Halluzinationen, mit einer erstaunlichen Raschheit und Feinheit.

Eine der interessantesten Erscheinungen des Somnambulismus ist Bernheim zufolge die Möglichkeit, bei den Somnambulen Handlungen, Sinnestäuschungen und Halluzinationen zu suggerieren, die *nach dem Erwachen* verwirklicht werden sollen. Er suggerierte einem seiner Kranken während des hypnotischen Schlafes, »dass er sich nach dem Erwachen meinen Hut auf den Kopf setzen, denselben dann in den nächsten Saal bringen und mir aufsetzen solle. Dieser führte alles aus, ohne sich Rechenschaft zu geben, warum«. Man könne auch die Ausführung der Suggestion einen längeren Zeitraum hinausschieben. Die Suggestion *posthypnotischer Handlungen* sei freilich nicht unbedingt von Erfolg begleitet.

Den meisten Somnambulen könne man *Täuschungen in der Empfindungssphäre* suggerieren. Der Hypnotiseur brauche nur zu sagen: »Sie werden nach dem Erwachen ein Gefühl von Einschlafen im Fuß, einen Krampf in der Wade, Zahnschmerzen empfinden«, und diese Empfindungen stelle sich bei der Mehrheit der Schläfer ein. Im tiefen Somnambulismus ergebe sich häufig die Möglichkeit, *Halluzinationen fürs Erwachen* hervorzurufen, an denen mehrere Sinne beteiligt sind. Bernheim suggerierte einem hypnotisierten Patienten, dass er nach dem Erwachen einen der anwesenden Ärzte mit halbrasiertem Gesicht und mit einer riesigen silbernen Nase sehen werde. Nachdem er aufgewacht ist, fällt des Patienten Blick zufällig auf diesen Kollegen und er bricht in ein unbändiges Gelächter aus. »Sie haben gewiss eine Wette gemacht«, sagt er. Es gebe auch Personen, denen man während der Hypnose eine *negative Halluzination* suggerieren kann, was aber nur bei tief Somnambulen gelinge. Bernheim erzählt: »Als ich eines Tages bei Dr. LIÉBAULT zu Besuch war, suggerierte er einer Schläferin, dass sie mich nach ihrem Erwachen nicht sehen würde, … sie werde aber vor ihrem Abschied meinen Hut nehmen, ihn sich auf den Kopf setzen und ihn so in meine Wohnung bringen. Nachdem sie erwacht war, setzte ich mich ihr gegenüber. Man fragte sie: ›Wo ist der Doktor Bernheim?‹ Ihre Antwort: ›Er ist fortgegangen.‹ Die Aktion mit dem Hut erfolgte prompt in der suggerierten Weise.« Der Ausdruck »negative Halluzination«, schreibt Bernheim, sei beanstandet worden. Die *suggestive Amaurose* wie auch die hysterische Amaurose seien aber durchaus keine Lähmung, wie man andernorts meine, sondern ein *rein psychisches Phänomen*, eine Aufhebung der Sinneswahrnehmung durch die Macht der Vorstellung, mit anderen Worten eine negative Halluzination. Auch die Farbblindheit der Hysterie und die durch Suggestion erzeugte Farbblindheit, seien ein rein psychisches Phänomen. Dasselbe gelte für alle anderen suggestiven Anästhesien, wie es sich etwa für die Taubheit leicht zeigen lasse.

EIN FALL VON SOMNAMBULISMUS – Zur Illustration berichtet Bernheim dann von einem seiner ausgeprägtesten Somnambulen, dem 44-jährigen Photographen C. Um ihn in Hypnose fallen zu lassen, brauchte ihm schließlich Bernheim nur noch zwei Finger vor die Augen zu halten. Im somnambulen Zustand gehorchte er allen Suggestionen; Sinnestäuschungen, Blindheit, Halluzinationen, Geschmackstäuschungen traten augenblicklich auf. Schließlich stellte Bernheim ein noch weitergehendes Experiment mit ihm an: »Begierig zu erkunden, wie weit die Macht der Suggestion bei ihm geht, habe ich eines Tages eine wahrhaft dramatische Szene mit ihm aufgeführt. Ich zeigte ihm eine imaginäre Person bei einer Türe stehen und behauptete, dass diese Person ihn beleidigt habe. Darauf gebe ich ihm einen Scheindolch, eine metallenes Papiermesser, und erteile ihm den Befehl den Mann zu töten. Er stürzt sich mit größter Leidenschaft auf die Türe, stößt den Dolch heftig hinein und bleibt dann mit verstörten Blicken an allen Gliedern zitternd stehn.« Auch das Phänomen, dass man Somnambulen das Bewusstsein der eigenen Persönlichkeit durch *Verwandlung in eine andere Person* rauben kann, RICHET habe 1883 darüber berichtet, konnte Bernheim bei Cl. drastisch demonstrieren. Bernheim suggerierte ihm: »Du bist ein Kind, bist sechs Jahre alt, geh und spiel mit den Buben«, und Cl. stellte ein Spiel mit Murmeln und mit Bockspringen dar. Bernheim sagte ihm: »Sie sind der General an der Spitze Ihrer Armee.« Cl. wirft sich in die Brust und schreit: »Vorwärts«, und schwenkt mit dem Leib, als ob er zu Pferde säße. Bernheim verwandelt ihn in ein Tier mit den Worten: »Jetzt sind Sie ein Hund.« Er wirft sich sofort auf alle viere, bellt und versucht zu beißen. Bei all diesen Verwandlungen der Persönlichkeit, schreibt Bernheim, mache sich doch der jeder Person eigentümliche Charakter geltend. Jeder spiele seine Rolle mit den Eigenschaften, die er besitzt. Im Übrigen hätte er bei keiner seiner Versuchspersonen die von vielen behauptete außerordentliche Steigerung der geistigen Leistungsfähigkeit beobachten können. Bei all diesen Versuchen könne man durchaus auch auf Personen stoßen, die *wissentlich simulieren,* oder die sich aus Gefälligkeit zur Simulation verpflichtet fühlen. Hier wie überall müsse die Erfahrung entscheiden. Nicht alle Menschen könnten in Somnambulismus versetzt werden. Liébault habe unter 2534 von ihm hypnotisierten Personen 385 Somnambule gefunden.

WEITERE PHÄNOMENE – Die Beeinflussung auch *physiologischer Funktionen durch Suggestion* ist Bernheim zufolge vielfach bewiesen worden. Er zitiert BEAUNIS, der den Versuch machte, die Frequenz der Herzschläge durch Suggestion abzuändern, der den Frequenzverlauf apparativ aufzeichnete und der nachweisen konnte, dass eine Verlangsamung und Beschleunigung unmittelbar anschließend an die Suggestion eintrat. Durch Einwirkung der Suggestion auf die Gefäßinervation könne man bei manchen Personen Rötungen an bestimmten Körperstellen hervorrufen. BEAUNIS etwa suggerierte einer Somnambulen: »Sie werden nach dem Erwachen einen roten Fleck an der Stelle haben, die ich jetzt berühre.« Zehn Minuten nach dem Erwachen erschien wirklich eine leichte Rötung an der bezeichneten Stelle, die sich allmählich verstärkte und langsam wieder verschwand. Mitunter könne man auch durch hypnotische Suggestion Blasen, ja sogar bei gewissen Personen blutige Stigmata erzeugen. Bernheim schränkt freilich ein, Erscheinungen solcher Art kämen recht selten zustande, er habe sich in sehr vielen Fällen vergebens darum bemüht.

Schließlich berichtet Bernheim noch von der *Wachsuggestion*, der Tatsache, dass sich bei vielen mehrmals hypnotisierten Personen auch im wachen Zustande suggestive Phänomene hervorrufen lassen, ohne dass man sie von Neuem hypnotisiert. Sie müssten nur durch einige vorausgegangene hypnotische Sitzungen dafür vorbereitet worden sein. Bei einem seiner Kranken etwa, sei es nur nötig ihm zu sagen: »Schließen Sie Ihre Hand. Sie können sie nicht mehr öffnen«, und er mache vergebliche Versuche, sie zu öffnen. Bei manchen Personen könne man durch Suggestion im wachen Zustand auch Veränderungen der *Sensibilität* erzeugen.

Diese Erscheinungen der *Suggestion im wachen Zustande* habe er, Bernheim, zum ersten Male in einer Mitteilung an den 1883 in Rouen tagenden Congres pour l'avancement des sciences beschrieben. Alle späteren Beobachter, wie Charles Richet hätten seine Erfahrung bestätigt. Nachträglich habe er gefunden, dass diese Erscheinungen bereits von Braid unter dem Namen »Phänomene des Wachens« in einem 1846 veröffentlichten Buch »The power of the mind over the body« erwähnt wurden. In Amerika seien dieselben Erfahrungen unter der Bezeichnung »Elektrobiology« publiziert worden.

BIOLOGISCHE UND PSYCHOLOGISCHE GRUNDLAGEN – Nach Bernheim gründet die Möglichkeit der Hypnose in *biologischen Gegebenheiten,* die in jedem Menschen vorhanden sind. Das seien einmal die *physiologischen Automatismen,* die im Körper ablaufen, ohne dass das Bewusstsein davon Kenntnis hat, das seien alle instinktiven und reflektorischen Vollzüge. Zum anderen sei für die Entstehung der Hypnose *eine psychische Eigenschaft* des Menschen wichtig, nämlich seine *primäre Bereitschaft etwas Gesagtes zu glauben.*

Das Auffallendste am hypnotischen Schläfer sei sein *Automatismus.* Er behalte nicht nur die Stellung bei, die man ihm gibt, sondern setze auch Bewegungen fort, die man mit ihm einleitet, er nehme die Empfindungen wahr, die man seinem Gehirn aufdrängt, verwirkliche die Vorstellungen, die man in sein Gehirn einträgt. Auch im gewöhnlichen Leben würden viele Leistungen automatenhaft vollzogen. Alle Funktionen des Rückenmarks, alle Phänomene des vegetativen Lebens gingen unbewusst vor sich. Die Rolle des Gehirns beschränke sich darauf, den ersten Anstoß zu erteilen, die Tätigkeit werde dann vom Rückenmark aus automatisch fortgesetzt. Das menschliche Gehirn sei dadurch der Nötigung enthoben, die Ausführung dieser komplizierten Leistungen unausgesetzt zu überwachen. Ja, der spinale Mechanismus könne wiederfinden, was das psychische Organ vergessen hat. Einem Künstler etwa kommt sein spinales Gedächtnis zu Hilfe, wenn seine Finger auf dem Klavier eine vergessene Phrase wiederfinden. – Die Äußerungen der automatischen Tätigkeit der Nervenzentren seien oft *instinktiver Natur.* Dazu gehörten die Veränderungen des Gesichtsausdrucks, die Gebärden, die jedermann ausführt, ohne jemals die leiseste Anleitung dazu erhalten zu haben, etwa das Nasenrümpfen bei einem unangenehmen Geruchseindruck, oder das abwehrende Erheben der Hand gegen einen Schlag. Die Nerventätigkeit bei *neugeborenen Menschen* sei fast ausschließlich *reflektorischer Natur.* Rückenmark, Oblongata und deren Fortsetzung im Hirnstamm seien in diesem Stadium der einzige Sitz der nervösen Tätigkeit. Dennoch würden vom Säugling so komplizierte Verrichtungen wie das Saugen vollbracht.

Als weiteres wichtiges Moment stellt Bernheim fest, dass alle Menschen ein gewisses wechselndes Maß von *Gläubigkeit besitzen,* dem zufolge sie glauben, was man ihnen sagt. »Die Gläubigkeit, das, was die Theologen den Glauben nennen, ist dem Menschen verliehen worden, damit er aufs Wort glauben kann, ohne eine Bestärkung durch logische oder materielle Beweise zu fordern. Sie ist eines der bedeutsamsten moralischen Bande; ohne sie gäbe es keine Erziehung, keine Überlieferung, keine Geschäfte, keine Verträge und keine soziale Ordnung. Unsere erste Neigung geht immer dahin, eine Behauptung, die vor uns aufgestellt wurde, zu glauben.« Die Menschen besäßen ferner alle einen gewissen Grad von *Gehirngefügigkeit*, der sie nötigt, erhaltenen Befehlen zu gehorchen.

So lasse auch der normale Zustand andeutungsweise Erscheinungen erkennen, welche man in der Hypnose beobachtet. »Es gibt in unserem Nervensystem einen gewissen *Mechanismus,* kraft dessen wir, ohne es zu wissen, die kompliziertesten Handlungen ausführen, kraft dessen wir in einem gewissen Grade den Befehlen unterliegen, die uns erteilt werden, die Bewegungen und Sinnestäuschungen annehmen müssen, die man uns suggeriert. Die Rolle des *Bewusstseins* besteht darin, diese mechanische Tätigkeit zu mäßigen oder zu hemmen und die irrigen Sinneseindrücke zu berichtigen.« Wenn man das Bewusstsein unterdrückt und die willkürliche Gehirntätigkeit aufhebt, bleibe *der Somnambulismus übrig.* Dieser sei physiologisch charakterisiert durch die Erhaltung der automatischen Gehirntätigkeit bei Lähmung der bewussten, das Ich ausmachenden Gehirntätigkeit. Der Hypnotisierte wäre ein *unbewusster Mechanismus,* der Willkür des Hypnotiseurs überliefert.
Freilich sei die *willkürliche Gehirntätigkeit* beim Hypnotisierten *nicht völlig ausgeschaltet*, auch sein Ich habe an seinen Handlungen noch Anteil. Bernheim berichtet, es gebe Personen, die in der Hypnose nur den Verschluss der Augen zeigen, sonst aber sich von allem Rechenschaft geben, wachen Geistes von der Katalepsie ihrer Lider oder ihrer Arme Kenntnis nehmen, vergebliche Anstrengungen machen, die Augen zu öffnen oder den Arm zu senken. Viele Somnambule würden zwar nach dem Erwachen nicht wissen, was sie im somnambulen Zustand getan haben, doch hatte Bernheim auch Somnambule, die nach dem Erwachen die volle Erinnerung an ihre Handlungen bewahrten. Man habe ihnen nur zu sagen brauchen: »Sie werden sich nach dem Erwachen an alles erinnern.«

Bei den Hypnotisierten besteht nun, wie Bernheim hervorhebt, eine *besondere Neigung, die mitgeteilten Vorstellungen in Handlungen* umzusetzen. Im normalen Zustand werde jede neue Vorstellung einer Prüfung unterzogen. Beim Hypnotisierten dagegen geschehe die Umsetzung der Vorstellung in Handlung, Empfindung, Bewegung oder Sinnesbild so rasch und mit solcher Kraft, dass der kritische Apparat darüber nicht zu Worte kommt. Wenn man einem Hypnotisierten sagt: »Ihre Hand bleibt geschlossen«, so werde diese Vorstellung von seinem Gehirn verwirklicht, sobald er sie vernommen hat. Es finde hier also eine Steigerung der ideomotorischen Reflexerregbarkeit statt, welche in unbewusster Weise die Vorstellung in Bewegung umsetzt. Man könne auch schwieriger zu erklärende *negative Suggestionen* bewirken. Wenn man einem Hypnotisierten sage: »Ihr Körper ist unempfindlich, Ihr Auge ist blind«, so pflanzt sich der Eindruck fort und schaffe das Bild der taktilen oder visuellen Anästhesie.

SUGGESTIVE PHÄNOMENE IM TÄGLICHEN LEBEN – Bernheim führt weiter aus, die Lehre von der Suggestion rege brennende Fragen auf allen Gebieten an, für die Psychologie bedeute sie geradezu eine Revolution. In der *Erziehung* des Kindes, in den *religiösen Lehren*, sei nichts anderes zu erblicken als eine »Suggestion im Wachen«. Selbst reife Männer, welche ihr Gehirn durch spätere Erfahrung von jenen Einflüssen frei gemacht haben, bewahrten im Innern eine Reihe von alten Vorstellungen, von denen sie sich nicht frei machen konnten. Bernheim zitiert Liébault, der sagt: »Ohne sich davon Rechenschaft zu geben, eignet man sich moralische und politische Ansichten, Familien- und Rassenvorurteile an, nimmt man die Vorstellungen in sich auf, welche die Atmosphäre, in der man lebt, erfüllen. Es gibt soziale und religiöse Grundsätze, welche vor dem Richterstuhl des gesunden Menschenverstandes nicht bestehen können, und an die man doch bereitwillig glaubt.«

Bernheim führt aus, wie sehr das Gebiet der Suggestion den *Juristen und Gerichtsarzt* betrifft. LIÉGOIS, Rechtswissenschaftler in Nancy, habe die Beziehungen der Suggestion zum Straf- und Zivilrecht mit besonderer Sorgfalt studiert und durch einige Versuche bewiesen, dass es möglich ist, *Verbrechen zu suggerieren.*
Bei vielen Personen könne man auch *»rückwirkende« Halluzinationen* erzeugen, indem man ihnen einredet, dass sie zu einer gewissen Zeit dies oder jenes gesehen oder getan haben, was sie dann für unbestreitbare Gewissheit halten. Bernheim berichtet von einem seiner Somnambulen, dem er in Hypnose suggerierte: »Sie haben heute früh das Krankenzimmer verlassen und sind an der Kapelle vorbeigegangen. Sie haben zufällig durchs Schlüsselloch geblickt und gesehen, wie zwei Männer darin rauften.« Als er ihn tags darauf in sein Zimmer rufen ließ, um vor einer Person, die sich als Polizeikommissar ausgab, eine Aussage abzulegen, erzählte er diese Begebenheit und gab eine Personenbeschreibung der beiden Arbeiter. Dem einen sei dabei der Arm gebrochen worden. Er erklärte sich bereit, diese Aussage vor Gericht zu wiederholen.

Der Einfall, diesen Versuche anzustellen, kam Bernheim *aus Anlass eines Prozesses,* welcher eben die Gemüter erregt hatte. In Tisza-Eslar war ein 14-jähriges Mädchen, der reformierten Religion angehörig, plötzlich verschwunden. Alsbald verbreitete sich das Gerücht, dass die in diesem ungarischen Dorf wohnenden Juden das Mädchen getötet hätten. Der Sohn des Tempeldieners wurde von einem Beamten, einem Judenhasser, einem langen Verhör unterzogen, woraufhin der Knabe die Aussage machte, dass er durch das Schlüsselloch der Tempeltüre gesehen hätte, wie dem am Boden liegenden Mädchen aus dem Hals Blut abgezapft worden wäre. Während des ganzen Prozesses hielt er an dieser Aussage fest. Bernheim gibt folgende Erklärung: »Das arme hilflose Wesen hört den Sicherheitskommissar im Ton der Überzeugung erzählen, dass die Juden eine verfluchte Rasse sind, der es als frommes Werk gilt, Christenblut zu vergießen. In glühenden Worten schildert der Mann alle Einzelheiten des Hergangs bei früheren solchen Morden. Bei dem verängstigten Gemüt setzt sich dieser Eindruck allmählich in Sinnesempfindung um und unter dem Einfluss dieser überwältigenden Suggestion malte sich das arme hypnotisierte Gehirn den ganzen Vorgang aus, eine *rückwirkende Halluzination* war entstanden.« Bernheim berichtet, trotz alledem habe in diesem Prozess endlich die Gerechtigkeit den Sieg davongetragen. Bernheim ermahnt die Richter, Zeugenverhöre so zu leiten, dass kein Druck auf den Zeugen ausgeübt und dass dieser nicht auf eine Spur geleitet werde. Es solle auch vermieden werden, dass Zeugen sich untereinander suggestionieren.

DIE HEILENDE SUGGESTION – Was der Schule von Nancy am meisten am Herzen lag, war der Einsatz der Suggestion zur Therapie. Bernheim führt aus, dass seit ältesten Zeiten *suggestive Manipulationen zu Heilzwecken* eingesetzt wurden. »Die menschliche Phantasie, diese unübertroffene Wundertäterin ist es, welcher alle Talismane und Amulette ihre Heilkraft verdanken.« Verschiedenartigste Verfahren konnten Heilungen auslösen, die Prozedur der ägyptischen Priester, die für jedes Glied die Heilung von einer besonderen Gottheit erflehten, das Heilverfahren in den Tempeln des Aeskulap, das sympathetische Pulver des Paracelsus, die Homöopathie, die Wunderheilungen von Lourdes. Auch an der Wirksamkeit hydriatischer und elektrischer Kuren habe die Suggestion wohl ihren Anteil. Heftige Gemütsbewegungen, ein starker religiöser Glaube und alles, was der Phantasie sonst Eindruck macht, könne eben funktionelle Störungen rückgängig machen. Das gelte auch von den künstlichen Magneten von Pater HELL und der Magneto- und Metallotherapie von BURQ. Bernheim selbst hatte gefunden, dass der Magnet bei manchen Personen einen gewissen Einfluss auf verschiedene nervöse Störungen ausübt. Die Suggestionsmethode von LIÉBAULT hätte ihm dann freilich therapeutische Erfolge von ganz anderem Gewicht geliefert.

Bernheim fährt fort, auch in der Entwicklungsgeschichte der Hypnose seien die Heilwirkungen immer gesucht und gefunden worden. Die in den ersten Zeiten des *Mesmerismus* zur Beobachtung gekommen Heileffekte habe man auf das magnetische Fluidum zurückgeführt. Seit BRAID, der selber etwa sechzig Heilungsfälle erlebte, habe die Vorstellung des Fluidums ihre Anhänger verloren. Erst 1860 aber sei die Lehre von der Suggestion von allen fremden Beimengungen befreit worden, als LIÉBAULT anfing, die Suggestion durch die Rede zu therapeutischen Zwecken zu benutzen. Nach seiner Methode werde einfach vor dem eingeschlafenen Patienten mit lauter Stimme das Aufhören der störenden Symptome behauptet. Man bediene sich der ganz besonderen psychischen Zugänglichkeit, welche die Hypnose schafft, der gesteigerten Gläubigkeit, der ideomotorischen, ideosensitiven und der ideosensoriellen Reflexsteigerung, um *heilbringende Reflexe* hervorzurufen. Liébault habe zuerst klar gemacht, dass die Heilungen, welche die alten Magnetiseure und ebenso die hypnotischen Prozeduren von Braid erzielt hatten, einzig und allein der Suggestion zuzuschreiben sind. Bernheim berichtet, er selbst habe 1882 zunächst ohne alles Zutrauen begonnen, schüchterne Versuche mit der suggestiven Therapie zu machen, wie sie Liébault anwandte. Heute sei diese Methode auf seiner Klinik gang und gäbe, und es vergehe kein Tag, an dem er seinen Schülern nicht zeigen könne, wie irgendeine funktionelle Störung, ein Schmerz, eine Muskelschwäche, eine unangenehme Empfindung, Schlaflosigkeit durch sie behoben oder gemildert wird.

Bernheim illustriert das Gesagte mit einem Behandlungsbeispiel: »Man bringt z. B. in meine Konsultation ein Kind mit einem seit vier oder fünf Tagen bestehenden *rheumatischen Muskelschmerz im Arm;* der Arm ist auf Druck schmerzhaft, das Kind vermag ihn nicht zum Kopf zu heben. Ich sage zu dem Kind: Mach die Augen zu, Kleiner, und schlafe. Nun drücke ich ihm die Augen zu und fahre fort: Du schläfst jetzt und du wirst so lange schlafen, bis ich dich aufwachen heiße, du schläfst sehr gut, so wie in deinem Bett, du fühlst dich ganz behaglich; deine Arme und Beine, alles eingeschlafen und du kannst es nicht rühren. Ich ziehe meine Finger von seinen Lidern zurück, seine Augen bleiben geschlossen, ich hebe seine Arme auf, sie bleiben in der Luft stehen. Jetzt berühre ich seinen schmerzhaften Arm und sage: Jetzt ist der Schmerz weg, es tut dir nicht mehr weh, du kannst den Arm ohne jeden Schmerz bewegen und wirst auch keinen Schmerz spüren, wenn du erwachst. Er kommt auch nicht wieder.« Um die Kraft der Suggestion zu verstärken, suggeriert Bernheim nach dem Beispiele Liébaults noch ein *Wärmegefühl* loco dolendi. Er sagt dem Kind: Du verspürst eine Wärme am Arm, die nimmt immer mehr zu und der Schmerz hört dafür auf. Nach einigten Minuten weckt er das Kind auf, es war in tiefem Schlaf gewesen, es erinnert sich an nichts. Der Schmerz ist fast völlig verschwunden. Das Kind hebt den Arm mit Leichtigkeit über den Kopf. Als Bernheim seinen Vater in den nächsten Tagen wieder sieht, berichtet dieser, dass der Schmerz auf Nimmerwiederkehr geschwunden ist.

Bernheim gesteht, auch die suggestive Therapie sei natürlich nicht unfehlbar. Eine nicht nachweisbare strukturelle Veränderung könne es dem Gehirn unmöglich machen, einen Akt von Hemmung oder Bahnung durchzusetzen. Andere Male gehe der *Widerstand von der hypnotisierten Person* aus, sie könne sich weigern, die Suggestion anzunehmen. So seien alle Melancholischen und Hypochonder sowie gewisse Neuropathen meist widerspenstig gegen die hypnotische Beeinflussung. Diese Kranken gäben nur ihren eigenen Empfindungen Gehör, sie seien Autosuggestionisten. – Bernheim führt in seinem Werk dann zahlreiche Krankengeschichten an, in denen die Suggestion therapeutisch erfolgreich war.

EIN ZEITZEUGE – Bernheim wurde mit vielen Einwänden gegen seine Beobachtungen und Erkenntnisse konfrontiert. Die Schule der Salpêtrière machte ihm den Vorwurf, dass er nicht die drei von Charcot beschriebenen Phasen des hysterischen Hypnotismus als Ausgangspunkt seiner Studien genommen hat. Worauf dieser erwiderte, dies komme daher, weil deren Existenz nicht zu bestätigen war. Im Übrigen müssen man allein die Suggestion, das Eindringen der Vorstellung des betreffenden Phänomens in das hypnotisierte Gehirn, als Schlüssel zum Verständnis aller hypnotischen Erscheinungen ansehen. Die angeblich physiologischen Erscheinungen seien Auswirkungen von psychischen Vorgängen.
Als weiterer Fehler wurde gerügt, dass Bernheim nicht kranke, sondern gesunde Menschen zu seinen Versuchen benützte. Bernheim erwidert dazu, es falle dem Physiologen auch nicht ein, kranke Tiere auszuwählen, wenn er den Vorgängen des lebenden Organismus nachspüren will. Bei Hysterischen träten in Hypnose nicht selten Komplikationen auf, welche die Untersuchung stören. Freilich, bezögen sich viele seiner Beobachtungen auf Nervenkranke, weil er solche Kranke einer Hypnotisation zu therapeutischen Zwecken unterziehe. Doch betreffe eine große Zahl von Beobachtungen Nichtnervenkranke. Alle Menschen hätten einen gewissen Grad von nervöser Beeinflussbarkeit. Die hypnotische Suggestion bedürfe aber, um auf das seelische Leben einwirken zu können, einer gewissen Empfänglichkeit des Gehirns.

Diese finde sich häufig bei Hysterischen außerordentlich ausgebildet. Es gebe aber auch schwer zu hypnotisierende Hysterische, widerspenstig seien viele Neuropathen, sowie alle Irren, Melancholischen und Hypochonder. Der Wille zum Einschlafen sei unbedingt erforderlich. Die von Janet geäußerte Vermutung, dass der Erfolg von Liébaults Versuchen eine Art von suggestiver Epidemie in Nancy hervorgebracht habe, konnte Bernheim entgegnen, der spontane Somnambulismus sei in Nancy ebenso selten wie in Paris.

Nach einigen Jahren gelang es Bernheim, seiner Methode und seinen Thesen gegen die Schule der Salpêtrière zum Durchbruch zu verhelfen. Immer wieder kamen nun namhafte Besucher aus aller Welt, um bei ihm zu sehen und zu lernen. FREUD berichtet in seinen Erinnerungen von seiner Visite in Nancy: »In der Absicht, meine hypnotische Technik zu vervollkommnen, reiste ich im Sommer 1889 nach Nancy, wo ich mehrere Wochen zubrachte. Ich sah den rührenden alten Liébault bei seiner Arbeit an den armen Frauen und Kindern der Arbeiterbevölkerung, wurde Zeuge der erstaunlichen Experimente Bernheims an seinen Spitalpatienten und holte mir stärkste Eindrücke von der Möglichkeit mächtiger seelischer Vorgänge, die doch dem Bewusstsein des Menschen verhüllt bleiben. Zum Zweck der Belehrung hatte ich eine meiner Patientinnen bewogen, nach Nancy nachzukommen. Bernheim versuchte es mit ihr wiederholte Male, brachte es aber auch nicht weiter. Er gestand mir freimütig, dass er die großen therapeutischen Erfolge durch die Suggestion nur in seiner Spitalpraxis, nicht auch an seinen Privatpatienten erzielte. Ich hatte viele anregende Unterhaltungen mit ihm und übernahm es, seine beiden Werke über die Suggestion und ihre Heilwirkungen ins Deutsche zu übersetzen.«

V. DIE PSYCHIATRIE UND DIE FUNKTIONELLEN NERVENKRANKHEITEN

1. SCHÜLE – DAS RÜSTIGE UND INVALIDE GEHIRN

Das Bild, das die psychische Symptomatik der Hysterie und Hypochondrie in den Augen eines Anstaltsarztes gewinnt, ist aufgrund seiner Klientel verständlicherweise weit dramatischer eingefärbt als das eines in freier Praxis tätigen Arztes. Besonders deutlich lässt sich dies bei HEINRICH SCHÜLE (1840–1916) erkennen, der fast während seines ganzen Berufslebens der Heil- und Pflegeanstalt Illenau vorstand. Schüle hat in mancher Weise die Psychiatrie seiner Zeit mitgestaltet, speziell die Kenntnis der Paranoia und der Erblichkeit wurden von ihm gefördert. 1878 verfasst er für das Ziemsensche Handbuch den Beitrag über die Geisteskrankheiten, in dem dann auch von Hysterie und Hypochondrie die Rede ist.

DAS RÜSTIGE UND DAS INVALIDE HIRN – Schüle teilt das Gesamt der psychischen Störungen in zwei Hauptgruppen ein. Die erste Hauptgruppe, die »*Reaktionsformen des rüstigen, normal angelegten Gehirns*«, zeigt in ihrem klinischen Ablauf eine bestimmte Regelmäßigkeit, es besteht Genesungsfähigkeit. Das Irresein stellt sich hier als *erworben* dar. Hier erscheinen Melancholie, Tobsucht, Wahnsinn, primäre Verrücktheit, die Gruppe der psychisch-organischen Störungen und die Gruppe der psychischen Cerebropathien. Bei der zweiten Hauptgruppe, den »*Reaktionsformen eines invaliden (defekt angelegten) Gehirns*«, tritt eine proteusartige Kombination der einzelnen Zustandsformen auf, der Eintritt und das Aufhören der Psychose erfolgt brüsk, der Verlauf ist schwankend, es bleibt eine neuropathische Konstitution zurück. Hier liegt der Krankheit *ein Fehler der Anlage* zugrunde. »Auf der niedersten Stufe schaut einem die unverbesserliche Dummheit des Idioten entgegen. Auf höherer Entwicklungsstufe, wobei sonst die Linien des geistigen Menschen normal gezogen zu sein scheinen, tritt sie in den Entartungszügen der Menschennatur hervor.«
In eine der Untergruppen des »invaliden Gehirns« reiht sich das *hysterische und hypochondrische Irresein* ein. Diese Untergruppe steht nach Schüle zum Teil ebenfalls auf erblichen Untergrund, zum Teil ist sie aber auch eine durch schwächende Momente erzeugte *erworbene neuropsychische Invalidität.* Sie wird als *degeneratives Irresein* zusammengefasst.

DAS HYSTERISCHE IRRESEIN – Für das hysterische Irreseins gibt Schüle folgende Charakteristik: »Gesteigerte Erregbarkeit mit Schwäche bezeichnet den allgemein *klinischen*, krankhaftes Überwiegen der reflektorischen spinalen Funktionen über die hemmenden zerebralen Funktionen den *physiologischen*, abnorme Verminderung des Leitungswiderstandes den *psychophysischen* Charakter der hysterischen Neurose.« Für die Einzelausgestaltung des Krankheitsfalles sei noch die Eigenart des erkrankten Individuums als Person einzurechnen. »Dieses einerseits innerlich gebundene, andererseits durch alle äußeren Einwirkungen ins Schwanken geratene Geistesleben trägt sich in der Folge auch in die Bildung des *Charakters* hinein. Statt kräftiger tonischer Kontraktur: Konvulsibilität; statt Reflexion: Reflex; statt Stetigkeit des Gemütes: periodische unmotivierte Stimmungsschwankungen … Die anziehenden und abstoßenden Neigungen … bewegen sich häufig noch in einem Kontrastspiel: oft wird die antipathische, abstoßende gewählt; weil der anfängliche Schauer die konvulsivische Neigung wachruft in Form des ›Kitzels‹, und so gerade das Hässliche und Widerliche in den Sinnesempfindungen, das Barocke, Paradoxe in den Liebhabereien und Ansichten anzieht.« Schüle fährt fort, die Kranke oder der Kranke werde immer mehr einem zielvollen Lebensberuf entfremdet. »Denn das ist eine weitere Eigenschaft des hysterischen Charakters: das unstete Wandern des Wellengipfels der psychophysischen Tätigkeit nach allen zufälligen Reizpunkten ohne Bewahrung des Zusammenhangs. Das *Zerbrechen der Bewusstseinseinheit* in diskrete, stets wieder frische Einzelinteressen ohne eine konstant bleibende schwingende Persönlichkeit ist ein Hauptgrundzug der hysterischen Psychoneurose.« Gewöhnlich folge der krankhaften Leistungshöhe, welche den Unkundigen blendet, eine rächende Ermattung.

Damit aber stehe man immer erst im Beginn der eigentlich *ernsten Entwicklung.* »Jetzt wirft besonders im Frauenleben das ganze Uterinsystem mit seinen durch die Pubertät erwachten nervösen und psychischen Wirkungen einen neuen Reiz in das bereits überreizte, immer nur krampfhaft reagierende neuropsychische Leben.« – »Wehleidige Zustände stellen sich besonders um die Menstruationszeit ein. Gleichzeitig schafft das nervös genügend vorbereitete Gemeingefühl durch die abnorme Lage der Empfindungsschwellen den geistigen Boden für einen *Verfolgungswahn,* welcher bald zu dämonomanischen oder erotischen Inhalt sich auskristallisiert.« – »Die Schere der nunmehr manifesten *geisteskranken Weiterentwicklung* wird durch die konvulsivische Gesamtanlage, die sensible Überreiztheit erhöht. Aus diesem einheitslosen, gebrochenen Nervenleben entstehen die *partiellen Wachtraumzustände,* die *Ekstasen* so vieler Krampfexistenzen.« – »Treten jetzt wirkliche *Konvulsionen* ein, so tragen diese oft in ihren anscheinend nur unwillkürlichen motorischen Entäußerungen für den tiefern Beobachter bereits das Gepräge eines aus der Tiefe hervorwirkenden *dämonomanischen Wahnes,* einer Abwehr gegen die feindlichen Halluzinationen oder Besessenheitsgefühle. Bei den Hysterischen ist dabei oft ein Lachen und Weinen, ein Ausstoßen von allerlei Schwatzworten zu registrieren.«

Schüle erläutert weiter, bei schwerer hysterischer Konstitution blieben in der Folge auch die *spezifischen Degenerationssymptome* nicht aus. Vor allem sei es die *Moral Insanity,* die sich dem Bilde beimische. »Dadurch entstehen jene gefürchteten hystero-epileptischen Kranken, welche bei täuschender Lucidität in ihrem Urteil und Unversehrtheit in ihrem Gedächtnis anspruchsvoll, begehrlich, reizbar, undankbar, gehässig, zynisch durch die Folie morale die Crux jeder Anstalt bilden.« Die sexuellen Regungen träten auf dieser Stufe auch in Form der *konträren Sexualempfindung* hervor. »Hierher gehören die in Männer verkleideten Weiber und umgekehrt – oft mit den ekelsten Zynismen von Prostituierten. Kaum möchte ein vollendeteres Zerrbild einer degenerierten Menschennatur gedacht werden als diese Kranken.«

DAS HYPOCHONDRISCHE IRRESEIN – Schüle unterscheidet das hypochondrische Irresein von der einfachen hypochondrischen Melancholie. »Die hypochondrische Melancholie ist eine *Gemeingefühlneurose*, gleichgeordnet der sensiblen Zentralneurose in der gewöhnlichen Melancholie.« – »Die veränderte Schwellenlage der organischen Gemeingefühle treibt die neuen krankhaften Sensationen hervor, welche den depressiven Affekt inhaltlich füllen.« – »In der Regel ist diese auf noch rüstigem Gehirn erwachsende Varietät der Vorläufer der spätern eigentlichen Melancholie – vielleicht nicht ohne den tiefern psychologischen Grund, dass das unfassbare Weh des beginnenden Gemütskranken sich erst noch an realen Erklärungen (körperliches Unwohlsein) anzuklammern sucht, ehe es zu den mystischen Erklärungen der Sündhaftigkeit greift.«

Anders steht es beim *hypochondrischen Irresein,* »dem hypochondrischen Marasmus«. »Entgegen jener erstgenannten funktionellen Ernährungsschwankung bildet dieses die Folgeentwicklung einer konstitutionellen Degeneration, oder aber palpabler in Atrophie übergehender Hirnleiden.« – »Von Scheitel bis zu Sohle ist alles hyperästhetisch; alle viszeralen Funktionen vollziehen sich mit psychischer Nebenleitung … Einengungen und Verschiebungen des Schädels, Verkürzungen der Wirbelsäule, Ausbrechen von Wirbeln, Wegnahme von Gliedern … ziehen als wandernde Marterbilder durch das in lauter Sensationen und Wahnvorstellungen aufgelöste Bewusstsein. Das ist eine klinische Erscheinungsweise des hypochondrischen Irreseins: die *Verrücktheit auf sensibler Basis.«* Oder die degenerative Neurose »fixiert sich zu einem chronischen *hypochondrischen Blödsinn*, mit progressiver Einbuße aller altruistischen Gefühle. Das sind die verknöcherten hypochondrischen Egoisten, welche ihren Tageslauf nach der Uhr in immer starrere Formen einzwängen, ihre bestimmte Zahl Esslöffel abzählen, denen der um eine Stunde verspätete Stuhlgang Todesbangen macht und die in ihrem Denk- und Gefühlskreis nur noch unter der Zuchtrute ihrer abnormen Sensationen stehen«.

An *körperlichen Begleitzeichen* bestehen nach Schüle Hyper- und Parästhesien in unerschöpflicher Auswahl, seltener Anästhesien. Von motorischer Seite kämen leichte fibrilläre Zuckungen, verstärkt bis zu lokalen Krämpfen vor. Auch temporäre Lähmungen seien nicht ganz selten. »Letztere nähern zugleich mit den vereinzelt auch allgemein auftretenden Krampfzufällen das hypochondrische Bild dem hysterischen. Es tritt auch hier wieder die Wesensverwandtschaft beider Zustände aus dem Untergrunde einer Entartungsneurose hervor.«

2. JULIUS KOCH – DIE PSYCHOPATHISCHEN MINDERWERTIGKEITEN

In der zweiten Hälfte des Jahrhunderts hatte die Psychiatrie angefangen, neben den Formen der eigentlichen Geisteskrankheiten auch immer mehr die weniger dramatischen psychischen Störungen, die Zwangserscheinungen, die Phobien, Defektzustände nach Gehirntraumen und Psychosen, angeborene degenerative psychische Störungen, die psychischen Komponenten der funktionellen Nervenkrankheiten zu sehen und zu studieren. Ein Forscher machte in den achtziger Jahren dann den Versuch, das ganze Spektrum von Störungen im Grenzbereich zwischen *Gesundheit* und den eigentlichen *Geisteskrankheiten* auszuloten und systematisch zu erfassen.

JULIUS KOCH (1841–1908) belegte dieses Zwischenreich mit dem Namen »Die psychopathischen Minderwertigkeiten«. Er war Psychiater und über zweieinhalb Jahrzehnte Direktor der Pflegeanstalt Zwiefalten. Neben seinen fachlichen Aktivitäten galt seine ganze Neigung der Philosophie. Außerdem lag ihm sehr eine sinnvolle Information der Laien am Herzen, für die er unter anderem einen »Ratgeber über das Nervenleben des Menschen in guten und bösen Tagen« verfasste. Sein Hauptverdienst aber war die Herausschälung und Beschreibung der Gruppe der »psychopathischen Minderwertigkeiten«. Dieses sein neues Konzept legte er erstmals 1888 in einem Kapitel seines Leitfadens der Psychiatrie, 1891–1893 dann in einer großen Monographie dar.

Kochs Anliegen war es, wie er schreibt, psychische Störungen, die bisher unter verschiedensten Bezeichnungen allen möglichen Krankheitsbildern zugeordnet wurden, als zusammengehörig zu erfassen und zu einer Gruppe zu vereinigen. Viele Erscheinungen mit dem Charakter psychopathischer Minderwertigkeit seien beschrieben worden als »Vorläufer von Geisteskrankheiten oder Heilung mit Defekt«, als »hereditäre Neurose, hereditäres Irresein, Irresein durch Zwangsvorstellungen«, als »habituelle psychische Anomalien bei der Hysterie und Epilepsie«, im Rahmen der Neurasthenie, der Nervosität, der neuropathischen Konstitution. Diese Aufstellungen würden aber, meinte Koch, Erscheinungen vermengen, die nicht zusammengehören. Es habe bisher der umfassende Gesichtspunkt gefehlt, der die zerstreuten Glieder in einem einheitlichen System zusammenfasst und an den rechten Platz stellt.

Seinen übergeordneten Gesichtspunkt definiert Koch folgendermaßen: »Unter dem Ausdruck psychopathische Minderwertigkeiten fasse ich alle, sei es angeborenen, sei es erworbenen, den Menschen in seinem Personenleben beeinflussenden psychischen Regelwidrigkeiten zusammen, welche *auch in schlimmen Fällen doch keine Geisteskrankheiten* darstellen, welche aber die damit beschwerten Personen *auch im günstigsten Falle nicht als im Vollbesitz geistiger Normalität* und Leistungsfähigkeit stehend erscheinen lassen.« Bei den hier in Betracht kommenden Individuen sei etwas, das sie vom Durchschnitt der Menschen unterscheidet, dass sie alle in sich eigenartig, manche auch sehr auffällig, mache. Ihre Mühseligkeiten, Verkehrtheiten und Mängel schafften ihnen zwar oft beachtliche Erschwernisse, doch büßten sie die Freiheit ihrer Willensbestimmung nie völlig ein. Die psychopathischen Minderwertigkeiten führten auf der einen Seite *allmählich völlig zu den Geisteskrankheiten* hinüber, während sie auf der anderen Seite sich *allmählich völlig in die Breite des Normalen* verlieren. Ihre Bedeutung liege darin, dass sie im Leben der Gesellschaft einen breiten Raum einnehmen und bei den Einzelnen und in den Familien eine große Rolle spielen.

Zum Wesen der psychopathischen Minderwertigkeiten schreibt Koch: »Es beruht jedes derartige Leiden auf einer *angeborenen oder erworbenen Minderwertigkeit der Konstitution des Gehirns, beziehungsweise des Nervensystems überhaupt.* Die konstituelle Versehrtheit des Nervensystems, die sich oft genug auch in körperlichen Regelwidrigkeiten ausprägt, kann nirgends anatomisch oder chemisch nachgewiesen werden. Man kann die psychopathischen Minderwertigkeiten, zumal die angeborenen, vorerst nur unter die *funktionellen Abnormitäten* in weiterem Sinn einreihen.«
Um die nach Ursache und Erscheinung so verschiedenartigen Störungsbilder in ein Ordnungsschema zu bringen greift Koch zu einer Einteilung, die auf den ersten Blick etwas verwirrend wirkt, vor allem auch, weil er in seiner Terminologie nicht selten vom üblichen Sprachgebrauch abweicht. Sein System besitzt *drei Koordinaten*, einmal ob die Erscheinungen dauernd oder flüchtig sind, ob sie angeboren oder erworben sind, und schließlich welchen Schweregrad sie aufweisen. Nach dem Schweregrad der Ausprägung unterscheidet Koch als leichteste Form die »psychopathische Disposition«, die sich an die Normalität anschließt, als schwerste Form, die »psychopathische Degeneration«, die zu den Geisteskrankheiten hinüberleitet, dazwischen liegt die umfangreiche »psychopathische Belastung.« Jede dieser Formen kann angeboren oder erworben sein.

Die ANGEBORENE PSYCHOPATHISCHE DISPOSITION stellt sich als eine erkennbare *psychische Zartheit* dar und hat noch keine eigentlich pathologische Bedeutung. Dabei sei nicht Zartheit allein das Entscheidende, sondern dass sie auf einer angeborenen Minderwertigkeit des Gehirns beruht.

DIE ANGEBORENE PSYCHOPATHISCHE BELASTUNG – Die *angeborene psychopathische Belastung* ist nach Koch zunächst gekennzeichnet durch eine *markante reizbare Schwäche.* Die Belasteten würden durch die verschiedensten Reize ungewöhnlich leicht in Anspruch genommen, wobei die ausgelöste Funktion aber keinen Nachdruck und keine Ausdauer habe. Sie seien schnell für alles mögliche Feuer und Flamme, doch pflege die Begeisterung so schnell zu erlöschen, wie sie kam. Ferner zeichne gesteigerte Impulsivität das Leben dieser Belasteten aus, so impulsive Grausamkeit, instinktive Masturbation. Es sei etwas Paradoxes und Barockes im psychischen Verhalten, das sich in auffälligen Handlungen, im Aufstellen sonderbarer Behauptungen zu erkennen gebe. Vielfach wäre auch etwas Periodisches in ihren Stimmungen und Antrieben. Im Verhalten dieser Belasteten den abnorm-organischen Untergrund zu erkennen, sei manchmal gar nicht so leicht. Solche Belasteten werden »für schlingelhafte Kinder, später für reizbare Duckmäuser, verbummelte Talente, ja für unverbesserliche Bösewichter angesehen«. Doch gebe es auch Belastete, die ein feinfühliges geistiges Leben führen, freilich oft verknüpft mit einer Form der Gewissenhaftigkeit, die vom ärztlichen Gesichtspunkt aus ebenso beurteilt werden müsse, wie die scheinbar rein moralische Schlechtigkeit der anderen. Koch bringt hier das unter, was frühere Psychiater als hereditäre Neurose bezeichnet hatten.
Bei einigen Gruppen der Belasteten sieht Koch das Auftreten von *Zwangsvorstellungen* als Hauptsymptom. Häufig seien Zwangsvorstellungen mit dem Charakter der Befürchtungen verbunden, etwa es könnte jemand hinter der Türe stehen, obwohl man von der Unbegründetheit weiß. Je häufiger solche Zwangsvorstellungen auftreten, desto mehr bringen sie Beunruhigung und Angst mit sich. Die Betroffenen werden von der Erfüllung ihrer Pflichten abgehalten und werden leutescheu und für die Gesellschaft unbrauchbar. Andere Male nähmen die Antriebe mehr den Charakter der *Zwangshandlungen* an. Da sieht einer immer wieder unter die Bettlade, da wird die Rechnung noch einmal nachgerechnet, da werden Briefumschläge abermals geöffnet, der Mann mit Berührungsfurcht wäscht sich unzählige Male. Ein hierher gehöriger Zustand sei auch die bekannte *Platzangst,* die in verschiedenen anderen Gestalten vorkomme und ein Pedant zu dem Zustand sei, in welchen manche Leute geraten, wenn sie öffentlich auftreten sollen.

ERWORBENE PSYCHOPATHISCHE BELASTUNGEN – Die *erworbene psychopathische Disposition und Belastung* könne man, schreibt Koch, auch unter dem Namen *zerebrale Neurasthenien im engeren Sinne* zusammenfassen. Die Ursachen dafür seien hauptsächlich *Kopfverletzungen, Krankheiten des Nervensystems, erschöpfende Krankheiten*, hygienisch ungünstige Verhältnisse, Notlagen, Ausschweifungen, Überanstrengungen, Vergiftungen des Nervensystems. Für die Symptomatik gelte weitgehend das für die angeborenen Formen Gesagte. Auch hier kämen Zwangsvorstellungen, namentlich auch solche hypochondrischer Natur, vor, auch hier stelle das Hereinragen intellektueller und ethischer Schwäche, sowie Schwäche auf ästhetischem Gebiet und im Gemütsleben, ein entscheidendes Merkmal dar. Hierher gehörten auch gewisse Zustände geistiger Abstumpfung und Schwächung, wie sie bisweilen nach Ablauf mancher Geisteskrankheiten zurückbleiben.

Die *idiopathischen Belastungen* seien im Wesentlichen *Zustände pathologischer Ermüdung* bis Erschöpfung und pathologischen Angegriffenseins. Unter dem Begriff *konstitutionell beeinflusste Belastung* fasst Koch die Fälle zusammen, bei welcher von außen kommende Schädlichkeiten oder körperliche Störungen zu einer Abänderung der Konstitution geführt haben, so durch Vergiftungen aller Art, durch Unfälle. Des Weiteren gäbe es konstitutionell beeinflusste Belastungen auf onanistischer Grundlage, infolge Pubertätsentwicklung und Schwangerschaft, bei heranwachsenden Kindern und bei Gefangenen.

Besonders wesentlich seien die *allgemeinen konstitutionellen Belastungen.* Hier überschneidet sich nach Koch der Bereich der psychopathischen Minderwertigkeiten mit dem Bereich der *Neurasthenie.* BEARD habe unter der Neurasthenie verschiedene Dinge zusammengefasst, die auseinander gehalten werden müssten. Koch nimmt die *Aufteilung der Beardschen Neurasthenie* nun so vor, dass er einen kleineren Teil ihrer Fälle als wesentlich somatische Leiden deklariert, den größeren Teil ihrer Fälle aber dem Gebiet der psychopathischen Minderwertigkeiten zuweist und zwar einen Teil den *angeborenen psychopathischen Belastungen*, darunter speziell Belastungen mit Zwangsdenken, sodann einen Teil den *erworbenen psychopathischen Belastungen.* Die weitere Gruppe der *spezifischen konstitutionellen Belastung* setzt sich wesentlich aus der hypochondrischen konstitutionellen Belastung und der hysterischen konstitutionellen Belastung zusammen.

DIE ANGEBORENE PSYCHOPATHISCHE DEGENERATION – Die *angeborene psychopathische Degeneration* schließlich weist Koch zufolge alle Züge der angeborenen psychopathischen Belastung in *verstärktem Maße* auf, so *die reizbare Schwäche, die primordialen Impulse und Perversitäten.* Diese Naturen stellten sich ganz besonders unter dem Bild von Bösewichten dar, jedoch hier zusätzlich mit der *Beimischung intellektueller oder moralischer Schwäche.* Die intellektuelle Schwäche zeige sich auf dem Gebiete des Urteilens, aber auch durch einen pathologischen Mangel an Reproduktionstreue. Im ethischen Bereich kommen unmoralische Antriebe und Stimmungen vor. Während bei den bloß Belasteten dahinter eine sittliche Einsicht stehe, rage bei

den Degenerierten vielfach schon ein *Unvermögen herein, manche ethische Vorstellungen wirklich zu bilden.* Häufig finde sich in dieser Gruppe eine gesteigerte Neigung zu *Konvulsionen* in der Kindheit und zu *Delirien und Ohnmachten* im späteren Alter, eine oft hochgradige *Intoleranz gegen Alkohol,* außerdem Anomalien in den geschlechtlichen Funktionen bis zu *konträrer Sexualempfindung.* Endlich bestünden des Öfteren *körperliche Verbildungen,* Defekte und Funktionsanomalien, Disproportioniertheiten im ganzen Körperbau, namentlich zwischen Schädel und Gesicht, Schielen, Stottern, grimassierendes Muskelzucken, Paresen.
In diesem Rahmen sieht Koch eine Klarstellung nötig, da der *Ausdruck Degeneration* in der Psychiatrie in so verschiedenem Sinn angewandt werde. Die Degenerationstheorien, sowohl die von Morel über die Degenereszenz des menschlichen Geschlechtes wie auch die Degenerationstheorie von Lombroso, seien inakzeptabel. D*ie Lehre von den psychopathischen Minderwertigkeiten habe mit den vorhandenen Degenerationstheorien nichts zu schaffen.* Das gelte auch bezüglich der Zustände von psychopathischer Minderwertigkeit, welche als degenerative Zustände aufzufassen sind.

Koch hat sein Werk über die pathologischen Minderwertigkeiten zweifellos mit Anteilnahme für die betroffenen kranken Menschen geschrieben und sagt dies auch: »Man lernt sehen, wie manches nicht so schlecht, anderes nicht so gut ist, wie es sich ausnimmt, warum Genialität und Schwäche sich oft so wunderbar mischen, man wird milde und hilfsbereit in Fällen, an denen man sonst vielleicht mit Achselzucken vorüberging.«
Kochs Lehre wurde schon in den neunziger Jahren ein fester Bestandteil bei allen Erörterungen im Problemkreis der funktionellen Nervenkrankheiten. Sie hat wesentlich dazu beigetragen, den Krankheitsbegriff der Neurasthenie aufzulösen und Neugruppierungen herbeizuführen. Koch hat später die »Minderwertigkeiten« aus seiner Syndrombezeichnung gestrichen und nur noch von »Psychopathien« gesprochen, welche Bezeichnung dann weit ins zwanzigste Jahrhundert hinein reichte, bis auch sie von den »abnormen Persönlichkeiten« abgelöst wurde.

VIERTES KAPITEL
ZWEI JAHRZEHNTE AM ENDE DES 19. JAHRHUNDERTS

I. DAS NERVÖSE ZEITALTER

Gegen Ende des 19. Jahrhunderts hatte sich in weiten Kreisen der Eindruck verbreitet, dass die Menschheit insgesamt »nervös« geworden sei, dass man geradezu in einem »nervösen Zeitalter« lebe. WILHELM ERB (1840–1921), renommierter Professor der Neurologie in Heidelberg, hielt 1893 eine akademische Festrede mit dem Titel »Über die wachsende Nervosität unserer Zeit«, in der er sich mit dieser Feststellung auseinander setzt und sie als zutreffend bejaht. Er stellte fest, dass sich Störungen im Nervensystem, vor allem die so genannten funktionellen Nervenkrankheiten, derzeit allgemein großen Interesses erfreuen, er beabsichtigte aufzuzeigen, wie es in diesem Jahrhundert zu vermehrten Störungen in dieser Richtung gekommen sei. Erb schildert seinen Zuhörern erst einmal die geschichtlichen Ereignisse des 19. Jahrhunderts mit seinen Veränderungen, Fortschritten, Erfindungen und meint, all dies hätte nicht verfehlt, einen mächtigen Eindruck auf das Nervensystem zu machen.

Der Begriff der *Nervosität* beinhalte eine gesteigerte Erregbarkeit des Nervensystems bei sonst gesunden Menschen. Sie stelle einen Übergang von der Gesundheit zur Krankheit dar und bilde eine Quelle für Zustände, die schon ausgesprochen Krankheit bedeuten, für die so genannten *funktionellen Neurosen,* vor allem für die Hysterie und Hypochondrie, für die erst in neuerer Zeit schärfer erkannte Neurasthenie, weiterhin für die Beschäftigungsneurosen (Schreibkrampf), die Schlaflosigkeit, den Veitstanz, die Basedowsche Krankheit, einen Teil der Psychosen, die Epilepsie.
Die Frage, ob die Nervosität wirklich in so erschreckendem Maße zugenommen habe, sei nicht mit Zahlen zu belegen. Für die Psychosen glaube man den Nachweis ihrer zunehmenden Häufigkeit geliefert zu haben. Für die Neurasthenie und Hysterie jedoch sei nur die sich über die letzten Dezennien erstreckende Erfahrung der Ärzte maßgebend und diese gehe übereinstimmend dahin, dass in der Tat eine erhebliche Zunahme der Neurasthenie eingetreten ist. Auch die riesig anwachsende Literatur über diesen Gegenstand scheine dies zu bestätigen.

Um die Gründe dafür zu finden, sagt Erb, müsse man einen Blick auf die bekannten *Ursachen der Nervosität*, speziell der Neurasthenie, werfen. Von den direkten Ursachen der Neurasthenie sei die geistige Überanstrengung die wichtigste. In zweiter Linie werde das Nervensystem von Überanstrengungen der Gemütsseite bedroht. Die körperlichen Ursachen träten demgegenüber zurück, doch seinen auch Überanstrengung der Muskeln, der Generationsorgane, ein Übermaß im Gebrauch der Genussmittel schädlich. Eine Rolle spielten die Überreizung der Sinne durch Musik, Theater, Lektüre, schwere körperliche Erschütterung, die mit einem psychischen Trauma verbunden sind, des Weiteren Infektionen und Blutarmut. Vorbedingung sei die nervöse Disposition, die neuropathische Belastung.

Die Frage, ob die vorgeführten Ursachen der Nervosität im modernen Dasein so gesteigert sind, dass sie eine Zunahme derselben erklärlich machen, dürfe unbedenklich bejaht werden. Die Ansprüche an die Leistungsfähigkeit des Einzelnen im Kampf ums Dasein seien erheblich gestiegen. Die Religionslosigkeit, die Unzufriedenheit und Begehrlichkeit hätten in weiten Volkskreisen zugenommen. Durch den ins Ungemessene gesteigerten Verkehr, durch Telegraph und Telefon gehe alles in Hast und Aufregungen. Selbst Erholungsreisen würden zu Strapazen für das Nervensystem. Das ins Maßlose gesteigerte Vereinswesen raube Zeit für Erholung. Die moderne Literatur beschäftige sich mit den bedenklichsten Problemen, die alle Leidenschaft aufwühlen, sie bringe pathologische Gestalten, psychopathische sexuelle Probleme. Das Ohr werde von großen Dosen aufdringlicher und lärmender Musik erregt und überreizt, das Theater wende sich mit Vorlieben dem Hässlichen und Aufregenden zu.

Ein weiteres Problem sei die Überbürdung in der Schule. Der Zudrang zu höherer Schulbildung sei erheblich gestiegen. Die Ansprüche an Wissen und Können der Menschen seien erheblich gewachsen, folglich müsse auch in der Jugend mehr gelernt werden.

Der Lernstoff habe durch die riesigen Fortschritte der Naturwissenschaften erheblich zugenommen. Auch für die Mädchen sei eine neue Kategorie von höheren Schulen aufgetaucht, von welchen ihre Großmütter keine Ahnung hatten. Aber auch die Schule und die Lehrer selbst könnten überbürdet sein, zu viele Schüler haben. Die körperliche Ausbildung werde vernachlässigt.

Besonders aber für das spätere Berufsleben habe die Zeit eine Reihe von Missständen entwickelt, welche die Nervosität fördern, vor allem die gesteigerte Konkurrenz auf allen Gebieten. Die Beamten, die Lehrer und Lehrerinnen, die Journalisten seien gehetzt und überlastet. Besonders gelte dies für die Welt des Handels, der Börse, der Industrie.

Neue belastete Berufe seien aufgetaucht, die Beamten der großen Verkehrsanstalten, der Eisenbahnen, der Post und Telegraphenanstalten, der großen Geldinstitute. Wenn man einen Blick auf das stillere und beschaulichere Leben der Voreltern werfe, werde die schädliche Wirkung des modernen Lebens noch viel deutlicher. Auf diese Weise verfielen unzählige Menschen der Neurasthenie und diese erfahre durch die hereditäre Übertragung dann eine immer weitere Ausbreitung. Das Ende des 19. Jahrhunderts trage nicht ohne Grund die Signatur der »Nervosität«. Soweit die Stellungnahme von Erb zum Thema »Zeitalter der Nervosität«.

Einem rückblickenden Beobachter stellt sich nun freilich die weitere Frage, ob es sich bei dieser behaupteten Zunahme der Nervosität um eine echte Zunahme handelte oder ob dabei nicht auch eine gesteigerte Wahrnehmung dieses Zustandes mit eine Rolle gespielt hat. Es fanden in dieser äußerlich eher saturierten Zeit neben den von Erb genannten Problemen große geistige Umbrüche statt, die zweifellos für innere Schwierigkeiten eine Sensibilisierung herbeiführten. Die Leiden der Betroffenen aber waren konkret vorhanden und die ärztliche Wissenschaft bemühte sich, in diesem Jahrzehnt in besonderem Maße dem Wesen der nervösen Störungen näher zu kommen.

II. NEUE WEGE

1. PIERRE JANET – DER GEISTESZUSTAND DER HYSTERISCHEN

Das letzte Jahrzehnt des 19. Jahrhunderts brachte in das Bild der funktionellen Neurosen einige grundlegend neue Akzente. Einer der maßgebenden Forscher bei der Erschließung des neuen Terrains war PIERRE JANET (1859–1947). Geboren in Paris, studierte er zunächst Philosophie, daneben auch Medizin. Von Anfang an widmete er sich der wissenschaftlichen Arbeit und publizierte vor allem über die verschiedenen Stadien des großen Hypnotismus. Janet war dann sieben Jahre als Professor für Philosophie am Lyzeum von Le Havre tätig. Obwohl noch nicht Arzt, war ihm erlaubt in einem für Neuropathen reservierten Krankensaal des dortigen städtischen Krankenhauses seinen Studien nachzugehen. Aus diesen Beobachtungen entwickelte er seine philosophische Doktordissertation, die dann unter dem Titel »L'automatisme psychologique« 1889 publiziert wurde, und sogleich großes allgemeines Interesse fand.

AUTOMATISMUS – In diesem Werk setzt sich Janet mit dem »psychologischen Automatismus« auseinander, den er bei seinen zu somnambulen Zuständen neigenden Testpersonen beobachtet hatte. Janet schreibt, während die *»synthetische Funktion«* des Geistes Denken und Urteilen betrifft und danach strebt Neues zu schaffen, sei die *»Funktion des Automatismus«* lediglich ein Vermögen, das Vergangene zu behalten und wieder zu reproduzieren. In kataleptischen und verwandten Zuständen sei das Bewusstsein affektiv auf Empfindungen und Bilder eingeengt, während intellektuelle Vorgänge, die die Persönlichkeit und Urteilsfähigkeit bestimmen, außer Kraft gesetzt sind. Das Bewusstsein existiere in verschiedenen Gradabstufungen, außerdem gebe es ein *Unterbewusstsein*, das dem psychologischen Automatismus entspricht. Bei diesen vorwiegend der psychologischen Theorie gewidmeten Untersuchungen entdeckte Janet dann auch ein praktisch sehr wichtiges Phänomen, nämlich, dass man ein hysterisches Symptom beseitigen kann, wenn man in Hypnose die Gemütsbewegung erinnern lässt, die das anfängliche Trauma bildetet. Das war bei seinem Medium Marie der Fall, eine Parallele zu dem berühmten, von Breuer und Freud geschilderten Fall Anna.

DER GEISTESZUSTAND DER HYSTERISCHEN – Nach seiner Ernennung zum Professor am Lyzeum Louis-le-Grand in Paris wurde Janet gleichzeitig 1890 Leiter des psychologischen Laboratoriums der Salpêtrière, später erhielt er den Lehrstuhl für experimentelle Psychologie am Collège de France. Nun völlig der Medizin zugewandt, widmete Janet sein ganzes Interesse der Hysterie, untersuchte an der Salpêtrière und anderen Krankenhäusern gründlichst einhundertzwanzig einschlägige Fälle und publizierte darüber 1893 unter dem Titel »État mental des hystériques« (gleichzeitig seine medizinische Dissertation). Das Werk wurde schon ein Jahr später in Deutschland unter dem Titel »Der Geisteszustand der Hysterischen (Die psychischen Stigmata)« herausgegeben und hat in diesem letzten Jahrzehnt des Jahrhunderts auf die Lehre von der Hysterie vor allem auch durch die Ausführungen zur Abulie einen entscheidenden Einfluss ausgeübt.

Die fundamentalen Symptome der Hysterie sind für Janet die Anästhesie, die Amnesie, die Abulie und die Bewegungsstörungen, wobei er der Abulie, der Störung und Herabsetzung der Willenskraft, die entscheidende Bedeutung zuspricht. Diese Grundsymptome, die *Stigmata*, seien zwar für die Hysterie bestimmend, blieben dem Kranken subjektiv aber bis zu einem gewissen Grad gleichgültig, so etwa die Anästhesie. Andere Symptome, die *akzidentellen Erscheinungen*, seien gleichsam der Krankheit obendrein zugefügt, für den Kranken aber qualvoll, so etwa der Anfall.

ANÄSTHESIEN – Janet führt an, eine Anzahl Hysterischer benehme sich so, als ob sie nichts empfinden, wenn man sie kneift, sticht oder brennt. Auch Muskel-, Geschmacks- und Geruchssinn (hysterische Anosmie), Gehör und Gesicht (hysterische Amaurose) seien manchmal von diesem Empfindungsausfall ergriffen. Dabei könnte die Berührungsempfindung in ihrer Gesamtheit, oder aber auch bloß die Wärme-, Schmerz- oder elektrische Empfindung, beim Gesichtssinn bloß Sehschärfe, Farbsinn, Gesichtsfeld alleine eingebüßt sein. Eine besonders eigenartige Gruppe seien die *systematischen Anästhesien,* bei denen sich der Ausfall nur auf eine, in ein bestimmtes System gehörige Empfindungsgruppe erstreckt, während alle anderen Reize, die auf denselben Sinn einwirken, zum Bewusstsein gelangen. Diese Art der Empfindungslähmung lasse sich leicht während des hypnotischen Schlafes durch geeignete Suggestionen hervorrufen. »Das untersuchte Individuum kann beispielsweise alle in einem Zimmer anwesenden Personen sehen, aber eine bestimmte ihm bezeichnete Person weder sehen noch hören.« Für Janet war die Analyse dieser Erscheinung der Ausgangspunkt seines Studiums der hysterischen Anästhesien.

Aufgrund seiner experimentellen Untersuchungen all der verschiedenen Formen der Anästhesie kommt Janet dann über den Entstehungsmechanismus des Phänomens zu der Folgerung, dass der Anästhesie eine »*Zerstreutheit der Empfindungen*« zugrunde liegt. Für das vollständige Bewusstwerden eines Empfindungskomplexes sei es notwendig, dass die aufgetretenen Empfindungen durch eine Art Synthese vereinigt und mit der Masse der bereits vorhandenen Vorstellungen, die das »Ich«-Bewusstsein bilden, verknüpft werden. Diese Synthese finde bei der hysterischen Anästhesie nicht statt.

AMNESIEN – Als zweite Stigmagruppe in der hysterischen Symptomatik nennt Janet die Amnesien. Bei diesen handle es sich um eine »*Zerstreutheit des Gedächtnisses*«:
»Es reicht nicht aus, dass eine Vorstellung durch das automatische Getriebe der Ideenassoziation hervorgeholt wird, es ist auch notwendig, dass das Ich-Bewusstsein diese Vorstellung erfasst und sie mit den anderen Erinnerungen und Wahrnehmungen in Verbindung bringt.« Janet bezeichnet den Vorgang als »seelische Einverleibung der Vorstellungen«. Sein Ausfall bringe bei den Kranken eine peinliche Gedächtnisstörung hervor. Die Grundlagen der Erinnerung, die Aufbewahrung und Wiedergabe der Vorstellungen, seien unversehrt, es bestehe aber eine *Lücke in der Verknüpfung* der seelischen Elemente, wodurch die Einverleibung der Erinnerung ins Ich-Bewusstsein unmöglich gemacht wird.

ABULIE – Das dritte Stigma der Hysterie, die Abulie, »betrifft eine Herabsetzung der Willenskraft, was sich in der Kraftlosigkeit bei Handlungen sowie dem Mangel an Aufmerksamkeit bei den Ideen äußert«. Die Willenslähmung ist nach Janet »eine der häufigsten krankhaften Störungen des geschwächten Geistes«. Daher finde man sie auch bei der Hysterie, wo sie sogar eine Hauptrolle spiele. Schon Briquet sei aufgefallen, dass zu Beginn der Erkrankung seinen Kranken die Arbeitslust verloren geht und dass die Wiederkehr der Tatkraft als Zeichen der Heilung zu betrachten ist. »Die Arbeit ist die bedeutendste Kundgebung der mit Willen ausgeübten Tatkraft und ihr Verschwinden beruht bei den Hysterischen auf einer Schwächung der Willenskraft.«

Als *systemische Abulien* bezeichnet Janet Lähmungen des Willens, die sich nur auf eine einzelne Handlung erstrecken. Viele Kranken hörten einfach auf, sprechen zu können, essen zu können oder aufstehen zu können. Dazu erläutert Janet, dass jede Handlung aus zwei Teilen besteht und zwar aus dem Willen zur Handlung und der Ausführung der Handlung. Die Frage des »Nicht-Könnens« oder »Nicht-Wollens« sei es, welche die Forscher, die sich mit der Abulie beschäftigen, in zwei Lager teile. »Ein Mensch, der einfach vergessen hat, wie man sich bei einer Handlung zu verhalten hat, ist nicht dem Kranken gleichzustellen, der sich keine Mühe gibt, die Handlung zu begreifen. Der eine ist amnestisch, der andere abulisch.« –
Eine besondere Abulieform sei »die *Willenlähmung des Schlafes*«. Der Schlaf könne wie irgendeine Tätigkeit durch Suggestion hervorgerufen werden, und Janet meint, die Abulischen verstünden einfach nicht, schlafen zu wollen.

AUFMERKSAMKEIT – Bei der weit verbreiteten Verstandesabulie erscheint nach Janet der Wille als *Aufmerksamkeit.* »Die wichtigste Leistung der Aufmerksamkeit ist, dem Menschen die tieferen psychologischen Vorgänge, Empfindungen und Vorstellungen durch Verknüpfung verständlich zu machen, ihm das Verstehen der Dinge zu ermöglichen.« Diese Form des Willens sei bei den Abulischen krankhaft verändert. Die Erschwerung der Aufmerksamkeit sei bereits bei den ältesten Beobachtungen über Abulie hervorgehoben worden. Ein Amsterdamer Arzt habe den Störungen der Aufmerksamkeit den Namen *Aprosexie* gegeben. Janet zitiert die heilige Therese, die erzählt: »Es geschah mir eines Tages, als ich die Lebensbeschreibung eines Heiligen lesen wollte, dass ich einige Zeilen vier- oder fünfmal hintereinander las, ohne sie verstehen zu könne … sodass ich das Buch wegwarf.« Janet fährt fort: »Die heutigen Hysterischen folgen in diesem Punkte, sowie in vielen anderen, dem Beispiel ihrer berühmten Schutzheiligen.« Er berichtet von einer seiner Kranken: »Marcelle liest eine Zeitung laut und richtig. Wenn sie geendet hat, so ist der Erfolg immer derselbe – sie hat nichts verstanden. Man muss ihr die einfachsten Sachen fünf- oder sechsmal wiederholen, um ihre Aufmerksamkeit lebhaft anzuregen.«

Bei bloß herabgesetzter Kraft der Aufmerksamkeit, stelle sich die Aufmerksamkeit sehr langsam ein und sei schwer festzuhalten. »Wenn Margarete einen Brief schreiben will, so erfordert das mehrere Tage hindurch nicht enden wollender Vorbereitungen. Ist nun die Aufmerksamkeit leidlich angespannt und beginnt die Kranke wirklich mit der Arbeit, so stellen sich allerlei qualvolle Erscheinungen ein. Zustände der Beunruhigung, dann Kopfschmerzen, zwingen zur Unterbrechung.« Die Kranke, welche diese Schmerzen fürchtet, vermeidet es, ihre Aufmerksamkeit anzuspannen oder tut dies nur in unerlässlichen Fällen. Diese angespannte Aufmerksamkeit, schreibt Janet, sei oft von Verzerrungen des Gesichts, Tics, zuckenden Bewegungen begleitet. Bei einzelnen Kranken trete anschließend eine derartige Erschöpfung ein, dass sie durch einige Zeit weder Etwas tun noch Etwas wahrnehmen können.

Bei Kranken, deren Aprosexie nicht vollständig ist, fehle den Ideen von den Dingen der Außenwelt die Klarheit und Festigkeit. Von hier stamme die Erscheinung des *Zweifels,* ein Symptom des hysterischen Geisteszustandes, sowie aller schwachen Geister: »Eines Tages wohnte Marcelle einem Konzert bei und stelle dann ängstlich eine merkwürdige Frage: Ist das alles wahr? Die Musik, die Leute, welche tanzen, scheinen mir nicht wirklich vorhanden zu sein; das Ganze ist wohl ein Traum.« Janet fährt fort, manche Kranken verfielen so in »Grübelsucht«. Das fremdartige Aussehen der Dinge bestehe einfach in einem Eindruck der »Neuheit«, es sei dies ein Gefühl des »niemals Gesehenen«.

AUTOMATISCHE UND WILLKÜRLICHE HANDLUNGEN – Janet gesteht, dass häufig der Gegensatz zwischen den Worten und Taten der Kranken betroffen mache. »Eine Kranke erklärt, dass sie unfähig sei, irgendeine Bewegung auszuführen. Wenn man sie indessen ohne ihr Wissen beobachtet, so kann man sehen, dass sie sich vielfach bewegt und dass sie die Mehrzahl jener Bewegungen macht, zu deren Ausführung sie sich für unfähig erklärte.«

Janet bietet als Erklärung an, dass bei der Abulie alle *automatischen Handlungen fortbestehen,* wie die Atmung, die Verdauung, die Reflexe, auch die instinktiv gewordenen Bewegungen, etwa das Verjagen einer Fliege vom Gesicht, das sich Kratzen. Alle erhalten gebliebenen Tätigkeiten wurden bereits einmal ausgeführt und sind nicht jetzt zum ersten Mal gewollt. Das Gleiche gelte auch für die begriffliche Intelligenz. Bei

der Abulie erfolge ein Verlust der willkürlichen Handlungen, deren Kennzeichen ist, dass es *neue* Handlungen sind. Der Beginn einer Handlung, das »in Schwung geraten«, sei für die Betroffenen schwierig, denn hier sei eben die Bildung komplizierter Vereinigung von Ideen und Vorstellungen nötig.
Auch die *unterhalb der Bewusstseinsschwelle liegenden Handlungen* blieben bei der Abulie erhalten. Bei einem seiner Suggestionsversuche bat Janet eine abulische Kranke, ein Papiermesser vom Tisch zu nehmen. Sie antwortet: »Ich will es gerne tun«, und macht den Versuch, konnte aber die Handlung nicht ausführen. Während sie dann mit einer anderen Person spricht, suggerierte ihr Janet die Handlung ganz leise, worauf sie diese unverzüglich ausführte. Bei einem anderen Versuch hatte Janet seiner Versuchsperson während eines somnambulen Zustandes suggeriert, dass sie auf ein Zeichen, einem Schlag auf den Tisch, seinen Hut ergreifen und auf eine Schale legen solle. Nach dem Erwachen forderte er sie auf, den Hut auf die Schale zu legen. Sie versuchte es vergeblich. Dann klopfte er auf den Tisch, sie fährt auf, ergreift den Hut und tut das Geforderte. Wenn also die Aufforderung zur Handlung durch eine Suggestion geschehe, erfolge die willkürliche Tätigkeit prompt und ohne Überlegung.
Den Abulischen mangle im Wesentlichen die *Fähigkeit des bewussten Handelns* sowie die Möglichkeit der Verknüpfung der Handlungen mit ihrem gegenwärtigen Ich. »Marie arbeitet viel und regelmäßig. Befragt man sie aber darüber, so stellt man fest, dass sie niemals weiß, was sie eigentlich tut. Dabei macht sie hübsche Sachen.« Ihre Handlungsweise erinnere ein wenig an diejenige, welche man genialen Menschen zuschreibt, die der augenblicklichen Eingebung folgen, ohne sich dessen bewusst zu werden.

Zusammenfassend stellt Janet fest, bei der Abulie bestehe eine Einengung des Geistes für Handlungen, so wie bei der Anästhesie für Empfindungen und bei der Amnesie für Vorstellungen. Die krankhafte Veränderung erstrecke sich insbesondere auf die Ich-Wahrnehmung der Handlungen, und die Einverleibung der neu dazugekommenen Handlungen in den Erkenntnisschatz des von früher her vorhandenen Ichs. »*Die Abulie ist für den hysterischen Geisteszustand grundlegend und zugleich das wesentliche Merkmal der Krankheit selbst.*«

FOLGEZUSTÄNDE DER ABULIE – Janet meint, dass die Mehrzahl der hysterischen Zufälle von der pathologischen Suggestibilität dieser Kranken abhängt, und dass diese wiederum zum großen Teil das Ergebnis der Abulie ist. So wie die Hysterischen nicht im Stande seien, den Anfang einer Handlung, einen Glauben, einen Begriff zu finden, so seien sie auch *unfähig, Halt zu machen,* wenn sie einmal begonnen haben. Um die automatische Abwicklung eines altgewohnten Gedankens zu hemmen, sei es notwendig, einen anderen kräftigen Gedanken hervorzubringen. Manche Hysterische fingen an, wenig zu essen, um abzumagern, um eine schlanke Taille zu bekommen. Am Anfang hätte dies unterdrückt werden können. Aber die Handlung setze sich in einer immer automatischer werdenden Weise fort und die Kranke sei nicht mehr im Stande, sich selbst Halt zu gebieten, es komme zur Nahrungsverweigerung, zum Anfall, zum Delir.

Eine weitere Eigenheit sei, dass sich die hysterisch Kranken unaufhörlich an *fremde Hilfe* wenden. So bestehe eine außerordentliche Anhänglichkeit an den Arzt. Es wäre oberflächlich, schreibt Janet, diese Leidenschaft mit sinnlichen Bedürfnissen in Verbindung zu bringen. Bestimmte Kranke äußerten ihre Anhänglichkeit in der Form der kindlichen Liebe, der Hochachtung, der abergläubischen Furcht oder ohne irgendetwas von diesen Gefühlen an sich zu tragen. Diese Kranken suchten einen *Lenker* und gingen von ihm dann beruhigt und aufgeheitert von dannen. Es laufe alles darauf hinaus, dass man für sie Willensakte vollzogen hat, die sie selbst nicht zu vollziehen im Stande sind. Die Mehrzahl der kleinen Fragen des Alltagslebens könnten ja durch ein Wort gelöst werden. Ihre Abulie sei es, die dieses Bedürfnis nach einem Gewissensleiter hervorrufe.

BEWEGUNGSSTÖRUNGEN – Das Stigma Bewegungsstörungen bei der Hysterie, schreibt Janet, betreffe nur das Gebiet der *willkürlichen Bewegungen*. Diese seien verlangsamt und ohne feste Lenkung. Dies stünde in Beziehung zur Abschwächung der Aufmerksamkeit und zur Verminderung der Ich-Wahrnehmung. Verlange man vom Kranken das Ergreifen eines kleinen Gegenstandes beobachte man diesen Mangel an Sicherheit. Die willkürlichen Bewegungen seien auch abgeschwächt, sodass Personen von blühender Gesundheit nur im Stande seien, die Hand ganz kraftlos zu drücken. Seelische Vorgänge übten einen außerordentlichen Einfluss auf diese Muskelschwäche aus. So werde die Amyosthenie größer, wenn man nicht gestatte, auf die drückende Hand zu schauen.

Seltsame, von *LASÈGUE beschriebene Bewegungsstörungen* würden an anästhetischen Gliedern von Hysterischen beobachtet. Die betroffenen Person seien unfähig, irgendwelche Bewegungen an der anästhetischen Seite ohne Beihilfe des Gesichtssinnes auszuführen. Wenn man den Arm des Individuums anhebe, ohne dass dieses es visuell wahrnimmt, so verharre der Arm unbeweglich in catalepischer Stellung. Diese Erscheinungen können freilich nur im Experiment erkannt werden. Janet berichtet:

»Margaret zeigt dieses Symptom auf der rechten Körperhälfte hochgradig entwickelt. Im Laboratorium ist sie nicht im Stande, den Fuß oder auch nur einen Finger der Hand zu bewegen, ohne auf denselben zu schauen. Im Hof dagegen geht sie sehr rasch, den Blick in die Ferne gerichtet. Leonie kann ihren linken Arm nicht zurückziehen, wenn man ihr denselben hinter den Rücken gelegt hat, indessen schnürt sie selbst jeden Morgen ihr Mieder zu.« Hierher gehöre auch die *partielle Katalepsie*, die Erscheinung, dass die Katalepsie nur an einem einzigen Körperteil auftritt. Lasègue habe gezeigt, dass es sich dabei um eine Katalepsie an anästhetischen Gliedmaßen, auf welche der Kranke nicht hinblickt, handelt.

Janet führt aus, es sei unmöglich, diese Tatsachen durch einen rein körperlichen Mechanismus zu erklären, es schienen in erster Linie psychologische Vorgänge zugrunde zu liegen. Das Wesen dieser Bewusstseinszustände sei freilich schwer zugänglich, da die Versuchspersonen behaupten nichts gefühlt zu haben, nicht an die Sache gedacht zu haben. Er kommt zu dem Schluss: »Ich gebe damit jene paradoxe Auffassung zu, die sich jetzt in der Psychologie breit zu machen beginnt und die dahin lautet, dass sich im Geiste dieser Person *psychologische Vorgänge vollziehen, von denen sie nichts weiß.«*

Janet kommt dann noch auf die *Kontrakturen* zu sprechen und führt an, dass nach CHARCOT das häufige Vorkommen der Kontrakturen bei Hysterischen seinen Grund in einer dauernd vorhandenen Veränderung, einer *Contractur-Diathese,* habe. Bei einer Hysterischen, die momentan keinerlei Krankheitszeichen darbietet, reiche die leichteste Erregung hin, um in einer Extremität diesen Zustand »andauernder und unwillkürlicher Muskelstarre« entstehen zu lassen. Janets Meinung hierzu ist aber, dass viele Kontrakturen psychischen Ursprungs sind. Lähmung und Kontraktur wechselten miteinander ab, fließen ständig ineinander, und stehen in ihrem Mechanismus einander nahe. Bei den Hysterischen bringe der Mangel an Aufmerksamkeit auch den Mangel an Selbstbeobachtung mit sich und begünstigt das Auftreten von Kontrakturen.

CHARAKTER – Schließlich berichtet Janet noch von seinen Beobachtungen und Überlegungen zum Charakter der Hysterischen. Meist würden den Hysterischen bestimmte Verhaltensformen, vor allem ein äußerst sinnlicher Charakter zugeschrieben. Janet freilich fand unter seinen 120 Beobachtungen nur 4, bei denen der »Liebewahn« eine vorherrschende Rolle spielte. Auch die oft hervorgehobene Koketterie der Hysterischen konnte er nicht bestätigen. Sie erschienen viel eher nachlässig als kokett. Wenn Putzsucht wirklich vorhanden sei, so könne sie in natürlicher Weise mit der Eitelkeit und dem Egoismus in Verbindung gebracht werden. »Die Hysterischen insgesamt sind nicht sinnlicher als die gesunden Individuen, sie sind viel häufiger kalt als sinnlich.«

Janet meint, dieser schlechte Ruf der Hysterischen habe sich entwickelt, weil nahezu alle psychologischen Vorgänge bei der Hysterie ein so widerspruchsvolles, abulisch bedingtes Verhalten zeigten. Eine oberflächliche Beobachtung der Stigmata ergebe, dass diese einmal vorhanden sind, dann wieder nicht, dass etwa die Kranke einmal fühlen kann, einmal nicht. Die meisten inneren und äußeren Wahrnehmungen seien bei den Hysterischen sehr mangelhaft, es vermengten sich bei ihnen Traumzustände, ja sogar die Halluzinationen mit der normalen Wahrnehmung. Die Hysterischen seien es oft auch selbst, die zur Entstehung ihres schlechten Rufes beigetragen haben, indem sie sich oft ganz grundlos der Lüge zeihen. Die spiritistischen Medien, wenn sie alt geworden und von ihrer automatischen Schrift geheilt sind, behaupteten dann selbst, dass sie geschwindelt hätten. In diesem doch ziemlich alltäglichen Charakterbild blieben letztlich nur zwei Züge konstant: »Der Charakter ist *wankend und widerspruchsvoll*, es gibt keinen einzigen Charakterzug, dem nicht jeden Augenblick durch eine anscheinend vollkommen abweichende Handlung widersprochen würde.« Und: »Die Hysterischen zeigen den *Mangel der geistigen Einheit*, die Einschränkung der seelischen Verknüpfungsfähigkeit und das Erhaltenbleiben der automatischen Vorgänge, die in übertriebener Entwicklung hervortreten.«

Die von Janet im »État mental« angeführten Beobachtungen und Erklärungen fanden große Beachtung. Freilich stellte man sich die Frage, ob diese an einer klinischen Klientel schwerster Hysterien gewonnenen Einsichten auch auf die in der ärztlichen Praxis üblicherweise gesehenen »vulgären« Hysterie zutreffen. Für die allgemeine Psychopathologie aber bedeuteten sie eine große Bereicherung. Janet hat unablässig weitergeforscht und im neuen Jahrhundert eine Vielzahl weiterer Studien vorgelegt, über das Phänomen des doppelten Bewusstseins, über seine Unterscheidung von psychischer Spannung und psychischer Kraft, über das Krankheitsbild der Psychasthenie und hat damit weitere Wegmarken auf dem Gebiet der funktionellen Nervenkrankheiten gesetzt.

2. BREUER UND FREUD – KATHARSIS – HYPNOID – KONVERSION

Wien war am Ende des 19. Jahrhunderts ein glanzvoller Mittelpunkt von Kunst und Wissenschaft, aber auch ein Ort resignierender Fin-de-Siècle-Stimmung, an dem Neurosen jeder Art einen günstigen Boden fanden. Hier entwickelte sich aus der gemeinschaftlichen Forschung von JOSEF BREUER und SIGMUND FREUD ein neues Konzept der hysterischen Erscheinungen, das dann von Freud als psychotherapeutische Methode allein weiterentwickelt wurde und als Psychoanalyse im nächsten Jahrhundert entscheidend Psychologie und Psychiatrie mitbestimmen sollte.

JOSEF BREUER (1842–1925) wies sich schon in jungen Jahren durch seine Untersuchungen über die Physiologie der Atmung und über die Funktion der Bogengänge des Ohres als Wissenschaftler von Rang aus. 1868 in Wien Privatdozent geworden, zog er sich schon 1871 wieder in seine Privatpraxis zurück. Er war einer der gesuchtesten Ärzte Wiens, der in vielen hochrangigen Familien der Stadt als Hausarzt wirkte. SIGMUND FREUD (1856–1939) arbeitete nach seinem Medizinstudium am Physiologischen Institut bei Brücke und an der Neurologischen Klinik der Universität Wien. Aufgrund seiner Arbeiten auf histologischem, pharmakologischem und klinischem Gebiet erwarb er 1885 die Privatdozentur für Neuropathologie. Ein Reisestipendium nach Paris ermöglichte ihm im Herbst/Winter 1885/1886 bei Charcot an der Salpêtrière zu hospitieren. Anschließend ließ er sich in Wien als Nervenarzt nieder. Durch seine Begegnung mit Charcot, den er als den bewunderten Neurologen aufgesucht und den er als Erforscher der funktionellen Neurosen kennen gelernt hatte, wandte er sich nun immer mehr den Erscheinungen der Hysterie zu. Freud hatte Breuer schon 1881 am Physiologischen Institut von Brücke kennen gelernt und sich mit ihm befreundet. Freud berichtet in seinen Lebenserinnerungen: »Er (Breuer) war ein Mann von überragender Intelligenz, vierzehn Jahre älter als ich; unsere Beziehungen wurden bald intimer, er wurde mein Freund und Helfer in schwierigen Lebenslagen. Wir hatten uns daran gewöhnt, alle wissenschaftlichen Interessen miteinander zu teilen.«

DER PSYCHISCHE MECHANISMUS HYSTERISCHER PHÄNOMENE – Breuer hatte Freud dann auch seine Beobachtung mitgeteilt, dass schwere hysterische Krankheitserscheinungen verschwinden, wenn es gelingt, in der Hypnose anscheinend vergessene Erlebnisse wieder in lebhafte Neuvergegenwärtigung zu rufen. Vom Dezember 1880 bis zum Juni 1882 hatte er Fräulein *Anna O. behandelt,* die im Zusammenhang mit der tödlichen Krankheit ihres Vaters mit einer Reihe dramatischer Symptome erkrankt war. Die Kranke, mit richtigem Namen Bertha Pappenheim (1859–1936), war eine ungewöhnlich intelligente junge Frau von einundzwanzig Jahren, deren Einsicht die kathartische Methode ihre Entdeckung verdankte. Sie hatte ihren schwer leidenden Vater aufopferungsvoll ein halbes Jahr gepflegt, bis sie im Winter 1880 durch Verschlimmerung ihrer in dieser Zeit sich entwickelnden Störungen selbst bettlägerig wurde. Eine anfänglich nur zeitweise aufgetretene Kontraktur des rechten

Armes war dauernd geworden und hatte auch das rechte und linke Bein ergriffen. Eine Sprachstörung, die mit allgemeinen Ausdrucksschwierigkeiten begannen, entwickelten sich zu dem Phänomen, dass sie ihre Muttersprache nicht mehr verstand und sich nur noch in englischer Sprache verständigen konnte. Ihre psychische Verfassung hatte eigenartige Formen angenommen, tagsüber war sie völlig verändert und desorientiert, nachmittags geriet sie in einen somnolenten Zustand, der sich gegen Abend vertiefte, während sie nachts klar und besonnen reagierte. Es bestanden, wie Breuer feststellte, »zwei ganz getrennte Bewusstseinszustände, die sehr oft unvermittelt abwechselten … In dem einen kannte sie ihre Umgebung, war traurig und ängstlich, aber relativ normal; im anderen halluzinierte sie, war ungezogen, schimpfte, warf Kissen nach den Leuten.«

Wenn nun die Kranke Gelegenheit hatte all die schreckhaften Halluzinationen, die sie am Tag quälten, abends, noch in ihrem abnormen somnolenten Zustand, ihrem Arzt zu erzählen, trat für den nächsten Tag eine Beruhigung ihres ganzen Wesens ein. Breuer sah sich veranlasst, dieses erleichternde abendliche Geschichtenerzählen der Kranken bewusst zu forcieren.
Mittlerweile hatte sich im Sommer 1881, der Vater war inzwischen verstorben, das Auftreten der ersten Störungen bei der Kranken gejährt. Bei einer abendlichen »talking cure«, wie die Kranke es selber nannte, kam dann auch ein Ereignis zur Sprache, das sich gerade vor einem Jahr abgespielt hatte. Die Kranke berichtete mit Klarheit und Genauigkeit, was sie an diesem Tag vor einem Jahr erlebt hatte. Zum Erstaunen Breuers war daraufhin eines ihrer markanten Krankheitssymptome verschwunden und trat nie mehr auf. Er ging mit seiner Kranken nun Tag für Tag des fraglichen Zeitraumes, zeitweise auch mit Hilfe der Hypnose, durch und konnte *durch dieses Aussprechenlassen der damaligen Erlebnisse eine Störung nach der anderen verschwinden* sehen.

Von einem *entscheidenden Ereignis* erhielt Breuer folgenden Bericht: Anna O. war nachts, am Bett ihres schwer kranken Vaters sitzend, voller Kummer in einen Halbschlaf verfallen, als ihr die Halluzination entstand, dass eine Schlange aus der Wand sich drohend ihrem Vater nähert. Sie wollte die Schlange abwehren, konnte aber ihren rechten Arm nicht bewegen, der, über die Stuhllehne hängend, durch den Druck auf die Nerven, taub geworden war. Voller Angst wollte sie schreien oder beten, was nicht gelang, nur ein kleines englisches Kinderlied kam ihr aus dem Gedächtnis zu Hilfe. Endlich erlöste sie der Pfiff der Eisenbahn, die den vom Vater erwarteten Chirurgen bringen sollte, aus der Erstarrung. Am nächsten Tag stellte sich zum ersten Mal beim

Anblick eines schlangenähnlichen Buschzweiges eine vorübergehende Kontraktur des rechten Armes ein. Nachdem Anna O. ihren Bericht über die Entstehung der Kontraktur beendet hatte, war diese verschwunden und trat nie wieder auf. Ebenso wurden in der Folge alle anderen krankhaften Symptome »wegerzählt«. Freilich kam es später zu Rückfällen, wie denn auch Breuer ausdrücklich feststellte, dass es bei der Behandlung nur um die Beseitigung von Symptomen ging, dass aber die Grundlage der Hysterie, die »Anlage zu hypnoiden Zuständen« damit nicht aufgehoben werden konnte.

Der Fall Anna O. bildete den Ausgangspunkt von Breuers und Freuds gemeinsamen Forschungen zur Hysterie. Sie berichteten in zwei Publikationen über ihre Erkenntnisse und die neu gewonnene Theorie. Die »Vorläufige Mitteilung« erschien 1893 im ersten Heft des Neurologischen Centralblattes unter dem Titel »*Über den psychischen Mechanismus hysterischer Phänomene*«. Die Autoren verbanden darin mit dem Bericht der Krankheitsgeschichte von Anna O. und das Verschwinden von Symptomen durch Bewusstmachung ihrer Entstehungsumstände neue Überlegungen zur Entstehung und Behandlung hysterischer Krankheitsphänomene. Den Autoren ging es, wie sie schrieben, vor allem darum, bei den verschiedenen Formen der Hysterie die *Veranlassung zu* klären, welche das Krankheitsphänomen zum ersten Male hervorgerufen hat. Bei der Suche nach dem auslösenden akzidentellen Moment habe sich ihnen dann erwiesen, dass »das *akzidentelle Moment weit über das anerkannte Maß hinaus bestimmend für die Pathologie der Hysterie*« ist, ähnlich wie es bei der traumatischer Hysterie zutreffe. Ihre Erfahrungen hätten gezeigt, »dass die verschiedensten Symptome, welche für spontane, sozusagen ideopathische Leistungen der Hysterie gelten, in ebenso stringentem Zusammenhang mit dem veranlassenden Trauma stehen«. Neuralgien, Anästhesien, Kontrakturen, Lähmungen, hysterische Anfälle, epileptoide Konvusionen, dauerndes Erbrechen, Anorexie, Sehstörungen, Gesichtshalluzinationen hätten sich auf solche veranlassenden Momente zurückführen lassen. Häufig hätten Ereignisse aus der Kinderzeit für alle folgenden Jahre ein Krankheitsphänomen verursacht. Oft sei der Zusammenhang zwischen dem das Symptom auslösenden Ereignis und dessen Erscheinungsbild klar. So, wenn ein schmerzlicher Affekt, der während des Essens entsteht, aber unterdrückt wird, Übelkeit und Erbrechen erzeugt und dieses hysterische Erbrechen jahrelang andauert. Oder wie es sich bei Anna O. verhielt: »Ein Mädchen, das in qualvoller Angst an einem Krankenbett wacht, verfällt in einen Dämmerzustand und hat eine schreckhafte Halluzination, während ihr der rechte Arm über eine Sessellehne hängend, einschläft: es entwickelt sich daraus eine Parese des rechten Armes mit Kontraktur und Anästhesie. Sie will beten und findet keine Worte; endlich gelingt es ihr, ein englisches Kindergebet zu sprechen. Als sich später eine schwere höchst komplizierte Hysterie entwickelt, spricht, schreibt und versteht sie nur Englisch, während ihr die Muttersprache eineinhalb Jahre unverständlich ist.« In anderen Fällen bestehe freilich nur eine sozusagen symbolische Beziehung zwischen der Veranlassung und dem pathologischen Phänomenen. In noch anderen Fällen sei eine derartige Determination dem Verständnis verschlossen, wie bei den typischen hysterischen Symptomen, Hemianästhesie und Gesichtsfeldeinengung, epileptischen Konvulsionen. Die Autoren hätten die Ansicht gewonnen, »dass das *psychische Trauma* respektive die Erinnerung an dasselbe, nach *Art eines Fremdkörpers wirkt*, welcher noch lange Zeit nach seinem Eindringen als gegenwärtig wirkendes Agens gelten muss«. Denn sie hätten auch gefunden, »dass die einzelnen hysterischen Symptome sogleich und ohne Wiederkehr verschwanden, wenn es gelungen war, die Erinnerung an den veranlassenden Vorgang zu voller Helligkeit zu erwecken und damit auch den begleitenden Affekt wachzurufen und wenn dann der Kranke den Vorgang in möglichst ausführlicher Weise schilderte und dem Affekt Worte gab«.

DAS HYPNOID – Was den Autoren an dem ganzen Vorgang besonders bemerkenswert erscheint ist die Tatsache, dass die das hysterische Symptom *auslösenden Erlebnisse dem Gedächtnisse der Kranken in ihrem gewöhnlichen psychischen Zustand völlig fehlen.* Erst bei Befragung der Kranken in Hypnose stellten sich diese Erinnerungen mit der Lebhaftigkeit frischer Geschehnisse ein. So habe Anna O. in der Hypnose ein halbes Jahr hindurch mit halluzinatorischer Lebhaftigkeit alles produziert, was sie an denselben Tagen des vorhergegangenen Jahres erregt hatte. Das wirksame psychische Trauma sei also nicht im normalen Gedächtnis des Kranken, sondern *im Gedächtnis des Hypnotisierten* zu finden. Jene Spaltung des Bewusstseins, die bei den klassischen Fällen als double conscience so auffällig sei, besteht nach Ansicht der Autoren in rudimentärer Weise bei jeder Hysterie.
Sie sehen als Grundphänomen dieser Neurose die Neigung zum Auftreten abnormer Zustände des Bewusstseins, die sie als »hypnoide« zusammenfassen. Es gelte: »*Grundlage und Bedingung der Hysterie ist die Existenz von hypnoiden Zuständen.*« Diesen hypnoiden Zuständen sei gemeinsam, dass die in ihnen auftauchenden Vorstellungen vom Assoziativverkehr mit dem übrigen Bewusstseinsinhalt abgesperrt sind. Die Autoren berichten aus ihrer Erfahrung, »dass man unter den Hysterischen die geistig klarsten, willensstärksten … Menschen finden kann«. Diese Charakteristik gelte freilich nur für deren waches Denken; »in ihren hypnoiden Zuständen sind sie alieniert, wie wir es alle im Traume sind. Aber während unsere Traumpsychosen unseren Wachzustand nicht beeinflussen, ragen die Produkte der hypnoiden Zustände als hysterische Phänomene ins wache Leben hinein.«

Fast das Gleiche wie für die hysterischen Dauersymptome gelte auch für die *hysterischen Anfälle.* Wo die dritte Phase, die der *attitudes passionelles*, von Charcots großem Anfall ausgeprägt sei, liege in ihr die *halluzinatorische Reproduktion einer Erinnerung bloß,* welche für den Ausbruch der Hysterie bedeutsam war. Doch auch bei Anfällen, die anscheinend nur aus motorischen Phänomenen oder einer Attaque desommeil bestehen, finde man, wenn es gelinge sich in Rapport mit dem Kranken zu setzen, dass auch hier die Erinnerung an ein psychische Trauma zugrunde liegt. »Ein kleines Mädchen leidet seit Jahren an Anfällen von allgemeinen Krämpfen, die man für epileptische halten konnte. Sie wird zum Zweck der Differentialdiagnose hypnotisiert und verfällt sofort in ihren Anfall. Befragt: Was siehst du denn jetzt?, antwortet sie: Der Hund, der Hund kommt, und wirklich ergibt sich, dass der erste Anfall nach einer Verfolgung durch einen wilden Hund aufgetreten war. Der Erfolg der Therapie vervollständigte dann die diagnostische Entscheidung.« Bei der Hysterie seien Vorstellungsgruppen vorhanden, die ein mehr oder minder organisiertes Rudiment eines *zweiten Bewusstseins* darstellen. Während des Anfalls sei die Herrschaft über die Körperinnervation ganz auf das hypnoide Bewusstsein übergegangen.

Ein weiterer Ausdruck des Hypnoids sei die *akute Hysterie,* ein oft Monate dauernder psychotischer Zustand mit halluzinatorischer Verworrenheit. Der psychische Inhalt dieser Zustände bestehe gerade aus den Vorstellungen, welche im wachen Leben abgewehrt und aus dem Bewusstsein verdrängt worden sind. Es gehe hier um »*hysterische Delirien* der Heiligen und Nonnen, der enthaltsamen Frauen, der wohlerzogenen Kinder«. Das Fortdauern der im Hypnoid entstandenen hysterischen Symptome entspreche den Erfahrungen über posthypnotische Suggestion. Dauernd befinde sich ein Teil der Psyche des Kranken im Hypnoid, immer bereit, beim Nachlassen des wachen Denkens einen Anfall oder ein Delirium zu provozieren. Die abgespaltene Psyche sei jener Dämon, von dem die naive Beobachtung abergläubischer Zeiten die Kranken besessen glaubte. Dass ein dem wachen Bewusstsein des Kranken fremder Geist in ihm walte, sei richtig; nur sei es kein wirklich fremder, sondern ein Teil seines eigenen.

Die von den Autoren angewandte *psychotherapeutische Methode* des *Bewusstmachens der traumatisierenden Erlebnisse* und des Abreagierens wirke heilend: »Sie hebt die Wirksamkeit der ursprünglich nicht abreagierten Vorstellung dadurch auf, dass sie dem eingeklemmten Affekt derselben, den Ablauf durch die Rede gestattet, und bringt sie zur assoziativen Korrektur, indem sie dieselbe ins normale Bewusstsein zieht ... oder durch ärztliche Suggestion aufhebt.« Natürlich werde nicht die Hysterie geheilt, soweit sie Disposition ist, man leiste ja nichts gegen die Wiederkehr hypnoider

Zustände. Durch die Ausführungen der Autoren werde nur der Mechanismus hysterischer Symptome und nicht die innere Ursache der Hysterie der Kenntnis näher gerückt.

STUDIEN ÜBER DIE HYSTERIE – Zwei Jahre nach der »Vorläufige Mitteilung« publizierten Breuer und Freud gemeinsam die »Studien über die Hysterie«, in der sie ihre dort dargelegten Thesen ausbauen, vertiefen, teilweise auch revidieren. Es werden Krankengeschichten berichtet, Breuer legt die Theorie der Hysterie dar, Freud erläutert seine psychotherapeutische Methode. Für die zukünftige Entwicklung der Psychotherapie wirkt schwer, was Freud in Teil drei ausführt, was für das Wesen der Hysterie Neues und Wichtiges gesagt wird, findet sich in dem von Breuer bestrittenen Teil zur Theorie.

Zur Frage, ob der geschilderte psychische Entstehungsmechanismus hysterischer Symptome für alle hysterischen Phänomene gelte, stellt Breuer fest: »Wir glauben nicht, dass alle Erscheinungen der Hysterie ideogen, d. h. durch Vorstellung bedingt sind.« Zu verstehen sei dies auch als Abgrenzung gegenüber Möbius' Definition: »Hysterisch sind alle diejenigen krankhaften Erscheinungen, die durch Vorstellungen verursacht sind«. Breuer hält die Hysterie »für ein empirisch gefundenes, *der Beobachtung entstammendes Krankheitsbild*«, dessen klinische Einheit erhalten bleiben müsse, auch wenn sich herausstelle, dass von ihren Phänomenen die einen durch einen psychischen Mechanismus, die anderen ohne einen solchen zustande kommen. Viele Vorgänge könnten ja sowohl durch Vorstellung als auch durch nichtpsychische Reize ausgelöst werden. »Eine Frau bekommt bei jedem Affekt an Hals und Gesicht ein fleckiges Erythem. Dies ist durch Vorstellungen bedingt und also nach Möbius ein hysterisches Phänomen. Dasselbe Erythem tritt aber auch bei Hautreiz, bei Berührung auf.« Hysterische Algien seien gewiss häufig »Schmerzhalluzinationen«. Zu ihrer Entstehung genüge aber nicht allein eine große Lebhaftigkeit der Vorstellung, sondern es sei auch eine anomale Erregbarkeit des schmerzempfindenden Apparates notwendig. Auch die Verursachung der Analgesie durch Vorstellung sei durchaus unwahrscheinlich. Es gelte: »Die gemeinschaftliche, fundamentale krankhafte Veränderung, welche sowohl den Vorstellungen als auch nichtpsychologischen Reizen ermöglicht pathogen zu wirken, ist eine *anomale Erregbarkeit des Nervensystems.*«

DIE INTERZEREBRALE ERREGUNG – Obwohl Breuer und Freud zu Eingang ihrer Ausführungen meinen, »dass im Folgenden wenig vom Gehirn und gar nicht von den Molekülen die Rede sei, weil psychische Vorgänge in der Sprache der Psychologie behandelt werden sollen«, sind es doch *nervenphysiologische Überlegungen*, die das Basismodell für ihre dynamische Psychologie liefern. Die Autoren gehen davon aus, dass das gesamte Nervensystem sich während des Wachzustandes in einem dauernden *tonischen Erregungszustand* befindet, der einer entsprechenden verfügbaren Energiemenge entspricht. Sie beziehen sich dabei auf Vorstellungen des Wiener Physiologen EXNER. Bei normaler Funktion werde dabei nicht mehr Energie frei, als sogleich in der Tätigkeit verbraucht wird. Konzentriere sich die Aufmerksamkeit auf ein Sinnesgebiet, so sinke die Leistungsfähigkeit anderer Hirngebiete ab; das Gehirn arbeite mit einer *wechselnden, aber begrenzten Energiemenge*. Geregelt werde die Energieverteilung durch die »*attentionelle Bahnung*« (EXNER), indem die Leitungsfähigkeit der in Anspruch genommenen Bahnen erhöht wird, während die der anderen absinkt. Die Hirnelemente restituieren im Schlafe ihren Energiebestand. Wenn dies bis zu einem gewissen Grade geschehen ist, ströme der Energieüberschuss in die Leitungswege ab, bahne sie und stelle die intrazerebrale Erregung des Wachens her. Die Hirnelemente machten nun auch in Ruhe ein gewisses Maß an Energie frei. Werde diese funktionell nicht verwertet, steigere sich die intrazerebrale Erregung, mit der Folge eines subjektiven Unlustgefühls. Im Organismus bestehe »die *Tendenz zur Konstanthaltung der intrazerebralen Erregung*. Ein Überschuss davon belastet, es entsteht der Trieb ihn zu verbrauchen.« Sei ein Verbrauch durch Sinnes- oder Vorstellungstätigkeit nicht möglich, so ströme der Überschuss in zwecklose motorische Aktion ab, etwa in ein sinnloses Auf-und-ab-Gehen. Eine *gleichmäßige Erhöhung* der tonischen Erregung über den optimalen Pegel, einer *Erwartung* entsprechend, mache hyperästhetisch für Sinnesreize. Wenn dieser Zustand spontan auftrete, nenne man ihn »*nervös sein*«. Bei den meisten Formen von Erregungssteigerung handle es sich um *ungleichmäßige* Übererregung, welche der Leistungsfähigkeit abträglich sei und als *Aufregung* zu Tage trete.

Ursachen einer Erregungssteigerung seien zunächst die *physiologischen Bedürfnisse und Triebe* des Organismus, der Sauerstoffhunger, der Nahrungshunger und der Durst. Die Erregungssteigerung, welche diesen Quellen entspringt, fließe in präformierte motorische Bahnen ab, welche zur Befriedigung des auslösenden Bedürfnisses führen. Den Übergang von diesen endogenen Erregungssteigerungen zu den psychischen Affekten bilde der *Sexualtrieb*, der mächtigsten Quelle von lange anhaltenden Erregungszuwächsen, von Neurosen. *Akute Affekte* gingen mit einer *Erregungssteigerung* einher, während bei *chronischen Affekten*, bei Kummer und Sorge, infolge des Ermüdungszustandes eine ungleichmäßig verteilte Erregung verminderter Höhe vorliege. Könne die gesteigerte Erregung nun nicht in psychischer Tätigkeit verwendet werden, so glichen die sthenischen Affekte die Erregungssteigerung durch motorische Abfuhr aus, durch das Jauchzen und Springen der Freude, den gesteigerten Muskeltonus des Zornes und durch die vergeltende Tat. Der psychische Schmerz entlade sich im respiratorischen und sekretorischen Bereich durch Schluchzen und Weinen. Den asthenischen Affekten des Schrecks und der Angst fehle diese reaktive Entladung. Wenn dem Affekte eine solche *Abfuhr der Erregung versagt* werde, sei die intrazerebrale Erregung gewaltig gesteigert, werde aber weder in assoziativer noch in motorischer Tätigkeit verbraucht. Während beim normalen Menschen sich diese Störung mit der Zeit allmählich wieder ausgleiche, träten bei manchen anderen Menschen *anomale Reaktionen auf.*

DIE HYSTERISCHE KONVERSION – Das Nervensystem stellt sich den Autoren als ein zusammengesetztes Netzwerk dar, in das an vielen Stellen große, doch nicht unüberwindbare *Widerstände* eingeschaltet sind, welche die ungesteuerte Ausbreitung der Erregung verhindern. So gehe beim Menschen normalerweise die Erregung des Vorstellungsorganes nicht auf die Perzeptionsorgane über, er halluziniert nicht. Auch die nervösen Apparate der Zirkulation und Verdauung seien durch starke Widerstände von den Organen der Vorstellung getrennt. Freilich seien diese Widerstände, die den Übergang der intrazerebralen Erregung auf diese Organsysteme verhindern, von *individuell verschiedener Stärke.* »Zwischen dem Ideal des absolut nicht nervösen Menschen, dessen Herzaktion in jeder Lebenslage konstant bleibt und dem nervösen Menschen, dem jedes Ereignis Herzklopfen und Diarrhoe verursacht, stehen alle Abstufungen der affektiven Erregbarkeit.«
Bei hochgespannter zerebraler Erregung würden die Widerstände an Stellen anormal geringer Isolation durchbrochen, und die Erregung des Affektes gehe auf das periphere Organ über. Es entstehe der *anomale Ausdruck der Gemütsbewegung.* Diese Affektentladung geschehe nach dem *Prinzip des geringsten Widerstandes* auf jenen Bahnen, deren Widerstände schon durch vorangegangene Umstände herabgesetzt worden sind. Ein bestimmter Reflex könne durch eine somatische Krankheit gebahnt sein. Wenn jemand an Kardialgie leide, werde diese auch durch den Affekt hervorgerufen. Oder ein Reflex werde dadurch gebahnt, dass eine Muskelinnervation im Momente eines Affektes intendiert wurde. »Anna O. versuchte im Schreckaffekt den durch Drucklähmung bewegungslosen rechten Arm zu strecken, um die Schlange abzuwehren; von da an wird eine Starre des rechten Armes durch den Anblick aller schlangenähnlichen Dinge hervorgerufen.« Bestand *gleichzeitig* mit dem Affekt ein lebhafter Sinneseindruck, so wird dieser vom erneuten Affekt wieder hervorgerufen. »Eine Frau durchlebt einen Affekt, während sie von einer Zahnwurzelentzündung heftige Schmerzen hat, jede Erneuerung dieses Affektes kann zukünftig eine Gesichtsneuralgie hervorrufen.« Erlebnisse, deren Erregung in ein somatisches Phänomen konvertiert wird, bezeich-

nen Breuer und Freud als *psychische Traumen* und die so entstandenen Krankheitserscheinungen als *hysterische Symptome traumatischen Ursprungs.*

Eine hysterische Konversion könne aber auch, was vor allem Freud betont, durch *Hemmung des Assoziationsvorganges* hervorgerufen werden. »Pathogenes geschieht, wenn der Assoziationsablauf dadurch gehemmt wird, dass gleichwertige Vorstellungen unvereinbar miteinander sind; wenn etwa neue Gedanken mit festgewurzelten Vorstellungskomplexen in *Konflikt* geraten, etwa bei religiösen Zweifeln.« Besonders geschehe dies, wenn ein existentielles Interesse dabei ins Spiel kommt. »Dies ist immer der Fall, wenn der Konflikt besteht zwischen dem anerzogenen Komplex der moralischen Vorstellungen und der Erinnerung an eigene Handlungen oder Gedanken, welche damit unvereinbar sind. Das Interesse mit der eigenen Persönlichkeit zufrieden zu sein, tritt dabei in Aktion und steigert die Erregung der Assoziationshemmung aufs höchste.« Es handle sich meist um Vorstellungen und *Vorgänge des sexuellen Lebens*, um Masturbation bei moralisch empfindlichen Adoleszenten, um das Bewusstsein der Neigung zu einem fremden Manne bei einer sittenstrengen Frau. Freud erklärt, dass hieraus zwar gewöhnlich *psychische Folgen*, pathologische Verstimmungen, Angstzustände entspringen. Manchmal werde aber durch diese Umstände auch ein *somatisches Phänomen* determiniert, in welchem sich die Erregung entlädt: Erbrechen, wenn das Gefühl moralischer Beschmutzung ein physisches Ekelgefühl erzeugt, nervöser Husten, wenn die Gewissensangst Glottiskrampf hervorruft.

Für eine Erregung, welche durch unvereinbare Vorstellungen erzeugt wird, erklärt Freud, gebe es eine adäquate Abreaktion, nämlich die Mitteilung durch die Rede. Werde der Erregung dieser Ausweg versperrt, so konvertiere sie manchmal in ein somatisches Phänomen. Freud bezeichnet die hysterischen Erscheinungen dieses Ursprungs als *hysterische Retentionsphänomene.* Im Übrigen müsse, damit bei Gesunden ein hysterisches Symptom sich bildet, dieses *»überdeterminiert«* sein. Überdeterminierung liege vor, wenn derselbe Affekt durch *wiederholte* Anlässe hervorgerufen wird. »Der Kranke und die Umgebung beziehen das hysterische Symptom nur auf den letzten Anlass, der aber meist nur zur Erscheinung gebracht hat, was durch andere Traumen schon fast vollständig geleistet war.« Oft genüge schon die Erneuerung des Affektes in der Erinnerung, wenn diese bald nach dem Trauma bei noch unabgeschwächtem Affekt in häufiger Wiederholung erfolgt. »In den Tagen nach einem Eisenbahnunglück etwa wird ... die Schreckensszene immer wieder durchlebt, immer mit der Erneuerung des Schreckaffektes, bis endlich ... die Konvertierung in ein somatisches Phänomen zustande gekommen ist.«

FEHLENDE USUR – Gewöhnlich, schreiben die Autoren, unterliege eine affektive

Vorstellung alsbald der *Usur*, nämlich all jenen Einflüssen, die sie infolge der Korrektur durch andere Vorstellungen ihres Affektwertes berauben. Die Usur werde aber unmöglich, wenn die Affektvorstellung dem *Assoziationsverkehr entzogen* werde. Zwei Momente schlössen Affektvorstellungen von der Assoziation aus. Das erste sei die »*Abwehr*«, die willkürliche Unterdrückung peinlicher Vorstellungen, durch welche sich der Mensch in seiner Lebensfreude oder seiner Selbstachtung bedroht fühlt. Freud hat in seiner Mitteilung über »Abwehr-Neuro-Psychosen« im Neurologischen Centralblatt 1895 diesen Vorgang als Erster besprochen. Zum zweiten blieben Vorstellungen der Usur durch das Denken entzogen, »weil sie in Zuständen aufgetaucht sind und mit Affekt belehnt wurden, für die im *wachen Bewusstsein Amnesie* besteht, in hypnotischen oder hypnoseähnlichen Zuständen. Die Autoren glauben, dass letztere von höchster Bedeutung für die Lehre von der Hysterie sind.« Breuer und Freud hatten schon in der »Vorläufige Mitteilung« festgehalten, dass »Grundlage und Bedingung der Hysterie die Existenz von *hypnoiden Zuständen*« ist, wobei Breuer nun darauf hinweist, dass Möbius bereits 1890 dasselbe gesagt habe. Die Wichtigkeit dieser hypnoseähnlichen Zustände liege vor allem in der *Amnesie* und in ihrer Fähigkeit, eine *Spaltung der Psyche* zu bedingen. Wohl ereigne sich die Konversion, wie bei der »Verdrängung«, auch außerhalb der hypnoiden Zustände, doch vollziehe sie sich in der Autohypnose leichter.

Bei Anna O. ist nach Breuers Meinung die *Autohypnose* vorbereitet worden durch habituelle Träumerei und wurde dann manifest durch einen Affekt protrahierter Angst. »Wenn in solchen Zuständen des Versunkenseins und bei gehemmtem Vorstellungsablauf eine Gruppe von affektiv betonten Vorstellungen lebendig ist, so schafft sie ein höheres Niveau der intrazerebralen Erregung, welche nicht durch psychische Arbeit verbraucht wird und für die Konversion verfügbar ist … Das Brüten des Bekümmerten, die Angst desjenigen, der am Krankenbette eines teuren Menschen wacht, die verliebte Träumerei, sind solche Zustände.«
In der Anamnese der Hysterie begegneten die Autoren als pathogenen Faktoren oft der *Verliebtheit und der Krankenpflege*. Sie meinen, diese Zustände unterschieden sich nur quantitativ von wirklichen Autohypnosen und gingen in solche über. Sei dies einmal geschehen, so wiederhole sich der hypnoseähnliche Zustand durch dieselben Umstände immer wieder und das Individuum habe dann statt der normalen zwei Seelenzustände, deren drei: Wachen, Schlaf, und Hypnoid. Bei einer besonderen Anlage könnten sich spontane hypnotische Zustände auch ohne Affekt entwickeln. Der Ausdruck *Hypnoid* hebe die Ähnlichkeit mit der Autohypnose hervor und bezeichne die Autohypnose selbst. Für die Entstehung hysterischer Phänomene sei das Hypnoid

so wichtig, weil es einmal die Konversion erleichtert, zum anderen die konvertierten Vorstellungen vor der Usur infolge der Amnesie schützt und schließlich weil aus ihm die psychische Spaltung erwächst.

UNBEWUSSTE VORSTELLUNGEN – Breuer geht dann auf die Überlegung ein, »die Krankheitserscheinungen seien zwar ursprünglich ideogen entstanden; die Wiederholung habe sie aber, nach dem Rombergschen Ausdruck, *dem Körper ›eingebildet‹* und nun beruhten sie nicht mehr auf einem psychischen Vorgange, sondern auf den unterdes entstandenen Veränderungen des Nervensystems, sie seien somatische Symptome geworden«. Diese Anschauung, meint Breuer, sei weder unmöglich noch unwahrscheinlich. Doch liege gerade das Neue ihrer Beobachtungen für die Lehre von der Hysterie in dem Nachweise, dass *diese These mindestens in vielen Fällen nicht zutrifft.* Die Autoren sahen nämlich, dass die verschiedensten hysterischen Symptome nach jahrelangem Bestand »sogleich und ohne Wiederkehr verschwanden, wenn es gelungen war, die Erinnerung an den veranlassenden Vorgang zu voller Helligkeit zu erwecken, damit den begleitenden Affekt wachzurufen, und wenn der Kranke den Vorgang in möglichst ausführlicher Weise schilderte und dem Affekte Worte gab«. Man dürfe aus diesen Beobachtungen schließen, dass die Erinnerung an den veranlassenden Vorgang noch nach Jahren fortwirke, und zwar unmittelbar als auslösende Ursache. »Der Hysterische leidet größtenteils an Reminiszenzen.«
Wenn aber die Erinnerung an das psychische Trauma, nach Art eines Fremdkörpers, lange Zeit nach seinem Eindringen noch als wirkendes Agens vorhanden sei und doch der Kranke davon kein Bewusstsein habe, so müsse man zugestehen, dass *unbewusste Vorstellungen* existieren und wirken. Man müsse anerkennen, »dass wirklich, wie die verdienstvollen französischen Forscher gezeigt haben, große Komplexe von Vorstellungen und verwickelte, folgenreiche psychische Prozesse bei manchen Kranken völlig unbewusst bleiben und mit dem bewussten psychischen Leben koexistieren; dass eine *Spaltung der psychischen Tätigkeit* vorkommt.«

Bewusste Vorstellungen habe der Mensch in jedem Zeitmoment nur sehr wenige. Wenn außer diesen noch andere aktuell sein sollen, müsse man sie *unbewusste Vorstellungen* nennen. »Ein beschäftigter Mann hat morgens einen Verdruss gehabt. Während der Tätigkeit denkt er nicht an seinen Ärger. Aber seine Entscheidungen werden davon beeinflusst und er sagt wohl nein, wo er sonst ja sagen würde.« Einwände gegen die Existenz unbewusster Vorstellungen erschienen großenteils als Wortschikane. Der physische Prozess, welcher der Vorstellung zugrunde liegt, sei ja derselbe, ob die Vorstellung über die Schwelle des Bewusstseins trete oder darunter bleibt. Bilde man einen Terminus wie »Vorstellungssubstrat«, so könne man allen möglichen Vorwürfen entgehen. Derart wirkende Vorstellungen, welche trotz großer Intensität unbewusst sind, nennen die Autoren *bewusstseinsunfähige* Vorstellungen. Man müsse unbewusste Vorstellungen als Ursache pathologischer Phänomene anerkennen. Vielfach handle es sich um Erlebnisse, die schon inhaltslos geworden sind, die Furcht vor nicht eingetroffenen Ereignissen, den Schrecken Geretteter. Die belastende Vorstellung bleibt aber all die Zeit lebendig.

Breuer und Freud sind, wie Binet und Janet, überzeugt, dass die *Abspaltung eines Teiles der psychischen Tätigkeit* im *Mittelpunkte der Hysterie* steht. Bei Hysterischen sei ein Teil der psychischen Tätigkeit dem Bewusstsein der wachen Person unzugänglich. Intelligente Kranke berichteten gelegentlich, ihr bewusstes Ich sei während eines hysterischen Anfalles ganz klar gewesen und habe mit Verwunderung all das tolle Zeug beobachtet, das sie vornahmen und sprachen. Da stehe nun das Denken des bewussten Ichs neben Vorstellungen, die sonst im Unbewussten schlummern und nun die Herrschaft über Muskulatur und Sprache gewonnen haben. Von einer *Spaltung des Bewusstseins* aber könne man freilich nur bei den Befunden Binets und Janets sprechen, denen es gelungen sei, sich mit dem Unterbewusstsein ihrer Kranken in Verkehr zu setzen und dabei alle psychischen Funktionen, einschließlich des Selbstbewusstseins, nachzuweisen.

Von der Ursache und Entstehung dieses Phänomens, schreiben die Autoren, hätten sie eine andere Anschauung entwickelt wie Janet. Janet führe die Spaltung der Persönlichkeit auf eine originäre geistige Schwäche zurück. Breuer und Freud dagegen meinen: »Die Spaltung des Bewusstseins tritt nicht ein, weil die Kranken schwachsinnig sind, sondern *die Kranken erscheinen schwachsinnig, weil ihre psychische Tätigkeit geteilt ist und dem bewussten Denken nur ein Teil der Leistungsfähigkeit zur Verfügung steht.*« Als Beleg führen sie den Krankheitsverlauf einer ihrer Kranken an (Cäcilie M.): »Aus relativem Wohlsein trat als hysterisches Symptom etwa eine quälende Halluzination, eine Neuralgie, auf. Damit nahm die geistige Leistungsfähigkeit kontinuierlich ab und nach einigen Tagen musste jeder Beobachter die Kranke für schwachsinnig halten. Dann wurde sie von der unbewussten Vorstellung eines längst vergangenen psychischen Traumas entbunden, durch den Arzt in Hypnose oder dadurch, dass sie unter lebhaftem Affekte die Sache erzählte. Daraufhin wurde sie nicht bloß ruhig und heiter, sondern zeigte auch wieder ihren klaren Intellekt. Der Eindruck war, dass in solchem Verlaufe die unbewusste Vorstellung einen immer wachsenden Teil der psychischen Tätigkeit an sich reißt, dass die Kranke aber, wenn sie wieder ›beisammen‹

war, eine eminente geistige Leistungsfähigkeit besitzt.« Auch einem ganz normalen Menschen könne Vergleichbares zustoßen: »Wenn ein Mensch durch eine lebhafte Vorstellung, z. B. eine Sorge präokkupiert ist, wird seine geistige Leistungsfähigkeit in ähnlicher Weise herabgesetzt.« Zur Erklärung der Interpretationsunterschiede zu Janet schreibt Breuer: »Jeder Beobachter steht überwiegend unter dem *Einflusse seiner Beobachtungsobjekte* und wir möchten glauben, dass sich Janets Auffassung wesentlich in dem Studium jener schwachsinnigen Hysterischen gebildet hat, die im Spitale sind ... Unsere Beobachtung gebildeter Hysterischer zwingt uns zu einer wesentlich anderen Meinung von ihrer Psyche.« Freilich sei auch der Typus der schwachsinnigen albernen Hysterischen häufig, nur handle es sich auch hier nicht um phlegmatische Dummheit, sondern mehr um einen überhohen Grad geistiger Beweglichkeit, welche untüchtig mache.

In vielen Fällen liege der Spaltung »die habituelle *Koexistenz zweier heterogenen Vorstellungsreihen* zugrunde«. Man sei unzweifelhaft psychischer Leistungen fähig, während die Gedanken anderswo beschäftigt sind, etwa wenn man korrekt vorliest und dann doch nicht weiß, was man gelesen hat. Diese Spaltung der Psyche könne nach den Beobachtungen Freuds auch durch »Abwehr«, durch die willkürliche Abwendung des Bewusstseins von peinlichen Vorstellungen bedingt sein, freilich nur bei manchen Menschen mit einer besonderen psychischen Eigenart und vermutlich mit Hilfe des Hypnoids.

Die *unbewussten Vorstellungen* beeinflussten das *wache Denken,* etwa wenn eine völlig sinnlose Halluzination den Kranken peinige, wenn sich dem Kranken immer wieder eine bestimmte Vorstellungsgruppe aufdränge. Sie beherrschten die Gemütslage und machten die Launen, die motivlosen Verstimmungen der Kranken verständlich. Jedes Vorkommnis, welches unbewusste Erinnerungen errege, mache die ganze affektive Kraft dieser nicht usurierten Vorstellungen frei. Auf der durch die psychische Spaltung bedingten geistigen Schwäche scheine auch die *Suggestibilität* mancher Hysterischer zu beruhen. Wegen der Armut und Unvollständigkeit ihrer Vorstellungsinhalte sei die unbewusste, abgespaltene Psyche der Hysterie eminent suggestibel. Auch die Suggestibilität der bewussten Psyche mancher Hysterischen scheine hierauf zu beruhen, weil dem wachen Denken infolge der Abspaltung eines Unbewussten nur ein Teil der psychischen Energie zur Verfügung steht.

DER ÜBERSCHUSS AN ERREGUNG – Breuer und Freud sahen die *Disposition zur Hysterie* nicht wie Janet in einem Mangel, sondern in einem *Überschuss an geistiger Erregung.* In ihrer hausärztlichen Tätigkeit hätten sie viele Glieder hysterischer Familien

mit all ihrer Lebhaftigkeit und Unrast, ihrem Bedürfnis nach Sensation und geistiger Tätigkeit kennen gelernt. »Diese Disposition gehört zu jenen Menschen, deren Nervensystem in der Ruhe ein Übermaß von Erregung frei macht, welches Verwendung fordert.« Bei solchen Menschen könne »in die Nervenapparate der Empfindung, welche normal nur peripheren Reizen zugänglich sind, und in vegetative Organe, welche durch starke Widerstände vom Zentralnervensystem isoliert sind, die Erregung des Zentralorganes einströmen«. Wenn bei diesen Menschen »die Aufmerksamkeit auf einen Körperteil konzentriert wird, übersteigt die attentionelle Bahnung der betreffenden sensiblen Leitung das normale Maß, die Erregung setzt sich sozusagen auf diese Bahn und es entsteht die lokale *Hyperalgesie.* Die Erregung, welche einmal eine sensible Bahn besetzt hat, vermehrt sich durch Zuströmen immer neuer Erregungen. So entwickelt sich nach einem leichten Gelenktrauma eine Gelenkneurose, die Schmerzempfindungen der Ovarialschwellung wird zur dauernden Ovarie.« Auch die Nervenapparate der *Zirkulation* seien bei den Hysterischen dem zerebralen Einfluss zugänglicher als beim Normalen. Auf adäquate funktionelle Reize werde in exzessiver und perverser Weise reagiert. Mäßiger Anstrengung wie gemütlicher Aufregung folge nervöses Herzklopfen, Neigung zur Synkope, exzessives Erröten und Erblassen. Die Vasomotoren brächten ohne allen psychischen Einfluss Arterien zur Kontraktion (»absterbende Finger«). Einem leichten Trauma folge die Gelenkneurose, eine kurze Bronchitis hinterlasse nervöses Asthma. Auch in der *motorischen* Sphäre erzeuge der Erregungsüberschuss pathologische Phänomene. So geartete Kinder entwickelten leicht ticartige Bewegungen, welche, zuerst angeregt durch irgendeine Empfindung im Gesicht oder durch die Enge eines Kleidungsstückes, alsbald Dauer gewinnen. Die Reflexbahnen werden sehr leicht »ausgefahren«. Erregbare, aber sonst gesunde Adoleszenten sehe man oft während der Pubertätsentwicklung an Hysterie erkranken, die Geschlechtsreifung greife im ganzen Nervensystem an, indem sie überall die Erregbarkeit steigert und die Widerstände herabsetzt.
Breuer meint dazu, die alte *Reflextheorie* dieser Symptome sei durchaus nicht ganz zu verwerfen. Viele nervöse Symptome, welche das eine Mal psychisch bedingt sind, könnten in anderen Fällen reflektorische Fernwirkungen sein. Andere Formen abnormer sensibler Erregbarkeit freilich entzögen sich dem Verständnis noch vollständig, so die allgemeine Analgesie, die anästhetischen Plaques, die reale Gesichtsfeldeinengung.

Der Überschuss von Erregung, welchen das Nervensystem der Hysterischen in Ruhe frei macht, bedinge deren *Unfähigkeit ein monotones Leben zu ertragen.* Ihr Sensationsbedürfnis treibe sie die Eintönigkeit der Krankenexistenz durch allerlei »Ereignisse« zu unterbrechen. Sie würden darin immer weiter geführt durch ihr *Krankheitsbe-*

dürfnis, das für die Hysterie so pathognomonisch sei, wie die Krankheitsfurcht für die Hypochondrie. Es entspringe der Sehnsucht der Patientin, sich und andere von der Realität ihrer Krankheit zu überzeugen. Wenn dies aber zur Verlogenheit und wirklicher Simulation führe, dann beruhe das nicht auf der hysterischen Disposition, sondern, wie Möbius vortrefflich sage, auf der *Komplikation mit anderen Degenerationen*. Die »bösartige Hysterika« etwa entstehe dadurch, dass ein originär erregbarer, aber gemütsarmer Mensch noch der egoistischen Charakterverkümmerung anheim fällt, welche chronisches Siechtum so leicht erzeuge.

SEXUALITÄT – Breuer und Freud fanden, dass die meisten der abgewehrten und konvertierten Vorstellungen *sexuellen Inhalt haben*, was vor allem bei der Pubertätshysterie der Fall sei.
Sie führen aus, wie verschieden sich *heranreifende Mädchen* zu den sexualen Vorstellungen und Empfindungen verhalten, bald mit Unbefangenheit, wie die meisten Bauern- und Arbeitermädchen, bald mit mehr oder weniger perverser Neugier. Endlich gebe es aber auch »die feinorganisierten Naturen von großer sexueller Erregbarkeit, aber ebenso großer moralischer Reinheit, welche alles Sexuelle als unvereinbar mit ihrem sittlichen Inhalt als Beschmutzung empfinden. Diese verdrängen die Sexualität aus ihrem Bewusstsein und die affektiven Vorstellungen solchen Inhaltes, welche somatische Phänomene verursacht haben, werden als abgewehrte unbewusst.« Die Neigung zur Abwehr des Sexuellen werde oft auch noch durch die Beimischung von Furcht vor dem Unbekannten verstärkt. Die *Ehe* bringe neue sexuelle Traumen. »Es ist zu wundern, dass die Brautnacht nicht häufiger pathogen wirkt, da sie doch leider so oft nicht erotische Verführung, sondern Notzucht zum Inhalt hat.« Die Autoren glauben, dass die große Mehrzahl der schweren Neurosen bei Frauen dem Ehebett entstammen. Ein Teil der sexuellen Noxen, der wesentlich in ungenügender Befriedigung besteht (coitus interruptus, ejaculatio praecox), führt nach Freud nicht zu Hysterie, sondern zur *Angstneurose.* Schließlich stellen die Autoren fest, die sexuellen Bedürfnisse der Hysterischen seien nicht stärker als die von Gesunden. Aber sie erkranken an ihnen, und zwar meist gerade durch die *Abwehr der Sexualität.*

SCHLUSS – Als Verfasser des theoretischen Teils der »Studien über Hysterie« zieht Breuer schließlich das Resümee: »In diesem gewagten Versuch, aus unseren heutigen Kenntnissen die Hysterie synthetisch zu konstruieren ... mussten so viele Formulierungen, von der alten Reflextheorie bis zur Dissoziation der Persönlichkeit, Platz finden. Es ist unwahrscheinlich, dass nicht jede Formulierung einen Teil der Wahrheit enthält.« Er fasst zusammen, die Basis der Hysterie sei eine Eigenart des ganzen Nervensystems, auf der sich der Komplex von ideogenen psychisch bedingten Symptomen wie ein mehrstöckiges Gebäude auf den Fundamenten erhebt. Versuche man die Erklärung der Hysterie mit Benutzung eines einzigen Kausalnexus durchzuführen, so bliebe immer ein sehr großer Rest unerklärter Phänomene übrig. Die Stigmata und eine Reihe anderer nervöser Symptome, manche Algien, viele vasomotorische Phänomene, der rein motorische Krampfanfall, seien wohl direkte Folge der fundamentalen Anomalie des Nervensystems. Neben und über diesen stünden dann die ideogenen Phänomene, welche infolge Konversion affektiver Erregungen als Affektwirkungen bei hysterisch disponierten Menschen auftreten. Breuer teilte mit Freud die wesentlichen Anschauungen über die psychische Entstehung der hysterischen Symptome, über die Bedeutung der Konversion und der Hypnoide, die therapeutischen Möglichkeiten des Abreagierens. Er sah aber auch sehr deutlich, wie manche Symptome sowohl aus psychischen wie aus somatischen Ursprüngen geboren werden können und war sich des funktionell-somatischen Anteils am Gesamtkomplex der hysterischen Erscheinungen sehr wohl bewusst. Demgegenüber widmete Freud sein Interesse immer mehr der »Abwehr-Neuro-Psychose«, mit zunehmender Zentrierung auf das sexuelle Feld, und auf die Entwicklung seiner Psychoanalyse. Diesen Weg konnte Breuer nicht mehr mitgehen. Bald nach dem Erscheinen der »Studien über Hysterie« trennten sich die beiden großen Männer voneinander.

III. NEUE ÜBERLEGUNGEN

1. MÖBIUS – HYSTERISCH IST, WAS DURCH VORSTELLUNGEN BEDINGT IST

PAUL JULIUS MÖBIUS (1853–1907) hat sich, wie kaum ein anderer seiner Generation, gedrängt von seinem Interesse für die Grenzbereiche des menschlichen Lebens, die Problematik der funktionellen Nervenkrankheiten zu Eigen gemacht. Unter seinen Vorfahren befanden sich viele bedeutende Gelehrte und Künstler. Er selbst studierte erst in seiner Heimatstadt Leipzig Theologie und Philosophie, bis er sich endgültig der Medizin zuwandte. Einige Jahre war er als Neurologe gemeinsam mit Strümpell an der dortigen Medizinischen Poliklinik tätig, habilitierte sich und hielt Vorlesungen über Neurologie. 1886 nach Berufung von Strümpell nach Erlangen kehrte er wieder in die private Praxis zurück, die ihm dann bis zu seinem Tod allein die Grundlage für seine Forschungen bot. Seine Arbeiten umkreisten immer wieder grundsätzliche Probleme der Neurasthenie, der Hysterie und der Psychopathie.

ÜBER NERVOSITÄT – Eben in Leipzig als Spezialist für Nervenheilkunde und Elektrotherapie niedergelassen, hat Möbius ein für Laien bestimmtes »Gesundheitsbuch« über Nervosität (1882) verfasst, in dem er den nervös erkrankten Menschen durch Aufklärung über ihre Problematik zu helfen versuchte. Bemerkenswert ist, wie er eingangs den Zusammenhang der verschiedenen funktionellen Nervenkrankheiten darlegt: »Betrachtet man die Gruppe der funktionellen Nervenkrankheiten als einen Baum, so ist der Stamm die Nervosität; aus ihr entwickeln sich, wo die Störung eine tiefergehendere ist, den Zweigen des Baumes gleich, die als Hysterie, Hypochondrie, Melancholie … bekannten Neurosen.« Zwar müsse der Arzt bestrebt sein, »für jeden Fall die richtige Überschrift zu finden, die Natur aber macht keine Sprünge und an der Fülle ihrer Erscheinungen findet jedes Klassifizierungsstreben seine Grenze.« *Unmerklich sei die Grenze zwischen Gesundheit und Krankheit.* Auch der gesunde Mensch leidet zuweilen an Verstimmung und Reizbarkeit, auch seiner kann sich das Gefühl hilfloser Schwäche bemächtigen, kurz alle Erscheinungen der Nervosität können bei ihm auftreten. Erst ihre Häufigkeit und Dauer drücken dem Zustande den Stempel des Krankhaften auf. Ebenso wenig ließen sich die einzelnen krankhaften Zustände des Nervensystems voneinander abgrenzen. Die *Nachbargebiete deckten sich* sozusagen zum Teil. Um das Verhältnis der wichtigsten allgemeinen Neurosen zueinander und zur Nervosität zu zeigen, hat Möbius ein *Schema* entworfen: Es besteht aus einem Doppelkreis, dessen größerer die Nervosität, dessen innerer kleinerer die Neurasthenie darstellt. Dieser Doppelkreis ist umgeben, sich mit ihnen mehr oder weniger überschneidend, von weiteren Kreisen, welche Hysterie, Verrücktheit, Hypochondrie, Melancholie, Schwachsinn u. a. repräsentieren. Die sich schneidenden Kreise drücken das Ineinanderfließen der einzelnen Formen aus.

Und dann schreibt Möbius noch ein für ihn eigentümliches Wort zum Schicksal der Nervösen im Allgemeinen: »Die Mehrzahl der Nervösen werden von den meisten nicht für krank gehalten und doch sind sie nicht normale Menschen. Sie erfüllen die Anforderungen des Lebens, aber unter Kämpfen, ihre Intelligenz befähigt sie vielleicht zu großen Leistungen, aber ihre Organisation versagt ihnen Kraft und Zähigkeit. Sie sehen, was andere sehen, aber wie durch gefärbtes Glas; sie gleichen ihrer Umgebung und sind doch fremd in ihr. Kurz, das Zwischenreich zwischen Gesundheit und Krankheit ist groß, unzählbar sind die Abstufungen des Schattens zwischen Tag und Nacht.«

ÜBER NEURASTHENIE – In einer ausführlichen Arbeit für ein Fachblatt erörtert 1894 Möbius die Neurasthenie. Zum Namen meint er: »BEARDs Schilderung war in vielen Beziehungen vortrefflich, gewiss entsprach sein Buch einem Bedürfnis der Zeit, und doch würde er nicht den gleichen Erfolg gehabt haben, wenn er statt ›on neurasthenia‹ geschrieben hätte ›on nervousness‹. Der neue Name bezauberte Ärzte und Laien, sodass rasch die ›neue Krankheit‹ Bürgerrecht erhielt.«

Wesen und Definition der Neurasthenie lassen sich nach Möbius grundsätzlich aus den Erscheinungen der Ermüdung ableiten. »Der krankhafte Zustand würde also am besten als *gesteigerte Ermüdbarkeit* zu bezeichnen sein.« Alle Hauptsymptome der Neurasthenie könne man auch an gesunden Menschen wahrnehmen, sobald diese übermäßig tätig gewesen sind: Muskelschwäche und Muskelschmerzen, Schweißausbrüche, Störungen der Herz- und Atemtätigkeit, der Verdauung, der geschlechtlichen Tätigkeit, Kopfschmerzen und Kopfdruck, Reizbarkeit, Schläfrigkeit und Schlaflosigkeit. Von Neurasthenie sei zu sprechen, »wenn ein oder mehrere Zeichen der Ermüdung auftreten nach einer Tätigkeit, die sie beim Gesunden noch nicht hervorrufen würde«.

Die Ursachen der Neurasthenie seien vielfältig. Der durch übermäßige Tätigkeit erworbenen Neurasthenie des vorher Gesunden, stehe die auf angeborener Schwäche beruhende Neurasthenie gegenüber. Auch exogene Krankheiten führten zu gesteigerter Ermüdbarkeit, sodass die meisten Rekonvaleszenten und viele chronisch Kranke neurasthenisch zu nennen seien. Von einer Krankheit Neurasthenie könne man eigentlich nicht sprechen, weil keine ätiologische Einheit besteht, weil nicht in allen Fällen der gesteigerten Ermüdbarkeit dieselbe Ursache vorhanden ist. Möbius schlägt vor, die Neurasthenie durch exogene Krankheiten aus dem neurasthenischen Krankheitskomplex auszuscheiden. Dagegen liege kein genügender Grund vor, zwei Gruppen als erworbene und angeborene Neurasthenie zu trennen. Absolut Gesunde treffe man überhaupt nicht an, und andererseits sei doch auch die angeborene Schwäche in der Regel nur relativ. Man könne sagen: »Die Neurasthenie ist eine durch Tätigkeit herbeigeführte gesteigerte Ermüdbarkeit; je größer die Anlage, umso geringer braucht die krankmachende Tätigkeit zu sein.«

ABGRENZUNGEN – Möbius führt weiter aus, Neurasthenie sei nicht gleichbedeutend mit Nervosität. *Nervosität* betreffe Menschen, die ihr Leben lang an abnormer Reizbarkeit leiden, Schwarzseher sind, zu hypochondrischen Vorstellungen neigen, dabei aber weder bei geistiger noch bei körperlicher Tätigkeit rasch müde werden. Alle Neurasthenischen sind nervös, aber nicht alle Nervösen sind neurasthenisch, die Nervosität sei der weitere Begriff.

Unterscheiden müsse man zwischen neurasthenischen und *hysterischen Erscheinungen.* Das Wesen des hysterischen Zustandes bestehe darin, dass Vorstellungen ungewöhnlich leicht ungewöhnliche Veränderungen im Organismus bewirken. Durch die Möglichkeit des plötzlichen Entstehens und Aufhörens ließen sich die hysterischen Symptome am augenfälligsten von den neurasthenischen unterscheiden. Freilich kämen Hysterie und Neurasthenie oft zusammen vor. Da fast immer Hysterie und Neurasthenie auf dem Boden der Nervosität erwachsen, gebe es Fälle, in denen man mit nahezu gleichem Recht einen der drei Namen brauchen kann. – Eine Krankheit *Hypochondrie* gebe es nicht, da hypochondrische Vorstellungen bei allen Formen geistiger Störung vorkommen können, allein aber nie vorhanden sind. – Die *Zwangsvorstellungen* seien zweifellos Stigmata hereditaria. Zwar könnten auch in der Ermüdung annähernd Gesunder Erscheinungen auftreten, die an die Zwangsvorstellungen erinnern, etwa wenn jemand eine Melodie nicht loswerden kann. Doch fehle dabei durchaus das Gefühl der Überwältigung und die Angst beim Widerstand. Auch die Phobien gehörten eigentlich zu den Zeichen der erblichen Belastung, aber sie deuteten auf eine weit geringere Schädigung hin als die eigentlichen Zwangsvorstellungen und es sei üblich, sie unter den Symptomen der Neurasthenie anzuführen. – Möbius fasst zusammen: »In Summa, es wäre wohl das Richtigste, *nicht von der Krankheit, sondern von dem Syndrom Neurasthenie zu reden.*«

PATHOPHYSIOLOGIE – Zur Pathophysiologie der Ermüdung gibt Möbius Folgendes zu bedenken: Man dürfe vermuten, dass es sich auch bei der Neurasthenie besonders um eine Ermüdung von Gehirn und Muskeln handelt. Aus neueren Untersuchungen gehe hervor, dass die Ermüdung eine *Art Vergiftung* ist. Die Ermüdungsgifte schädigen zunächst die Stellen ihrer Entstehung, nämlich das zentrale Nervensystem und die Muskeln. Sei die oft wiederholte übermäßige Ermüdung einer chronischen Vergiftung gleich zu achten, so werde man sie durch Schädigung des Erbgutes auch als Ursache der Schwächlichkeit der Nachkommen begreifen können. Von der *Art der angeborene Gehirnschwäche* könne nichts gesagt werden. Ein kühner Versuch sei die von ARNDT ausgesprochene Vermutung, dass in solchen Fällen das Nervensystem relativ zu klein sei. MOSSO vermute, dass die Neurasthenischen eine verminderte Widerstandsfähigkeit gegen die Vergiftung durch die Ermüdungsprodukte zeigen, oder einen zu geringen Vorrat von Energie in den Nervenzellen haben, oder die Verluste, die durch Ermüdung entstehen, zu langsam ersetzen.

Für das *Ausmaß der Ermüdung* bei einer zerebralen Tätigkeit spielten außer der Dauer und Größe der Leistung der Grad der intellektuellen Anstrengung eine Rolle:

Je willkürlicher und je unlustbetonter die Tätigkeit ist, umso eher tritt Erschöpfung ein. »Beim Klavierspiel etwa ermüdet eine halbe Stunde mehr als 15 Minuten, ceteris paribus ein Presto mehr als ein Andante. Je unbekannter uns ein Stück ist, je mehr wir aufmerken müssen, umso größer ist die Anstrengung. Je mehr Zuhörer vorhanden sind, umso leichter tritt Beängstigung und Furcht vor Beschämung ein. Hängt gar von unserem Spiel eine wichtige Entscheidung ab, so kann die peinliche innere Spannung ins Ungemessene wachsen und wird das Spiel aufs Äußerste erschöpfen.« – Die *intellektuelle Anstrengung* bestehe in dem Erfassen des Neuen, in der Verknüpfung des noch nicht verknüpft Gewesenen. Die *moralische Anstrengung* liege in der eine Tätigkeit begleitenden Gemütsbewegung. Die Tätigkeit könne Widerwillen erzeugen und geschieht dann mit Selbstüberwindung. Oder Selbstüberwindung sei erforderlich, weil das Interesse fehlt und das vernünftige Wollen nur mit Mühe die Aufmerksamkeit herbeizwingt. Oder es knüpften sich an die Tätigkeit Erwartungen und Befürchtungen. Auch Gemütsbewegungen und Schmerz seien Anstrengungen, denn sie sind die Reaktion unseres Willens gegen eine gewaltsame Einwirkung. Das am leichtesten ermüdende Organ, das Gehirn, bedürfe der ausgiebigen Erholung im Schlaf, Mangel daran führe zu den höchsten Graden der Gehirnermüdung.

Muskelarbeit allein führe nur dann zur chronischen Ermüdung, wenn ein äußerer Zwang sie ins Ungemessene steigert. Körperliche Arbeiten führen zur Neurasthenie, wenn Schlaflosigkeit, gemütliche Erregung und willkürliche Steigerung der Leistung dazukommen. Ebenso disponiere körperliche Arbeit, bei denen falsche Bewegungen Gefahr bringen, wie bei Maschinenbetrieben und bei Hochbauten. Die *Ausübung von Musik* bringe gleichzeitig eine Anstrengung des Ohres und ein Übermaß von seelischer Erregung mit sich. Es werde auch behauptet, dass andauernde *Erschütterungen* (Eisenbahnfahrten, Arbeit an manchen Maschinen) chronische Ermüdung begünstigen. – Wie lange *geistige Arbeit* fortgesetzt werden kann, ohne zu ermüden, hänge offenbar nicht nur von der verfügbaren Menge »geistiger Kraft« ab, sondern auch von der individuellen Art der Gedankenverknüpfung, von der gemütlichen Reizbarkeit, von den Ergebnissen der früheren Arbeit, von örtlichen und zeitlichen Einflüssen. Das geistige Schaffen im engeren Sinn, wissenschaftliche oder künstlerische Tätigkeit, sei kein Spiel, sondern eine im höchsten Grade erschöpfende Arbeit.

Zur zweiten funktionellen Nervenkrankheit, die am Ende des 19. Jahrhunderts das medizinische Denken besonders bewegte, die Hysterie, hat Möbius vielfach Stellung genommen und einige vielbeachtete neue Thesen in die Diskussion eingebracht.

ÜBER HYSTERIE – 1888 publizierte Möbius einen Artikel »*Über den Begriff der Hysterie*«. Er führt darin aus, ein wichtiger Fortschritt in der Entwicklung der Lehre von der Hysterie sei darin zu sehen, »dass mehr und mehr die Erkenntnis sich herausarbeitet, die Hysterie sei eine Psychose, d. h. die wesentliche, die primäre Veränderung sei ein krankhafter Zustand der Seele«. Da nun aber Fälle von Hysterie vorkämen, besonders bei Männern, in denen nachweisbare Störungen der seelischen Tätigkeiten im engeren Sinne nicht vorhanden sind, müsse das wesentliche Kennzeichen nicht in der Art der psychischen, sondern *in der Art der somatischen Symptome* gesucht werden. Die seelischen Eigentümlichkeiten, die man der Hysterie zuschreibt, die Launenhaftigkeit, die Sucht aufzufallen und Ähnliches, können da sein oder fehlen. »Wo dagegen körperliche Symptome bestimmter Art vorhanden sind, da diagnostizieren wir Hysterie ohne nach etwas Weiterem zu fragen.«

Möbius fährt fort: »Wie müssen nun diese körperlichen Störungen beschaffen sein? Ich glaube, man kann antworten: *Hysterisch sind alle diejenigen krankhaften Veränderungen des Körpers, die durch Vorstellungen verursacht sind.*« Vorstellungen, die mit lebhaften Lust oder Unlustgefühlen verknüpft sind, rufen körperliche Veränderungen: das Weinen, das Lachen, die Schamröte, das Erbrechen aus Ekel, der Angstschweiß, der Durchfall aus Furcht, das Starrwerden vor Schreck. Das Besondere der hysterischen Reaktionsweise bestehe nun darin, »dass *sowohl diese Veränderungen ungewöhnlich leicht und ungewöhnlich heftig durch Vorstellungen* hervorgerufen werden, als auch, dass durch Vorstellungen körperliche Störungen hervorgerufen werden, *die bei Gesunden überhaupt nicht beobachtet werden*, z. B. Hemianästhesie«. Die Art der körperlichen Störung habe in vielen Fällen keine geradlinige Beziehung zur ursächlichen Vorstellung, außer wenn die Aufmerksamkeit auf bestimmte Körperteile gelenkt wird. »So kann ein leichter Stoß auf die Schulter die Besorgnis einer schwereren Beschädigung des Arms erwecken: eine hysterische Lähmung des Armes ist die Wirkung.«

Möbius räumt ein, bei seiner These handle es sich vorderhand nur um einen Analogieschluss, der darauf gründet, dass nach vielfacher praktischer Erfahrung hysterische Erscheinungen durch Vorstellungen, beziehungsweise durch die mit ihnen verbundenen Gemütsbewegungen, entstehen und ebenso verschwinden, und dass besonders die Ergebnisse der Hypnose und der Suggestion Vergleiche mit der Entstehung hysterischer Phänomene nahe legen. Nehme man die oben gegebene Definition an, werde die psychische Symptomatik zu einer Komplikation. Der Wert seiner Definition, meint Möbius, liege darin, dass sie alles zusammenfasst, was wesensgleich ist. Man habe vordem einschlägige Fälle nicht der Hysterie zugerechnet, etwa weil entweder die Flüchtigkeit der Symptome oder die psychische Symptomatik fehlte.

Auch die *Neurasthenie* könne durch seelische Vorgänge, durch intellektuelle Überanstrengung, durch Kummer, entstehen. Aber da handle es sich einfach um Ermüdung durch das Übermaß der Tätigkeit, nicht um eine Hemmung oder Steigerung körperlicher Funktionen durch einzelne Vorstellungen. Freilich könne ein Hysterischer so gut wie jeder andere auch neurasthenisch werden. Endlich könne man meinen, schreibt Möbius, die Definition grenze die Hysterie nicht genügend ab gegen die Erscheinungen des gesunden Lebens. Eine solche Grenze sei aber weder nötig noch möglich. »Die Hysterie ist eben nur die krankhafte Steigerung einer Anlage, die in allen vorhanden ist. *Ein wenig hysterisch ist sozusagen ein jeder.*«

Die *Therapie der Hysterie* könne nur eine *psychische* sein. Das Heil liege im Glauben, und zwar nicht im Inhalt, sondern in der Festigkeit des Glaubens. Abgesehen von der Persönlichkeit des Arztes, werde ein Mittel umso wirksamer sein, je mehr es auf die Phantasie des Kranken wirkt. Bei Hysterischen könnten auch somatisch bedingte Beschwerden durch die Vorstellung in gewissem Grade gehemmt werden. Es könne bei ihnen der Glaube den durch Entzündung verursachten Schmerz, den Husten der Bronchitis mehr oder weniger besiegen. In dem Maße, in dem bei dem Einzelnen die hysterische Anlage entwickelt ist, werde während irgendeiner Krankheit der Glaube sich hilfreich zeigen.

ASTASIE UND ABASIE – Möbius verdeutlichte 1890 seine Auffassung vom Wesen der Hysterie in einem Referat über *hysterische Astasie-Abasie*, dem Verlust des Steh- und Gehvermögens bei sonst intaktem Muskelapparat. BLOCQ habe als Ursache des Syndroms eine Gemütserschütterung angegeben und gemeint, das Zittern und Schwachwerden der Beine bei heftigen Affekten sei bei hysterischen Personen geeignet, die Autosuggestion des Nicht-mehr-Stehen-Könnens zu bewirken. Sogar durch einen Traum könne es zu dieser Autosuggestion kommen, wesentlich seien Vorgänge im Unbewussten.

Möbius findet diese Angaben über die psychische Entstehung der Astasie-Abasie vollkommen zutreffend und geht dann auf einen Aufsatz BINSWANGERs ein. Dieser beanstandete Blocqs Darstellung als ungenügend, weil sie nicht die von Agoraphobie und von Zwangsvorstellungen abhängigen Störungen enthalte. Möbius kontert, Binswanger übersehe hierbei völlig den fundamentalen Unterschied zwischen hysterischen und hypochondrisch-neurasthenischen Erscheinungen. Bei dem hysterischen Nichtkönnen sei die *Vorstellung des Nichtkönnens* Ursache. Genau genommen, handle es sich nicht um bloße Vorstellung, sondern um ein *seelisches Radikal*, das heißt um eine *Vorstellung plus Wollen oder Nicht-Wollen.* Überall, wo vom Wirken der Vorstellungen gesprochen wird, sei diese Erläuterung zu ergänzen. Ob diese Vorstellung plötzlich aufgetaucht ist, wie bei einem Unfall, oder ob sie sich allmählich entwickelt hat, wie bei langem Bettliegen, ob sie im Traume oder im wachen Denken entstanden, ob sie durch äußere Suggestion angeregt ist, das sei gleichgültig. »Die Voraussetzung ihres Wirkens ist eine *angeborene hysterische Anlage* einerseits und ein *besonderer Gemütszustand* im Augenblicke andererseits ... Er muss dem hypnotischen ähnlich sein, er muss einer gewissen Leere des Bewusstseins entsprechen, in welcher einer auftauchenden Vorstellung vonseiten anderer kein Widerstand entgegengesetzt wird ... Wir wissen, dass ein solcher Zustand außer durch Hypnotisierung durch Gemütserschütterung und durch erschöpfende Einflüsse herbeigeführt werden kann.« Wie nun die lähmende Vorstellung wirkt, davon wisse man nichts, man müsse sich mit Analogien, die man ebenso wenig verstehe, behelfen, indem man etwa an die lähmende Wirkung der Furcht denke. Das Bewusstsein könne über den sie verursachenden Vorgang keine Aussagen machen, der Kranke stehe ihm genauso gegenüber wie einer organischen Lähmung. Ferner sei charakteristisch, dass besonders jugendliche Personen betroffen werden und dass neben diesem oder jenem Nichtkönnen sich fast immer hysterische Stigmata finden.

Bei den von Binswanger geschilderten Fällen von Agoraphobie verhalte es sich ganz anders. Der Kranke wisse hier genau, dass er einzig und allein *wegen seiner Angst* und wegen der übrigen Missempfindungen nicht gehen kann. Es falle ihm gar nicht ein, sein Leiden mit einer Lähmung zu verwechseln. Während der Hysterische nicht wisse, warum er nicht gehen kann, weiß der Hypochonder nicht, warum er beim Gehen Angst empfindet. Die hypochondrischen Kranken seien fast immer Erwachsene, dem Auftreten der Agoraphobie gingen fast immer lange dauernde Überanstrengungen voraus, sie erwachse auf neurasthenischem Boden. Endlich sei die Prognose verschieden. Die hysterische Astasie könne mit einem Schlage verschwinden, wenn es gelingt, den richtigen psychischen Schlüssel zu finden; sie schwinde meist rasch bei Isolierung und Suggestion. Zur Heilung der Agoraphobie aber gehöre lange Zeit; hier gebe es keine Wunderkuren, sondern es gelte, zunächst durch verständige Behandlung die nervöse Erschöpfung zu beseitigen.

Auf Ersuchen einer renommierten gynäkologischen Zeitschrift publiziert Möbius 1895 dort ein Referat: »Über die gegenwärtige Auffassung der Hysterie«. Er erläutert früher Gesagtes und bringt neue Gedanken. Möbius kann nun schreiben, dass es in seiner ersten Veröffentlichung 1888 ein Wagnis war, das Wesen der hysterischen Erscheinungen auf die Formel zu bringen: »Hysterisch sind die krankhaften Veränderungen, die durch Vorstellungen verursacht (im Gegensatz zu motiviert) sind«. Die weitere Entwicklung aber habe, vor allem durch Janet, diesen Satz bestätigt.

ZUM WESEN DER HYSTERIE – Möbius greift zur Verdeutlichung des Wesens der Hysterie einige Besonderheiten der hysterischen Symptomatik auf. Bei der Augenuntersuchung hysterischer Patientinnen finde man oft eine konzentrische *Einschränkung des Gesichtsfeldes* bis auf ein kleines Feld um den Fixpunkt. Wäre die entsprechende Einschränkung des Gesichtsfeldes durch organische Veränderungen hervorgerufen, so würde dies die Kranke in höchstem Grade stören, sie würde sich nicht frei bewegen können. Die Hysterische dagegen vermeide in der Regel alle Hindernisse ohne Mühe, ja, sie wisse oft gar nicht, dass ihre Augen nicht in Ordnung sind. Ebenso wüssten die Kranken gewöhnlich von ihrer *Hautanästhesie* nichts, hätten auch an ihrer Geschicklichkeit nicht eingebüßt. Es verhalte sich hierbei so, dass die Reize, die die empfindlichen Teile treffen, dieselbe Erregung bewirken wie beim Gesunden, nur könne sich von ihnen die Kranke keine Rechenschaft geben. *Die anästhetischen Hysterischen fühlen, aber sie wissen es nicht.* Unbewusst aber werde der Reiz registriert. Berühre man etwa die unempfindliche Haut fünfmal und fordert dann die Kranke auf, eine Zahl zu nennen, so werde sie in der Regel fünf sagen.

Lähmungen treten, wie Möbius fortfährt, im Anschluss an Gemütsbewegungen, sei es im wachen oder schlafenden Zustand, auf. Ein Kranker träumt, das Rad eines Wagens ging ihm über den Bauch, und am nächsten Morgen erwacht er mit gelähmten Beinen. Eine Frau gibt im Zorn ihrem Jungen eine Ohrfeige, und sofort fällt die Hand gelähmt herab.

Oft ist es nur eine bestimmte Funktion, die ausfällt, während alle anderen unbeeinträchtigt bleiben. Die Astasie-Abasie-Kranken können im Liegen die Beine frei bewegen, sind aber nicht im Stande zu gehen und zu stehen. Die Kranken mit »hysterischer Stimmbandlähmung« sind imstande tönend zu husten, oft zu lachen und zu singen, bringen aber beim Sprechen keinen Laut heraus.

Alle diese hysterischen Störungen können durch psychische Einflüsse beseitigt werden. »Jahre alte Unbeweglichkeit verschwinde hier durch ein Gebet an gewissem Ort, dort durch den elektrischen Strom, dort durch ein einfaches ›stehe auf und gehe heim!‹«

Möbius fasst zusammen, bei der »seelischen Unempfindlichkeit« handle es sich darum, dass ein Teil der Einwirkungen der Außenwelt nicht in das wache Bewusstsein aufgenommen wird, bei der »seelischen Lähmung«, dass die Willkür den Weg zu den ausführenden Organen des Körpers nicht findet. In anderen Fällen werde die Vorstellung mit der Fülle der Wirklichkeit umkleidet. So entstünden die hysterischen Halluzinationen, deren praktisch Wichtigstes der Schmerz sei, so entstünden auch die blutenden Stigmata.

Nächste Beziehung zu den hysterischen Erscheinungen besäßen die *durch* hypnotische *Suggestion bewirkten Erscheinungen.* Um den Vorgang bei der Suggestion klar zu machen, spräche man neuerdings von einem Ober- und einem Unterbewusstsein, von einer *Spaltung des Bewusstseins.* Stelle man sich das Bewusstsein als eine Ebene vor, deren Mittelpunkt das Ich einnimmt, so werde durch die Suggestion an irgendeiner Stelle eine spanische Wand aufgerichtet, die dem Ich einen Teil seines Besitztums verbirgt. Das Ich erfährt nicht, was dahinter vorgeht (Anästhesie, Amnesie), es kann aber durch die Wand auch nicht wirken (Lähmung). Durch die Abtrennung werde das Feld des Bewusstseins verkleinert, sodass man von einer *Einschränkung des Bewusstseins* sprechen könne. Diese Annahme stimme sehr gut überein mit vielen Erscheinungen sowohl des hypnotischen als des hysterischen Zustandes.
Schwerer verständlich sei, meint Möbius, dass die *suggerierten Vorstellungen so viel tiefer in die Körperlichkeit hineingreifen als die normalen.* Sobald es sich um das *Unbewusste* handelt, sei ein wirkliches Verständnis der Natur der Sache nach nicht möglich ist, man redet dann nur in Bild und Gleichnis. Zusammengefasst könne man aber sagen: »Die der Hysterie eigentümliche Veränderung besteht darin, dass vorübergehend oder dauernd der *geistige Zustand des Hysterischen dem des Hypnotisierten gleicht* … Ebenso wie alle im hypnotischen Zustand beobachteten Erscheinungen, Anästhesie, Amnesie, Halluzination, Lähmung, Kontraktur, vasomotorische Veränderungen, Ödeme, Blutungen, sind alle Erscheinungen bei der Hysterie Wirkungen der Suggestion, das heißt des Vorstellens.«

Freilich sei die Hysterie eine *besondere Art* krankhaft gesteigerter Suggestibilität: Beim Hysterischen rufen Vorstellungen Symptome hervor, die dem Inhalte nach nicht suggeriert sind. Der Hysterische brauche nicht die mindeste Ahnung davon haben, dass es eine Hemianästhesie gibt und doch bekommt er sie, etwa wenn er erschickt. Auch den Gemütsbewegungen folgen beim Hysterischen krankhafte Störungen, die eine Karikatur der normalen Affektäußerungen darstellen. So sei offenbar auch der *hysterische Anfall* aufzufassen. Warum jemand lacht, wenn er lustig ist, wisse man nicht, offenbar hänge das mit den Gesetzen, die den Organismus beherrschen, zusammen. Ebenso müsse auch der hysterische Anfall als gesetzmäßige Reaktion der Hysterischen angesehen werden.

ÄTIOLOGIE DER HYSTERIE – Als Antwort auf die Frage, wie der Mensch zu dieser krankhaften Geistesbeschaffenheit kommt, antwortet Möbius, die Hysterischen seien von Geburt an abnorme Menschen, sie gehörten zu den *erblich Entarteten.* Die Anamnese zeige fast immer, dass schon in früher Kindheit wunderliche Züge an den Patienten zu beobachten waren, dass diese während ihrer ganzen Lebenszeit anders reagiert haben als normale Menschen, und dass die Ursache der Abnormität in dem abnormen Zustande der Vorfahren zu suchen ist. Mit den höheren Graden des Schwachsinns sei die Hysterie nicht verträglich, aber leichte Formen des Schwachsinns findet man bei Hysterischen häufig. Nicht selten sei bei ihnen auch der so genannte *moralische Schwachsinn,* das heißt ein geistiger Schaden mit moralischen Defekten. Eine wichtige Rolle bei der Beurteilung der Hysteriker spiele die *hysterische Amnesie.* Die Kranken würden oft für Lügner gehalten, weil sie manches bald wissen, bald nicht wissen, zuweilen ihre Gedächtnislücken durch Erfundenes auszufüllen suchen. Im Übrigen könnten alle anderen Symptome der Entartung bei Hysterischen vorhanden sein: Neurasthenie, Hypochondrie, Zwangsvorstellungen, Zwangstriebe, Wahnvorstellungen, melancholische, maniakalische Zustände.

Die Anerkennung einer *erworbene Hysterie* gründe auf einer Anzahl von Beobachtungen, in denen durchaus keine erbliche Belastung nachzuweisen ist. Gewöhnlich handele es sich um die so genannte traumatische Hysterie, das heißt um Fälle, in denen die mit einem Unfalle verbundene Gemütserschütterung die Gelegenheitsursache gewesen ist. Möbius spricht von *Gelegenheitsursache,* weil er nicht glaubt, dass irgendeine Einwirkung als causa sufficiens bezeichnet werden könne, die Hysterie sei immer eine endogene Krankheit. Es gelinge gewöhnlich, prädisponierende Ursachen aufzufinden. Bei Arbeitern sei oft ihre Tätigkeit als solche anzusehen. Zimmerleute, Maurer, Eisenbahnangestellte hätten fortwährend der Gefahr des Unfalls gegenüberzustehen. Der Gegensatz zwischen angeborener und erworbener Hysterie sei kein absoluter. Auch bei jener finden sich Gelegenheitsursachen, auch bei dieser besteht nicht vollständige Gesundheit von vornherein, »denn jeder von uns ist in einem gewissen Grade erblich entartet«.

Und den Gynäkologen, an die sich Möbius in seinem Artikel hauptsächlich wendet, erklärt er, auch die *Krankheiten der weiblichen Geschlechtsteile* könnten nur als

Gelegenheitsursachen angesehen werden. Die mit ihnen verbundenen Schmerzen und sonstigen Beschwerden, Fieber und Säfteverluste vermögen den Körper und damit auch das Gehirn zu schwächen. Jede Erkrankung der Geschlechtsorgane störe das seelische Leben der Frau in hohem Maße. Schließlich mache die körperliche Erkrankung nicht direkt, sondern mittels der Angst und Sorge die Frau hysterisch. Die Beschränkung der Hysterie auf das weibliche Geschlecht sei natürlich sinnlos.

ÜBER ENTARTUNG – Ein Gebiet, das dem Bereich der funktionellen Nervenkrankheiten benachbart ist und in diesen hineingreift, hat Möbius besonders beschäftigt, die Lehre von den Entartungen. Was er darüber dachte, wurde von ihm in einem Aufsatz »Über Entartung« (1901) dargelegt. In ihm nützt er vor allem die Gelegenheit, einige grundsätzliche Fragen nach der *Menschenart* und der *Menschenbeurteilung* zu erörtern.

Bei der Entartung, schreibt er, gehe es um ein Grenzgebiet, es umfasse die Menschentypen, die aus dem Normaltypus herausfallen, denen es in die Wiege gelegt sei, in irgendeiner Weise Außenseiter zu sein. Und weiter: »Das Gebiet der Abnormalität ist sehr groß, *denn streng genommen gehören wir alle ohne Ausnahme hinein* und man wird überhaupt unter den Menschen die ideale Normalität vergeblich suchen. Will man nur von denen reden, die *wesentliche Abnormitäten* aufweisen, so gebraucht man den Begriff der *Entartung* ... Das Merkmal ist die Übertragbarkeit auf die Nachkommenschaft ... Die Entartung besteht in Abweichungen vom Typus, welche die Nachkommen schädigen können.« Nach langem Streit über die *Vererbbarkeit erworbener Eigenschaften* habe man sich jetzt darüber geeinigt, dass Veränderungen des Organismus, die eine Veränderung der Keimdrüsen bewirken, auch Veränderungen der Keime, das heißt der Nachkommen bewirken können.

Die hohen Grade der Entartung, die Idioten und die Irren, hätten früh die Aufmerksamkeit auch sich gezogen. Viel unfertiger seien die Kenntnisse über die *geringeren Grade der Entartung.* Dabei seien gerade diese wegen ihrer großen Häufigkeit und wegen ihrer Bedeutung für alle Gebiete des geistigen Lebens außerordentlich wichtig. Am häufigsten sei das *Nervensystem* von der Entartung betroffen. Die *Ursache* der Entartung sei nur bei der erworbenen Entartung nachzuweisen, bei der ererbten spiele möglicherweise die Keimfeindschaft, die Schädigung der Frucht durch Nichtzusammenpassen der Keime, eine größere Rolle als man bisher angenommen hat.

Die *Abgrenzung geringer Abweichungen* sei in der Lehre von der Entartung das Wichtigste, Schwierigste und Interessanteste ... Die Frage laute: Wie breit ist die Normalität?

Erst spät seien die Nervenkrankheiten, im forensischen Interesse, als Zustände zwischen Geisteskrankheit und Gesundheit, Objekt der Psychiatrie geworden. Gerade bei der Kriminalpathologie habe sich gezeigt, dass die Schwierigkeit in der Grenzbestimmung liegt. Was man bräuchte, wäre ein »geistiger Canon«, eine Proportionslehre der geistigen Fähigkeiten. Täglich werde vom Psychiater verlangt, dass er sich gutachtlich darüber äußere, ob der oder der Mensch noch geistig normal sei. Bis jetzt habe dieser keinen anderen Anhalt, als seine persönliche Menschenkenntnis.

Möbius gibt Hinweise, was ihm für diesen »geistigen Canon« grundsätzlich wichtig erscheint. Er stellt fest, bei der Beurteilung eines Mannes fragt man nicht zuerst, ob er rasch oder langsam, so oder so assoziiere, sondern man fragt, ob er gutherzig, ehrlich, mutig, beständig sei oder nicht. Bei der Beurteilung der Menschen komme es vielmehr auf die *Stärke und Richtung ihrer Triebe*, als auf die rein intellektuellen Leistungen an. Kinderliebe etwa sei ein wesentlicher Zug der weiblichen Psyche; »wenn ein Mann kleine Kinder abscheulich findet, so erregt das keine Bedenken, tut es ein Weib, so ist sie mit Bestimmtheit als entartet zu bezeichnen.« Dem normalen Menschen scheine ein gewisser Grad von Grausamkeit eigen zu sein, sodass die vollkommene Unfähigkeit grausam zu sein, auf eine bestimmte Abnormität schließen lässt. Anderseits sei große Grausamkeit ein wichtiges Zeichen der Entartung. Auch bei dem so wichtigen Geschlechtstrieb lauten die ungelösten Fragen: Wie stark ist er beim normalen Menschen unter verschiedenen Bedingungen? Wo ist die Grenze nach unten gegen abnorme Frigidität, wo die nach oben gegen die Satyriasis? Wie wandelt er sich im Lauf des Lebens? Nicht wenige Fähigkeiten seien von der Stärke des Geschlechtstriebes abhängig, etwa die künstlerische Fantasie, und alles, was man als Laune, Stimmung zusammenfasst, ändere sich mit ihm.

Man müsse *das Wesen des Menschen* als eine *Gruppe von Trieben* ansehen, durch deren Zusammenwirken der *Charakter* entsteht. Was der Mensch will, wonach er instinktmäßig und ernstlich verlangt, das charakterisiere ihn. Da aber niemals das Streben nur ein Ziel hat, zum mindestens Nahrungstrieb und Geschlechtstrieb zu unterscheiden sind, so kann man nicht den Willen, sondern *die Willen* als des Menschen Kern bezeichnen. Die Erkennung des Individuums wird so sehr schwer. Denn abgesehen davon, dass die Menschen das, was sie im Grunde wollen, oft genug mit aller Anstrengung verhüllen, wissen sie es auch oft selbst nicht. Nur durch die Einwirkung des Schicksals wird herausgebracht, was denn eigentlich im Menschen steckt.

Wolle man vom *Aussehen* eines Menschen auf sein Inneres schließen, so halte man sich üblicherweise hauptsächlich an die Form und die Bewegungen des Gesichtes,

aber auch an Form und Bewegungen der Glieder. Schon beim erstmaligen Anblick eines Menschen entstehe rasch ein Urteil über ihn. In dem instinktiven Urteil stecke eine geheimnisvolle Weisheit. Ein Gesicht errege spontan Zuneigung, Abneigung, Furcht, Grauen.
Möbius führt hier dann die all die Veränderungen an, die zu seiner Zeit allgemein als *körperliche Entartungszeichen* angesehen wurden und meint schließlich recht provokant, dass Hässlichkeit an sich schon ein Zeichen von Entartung sei.

DÉGÉNÉRÉS SUPERIORES – Was die *Geistesbeschaffenheit der Entarteten* betrifft, bezieht sich Möbius auf MAGNAN, dem er sich wissenschaftlich verbunden fühlt und dessen Hauptwerk er ins Deutsche übertragen hat. Nach Magnan muss bei den *»oberen Entarteten«*, den *Dégénérés superiores*, unterschieden werden zwischen der primären Geistesbeschaffenheit, dem Grundzustand und den sekundären Bildungen, den Syndromen. Ärztlich seien die *Syndrome* das Wichtigste, denn sie seien es, die den Entarteten zum Arzt bringen. Es sind dies die aus der Psychiatrie bekannten Formen der Geistesstörungen: das intermittierende Irresein, die Paranoia, die Melancholie, die Hypochondrie, die Obsessionen, die Formen der Phobie, die Hysterie, die Nervenschwäche. Alle entstehen bald ohne nachweisbare Ursache, bald auf Anlässe hin, die aber von einer causa suffiziens weit verschieden sind. Ob die geistigen Krankheiten erscheinen oder nicht, hängt bald von der Beschaffenheit des primären Zustandes, bald von den Ereignissen des individuellen Lebens ab, und je nach Beschaffenheit des letzteren kann von zwei gleich Entarteten der eine krank werden, der andere gesund bleiben.

Vom allgemein-menschlichen Standpunkt aus gesehen, den Menschen als Glied der menschlichen Gesellschaft genommen, aber erscheine der *Grundzustand* als das eigentlich Wichtige. Den Grundzustand des Entarteten charakterisiere *Instabilität* oder *Disharmonie.* Man könne den im labilen Gleichgewicht befindlichen Entarteten Deséquilibré nennen. Im normalen Menschen müssten auch in geistiger Beziehung bestimmte Größenverhältnisse gegeben sein; finden sich falsche Proportionen, so sei die Harmonie aufgehoben.

PATHOGRAPHIE – Man dürfe voraussetzen, meint Möbius, dass alle Menschen alle geistigen Haupteigenschaften gemein haben, dass nur ein Mehr oder Weniger den Unterschied macht. In diesem Mehr oder Weniger gründe auch das Problem der verbrecherischen und dem genialen Menschen. Die *Verbrecher* seien keine Kraftnaturen, sondern sie seien in Wirklichkeit gewöhnlich verkümmerte Wesen, deren

Hauptdefekte der Mangel an Mitgefühl und der an Vorsicht sind. Fehle der Leichtsinn und seien die übrigen Geisteskräfte gut entwickelt, so entstünden trotz Herzlosigkeit und Gewalttätigkeit nicht Sträflinge, sondern hohe Beamte, Staatsmänner, Feldherrn, wohl auch Gelehrte. Auch bei der *Genialität* sei die Harmonie aufgehoben durch die mächtige Entwicklung einzelner Fähigkeiten, die als Gewinn zu betrachten seien, die normalen Proportionen aber seien gestört. Obwohl das Kraftpotential der einzelnen Menschen beträchtlich verschieden sei, so sei doch ersichtlich, dass in der Regel bei ungewöhnlichen Leistungen nicht alle Fähigkeiten gesteigert sind, sondern nur einige, und dass neben ihnen einige nur als normale oder gar unternormale vorhanden sind. Auch die Helden müssten als Menschen ihren Zoll an menschlicher Schwäche zahlen.

Mobius hat dieses Thema, das Vorhandensein eigenartiger oder krankhafter Züge bei genialen Menschen, literarisch mehrfach eindrucksvoll illustriert und damit eine neue Literaturgattung ins Leben gerufen, die *Pathographie.* Auf ihn gehen die Pathographien von Rousseau, Goethe, Schopenhauer, Nietzsche, Gall zurück. Eine Pathographie der Frauen seiner Zeit unter dem Titel: »Über den physiologischen Schwachsinn des Weibes«, Möbius liebte provozierende Titel, brachte ihm reiche, verständlicherweise sehr widersprüchliche, Resonanz ein.

ÜBER MÖBIUS – Möbius war trotz seiner hohen Fähigkeiten selbst ein Leidender, ein mit dem von ihm Gesagten sehr Vertrauter, der sich selbst einmal halb im Scherz als Dégénéré superiore bezeichnete. Als ein höchst fruchtbarer Schriftsteller glänzte er mit eleganten lebendigen Stil, enttäuschte aber als ungelenker Redner, seine Ehe mit einer älteren Frau wurde sehr bald geschieden, sein Verhältnis zu seinen Universitätskollegen war gespannt und unerfreulich. Wegen einer verzögerten akademischen Beförderung brach er abrupt seine akademische Karriere ab. – Auf seinem Fachgebiet war Möbius eine anerkannte Autorität, dem die Neurologie, aber auch die innere Medizin, wesentliche Erkenntnisse verdankt; an seine Forschertätigkeit erinnern noch heute einige mit seinem Namen verknüpften Syndrome. Als Schriftleiter einer angesehenen medizinischen Zeitschrift hat er das wissenschaftliche Geschehen seiner Zeit fruchtbar kommentierend begleitet. Mit zunehmendem Alter aber waren es immer mehr philosophische Fragen, die ihn beschäftigten, die er auf dem Boden des von ihm verehrten FECHNER zu klären suchte. Von sich selbst schreibt er: »Nach den Grenzen der Erkenntnis hat es mich getrieben und im Grenzlande ist mein Zuhause gewesen. Das Ganze ist natürlich eine sonderbare Anlage, oder wenn man will, eine Sache der Kopfform.«

2. WOLLENBERG – DIE HYPOCHONDRIE ALS ZUSTANDSBILD

Seit die Neuasthenie immer mehr die Szene der funktionellen Nervenkrankheiten beherrschte, hat das alte Krankheitsbild der Hypochondrie laufend an Bedeutung verloren und ging schließlich fast völlig in der Neurasthenie auf. Einen endgültigen Schlussstrich unter diese Entwicklung setzte ROBERT WOLLENBERG (1862–1942), Professor der Psychiatrie in Tübingen, der 1904 in Nothnagels Handbuch der Speziellen Pathologie das Thema der Hypochondrie bearbeitete.

Wollenberg wirft einen Blick zurück auf die lange wandlungsvolle Geschichte des Krankheitsbegriffes der Hypochondrie. Er zeigte auf, wie die früheren Theorien erst in den veränderten Humores des Körpers oder in örtlicher Veränderung der Bauchorgane die proxima causa der Krankheit sahen und wie später dann die Nerven zum Sitz der Krankheit gemacht wurden. Erst um die Mitte des 19. Jahrhunderts habe man begonnen, die Bedeutung der Psyche für die Genese hypochondrischer Phänomene klar zu erkennen. Für GEORGET und FALRET sei die Hypochondrie eine Gehirnkrankheit im eigentlichsten Sinne gewesen, bei der das primär erkrankte Gehirn sekundär auf die Funktion anderer Organe einwirkt, während BARRAS und BRACHET angenommen hätten, dass die Gehirnaffektion nur sekundär im Anschluss an anderweitige nervöse Störungen, etwa des Magens, zustande kommt. Dem gegenüber habe eine andere Theorie die Phänomene von einer Alteration der immateriellen Seele selbst hergeleitet. So habe DUBOIS die Hypochondrie allein auf eine Besonderheit des Denkens zurückgeführt. In ähnlicher Weise habe ROMBERG die Hypochondrie als »psychische Hyperästhesie« mit Fixierung des Geistes auf abnorme Sensationen definiert. Aus dem psychiatrischen Lager sei von ESQUIROL die Hypochondrie als Vorstufe einer Geisteskrankheit, von GRIESINGER hingegen als den Depressionen zugehörig, aufgefasst worden.

Der wichtigste Markstein in der Geschichte der Hypochondrie aber war Wollenberg zufolge die Begründung des Krankheitsbegriffes der Neurasthenie, von dem ausgehend man geradezu eine *präneurasthenische und eine neurasthenische Periode* ihrer Entwicklung unterscheiden könne. Er schreibt: »Die präneurasthenische Periode erhält ihre Signatur durch die ungeteilte Anerkennung der Hypochondrie als einer Krankheit sui generis. Dagegen kennzeichnet sich die neurasthenische Periode dadurch, dass seitens der ganz überwiegenden Mehrzahl der Forscher auf eine selbständige Krankheit dieses Namens zugunsten der Neurasthenie verzichtet wurde; während bisher die Hypochondrie der weitere Begriff gewesen war, der die nervösen

Symptome in sich aufnahm, kehrt sich jetzt das Verhältnis um: die Hypochondrie wurde der Neurasthenie untergeordnet und einverleibt.« Schon Beard selbst habe ausgesprochen, dass die Hypochondrie nichts weiter sei als eine, den anderen Phobien gleiche, grundlose Furcht vor Krankheit und habe sie der Neurasthenie als *Pathophobie* zugerechnet.

Manche Ärzte hätten freilich auch in der neurasthenischen Periode noch an der nosologischen Selbständigkeit der Hypochondrie festgehalten. JOLLY habe mit seiner monographischen Bearbeitung der Hypochondrie im Jahre 1876 ausgeführt, dass bei der Hypochondrie in der Regel eine Affektion des Nervensystems infolge Überreizung durch anhaltende sensible Erregung als Grundlage anzunehmen ist und so die pathogenetische Bedeutung der Neurasthenie für die Hypochondrie gewürdigt; gleichwohl habe er in letzterer noch eine konkrete Krankheitsform gesehen. Auch bei SCHÜLE finde sich die Neurasthenie zwar berücksichtigt, aber noch nicht als eigentliches Krankheitsbild dargestellt, während die Hypochondrie einen breiten Raum einnehme. Er beschreibe das hypochondrische Irresein unter den »Psychosen des invaliden Gehirns« als eine selbständige Form psychischer Konstitutionserkrankung.

An der Wende zum neuen Jahrhundert war dann die klinische Selbständigkeit der Hypochondrie endgültig aufgegeben. Wollenberg zitiert zeitgenössische Autoren: JOLLY kennzeichne jetzt das Verhältnis der Neurasthenie zur Hypochondrie in der Weise, dass fast ohne Ausnahme der hypochondrische Zustand sich auf neurasthenischer Grundlage entwickle und dass es gerade die durch die Neurasthenie bedingten Veränderungen der Selbstempfindung seien, welche die eigentliche Materie für die hypochondrischen Beängstigungen, Befürchtungen und Vorstellungen werden. BINSWANGER erachte es für unzweifelhaft, dass die Hypochondrie auf dem Boden der Neurasthenie erwachse und nur eine Weiterentwicklung des Nervenleidens nach der psychischen Seite hin darstelle. Auch KRAEPELIN leite die hypochondrischen Vorstellungen von der Erschöpfung ab und weise Fälle, in denen eine solche Schädlichkeit fehlt, nicht der Neurasthenie, sondern anderen Krankheitsgebieten zu. Die Mehrheit der Fachgenossen fasse schlechthin alle Fälle von Hypochondrie als Neurasthenie auf. Es ergebe sich der Schluss, »dass die Hypochondrie als eigentliche Krankheit nicht aufrecht erhalten werden kann, dass sie vielmehr nur einen *psychopathologischen Zustand*, eine krankhafte psychische Disposition besonderer Art darstellt«. Gleichwohl könne es aus praktischen Gründen wünschenswert sein, für gewisse hypochondrische Zustandsbilder die Bezeichnung »Hypochondrie« beizubehalten.

Da der hypochondrische Zustand bei den verschiedensten Krankheitsformen vorkomme, müsse diesen ein entsprechend *disponierender Faktor* gemeinsam sein. Von den meisten Autoren werde als diese Elementarstörung die *krankhafte Veränderung der Selbstempfindung* angesehen. Normalerweise habe man von seinem Körper nur eine Gesamtempfindung und wisse von dem Funktionieren der einzelnen Organe empfindungsmäßig nichts. Dieses Verhältnis ändere sich, wenn infolge einer abnormen Beschaffenheit der sensorischen zentralen Sinnesgebiete nicht nur die geringfügigsten pathologischen, sondern auch noch die mit den physiologischen Körpervorgängen verbundenen Reize abnorm perzipiert werden oder wenn gar rein halluzinatorische Empfindungen entstehen. Es handle sich um eine Reaktionsveränderung im Sinne einer abnorm leichten Erregbarkeit dieser nervösen Komplexe, um eine Art psychischer Hyperästhesie. Bei der Hypochondrie bestehe zwischen den falschen Empfindungen und den charakteristischen krankhaften Vorstellungen eine unmittelbare innere Beziehung. Dies lasse sich am besten bei gewissen traumatischen Neurosen erkennen. Hier habe man es meist mit Individuen zu tun, bei denen eine unfallbedingte Neurasthenie oder Hysterie eine Quelle abnormer Sensationen und hypochondrischer Stimmungs- und Vorstellungsanomalien bildet. Damit auf dem Boden dieser veränderten Selbstempfindung die weitere Entwicklung gerade in der hypochondrischen Richtung erfolgt, bedürfe es aber zusätzlich einer besonderen *persönlichen Veranlagung.* Diese Veranlagung, welche auch als das »*hypochondrische Temperament*« bezeichnet werden könne, sei manchmal angeboren, häufiger aber erworben. Neurasthenie und Hysterie gäben einen besonders günstigen Boden für die Entstehung hypochondrischer Zustände ab.

3. SOKOLOWSKI – HYSTERIE UND KRANKHEITSBEDÜRFNIS

Während seit CHARCOT die Tendenz zunahm, üble Charaktereigenschaften der Hysterischen als Ausdruck einer degenerativ veränderten Persönlichkeit und das Wesen der Hysterie in funktionellen Eigentümlichkeiten zu sehen, hat ERNST SOKOLOWSKI gerade die degenerative Basis als das Wesentliche der Hysterie angesprochen und das Krankheitsbedürfnis vieler Hysterischer als Reaktion auf das *Ungenügen an der eigenen Person* abgeleitet.

Sokolowski lernte während seiner Tätigkeit als Psychiater an Irrenanstalten in Riga die verschiedenartigsten, vor allem schwerste Formen der Hysterie kennen. In einem Artikel im Centralblatt für Nervenheilkunde 1896 meinte er, das Bestreben, die Hysterie von den Erscheinungen der psychischen Degeneration zu trennen, habe das

Verständnis dieser Krankheit eher verwirrt als geklärt. Er glaube, nur *auf der Basis der Degenerationstheorie* könne eine konsequente Trennung der Hysterie von anderen Neurosen bewerkstelligt werden. Funktionelle nervöse Störungen als solche deckten sich nicht mit dem Begriffe der Hysterie. Degeneration müsse auch durchaus nicht mit massiven körperlichen Veränderungen einhergehen.

Den ersten degenerativen Schritt der Krankheitsentwicklung zur Hysterie stelle das »Absinken der assoziativen Gehirntätigkeit« dar. Ein Mangel an hemmenden Erinnerungsbildern verursache das Vorherrschen von Impulsen, und ihre Undeutlichkeit habe ein *Schwanken zwischen Wollen und Können* zur Folge. Natürlich könne der Moment nicht ausbleiben, in welchem das Individuum »auf seine eigene Dürftigkeit aufmerksam wird, wofern nur ein Minimum vergleichender Tätigkeit in ihm steckt«. »Ein unklares Ideal für die eigene Person schwebt ihm vor, auf dessen Unerreichbarkeit es immer wieder stoßen muss.« Das in diesem Widerspruch in die Enge getriebene Individuum suche nun nach einem Ausweg, eine Rettung aus dem drohenden psychischen Bankrott. Auswege seien beispielsweise der Trunk und der Selbstmord. Eine große Gruppe aber seien die Hysterischen, die Entarteten, die den Rettungsanker für ihre Minderwertigkeit im *Kranksein* finden. Mit der Krankheit sei erreicht, was ersehnt wurde: »Als Patient ist man befreit vom lästigen Kampf ums Dasein, wobei die tröstende Erwägung im Hintergrund steht, dass man Großes hätte leisten können, wenn nicht die leidige Krankheit dazwischengetreten wäre. Man spielt trotz allem eine Rolle, denn man verdient und verlangt Beachtung als Patient und erhält als solcher die Mitwelt in steter Bewegung und Aufregung.« Dies alles werde mit dem äußersten *Selbstbetrug* erkauft; der mitunterlaufende Betrug der Mitwelt sei nicht das Ziel. »Die Hysterie wird einzig und allein bestimmt durch die subjektive Stellungnahme des Individuums zur eigenen Krankheit: sie gibt dem Kranksein und der Krankheit Wesen und Charakter sui generis.« – »Dem Neurastheniker ist seine Krankheit Qual und Schrecken, dem Hysterischen Trost und Rettung auch unter der Voraussetzung schwer empfundener subjektiver Beschwerden.« Interessant sei die Beobachtung solcher Patienten, die nach jahrelangem Kränkeln an unbestimmten nervösen Beschwerden den Eintritt einer organischen Erkrankung als einen Befreiungsakt begrüßen.

Äußere ätiologische Momente müssten nach diesen Erwägungen eine wesentliche Entwertung erfahren. Ob die Hysterie nach einem Schock, ob durch Überanstrengung manifest werde, es komme im Wesentlichen darauf an zu konstatieren, dass *die Intention krank zu sein, das Primäre* sei. Die Entstehung der einzelnen *Symptome* könne geschehen durch Aufgreifen von organischen Veränderungen oder auch von funktionellen Anomalien. Es gäbe Symptome, welche bei einem mangelhaft entwickelten psychischen Korrektiv durch Suggestion oder Autosuggestion hervorgerufen werden (Blindheit, Taubheit, Aphonie, Analgesie), Prozesse, die dem Kranken in ihrer Entstehung wohl bekannt sind (Mutismus, der hysterische Krampf, die hysterische Schlafsucht, das hysterische Irresein), oder auch erfundene Symptome (schamlose Lügen). Bevor aber das Individuum sich entschließen müsse, Symptome zu erfinden, habe seine invalide Psyche allerdings meist bereits Früchte gezeitigt und die auf *Vorstellungen beruhenden Krankheitserscheinungen* erzeugt. Die Definition, Hysterie sei eine auf Vorstellungen beruhende Erkrankung, berücksichtige freilich nicht, dass die betreffenden Vorstellungen bereits bei ihrer Entstehung unter dem Banne der *Erkrankungsintention* stehen, zum anderen vernachlässige sie die Fälle, in denen objektiv nachgewiesene schwere Leiden vorliegen.

Zweifellos gebe es auch gewisse unveränderliche, objektiv nachweisbare Anomalien auf nervösem Gebiete. Doch weise nicht jeder Hysterische solche *Stigmata* auf und andererseits könne in ihnen nichts speziell für die Hysterie Pathognomonisches erblickt werden, da das Vorhandensein objektiv nachweisbarer funktioneller Störungen lediglich den Beweis für die Labilität des Gleichgewichtes zwischen Reiz und Hemmung auch auf somatischem Gebiet erbringe. Es handle sich hier um Innervationsanomalien auf motorischem, sensiblem, sensorischem und trophischem Gebiet. Als solche seien Paresen, Anästhesien, Gesichtsfeldeinengungen, Reflexanomalien und Darmneurosen absolut gleichwertig und bewiesen das Vorhandensein der Hysterie ebenso wenig wie das Ödem ein Vitium cordis.

Was die *Therapie* anbetrifft, meint Sokolowski, bedeute die Behandlung eines jeden Symptoms eine Sanktionierung desselben und sei schädlich. Er spreche auch der erfolgreichsten Kur nur dann eine wesentliche Bedeutung zu, wenn sie mit einer zweckmäßigen Beeinflussung der Persönlichkeit verbunden war. In den frischen, zumal jugendlichen Fällen dürfe man von Heilbarkeit der Hysterie reden, die an Lebensjahren oder Krankheitsdauer älteren Fälle seien a priori als unheilbar zu betrachten. In verdorbenen Fällen könne durch die Behandlung eine Veränderung erzielt werden, wenn dem Patienten ein Äquivalent geboten werde, welches für seine labile Psyche zeitweise die Rolle des deus ex machina übernehmen kann: »Begeisterte Aufnahme der eingeschlagenen Kurmethode, läppischer Enthusiasmus in der Anhänglichkeit zum behandelnden Arzt und andere wertlose Seelenzuckungen versetzen das ganze Wesen des Patienten in so ausgiebige Bewegung, dass ihm die Krankheit als Lebensmotor entbehrlich wird.« Als eine feinere Art von »Heilung« prognostisch ungünstiger Fälle lasse sich eine andere Erscheinung beobachten: »Das Kranksein verliert aus irgendwelchen Gründen an Wert und bei fortbestehendem Dilemma muss nun der Trunk, der Morphinismus, der Selbstmord, allerlei Equilibistik auf philanthropischem Gebiete, die Bühne, das Kloster, das Bordell (weiblich), die Vagabondage (männlich) in Szene treten.« Das Individuum wolle sich aus dem schwindelerregenden Schwanken zwischen Wollen und Können durch einen Sprung retten, es umgehe die dem Entarteten unerfüllbaren Forderungen des sozialen Systems, es dürste nach momentanen Erfolgen, es taste umher in dem Wirrwarr einer lebenslänglichen Sturm- und Drangperiode.

Bei Individuen, die in der Konversion nicht die ersehnte Erlösung finden, stellt sich nach Sokolowski das *hysterische Irresein* ein. Betreffe Personen mit rüstigem Gehirn ein Erlebnis, das einen gewaltigen Affekt hervorruft, so liefen die Empfindungen und ihre Verarbeitung zum Urteil gewissermaßen wie der Reiz zum Reflex ab. Trete an das entartete Individuum ein Erlebnis heran, das einen gewaltigen Affekt hervorruft, werde dies im minderwertigen Gehirn zu einem komplizierten Akt. Das Individuum sehe sich gezwungen, zu dem unkorrigierten Eindruck Stellung zu nehmen, es müsse die Willenskräfte in Aktion setzen, um den Eindruck zu rubrizieren und zu hemmen, was wegen Unzulänglichkeit der Erinnerungsbilder schlecht gelinge. Das Individuum werde nun vom Affekt hin und her gezerrt, es ergebe sich ihm, halte sich selbst für »verrückt« und benehme sich danach. Es träten *Zwangsvorstellungen und Illusionen* auf. Der Patient träume sich in die absurdesten Rollen und Situationen hinein. Irgendein kleines Talent treibe ihn zu den unpassendsten Unternehmungen, die mit den kläglichsten Misserfolgen enden. Nun erfolge ein Zusammenbruch in entgegengesetzter Richtung: Verzweiflung, Selbstvorwürfe, Einsamkeitstrieb. Das Kranksein habe die Bedeutung einer Strafe, und der Trieb, der verfahrenen Situation ein Ende zu machen, führe zum tentamen suicidii, einem Sprung aus dem ersten Stock. Habe nun die Verzweiflung und Zerfahrenheit des Patienten ihren höchsten Grad erreicht, so stelle sich *Mutazismus* ein oder als Ausdruck par excellence für alle hysterischen Unlustgefühle der *hysterische Krampfanfall.* Auch *hysterische Pseudo-Verwirrtheit* könne auftreten. Der Patient wolle von Ort und Zeit nichts wissen, er nehme einen hilflosen Gang an, spreche mit kindlich rührseliger Stimme, die Handlungen seien häufig verkehrter als bei den desorientiertesten Deliranten. Eine sehr gewöhnliche Reaktion Hysterischer auf äußeren Druck sei *blinde Wut,* eine Art Tobsucht. Gerade diese biete dem Beobachter Gelegenheit zu konstatieren, dass der Patient sich dem gegebenen Affekt mit einer gewissen Genugtuung hingibt und *geisteskrank sein will.*

Manchmal werde das Krankheitsbild vorwiegend von *Illusionen* beherrscht, wobei diese öfter »auf sexuellem Boden stehen, der in der Fruchtbarkeit für die Produktion psychischer Missbildungen allenfalls religiösen Zelotismus neben sich duldet«. Patient oder häufiger Patientin fühle sich durch geschlechtliche Ansinnen seitens vorhandener oder nicht vorhandener Personen verfolgt. Je nach dem Charakter solcher Illusionen sei Patientin nach derartigen Szenen verzweifelt, oder aber grenzenlos verzückt. Der hier obwaltende psychologische Hergang entspreche etwa der Tendenz des begabten Schauspielers, sich nach Möglichkeit in die darzustellende Rolle hineinzuleben. Am deutlichsten trete dieses geteilte Wesen des hysterischen Irreseins zu Tage, wenn dasselbe in den Rahmen der *folie du doute* gefasst sei, dann, wenn die Selbstquälerei schließlich ihren Gipfelpunkt erreiche in der verzweifelten Erwägung des Patienten, ob seine Krankheit nicht ein Sichgehenlassen sei oder gar auf Simulation beruhe.

Sokolowski zieht das *Fazit:* »Die Intention krank zu sein, das Krankseinwollen, ist eben das Entscheidende für die Beurteilung des hysterischen Irreseins wie der Hysterie überhaupt, die wir nach ihren Einzelsymptomen und verschiedenen Erscheinungsformen nicht abgrenzen können. Denn die Hysterie ist: Kranksein als Äquivalent des psychischen Gleichgewichts bei subjektiv empfundener Unzulänglichkeit entarteter Individuen.« Sokolowski hat so als Erster die Flucht in die Krankheit als ätiologisches Prinzip gesehen und beschrieben, ein Gesichtspunkt, der im folgenden Jahrhundert weiter an Bedeutung gewinnen wird.

IV. DAS BILD DER FUNKTIONELLEN NERVENKRANKHEITEN AM AUSGANG DES 19. JAHRHUNDERTS – DIE LEHRBÜCHER ALS SPIEGEL

Die vorgehend geschilderten Entwicklungen stellen Anstöße dar, die ursprünglich eher einen engeren Kreis von Nervenärzten ansprachen und ihre eigentliche Wirkung erst in späterer Zeit entfalteten. Um zu erfahren, wie sich damals die Psychoneurosen dem größeren Kreis der praktisch tätigen Ärzten darstellten, soll noch ein Blick in zwei Lehrbücher und ein Handbuch geworfen werden, die einerseits den Stempel der offiziellen Medizin tragen, andererseits jeweils sehr instruktive über die persönlichen Sicht eines bedeutenden Autors unterrichten.

1. STRÜMPELL – DIE »EINGEBILDETEN KRANKHEITEN«

ADOLF STRÜMPELL (1853–1925) wirkte seit 1886 als Ordinarius für Medizin in Erlangen, war dann Ordinarius in Breslau und in Wien und im medizinischen Deutschland jener Zeit eine maßgebliche Persönlichkeit. Seine frühen Arbeiten behandelten pathologisch-chemische Themen, später wandte er sich immer mehr der Neurologie zu, die er mit wichtigen Beiträgen über akute Encephalitis, multiple Sklerose, und die Strümpell-Mariesche Krankheit, bereicherte. Durch sein bis 1930 in dreißig Auflagen erschienenes Lehrbuch der Inneren Medizin hat er mehrere Ärztegenerationen in die Medizin eingeführt und dabei auch seine Sicht der funktionellen Nervenkrankheiten vermittelt. Die 1899 erschienene 12. Auflage bietet das nachfolgend skizzierte Bild der funktionellen Nervenkrankheiten.

Strümpell war mehr als die meisten seiner ärztliche Zeitgenossen von der Bedeutung psychischer Einflüsse auf Krankheitsentstehung und Krankheitsverlauf überzeugt, was er schon in seiner Antrittsrede als Rektor der Erlanger Medizinischen Fakultät zum Ausdruck brachte. So hat er auch schon sehr früh das Syndrom der psychisch bedingten »nervösen Dyspepsie« beschrieben. Und während der große Internist von LEUBE meinte, dass Patienten mit Magenproblemen aufgrund von lokalen Magenfunktionsstörungen nervös werden, vertrat Strümpell umgekehrt die Meinung, nicht das Magenleiden mache den Menschen zum Hypochonder, sondern die Hypochondrie mache den Menschen magenkrank. So war es nur konsequent für ihn, auch die funktionellen Nervenkrankheiten ganz aus dem Gesichtpunkt einer psychischen Genese zu sehen.

DIE HYSTERIE – Besonders bei seinen Ausführungen zum Wesen der Hysterie betont Strümpell, dass diese sich ausschließlich auf psychische Vorgänge bezieht, dass diese also keine Neurose, sondern eine Psychose darstellt. Er schreibt: »Man muss sich von der alten unhaltbaren Vorstellung frei machen, die Hysterie wäre eine allgemeine funktionelle Erkrankung des gesamten Nervensystems. Wir fassen die Hysterie als eine Erkrankung auf, welche sich ausschließlich auf die mit den *psychischen Vorgängen unmittelbar verknüpfte Gehirntätigkeit* bezieht.« Dabei handle es sich nicht nur um den normalen Ablauf der psychischen Vorgänge selbst, sondern ebenso auch um deren Verknüpfung mit den körperlichen Innervationsvorgängen.

Zur *Ätiologie* der Hysterie führt Strümpell die zeitgenössisch allgemein konzidierten Ursachen an. Die *psychischen Ursachen* spielen die Hauptrolle, sei es eine heftige psychische Erregung, seien es geringere, aber sich immer wiederholende psychische Alterationen. Manchmal entwickle sich die Hysterie bei Personen mit hereditärer nervöser Veranlagung auch ohne besonders auffällige Veranlassung, bei ihnen genügten schon die alltäglichen Anforderungen, um das abnorm schwach veranlagte Zentralnervensystem aus dem Gleichgewichtszustand zu bringen. Dies zeige die Wichtigkeit der meist ererbten, manchmal auch erworbenen *individuellen Disposition* des Nervensystems. Alles, was den Körper im Allgemeinen schwächt, vermindere auch die Widerstandskraft des Nervensystems. Nichts wirke so begünstigend auf die Entwicklung einer hysterischen Prädisposition als eine verkehrte Erziehung, welche die Launenhaftigkeit der Kinder nicht unterdrückt, die Stärkung des Willens und der Energie vernachlässigt, die Phantasie zu sehr anregt und die Kinder geistig überbürdet. Die Hysterie sei zwar beim weiblichen Geschlechte häufiger, doch kämen auch bei Männern schwere hysterische Erkrankungen keineswegs selten vor. Das jugendliche und mittlere Lebensalter sei am meisten betroffen. Die schweren Formen seien in Frankreich häufiger als in Deutschland. Besonders disponiert sei die jüdische Rasse. Bei der Hysterie der Frauen seien verdeckte psychische Momente für das Entstehen der Krankheit unvergleichlich maßgeblicher als irgendeine Lageveränderung des Uterus. Freilich bedrückten oft Erkrankungen der Genitalorgane mehr als andere Leiden das Gemüt. Geschlechtliche Enthaltsamkeit und geschlechtliche Überreizung führten niemals direkt, sondern nur durch Vermittlung psychischer Momente zur Hysterie.

Bei der *Symptomatik* der Hysterie schildert Strümpell eingehend die *hysterischen Stigmata.* Charakteristisch seien vor allem die *sensoriellen Anästhesien und Hyperästhesien* und als eines der häufigsten Symptome bei schwerer Hysterie die hysterische *Hemianästhesie.* Verbunden seien die Anästhesien häufig mit einer mehr oder weniger vollständigen *Analgesie.* Von sonstigen sensoriellen Anästhesien seien die *Einengung des Gesichtsfeldes* und die hysterische *Achomatopsie* eine häufige Erscheinung. Abnahme der Hörschärfe sei nicht selten, noch häufiger seien Anästhesien des Geschmackes und des Geruchs. Man finde bei Hysterischen sehr häufig auch *hyperästhetische Gebiete,* zuweilen als Sitz beständiger Schmerzen, in anderen Fällen nur von Druckschmerzhaftigkeit. Oft werde bei dieser »psychischen Hyperästhesie« nicht die leiseste Berührung ertragen. Am häufigsten seien die Hyperästhesien an der Wirbelsäule (*hysterische Spinalirritation*) und bei Frauen in der Unterbauchgegend (*Ovarie),* wobei es sich um einen Schmerz der Weichteile handle. Abnorme Empfindlichkeit des Auges, des Ohres komme ebenfalls vor. Hierher gehöre auch die Abneigung mancher Kranken gegen gewisse Geschmacks- und Geruchseindrücke. Die hysterischen *Schmerzen* seien kaum jemals streng von den hysterischen Hyperästhesien zu trennen. Fast alle

Hysterischen, die über Schmerzen im Rücken, den Extremitäten, häufig »überall« klagen, geben an, dass Bewegung und Druck diese steigert. Je mehr die Kranken an ihre Schmerzen denken, umso stärker werden sie. Es seien sozusagen »eingebildete Schmerzen«, »*Schmerzhalluzinationen*«. Es gebe Hysterische, die den ganzen Tag auf dem Sofa liegen, weil sie »vor Schmerz« kein Glied rühren können(Akinesia algera).

Viel diskutiert wurde die Erklärung, die Strümpells zu den *hysterischen Lähmungen* gab. Diese seien *Willenslähmungen;* die Kranken hätten die Herrschaft des Willens über die befallenen Muskelgebiete verloren. Man habe stets den Eindruck, die Kranken könnten ihr gelähmtes Glied sehr wohl bewegen, wenn sie nur wollten. »Sie *können resp. wollen nicht wollen,* und gerade darin besteht der krankhafte Zustand.« Häufig gehe es dabei um kombinierte Bewegungen. Manche Kranke bewegten im Bett die Beine ganz gut, können aber nicht stehen und keinen Schritt gehen (*Astasie und Abasie).* Bei einer hysterischen Schreiblähmung etwa zeigt sich der rechte Arm nicht gelähmt, aber bei jedem Versuch zu schreiben, versagt er vollständig. Sehr häufig seien die hysterischen *Stimmbandlähmungen.* – Die sehr hartnäckigen *hysterischen Kontrakturen* seien bedingt durch starke tonische Muskelzusammenziehungen mit einem zentralen Ausgangspunkt der Reizung. In Chloroformnarkose, auch im tiefen Schlaf verschwinden sie.

Die *vasomotorischen Einflüsse*, schreibt Strümpell, äußerten sich in der häufig zu beobachtenden kühlen blassen Haut einerseits, heißer geröteter Haut andererseits. Blutbrechen oder Bluthusten seien bei der Hysterie anscheinend nicht selten und würden häufig durch »nervös-vasomotorische Einflüsse« erklärt. Meist freilich könne man die Herkunft aus dem Zahnfleisch, der Mund- oder Rachenschleimhaut nachweisen. An Anomalien der *Sekretions- und Exkretionsorgane* beobachte man übermäßige oder fehlende Schweißsekretion, Ähnliches bei den Speicheldrüsen. Bei der hysterischen *Ischurie* würden tagelang nur ganz geringe Mengen Harn entleert. Häufiger sei die hysterische *Polyurie*, die Entleerung reichlicher Mengen sehr hellen und spezifisch leichten Harns. Sie hänge wohl meist nur von der sehr reichlichen Wasseraufnahme der Patienten ab.

Der Symptomenkomplex der »*nervösen Dyspepsie*«, kolikartige Schmerzen, hartnäckige Obstipation, zeitweilige Durchfälle, seien keine seltenen Erscheinungen der Hysterie. Namentlich spiele das *hysterische Erbrechen* eine große Rolle. Der *hysterische Meteorismus* bewirke oft eine sehr beträchtliche Auftreibung des Leibes. Wie in fast allen übrigen Organen, so kämen auch in den *Genitalorganen* nervöse Störungen als Teilerscheinung der

Hysterie vor, so Schmerzen, Hyperästhesien, Menstruations- und Sekretionsanomalien. Sexuelle Beziehung spielten oft eine nicht unbedeutende Rolle.

Die gesamte *psychische Konstitution* der Kranken zeige Eigenheiten. Die Hysterischen seien *reizbar*, zu Affekten geneigt, empfindlich, launenhaft, von einem Extrem der Stimmung in das andere verfallend. Auf der einen Seite willensschwach und energielos, seien sie doch klug und hartnäckig, wenn es gelte, einen Wunsch oder einen Plan durchzusetzen. Doch könnten sie auch, wenn sie wollen, sehr liebenswürdig und anziehend sein. Klug seien sie fast immer. Dieses Charakterbild finde sich am häufigsten bei den Patienten, welche keine schwereren Symptome darbieten, sondern bloß alle möglichen allgemeinen Beschwerden vorbringen, dabei aber noch ihren täglichen Beschäftigungen nachgehen können. Wo es sich um schwerere, lokalisierte hysterische Affektionen, Lähmungen und Kontrakturen, handelt, trete die Eigenartigkeit des Charakters zuweilen gar nicht besonders hervor. In schweren Fällen könne sich ein sehr merklicher Einfluss der Hysterie auf die *Gesamternährung* des Kranken geltend machen, die Nahrungsaufnahme werde gering, der Schlaf schlecht, nervös-dyspeptische Erscheinungen stellten sich ein, die Kranken können zum Skelett abmagern.

Eingehend behandelt Strümpell die *hysterischen Krampfanfälle.* Zwar gebe es Fälle von Hysterie, welche ganz ohne Anfälle verlaufen, wo nur gewisse dauernde hysterische Symptome, Lähmungen, Kontrakture, Anästhesie, bestehen. Doch gebe es auch Kranke, bei denen die hysterischen Anfälle das ganze Krankheitsbild beherrschen, ja zuweilen fast die einzige Erscheinungsform des Leidens sind.
Die *leichtesten Formen der hysterischen Anfälle* äußern sich in einem Gefühl der Beklemmung, der Beängstigung, des Schwindels und des Verlustes der Willensherrschaft über den Körper. Die Kranken sinken auf einen Stuhl, schließen die Augen, werden unfähig zu handeln und zu sprechen. Meist treten leichte motorische Reizerscheinungen ein, eine Beschleunigung der Atmung, ein allgemeines Zittern, ein Zwinkern mit den Augen, desgleichen spastische Zustände in den Pharynxmuskeln und oft starkes Herzklopfen. Bei derartigen Zufällen habe jeder unbefangene Beobachter den Eindruck des *Sichgehenlassen* vonseiten der Kranken. Muntere man sie etwas auf, spritze man ihnen kaltes Wasser ins Gesicht, so fänden sie meist auch bald ihre Willensherrschaft wieder. In ununterbrochener Reihe gehen diese leichtesten Formen der Anfälle in die *schwereren* über, wo die Bewusstseinstrübungen stärker, die motorischen Reizerscheinungen heftiger sind. Treten bei Hysterischen Anfälle auf, welche den epileptischen gleichen (Hystero-Epilepsie), müsse man auch an die Möglichkeit der Kombination beider Krankheiten denken.

Bei den *starken hysterischen Krämpfen* seien die Krampfbewegungen viel mannigfaltiger als bei der Epilepsie. An Armen und Beinen sehe man klonische und tonische Streck- und Beugekrämpfe, fast immer seien die Augäpfel verdreht, fast immer besteht Trismus und Zähneknirschen. Die stärksten Verkrümmungen mache meist der Rumpf. Der Körper nehme Stellungen ein, wie sie ein Gesunder ohne besondere Übung kaum nachmachen könnte, ungemein häufig und charakteristisch sei die Kreisbogen-Stellung. Dazwischen schleudern die Kranken ihren Körper hin und her. Strümpell meint, jedem, der einen derartigen »großen hysterischen Krampfanfall« einmal gesehen hat, werde das Bild unvergesslich bleiben. –
Eine andere ebenfalls häufige Form der hysterischen Krämpfe zeichne sich durch die starke *Beteiligung der Atemmuskeln* aus. Der ganze Anfall beginnt mit einer krampfhaften Beschleunigung der Respiration, die Atemzüge werden immer rascher und hastiger, bis gegen 200 Atemzüge in der Minute. Auch andere Krämpfe der Respirationsmuskeln, Singultus, lautes Schluchzen, Grunzen, seien nicht selten. – Bei den Krämpfen werde der Kranke oft von einem *bestimmten Vorstellungskreise beherrscht*, er halluziniert ein aufregendes Ereignis, was sich in seinem Bewegungen und seinem Mienenspiel ausdrückt. Das Gesicht zeige oft den Ausdruck des Schrecks, der Wut, der Lüsternheit, der Heiterkeit. Oft breche sich die innere Erregung dann auch in Worten Bahn. Strümpell meint die Beschreibung der *grande hysterie* nach CHARCOT treffe auch für die in Deutschland nicht seltene große Hysterie zu. Auch in puncto der *hysterogenen Zonen* folgt er den Vorgaben Charcots. »Es zeigt sich keineswegs selten, dass ein etwas länger ausgeübter Druck auf derartige Stellen einen hysterischen Anfall hervorruft. Umgekehrt gelingt es nicht selten, durch Druck auf dieselben Zonen einen bestehenden Anfall künstlich zum Aufhören zu bringen.«

Strümpell geht dann noch auf die *hysterischen Krämpfe ein, die sich auf ein bestimmtes Muskelgebiet beschränken,* so die *Krämpfe der Hals- und Nackenmuskulatur*, die *Respirationskrämpfe*. Auch die Kehlkopfmuskeln könnten befallen werden (*hysterischer Glottiskrampf*). Ziemlich häufig seien Krämpfe des Zwerchfells in der Form des hysterischen *Singultus*. Auf krampfhafte Zustände im Pharynx und im Ösophagus beziehe man das Symptom des *Globus hystericus*. Zu den hysterischen Krampfformen seien auch die eigentümlichen Anfälle zu rechnen, wo die Kranken die unflätigsten Schimpfworte ausstoßen (Coprolalie) oder eigentümliche »Zwangsbewegungen« (etwa alles zu zerreißen) ausführen.

Im *Gesamtverlauf der Hysterie* träten vielfach die schwereren hysterischen Erscheinungen, überhaupt nicht zu Tage. Die Patienten zeigten nur den für die Hysterie

charakteristischen psychischen Allgemeinzustand, seien leicht erregbar, zu Klagen und Übertreibungen geneigt, haben immer wieder Schmerzen, Kopfsymptome, Herzklopfen, dyspeptische Symptome, Atemnot, Erscheinungen die immer durch psychische Erregungen gesteigert werden.
Andere Fälle verliefen in der Weise, dass bei einem schon vorbestehenden hysterischen Allgemeinzustand nach irgend welchen psychischen Veranlassungen sich Lähmungen, Krämpfe, Kontrakturen, Sensibilitätsstörungen, Hyperästhesien entwickeln, manchmal Monate anhalten, dann aber freilich ganz plötzlich verschwinden. Die dritte Reihe von Fällen werde gebildet von den allerschwersten Formen der Hysterie, bei welchen große hysterische Anfälle auftreten, und sich mit allen möglichen hysterischen Erscheinungen (Anästhesien, Kontrakturen, Lähmungen) vereinigen.

Die hysterische Suggestibilität bespricht Strümpell mit großen Vorbehalten. Die Hysterischen würden zwar öfter wiederholten Suggestionsversuchen immer leichter zugänglich, sodass man schließlich »alles mit ihnen anstellen kann«. Ein derartiges Verfahren sei ärztlich und moralisch aber kaum zulässig, und selbst die Benutzung der Suggestion zu Heilzwecken stelle ein zweischneidiges Schwert dar. Am leichtesten gelinge die *Suggestion während der hysterischen Anfälle.* Man könne hierbei den Kranken Lähmungen, Kontrakturen, Anästhesien suggerieren. Nach dem Anfall sei jede Erinnerung an das während desselben Vorgefallene erloschen, während in den folgenden Anfälle alles in den vergangenen Anfällen Durchlebte sehr wohl reproduzierbar sei. Man könne also in solchen Fällen von einem doppelten Bewusstsein sprechen. Frühere Erlebnisse im Wachzustand tauchten in den Anfällen nicht selten auf, namentlich beobachte man häufig, dass diejenige Schreckszene, welche zum ersten Anfall führte, sich in den Anfallsdelirien oft von neuem wieder abspielt.

Bei der anschließenden Besprechung der *hypnotischen Erscheinungen* macht sich Strümpell ganz die Anschauungen der Salpiêtrièreschen Schule zu Eigen: »Die Hypnose ist u. E. weiter nichts, als die beabsichtigte künstliche Hervorrufung eines hysterischen Anfalls resp. einer hysterischen Psychose durch Suggestion, d. h. durch Einwirkung bestimmter Vorstellungen auf den zu Hypnotisierenden … Die einzelnen Formen der Hypnose unterscheiden sich in nichts von den verschiedenen hysterischen Zuständen. Die Hypnose ist künstliche Hysterie und schon hieraus allein ergibt sich die Gefährlichkeit aller hypnotischen Versuche, sobald sie von Unwissenden ausgeführt werden.«

DIE NEURASTHENIE – Die Neurasthenie definiert Strümpell als »einen in sehr mannigfaltiger Weise auftretenden nervösen Symptomenkomplex, dessen Ursache in einer nur funktionellen Störung der Nervensubstanz zu suchen ist«. Die Art dieser funktionellen Störung werde gewöhnlich durch die beiden Symptome der *abnormen Reizbarkeit* und der *abnormen Erschöpfbarkeit* charakterisiert. Jedoch seien mit dem Begriff der reizbaren Schwäche keineswegs alle Erscheinungen der Neurasthenie erschöpft. Vielmehr müsse sich auch hier, wie bei der Hysterie, die Überzeugung Bahn brechen, »dass es sich bei der Neurasthenie im Wesentlichen nur um ein *abnormes psychisches Verhalten der erkrankten Personen* handelt, und dass sich die zahllosen körperlichen Beschwerden und Symptome der Neurastheniker in letzter Hinsicht zum größten Teil auf ein gestörtes Vorstellungsleben zurückführen lassen«. Nervosität und Neurasthenie seien für die Praxis geschaffene kurze Ausdrücke, mit denen *gewisse Formen einer abnormen geistigen Konstitution* bezeichnet werden sollen, die meist angeboren ist. Die Neurasthenie zeige sich häufig genug schon in der Kindheit und entwickle sich je nachdem, welche äußeren Einflüsse ihr Hervortreten fördern oder hemmen.

Unter dem Einfluss großer psychischer Belastungen könnten neurasthenische Erschöpfungs- und Erregungszustände auch bei vorher ganz gesunden Menschen auftreten. Doch komme meist diesen Momenten nur die Rolle einer Gelegenheitsursache zu. Das eine Nervensystem trage eine Last ohne Schaden zu nehmen, während das andere unter ihr zusammenbricht. Nervosität, Neurasthenie, Hysterie, degeneratives Irresein seien sich eng berührende Krankheitszustände, zu denen die erbliche abnorme geistige Konstitution den Grund legt. Es gebe nur quantitative Unterschiede in einer Reihe psychischer Krankheitszustände, die sich einerseits an das normale Seelenleben anschließen, andererseits in den ausgesprochenen Irrsinn übergehen. Die neurasthenischen Zustände überragten an Häufigkeit alle anderen Nervenkrankheiten. – Psychische und emotionale Überanstrengungen wirkten als Gelegenheitsursache heute wie früher in voller Stärke. Häufig genug entwickle sich aber die Neurasthenie bei den durch angeborene Veranlagung disponierten Personen auch ohne jede besondere Veranlassung. Die Neurasthenie sei auch keineswegs nur eine Krankheit der Gebildeten und höheren Stände.

Die *psychische Symptomatik* werde bestimmt durch das leichte Auftreten von *Vorstellungen ängstlichen Inhalts.* Soweit sich diese Vorstellungen auf die eigene Körperlichkeit beziehen, nenne man sie *hypochondrische Vorstellungen.* Teils scheinbar spontan, teils durch Lektüre von medizinischen Schriften oder Krankheits- und Todesfälle hervorgerufen, tauchen derartige Vorstellungen immer wieder im Bewusstsein auf und beherrschen damit das ganze Vorstellungsleben. Die ängstlichen Vorstellungen

können sich aber auch auf äußere Vorgänge beziehen, mit denen sich ängstliche Vorstellungen assoziieren. Die so genannte *Platzangst*, ängstliche Vorstellungen beim Überschreiten eines größeren leeren Platzes, die Angst vor jedem Gedränge, vor jeder Eisenbahnfahrt, vor Feuer, würden bei Neurasthenikern häufig beobachtet. Nicht selten träten solche Vorstellungen ängstlichen Inhalts plötzlich mit besonderer Heftigkeit auf und führen zu förmlichen *Angstanfällen* mit ausgesprochenen körperlichen Folgezuständen. Dass das leichte Auftauchen von ängstlichen Vorstellungen den Patienten in einer beständigen Erregung hält, sei leicht erklärlich. Nur wenn die Gedanken anderweitig in Anspruch genommen werden, seien die Kranken ruhig und verhielten sich scheinbar völlig normal.
Manche Kranke würden von *Zwangsvorstellungen* gequält, etwa beständig auftauchenden, ganz überflüssigen Fragen, warum ist dies so, warum nicht so. Andere Kranke quälten sich mit beständigen Zweifeln, ob auch dies und jenes richtig geschehen sei, ob sie nichts vergessen haben. Während das krankhaft gestörte Vorstellungsleben in den meisten Fällen dem psychischen Gesamtverhalten der Neurastheniker den Charakter des Aufgeregten gibt, könne andererseits aber auch eine stärkere Hemmung des übrigen Vorstellungslebens und in Folge davon eine depressive Gemütsstimmung eintreten. Die folgenschwerste Einwirkung des gestörten Vorstellungslebens bestehe in der *Hemmung aller anderen Vorstellungsreihen* durch die sich immer von neuem ins Bewusstsein drängenden krankhaften Vorstellungen. Dies sei der hauptsächlichste Grund, warum die Neurastheniker so häufig zu jeder anstrengenden methodischen geistigen Arbeit unfähig werden. Zu dem geistigen Ermüdungsgefühl geselle sich hierbei auch körperliches Schwächegefühl, die Unfähigkeit anhaltend zu lesen oder zu schreiben.

Der Neurastheniker leide Strümpell zufolge unter zahllosen *subjektiven körperlichen Beschwerden,* die zum größten Teil nach seiner Auffassung nur eine Folge der primären *Störung des Vorstellungslebens* sind. Erst in zweiter Linie wird von Strümpell die Möglichkeit zugegeben, dass neben der psychischen Anomalie auch selbständige funktionell-nervöse Störungen in anderen Nervengebieten auftreten und zu besonderen körperlichen Symptomen führen. Die Vorstellung von einem befürchteten Organleiden riefen in der Tat die entsprechenden subjektiven Empfindungen hervor, es entstünden *»eingebildete Krankheiten«*. Beschäftigten sich die Gedanken des Patienten etwa mit dem befürchteten Eintritt eines Rückenmarksleidens, so träten zahlreiche scheinbar spinale Symptome auf, Rückenschmerzen, Schmerzen und Parästhesien in den Beinen. Wie von einer *spinalen Neurasthenie*, so könne man auch von einer *Herzneurasthenie*, einer *gastrischen Neurasthenie* sprechen. Strümpell merkt hier an, die schlimmsten Patienten seien neurasthenische Ärzte.

Neben diesen durch Autosuggestion hervorgerufenen subjektiven Empfindungen, machten sich noch körperliche Erscheinungen als *physiologische Folgen der psychischen Aufregung* geltend. Hierher gehöre in erster Linie ein großer Teil der zerebralen Symptome wie Kopfschmerz, Schwindelgefühl, Druck und Eingenommensein des Kopfes, vor allem auch die neurasthenische Schlaflosigkeit. Die Furcht vor der Schlaflosigkeit sei der hauptsächliche Grund der wirklich eintretenden Schlaflosigkeit. Weitere Folgen seien vasomotorische Symptome, Herzklopfen, Pulsbeschleunigung, Röte oder Blässe des Gesichts, verstärkte Schweißsekretion, Kälte der Hände und Füße. Auch das Zittern und die nicht seltene Steigerung der Sehnenreflexe gehörten hierher, außerdem die Appetitlosigkeit, die Stuhlverstopfung, die Neigung zu Durchfällen vieler Kranken. Während manche Neurastheniker, von beständiger Unruhe getrieben, sich in weiten nutzlosen Spaziergängen ermüdeten, trete bei anderen eine große körperliche Schwäche ein, welche von der unzulänglichen zentralen Willensinnervation der Muskeln abhängt. Von Neurasthenie betroffen werden sowohl vollblütige, korpulente, als auch schwächlich gebaute anämische Patienten. Zur *sexuellen Neurasthenie* bemerkt Strümpell, sie entwickle sich meist bei solchen Personen, welche in der Jugend Onanie getrieben haben und nun durch Lektüre oder eigene Überlegung in die übertriebenste Angst von den vermeintlich schlimmen Folgen geraten sind. Noch bedeutungsvoller sei aber die sehr oft eintretende *psychische Impotenz* in Folge der den Geschlechtsakt störenden ängstlichen Vorstellungen.

Als gewissenhafter Forscher macht Strümpell schließlich doch noch eine Einschränkung seiner Theorie der allumfassenden Psychogenese: »Man ist nicht berechtigt, alle bei der Neurasthenie auftretenden körperlichen Symptome als sekundäre psychogene Erscheinungen aufzufassen. Da die Neurasthenie auf einer konstitutionell abnormen Veranlagung des Nervensystems beruht, so ist es nicht auffallend, wenn neben den abnormen Erscheinungen im Vorstellungsleben der Kranken gleichzeitig funktionelle Störungen auch in anderen Nervengebieten auftreten.«

Zum *Krankheitsverlauf* meint Strümpell, bei bisher gesunden Patienten könnten Zustände von akuter Neurasthenie wieder ganz verschwinden. Im höheren Alter träten zuweilen die Krankheitserscheinungen zurück. In den leichteren Fällen zeigten die Patienten ihr Leiden nach außen hin nur wenig. Sie suchten es zu verbergen, da sie mit ihren allgemeinen Beschwerden doch meist nur wenig Teilnahme finden. In den schwereren Fällen aber nehme das Leiden auch nach außen hin eine ernste Bedeutung an und werde eine unerschöpfliche Quelle der Sorgen des Kranken und seiner Umgebung.

Was die *diagnostische Abgrenzung* der funktionellen Nervenkrankheiten untereinander betrifft, gelte Folgendes: »Eine vollständig scharfe Grenze zwischen Neurasthenie, Nervosität und Hysterie ist nicht zu ziehen. Bei diesen drei Zuständen handelt es sich um eine *abnorme nervöse Konstitution,* die sich in erster Linie auf dem rein psychischen Gebiete, in zweiter Linie in den Beziehungen zwischen geistigem und körperlichem Leben geltend macht. Handelt es sich nur um einen andauernden Zustand leichter psychischer Reizbarkeit, Empfindlichkeit mit Neigung zu ängstlichen Vorstellungen, zu unbegründeten Befürchtungen und dadurch zur Entstehung allerlei subjektiver, aber auf die Körperlichkeit bezogener abnormer Empfindungen, so nennt man den Zustand *Nervosität.* Verbindet sich damit eine stärkere Abschwächung der geistigen und in Folge der mangelhaft entwickelten geistigen Energie auch der körperlichen Leistungsfähigkeit, in der Regel verbunden mit gesteigerten Angstvorstellungen und dadurch entstehenden subjektiven Sensationen, so haben wir die ausgeprägte *Neurasthenie.* Ist aber die Beziehung zwischen geistigen Vorgängen und der Körperlichkeit so sehr ins Schwanken geraten, dass eine völlige Lockerung (Lähmungen, Anästhesie) dieser Beziehungen oder unter dem Fortfall aller gesunden geistigen Hemmungen ganz abnorme geistige Reizzustände entstehen (Krämpfe, Anfälle), so haben wir die ausgeprägte *Hysterie* vor uns.«

DIE UNFALLNEUROSEN – Auch bei den im Anschluss an körperliche Verletzungen (Traumen, Unfälle) entstandenen *traumatischen Neurosen* sieht Strümpell in den materiellen Traumen nur das auslösende Moment. Das materielle Trauma sei mit einem psychischen Trauma verbunden, zu dem nicht nur der mit dem Unfall verbundene Schreck, sondern die Vorstellungen über den weiteren Verlauf der Verletzung, die Wiedererlangung der Erwerbsfähigkeit, die Erlangung der Entschädigung, treten. Dies könne eine Reihe von scheinbar körperlichen Störungen zur Folge haben. Zuweilen sei das Trauma so heftig, dass eine Commotion cerebri auftrete, während in anderen Fällen aufgrund der geringen Intensität des Traumas oder dem Ort seiner Einwirkung davon nicht die Rede sein könne. Charakteristisch sei, dass nach völligem Abklingen aller materiellen Erscheinungen keine völlige Genesung eintritt. Der Kranke erhole sich bis zu einem gewissen Grad, doch bleibe eine Reihe von Symptomen übrig, die die Arbeitsfähigkeit des Betroffenen weiterhin vermindern. Untersuche man jetzt die Kranken, so falle eine eigentümliche *psychische Veränderung* auf. Die Kranken seien trübe gestimmt, unlustig zu jeder Beschäftigung, energielos. Die subjektiven Klagen beträfen meist Schmerzen an der traumatisierten Stelle, ferner Kopfweh, Schwindel, Mattigkeit, Appetitlosigkeit, Schlaflosigkeit. Die Untersuchung ergebe oft eine allgemeine motorische Schwäche, eine auffallend empfindliche Haut, abgeschwächtes Gehör, stumpfen Geruch, fehlenden Geschmack. Man finde häufig Hyperästhesie der Haut, Druckempfindlichkeit der Wirbelsäule und an den von der Verletzung betroffenen Körperstellen, Muskelspannungen und Zittern. Zwar gebe es Krankheitszustände, welche wirklich als andauernde funktionelle Störungen in Folge einer Gehirnerschütterung aufzufassen seien. Aber für die Mehrzahl seien es die mit dem Trauma verbundenen psychischen Einwirkungen, welche die Neurose hervorrufen. Die häufigen Streitereien mit den Versicherungen versetzten den Kranken in Unruhe. Dazu kämen bei Arbeitern, welche zur Unfallversicherung gehören, oft noch eine eigentümliche Halsstarrigkeit in ihren Ansprüchen. Die Häufigkeit der traumatischen Neurosen in Folge der Unfallgesetzgebung habe bedeutend zugenommen. Der Ausschluss einer Simulation sei schwierig. Man sollte die traumatischen Neurosen schon bei ihrer ersten Entstehung »im Keim ersticken«. Die sofortige Abweisung sei von bestem Einfluss. Die Kranken seien gezwungen ihre Arbeit wieder aufzunehmen und vergäßen darüber ihre eingebildeten Beschwerden.

2. KRAEPELIN – EIN PSYCHIATER NIMMT STELLUNG

EMIL KRAEPELIN (1856–1926), einer der bedeutendsten Psychiater am Ende des 19. Jahrhunderts, hat vor allem durch seine Klassifikation der Psychosen, der Abgrenzung der Dementia praecox und des manisch-depressiven Irreseins, der Psychiatrie entscheidende Impulse gegeben. Beginnend als Mitarbeiter von Gudden in München, nach Stationen bei Flechsig, Erb und Wundt in Leipzig, nach Professuren in Dorpat und Heidelberg kam er 1904 wieder nach München zurück und verschaffte den dortigen psychiatrischen Instituten, auch mit der Gründung der Deutschen Forschungsanstalt für Psychiatrie, internationales Ansehen.
Sein literarisches Hauptwerk, die »Psychiatrie«, 1883 in Leipzig einbändig als »Compendium der Psychiatrie« erschienen, wuchs bis zur 12. Auflage zu einem vierbändigen Standardwerk des Faches heran. Das Compendium zeigt für die funktionellen Nervenkrankheiten nur ein sehr begrenztes Interesse und versteckt sie in den Abschnitten über Dämmerzustände und über psychische Schwächezustände. Die 1899 erschienene 6. Auflage des Kraepelinschen Werkes, die insofern Bedeutung hat, als in ihr zum ersten Mal die Dementia praecox und das manisch-depressive Irresein als Krankheitseinheiten aufgeführt wurden, berücksichtigt jedoch ausführlich und differenziert die funktionellen Nervenkrankheiten und zeigt, wie Kraepelin am Ende des 19. Jahrhunderts mit diesem Themenkreis umging.

Über die grundsätzlichen Schwierigkeiten der Klassifizierung von psychischen Erkrankungen, schreibt Kraepelin: »Überall, wo wir den Versuch wagen, Lebensvorgänge ohne Rest und ohne Zwischenstufen in ein Schema einzuordnen, machen wir die Erfahrung, dass sich die anfangs scharf erscheinenden Grenzen bei genauerer Erkenntnis des Gegenstandes immer mehr verwischen, dass von jedem Beobachtungstypus zahllose, unmerklich abweichende Glieder zu den benachbarten Typen hinüberführen.« Diese Aussage will Kraepelin wie für die Psychosen ebenso für die funktionellen Nervenkrankheiten verstanden wissen. Diese finden sich in seinem Werk in drei verschiedenen Krankheitsgruppen vertreten, die akute Neurasthenie und Hypochondrie im Kapitel des *Erschöpfungsirreseins*, die Hysterie im Kapitel der *allgemeinen Neurosen*, die chronische Neurasthenie im Kapitel des *Entartungsirreseins*.

ERSCHÖPFUNGSIRRESEIN – ERWORBENE NEURASTHENIE – Als *Erschöpfungsirresein* bezeichnet Kraepelin »diejenigen Formen geistiger Störungen, als deren Ursache man einen übermäßigen Verbrauch oder einen ungenügenden Ersatz von Nervenmaterial in der Hirnrinde ansehen darf«. Zugrunde liegen schwere körperliche Belastungen, namentlich akute Krankheiten, große Blutverluste, das Wochenbett, des Weiteren geistige und gemütliche Überanstrengungen. Die sich hieraus ergebende chronische nervöse Erschöpfung deckt sich nach Kraepelin mit den Zuständen, die als *erworbene Neurasthenie* bezeichnet werden. Zwischen dieser Erkrankung und den psychopathischen Zuständen der angeborenen Neurasthenie bestünden fließende Übergänge, je nachdem wie äußere Ursachen einerseits, krankhafte Veranlagung andererseits an der Entwicklung des Leidens beteiligt seien.
Zu den ersten Erscheinungen der Erschöpfung gehöre eine Reizsteigerung. Dann nehme die Fähigkeit zur Anspannung der Aufmerksamkeit ab, nach immer kürzerer Arbeitszeit stelle sich eine wachsende Erschwerung der geistigen Tätigkeit ein. Die Stimmung pflege erheblich zu leiden, der Kranke werde aufgeregt, missmutig, reizbar, heftig und ungerecht. Hand in Hand damit gingen körperliche Krankheitszeichen, Kopfdruck, das Gefühl allgemeiner Schwäche und Hinfälligkeit. Hinzu kämen Herzklopfen, geringer Appetit, aufgetriebener Leib, schlechter Schlaf, Krankheitsgefühl. Auf diese Weise entwickle sich auch, schreibt Kraepelin, sehr häufig die Störung, die man früher als leichteste Form psychischer Erkrankung mit dem Namen der *Hypochondrie* bezeichnete, während man sie jetzt als eine Teilerscheinung des neurasthenischen Irreseins kennen gelernt habe. Der Kranke glaube Zeichen des Leidens, welches ihm am schrecklichsten vorschwebt, an sich zu entdecken.

Die leichtesten Formen der nervösen Erschöpfung seien überaus häufig. Trotzdem sei die Kenntnis des ganzen Krankheitsbildes erst durch Beard 1880 vermittelt worden, welcher in dem rastlosen Treiben des amerikanischen Lebens besonders häufig

Gelegenheit gehabt habe, die Krankheit zu beobachten. Wesentliche Entstehungsbedingungen des Leidens liegen in einer *Überanstrengung des Gehirns.* Namentlich sei es die mit gemütlicher Erregung, mit großer Verantwortung verbundene Tätigkeit, welche das Zustandekommen der chronischen Erschöpfung begünstigt. Je mehr dabei die persönliche Anlage mitgewirkt habe, desto mehr mischten sich in das Krankheitsbild Züge des Entartungsirreseins. Dass die eigentliche Grundlage dieser Erkrankung eine *Erschöpfung* bildet, sei am folgerichtigsten von MÖBIUS ausgeführt worden. Dieser denke geradezu an eine Art chronischer Vergiftung durch Ermüdungsstoffe. Kraepelin hält diese Auffassung für fruchtbar. Gerade darum aber erscheine ihm eine Abtrennung der Krankheitsbilder, die sich aus der Häufung von Ermüdungswirkungen begreifen lassen, von jenen angezeigt, bei denen die angeborene Herabsetzung der nervösen Widerstandsfähigkeit die wesentlichste Rolle spielt.

DAS HYSTERISCHE IRRESEIN – Als allgemeine Neurosen fasst Kraepelin eine Gruppe von Krankheitszuständen zusammen, »welche mit mehr oder weniger ausgeprägten nervösen Funktionsstörungen einhergehen und bei welchen vorübergehende, eigenartige Krankheitsäußerungen bald auf körperlichem, bald auf psychischem Gebiete auftreten«. Diese anfallsweisen Schwankungen des psychischen Gleichgewichtes seien die zeitweisen Steigerungen eines anhaltenden Krankheitszustande. Sie entsprächen ungefähr den Anfällen des manisch-depressiven Irreseins, doch pflege bei den allgemeinen Neurosen auch in den Zwischenzeiten die krankhafte Grundlage deutlicher erkennbar zu sein.

Als eine Hauptform der allgemeinen Neurosen führt Kraepelin *das hysterische Irresein an.* Zum Wesen der Hysterie schreibt er: »Als wirklich einigermaßen kennzeichnend dürfen wir vielleicht die außerordentliche Leichtigkeit und Schnelligkeit ansehen, mit welcher sich *psychische Zustände* in mannigfaltigen *körperlichen Störungen* wirksam zeigen, seien es Anästhesien oder Parästhesien, seien es Ausdrucksbewegungen, Lähmungen, Krämpfe oder Sekretionsnomalien.« Die Grundlage dieser krankhaften Veränderung habe man in das Gebiet der *Gefühle* zu verlegen. Der Verstand der Hysterischen biete keine auffallenderen Störungen. Die Kranken fassten oft vortrefflich auf, besäßen ein scharfes Auge, namentlich auch für die Schwächen ihrer Umgebung. Die Erinnerung sei bei diesen Kranken allerdings nicht selten ungemein einseitig. Bisweilen produzierten sie, aus dem Wunsch heraus, Teilnahme zu erregen, bewusste Schwindeleien.«

Beim Zustandekommen dieser Störungen seien vor allem *Schwankungen der Stimmung* maßgebend. Die eigene Person gewinne für den Kranken besondere Bedeutung.

An diesem Punkte liege die Wurzel der bei den Kranken so überaus häufigen *hypochondrischen Beschwerden.* Jedes Unbehagen werde von den überempfindlichen Kranken in vergrößertem Maßstab wahrgenommen und errege die peinlichsten Gefühle. Vielfach seien es wirkliche, aber durch die Einbildung der Kranken bis ins Ungeheuerliche vergrößerte Beschwerden, an welche sich die hypochondrischen Vorstellungen anknüpfen. In manchen Fällen seien es Angstzustände, entsetzliche Gedanken, die Erinnerung an die unerhörten Schicksale ihres Lebens, welche die Kranken zur Verzweiflung bringen.

Eine gewöhnliche Erscheinung bei Hysterischen sei das *erhöhte Selbstgefühl.* Dabei sei meist das Bestreben erkennbar, interessant zu erscheinen. Dem entspreche, wenn man bei anderen Kranken eine Neigung zu absichtlicher Hintansetzung der natürlichen selbstsüchtigen Neigungen treten sehe. Auf dem Gebiete des Willens mache sich vor allem die *erhöhte Beeinflussbarkeit* bemerkbar. Dem stehe häufig die launenhafte Eigenwilligkeit gegenüber. Aus dem Mangel an innerer Festigkeit entwickele sich oft im Gegensatz zu der betonten Kränklichkeit der Kranken eine stete *Unruhe.* Sie hätten immer den Drang etwas zu unternehmen. Vielfach führe sie die Gewohnheit lebhafter Gefühlsäußerung zur Übertreibung der Ausdrucksbewegungen. Die Ansicht, dass die geschilderten psychischen Veränderungen dem Entartungsirreseins angehörten, das sich mit der Hysterie verbinden könne, hält Kraepelin für einen Fehler. Auch in leichten Fällen, bei denen zunächst nur die »neurologischen Zeichen« ins Auge fallen, werde man schwerlich die Andeutungen der geschilderten psychischen Veränderungen vermissen.

Von großer Bedeutung seien die körperlichen Funktionsstörungen, die *Stigmata.* Namentlich seien es Lähmungen, Gehstörungen, Ovarie, Appetitlosigkeit, Erbrechen, Atmungsstörungen, Sekretionsanomalien, Verlust der Sprache, Sehstörungen, Empfindungsstörungen, Globus, Clavus, Singultus, Ohnmachtsanfälle, Krämpfe, Kontrakturen, Schlafstörungen, welche das Krankheitsbild in mannigfaltiger Weise begleiten.

Diesen Störungen sei gemeinsam, dass sie einerseits in ihrer Gestaltung nicht den anatomischen und physiologischen Zusammenhängen folgen und dass sie in ihrem Auftreten und Verschwinden von psychischen Einflüssen abhängig sind. So schlössen sich Kopfschmerzen, Krampfanfälle an einen Ärger, ja an irgendeinen beliebigen Eingriff an, der die Kranken beunruhigt. Andererseits wichen die Erscheinungen nicht selten dem Druck auf das hyperästhetische Hypogastrium, der Anwendung des faradischen Pinsels oder einer kalten Übergießung. Eine heftige Aufregung, ein kräftiger Befehl vermöge die schwersten Lähmungssymptome plötzlich zum Schwinden zu bringen.

Man habe nicht selten den Schluss gezogen, dass es sich bei Hysterischen überhaupt nicht um Krankheit, sondern um ganz gewöhnliche *Verstellung* handle. Sicherlich würden manchmal Geschwüre, Fieber, Blutspeien von Hysterischen willkürlich vorgetäuscht, um sich die Teilnahme des Arztes zu sichern. Es wäre aber verkehrt, aus dem Nachweise einer absichtlichen Täuschung eine psychische Erkrankung überhaupt auszuschließen. Diese Neigung zur Täuschung und der dem gesunden Menschen unverständliche Beweggrund falle doch auch in das Gebiet des Krankhaften hinein.

Kraepelin führt an, dass sich auf hysterischer Grundlage häufig *Dämmerzustände* entwickeln. Diese bildeten den Übergang zu den Erscheinungen des Nachtwandelns oder *Somnambulismus,* wie sie bei Hysterischen während des Schlafes beobachtet würden. Ähnliche Anfälle beobachte man auch bei Tag, gewöhnlich im Anschluss an einen Krampfanfall, oder auch an einen Lach- oder Weinkrampf. Manchmal folgten dem deliriösen Abschnitt des großen hysterischen Anfalles Dämmerzustände, in denen sich *Sinnestäuschungen* einstellten, welche die Kranken in aufregende Lebenslage oder in Verzückungszustände versetzen. Die Erinnerung an die Zeit des Dämmerzustandes pflege aufgehoben zu sein. Es könne auf diese Weise zu einer Art *Verdoppelung der Persönlichkeit* kommen, insofern der Kranke abwechselnd zwei ganz verschiedene Zustände darbiete, deren gleichartige Abschnitte je untereinander in Zusammenhang stehen. Derartige Vervielfältigungen der Persönlichkeit seien die Wirkung von Autosuggestionen.

Zur *Ätiologie* stellt Kraepelin fest, die Hysterie sei in der Hauptsache Ausdruck der *krankhaften Veranlagung.* Er fand erbliche Belastung in 70–80 % seiner Fälle. Schon vor dem Auftreten der eigentlichen hysterischen Störungen hätten die Kranken gemütliche Reizbarkeit, Stimmungswechsel, Veitstanz, Schlafanfälle, Kopfschmerzen geboten.
Wenn auch die Hysterie vorwiegend das *weibliche Geschlecht* betreffe, sei *die männliche Hysterie* keine seltene Krankheit mehr. Unter den von Kraepelin beobachteten Hysterischen waren die Männer mit 30 % vertreten. Recht häufig sei die Hysterie bei *Kindern,* etwa mit halbseitiger Blindheit, Stummheit, Reflexkrämpfen. Diese Störungen würden leicht durch Gemütsbewegungen, namentlich durch psychische Ansteckung (Schulepidemien) ausgelöst.
Häufig genug deute manches auf das *Geschlechtsleben* als die Quelle der Neurose hin. Zwar sei die eigentliche Ursache der Hysterie in einer krankhaften Veranlagung des gesamten Nervensystems gelegen, doch sei bei der Frau in den Genitalorganen eine

der ergiebigsten Quellen für jene Schädlichkeiten zu suchen, welche die hysterischen Erscheinungen auslösen.

Die Anschauungen über das *Wesen* der Hysterie zeigten noch wenig Übereinstimmung. Als eine solche Anschauung führt Kraepelin hier aus, sarkastisch kommentiert, die Theorie von Breuer/Freud an. Er selbst vertritt die Meinung: »Die Hysterie ist ein *angeborener abnormer Seelenzustand*, dessen Eigentümlichkeit darin liegt ... dass *krankhafte Veränderungen des Körpers durch Vorstellungen hervorgerufen werden.*« Die körperlichen Störungen entsprächen formal durchaus nicht immer dem Inhalte der auslösenden Reize und beträfen oft Gebiete, die dem Einflusse des bewussten Willens gar nicht zugänglich sind. Aber auch von den körperlichen Begleiterscheinungen der Gefühle sei dies bekannt: »Die innere Beziehung zwischen Trauer und Tränen ist nicht verständlicher als diejenige zwischen Schreck und Hemianästhesie.« Übergänge der Hysterie bestünden zu vielfachen anderen psychischen Krankheitsbildern, vor allem auch zur Schreckneurose.

DIE SCHRECKNEUROSE – Unter dem Namen *Schreckneurose* beschreibt Kraepelin die *»traumatische Hysterie«*. Das Krankheitsbild bilde sich in Folge von heftigen Gemütserschütterungen aus und werde nach schweren Unfällen und Katastrophen beobachtet.
Bei vorher gesunden Menschen entwickle sich nach dem Ereignis allmählich in Wochen oder Monaten ein durch traurige Verstimmung, Herabsetzung der körperlichen und gemütlichen Widerstandsfähigkeit, Unfähigkeit zu Anstrengung gekennzeichneter Zustand. Der Gedankengang der Kranken drehe sich mit Zwangsvorstellungen und hypochondrischen Beschwerden um den Unfall. Die Arbeitsfähigkeit der Kranken werde durch ihre hypochondrische Willenlosigkeit wie durch die zahlreichen nervösen Beschwerden auf das empfindlichste beeinträchtigt. Während leichte Fälle sich ausgleichen können, gebe es Fälle mit überaus schleppendem Verlauf.

Zweifelhaft sei geworden, ob die Gemütsbewegung beim Unfall selbst immer die wesentlichste Ursache der Krankheit ist. Die Neurose nehme unter dem Einflusse des Unfallversicherungsgesetzes nicht nur an Häufigkeit zu, sondern verlaufe auch ungünstiger. Eine Schädigung eingreifendster Art dürfte in dem Kampf um die Rente zu suchen sein. Gegenüber der eigentlichen Hysterie imponiere die Einförmigkeit der Krankheitszeichen, die Unfallkranken seien auch nicht im Entferntesten so beeinflussbar wie Hysterische. Bei der Notwendigkeit, Simulanten zu entlarven, hätten alle objektiven Zeichen des Leiden sich als kaum brauchbar erwiesen. Das Maßgebende sei die Übereinstimmung des klinischen Gesamtbildes mit einer der bekannten Erscheinungsformen der krankhaften Veranlagung.

ENTARTUNGSIRRESEIN – Ein eigenes Kapitel widmet Kraepelin den psychopathischen Zuständen, die den Namen *Entartungsirresein* tragen. Auffallend sei bei diesen Kranken die Mischung von gesunden mit krankhaften Zügen, der *Mangel an Einheitlichkeit* im Seelenleben. Widersprüche zwischen der Klarheit und Folgerichtigkeit des Denkens und unvermittelten Stimmungsschwankungen und Absonderlichkeiten des Handelns erweckten den Eindruck des Verschrobenen. Vielfach weise schon die *körperliche Anlage* auf das Bestehen einer Entartung hin, so Zurückbleiben auf kindlicher Stufe, jugendliches oder frühzeitig gealtertes Aussehen, Wachstumshemmungen des Gehirns und Schädels, schiefes Gesicht, abnorme Zahnstellung, Missbildungen an Ohren, Gaumen, Geschlechtsteilen, Händen. Hierher gehörige Krankheitszustände seien die *konstitutionelle Verstimmung* und das *Zwangsirresein,* die man auch unter der Bezeichnung der *angeborenen Neurasthenie* zusammenfasst, außerdem das impulsive Irresein und die konträre Sexualempfindung.
KOCH habe unter dem Namen der »angeborenen, dauernden psychopathischen Minderwertigkeiten« dieses reiche Zwischengebiet zwischen dem zweifellosen Irresein und der Gesundheitsbreite beschrieben. Alle krankhaften Züge, welche dem Entartungsirresein eigen seien, könnten sich in schwächerer Ausprägung bei sonst rüstigen, ja hoch entwickelten Persönlichkeiten wiederfinden.

KONSTITUTIONELLE VERSTIMMUNG – ANGEBORENE NEURASTHENIE – Die *konstitutionelle Verstimmung,* schreibt Kraepelin, sei gekennzeichnet durch eine andauernd *trübe Gefühlsbetonung aller Lebenserfahrungen.* Im Bereich der Verstandestätigkeit bestehe meist keine auffallende Störung, einzelne Kranke seien sogar sehr begabt. Regelmäßig aber sei *große Ermüdbarkeit* vorhanden. Die Betroffenen seien öfters gezwungen ihr Leben peinlich regelmäßig einzuteilen, vermögen aber auf diese Weise bisweilen auch auf geistigem Gebiete selbst Bedeutendes zu leisten. Die Stimmung sei meist anhaltend gedrückt und mutlos. Die Kranken hätten von Jugend auf eine besondere Empfänglichkeit für die Sorgen, Mühsale und Enttäuschungen des Lebens. Das Krankheitsbild der konstitutionellen Verstimmung sei eine besondere Form der psychopathischen Entartung, Übergänge führten zur Hysterie, die anfallsweisen Verschlimmerungen erinnerten an gewisse Formen des manisch-depressiven Irreseins. Zwischen der konstitutionellen Verstimmung und der chronischen nervösen Erschöpfung bestehen Kraepelin zufolge keine scharfen Grenzen. Je mehr die Unzulänglichkeit der Veranlagung in jenem Krankheitsbilde hervortrete, desto mehr nähere es sich dem des Entartungsirreseins. Bei der Erschöpfung erwiesen sich die Störungen abhängig von der Überanstrengung; völliges Ausspannen beseitigt sie. Bei der konstitutionellen Verstimmung spielten krankhafte gemütliche Schwankungen die Hauptrolle, sodass gerade die Ablenkung durch angespannte Arbeit unter Umständen eine Besserung, längeres Nichtstun eine Verschlechterung bewirkt.

ZWANGSIRRESEIN – PHOBIEN – Kraepelin definiert: »Mit dem Namen Zwangsirresein werden diejenigen Formen des Entartungsirreseins bezeichnet, bei denen Zwangsvorstellungen und Zwangsbefürchtungen das Krankheitsbild beherrschen.« Zunächst könne es zur Entwicklung *einfacher Zwangsvorstellungen* kommen, die sich dem Kranken gegen seinen Willen aufdrängen und ihn durch häufige Wiederholung peinige. In einer zweiten Gruppe von Fällen trete der *Zwang zum Nachdenken über bestimmte Dinge in den Vordergrund.* Besonders gern knüpfe er sich an Personennamen an; sobald sich die Kranken an solche nicht erinnern können, grübeln sie tagelang. Eine sehr ergiebige Anknüpfung für das Zwangsdenken pflegen ferner Zahlen zu liefern. Die Kranken müssen sich mit der Nummer ihrer Droschke beschäftigen, prüfen, ob und durch welche Zahlen sie teilbar ist. Der Inhalt dieser Fragen nehme nicht selten eine metaphysische Richtung und beschäftigt sich mit der Entstehung der Dinge: Was ist Gott? Versuchten die Kranken dem Zwang zu widerstehen, gerieten sie in lebhafte Erregung.

Eine enge Verwandtschaft des Denkzwanges bestehe mit den so genannten »*Phobien*«, den Angstzuständen, die sich bei den Kranken an bestimmte Eindrücke, Handlungen oder Absichten anzuknüpfen pflegen. Sie sind verbunden mit dem Gedanken an eine große Gefahr, trotzdem der Kranke darüber im Klaren ist, dass ihm in Wirklichkeit nichts zustoßen kann. Heftiges Herzklopfen, Blässe, Beklemmungsgefühle stellen sich ein. Diese Zustände erinnerten an die Angstgefühle, die auch den gesunden Menschen angesichts einer ernsten Gefahr befallen. Am bekanntesten sei die *Platzangst* (Agoraphobie) geworden. Es handelt sich um die Unfähigkeit allein über einen großen menschenleeren Platz zu schreiten; bei jedem Versuch dazu überfällt den Kranken jene namenlose Angst, die es ihm unmöglich macht, weiterzugehen. Es kann so weit kommen, dass er sich nur mit größtem Unbehagen aus dem Schutze seines Bettes herauswagt. Verwandt dazu sei die auch bei gesunden Menschen sehr häufige Höhenangst. Auch können sich bei den Kranken Angstanfälle in großen weiten Räumen bei geschlossenen oder geöffneten Türen (Claustrophobie, Claustrophilie) einstellen. Der gesunden Erfahrung begreiflicher erscheinen die Angstzustände, welche sich dann einstellen, wenn die Kranken die allgemeine *Aufmerksamkeit auf sich gerichtet* wissen, besonders bei öffentlichen Reden, Gerichtsverhandlungen, Vorträgen. Eng an die geschilderten Zustände schließe sich die Furcht vor dem Erröten *(Erythrophobie)* an. Die Kranken erröten ungemein leicht und geraten gerade dadurch in eine Verlegenheit, die ihr Leiden immer mehr steigert. Ein sehr ergiebiges Feld für Zwangsbefürchtungen lieferten die geschlechtlichen Beziehungen, besonders die Furcht vor der *Impotenz,* die so häufig wirklich den Geschlechtsakt vereitle. Eine weite Verbreitung habe ferner die *Furcht vor Schmutz, Ansteckung und Vergiftung,* vor Nadeln und Glasscherben, neuerdings auch vor der Ansteckung durch mikroskopische Krankheitserreger. In manchen Fällen könnten sich die Kranken trotz besseren Wissens des Gedankens nicht erwehren, dass sie an irgendeinem Unglücke, einem Todesfall, ja einer Missernte schuld sind, irgendein Verbrechen begangen haben. Diese ganze Gruppe pflege man als *Zweifelsucht* zu bezeichnen. Aus der Besorgnis, etwas zu verschleppen, sich zu verunreinigen, entspringe die *Berührungsfurcht.* Habe aber doch eine Berührung stattgefunden, so werden sofort nach einem durchdachten Plan die umfangreichsten Waschungen vorgenommen.

In einer letzten Reihe von Fällen gewännen die Zwangsbefürchtungen die Form von *Antrieben.* Dem Kranken dränge sich die Frage auf: Was würde geschehen, wenn du diese oder jene Handlung unternehmen, mit dem daliegenden Messer einen Menschen töten, dem dich trauenden Geistlichen plötzlich eine Ohrfeige geben würdest. Tatsächlich komme es jedoch hier niemals zu Handlungen. Höchstens könne es vorkommen, dass die Kranken einmal der Versuchung nicht zu widerstehen vermögen, bei besonders feierlicher Gelegenheit zu fluchen oder im Gebete obszöne Wendungen zu setzen. Die Kranken wissen um die Krankhaftigkeit ihres Zustandes und haben den Wunsch, aber nicht die Kraft, sich aus demselben zu befreien. Den Grundton ihrer Stimmung bilde die krankhafte Ängstlichkeit, die bisweilen in auffallendem Widerspruch mit ihrem Mute bei wirklichen Gefahren steht.

Die *Entstehung* des Leidens pflege bis in die Jugendzeit zurückzureichen. Häufig gebe eine Gemütsbewegung, ein hingeworfenes Wort, eine auffallende Lebenserfahrung den ersten Anstoß zum Auftauchen der Krankheitserscheinungen. Ursächliche Wichtigkeit werde von manchen Ärzten dem Congressus interruptus, ferner der Onanie beigelegt. Die Geringfügigkeit solcher äußeren Anlässe zeige, dass die Ursache der Krankheitserscheinungen in der besonderen *Veranlagung der gesamten Persönlichkeit* zu suchen ist. Regelmäßig lasse sich hier bei anderen Familienmitgliedern die Neigung zu peinlicher Ordnungsliebe, übertriebener Ängstlichkeit oder Schwarzseherei nachweisen. Die leichteren Formen gehen allmählich in entsprechende, auch dem gesunden Leben bekannte Erscheinungen über.

3. BINSWANGER – EIN GROSSER ÜBERBLICK AUS AKADEMISCHER WARTE

Im Rahmen der deutschen Universitätsmedizin hat sich am Ende des 19. Jahrhunderts niemand eingehender mit den funktionellen Nervenkrankheiten befasst wie OTTO BINSWANGER (1852–1929), Professor und Klinikchef der Psychiatrie in Jena. Sein Beitrag zur modernen Lehre von der Hysterie war vielfältig, unter anderem ging auf ihn die Einführung der Playfairschen Kur bei der Neurasthenie (1896 Binswanger-Kur) zurück. In zwei umfangreichen Werken, 1896 über Neurasthenie, 1903 über Hysterie, hat er das aktuelle Bild, die eben erfolgten Veränderungen und die neuen Tendenzen dieses Gebietes dargelegt. Im Vergleich zu Symptombeschreibungen früherer Jahrzehnte fallen Verschiebungen zwischen Neurasthenie und Hysterie auf. Globusgefühl, Erbrechen, Anorexie, Tremor werden nun auch der Neurasthenie zugerechnet. Die Symptomatik der Hysterie hat sich durch die verschiedenen Formen der Anästhesie, der Lähmungen, durch die Abulien und die larvierten Formen der Paroxysmen erweitert. Die neue Physiologie des vegetativen Nervensystems wird in die Beschreibung der neurasthenischen Funktionsstörungen einbezogen und der Versuch gemacht, funktionelle Organstörungen instrumentell zu objektivieren. Schließlich sind es die neuen Theorien zur Hysterie von Breuer/Freud und Janet, mit denen sich Binswanger teils zustimmend, teils reserviert auseinander setzt.

NEURASTHENIE – In seiner Monographie »Die Pathologie und Therapie der Neurasthenie« stellt Binswanger eingangs fest, die Neurasthenie habe von allen wohl bekannten funktionellen Nerven- und Geisteskrankheiten Teilerscheinungen in sich aufgenommen, die sich in ihr nun zu einem mosaikartigen Ganzen zusammenfügen. »Unter Neurasthenie fassen wir die neuropathischen Krankheitserscheinungen zusammen, welche auf dem Boden einer allgemeinen funktionellen Erkrankung des Nervensystems erwachsen sind, jedoch nicht den vollentwickelten funktionellen Psychosen und Neurosen wegen ihres unfertigen Charakters zugerechnet werden können.« Als Grundstruktur bestehe eine *abnorme Steigerung oder Verminderung der Erregbarkeit*, sekundär *spielten bahnende und hemmende Einflüsse* eine Rolle. Infolge der Steigerung der zentralen Erregbarkeit sei die Reizschwelle gegen äußere Reize erniedrigt, bei Empfindungsreizen erfolgten oft pathologische Irradiationen.

Binswanger erklärt, dass sich die einzelnen Krankheitserscheinungen aus dem *Zustand der Erschöpfung* ableiten ließen und exemplifiziert dies so: »Ist man zum Beispiel gezwungen bei einer Tour in den Alpen in ermüdetem Zustand noch stundenweit zu gehen, so tritt ein Zustand der Übererregung auf. Man ist vorübergehend scheinbar in erhöhtem Maße leistungsfähig. Sobald aber das Ziel erreicht ist, verflüchtigt sich die künstliche Spannung, die Erschlaffung aller Kräfte tritt in ihr Recht. Versucht man in diesem Zustand zu schlafen, so wird dies nur in den seltensten Fällen gelingen. Denn die Übermüdung ist gemischt mit einer eigentümlichen Überreizung der Sinnesempfindungen. Man ist überempfindlich gegen Licht und Schall … Zu gleicher Zeit ist das Muskelsystem von einer unbeherrschbaren Unruhe befallen. Bei einzelnen Menschen treten noch andere psychische Erscheinungen auf, Angstaffekte, hochgradige Reizbarkeit, krampfhaftes Weinen. Diese Erscheinungen schwinden beim gesunden Menschen nach ein bis zwei Stunden.« Bei den neurasthenisch Kranken verhalte es sich nun so, dass bei den verschiedenen Anforderungen des Lebens die geforderte Kraftleistung relativ zu den verfügbaren Kräften zu groß ist, sodass die Erscheinungen der *Ermüdung verfrüht und in unverhältnismäßiger Stärke* auftreten.

Letztlich gehe es bei den neurasthenischen Erscheinungen um den »Kräftevorrat und die Ernährungsvorgänge der zentralen Nervenzelle«. Durch Störungen der Molekularmechanik werde das physiologische Gleichgewicht zwischen synthetischen Prozessen und Oxydationsprozessen geschädigt. Zur Erklärung des seltsamen gemeinsamen Auftretens von Zeichen der Erregung und Erschöpfung führt Binswanger die Feststellung MEYNERTs an, dass die subkortikalen Gehirnorgane viel günstiger mit arteriellem Blut versorgt werden als der Cortex. Bei Störungen der Zirkulation leide so vorwiegend die Funktion des Cortex, während durch Wegfall der kortikalen Hemmungen die tiefer gelegenen Abschnitte eine Enthemmung erfahren. Da die übergeordneten Zentren bei der Neurasthenie rascher der Erschöpfung anheim fallen, böten die kortikalen Leistungen schon die Zeichen der Erschöpfung, während die untergeordneten Zentren noch Übererregbarkeit erkennen ließen.

ÄTIOLOGIE – Nach Binswanger entwickelt sich die Neurasthenie auf dem Boden einer *neuropathischen Prädisposition*, die durch eine verringerte Widerstandsfähigkeit gegen physiologische und pathologische Reize gekennzeichnet ist. Sie sei in erster Linie *ererbt*. Die früher geltende Ansicht von der Vererbung erworbener krankhafter Eigenschaften wird von ihm energisch revidiert, eine ererbte pathologische Anlage könne nur dann zustande kommen, wenn bei der Zeugung *pathologisch verändertes elterliches Keimplasma* am Aufbau des neuen Individuums mitgewirkt hat. Pathologische Keimabänderungen könnten selbst wieder ererbt sein, oder während des Lebens eines Elternteils durch Keimschädigung infolge Intoxikationen oder Infektionen entstanden sein. Dabei sei Polymorphismus die Regel.

Als Ausdruck einer *degenerativen Vererbung* mit geistiger Entwicklungshemmung fänden sich bei manchen Neurasthenikern Zeichen einer geistigen Beschränktheit, Angstaffekte, Zwangsvorstellungen, vor allem aber ethische Defekte. Die degenerative erbliche Belastung käme schnell zustande, wenn sowohl Vater wie Mutter an einem neuropathischen Zustande leiden, besonders verhängnisvoll bei einem blutsverwandten Elternpaar. Ob aus dieser pathologischen Disposition überhaupt und in welcher Richtung eine klinische Krankheitsform herauswächse, sei teils von individuellen Eigentümlichkeiten, teils von äußeren Ursachen abhängig.

Die schlummernden Krankheitsanlagen werden dann durch *psychische und somatische Schädlichkeiten* zur Entwicklung gebracht. *Affektive Erschütterungen* spielten bei der Entwicklung der Neurasthenie die Hauptrolle. Zu wenig gewürdigt würde der schädigende Einfluss der *langsam wirkenden Erregungen*, von Kummer, Sorge, Gram, Ärger, Verbitterung, Not, Heimweh. Im Übrigen wetteiferten Literatur, bildende Kunst und Musik in dem Bestreben das Gemüt aufs Tiefste zu bewegen, mit der Folge heftiger Affektschwankungen.
Weitere Schädlichkeiten entstünden durch *intellektuelle Überanstrengungen.* Alle Menschen, die mit geistiger Arbeit einseitig belastet seien, unterlägen leichter der Neurasthenie. Man verlege vielfach die ersten Anfänge dieser geistigen Überanstrengung in die *Schulzeit.* Besonders den Gymnasien werde der Vorwurf gemacht, dass sie das jugendliche Gehirn überbürden. Nach Binswangers Meinung tragen jedoch am meisten die Zerstreuungen des städtischen Lebens die Hauptschuld an der Überbürdung des jugendlichen Gehirns. »Die Schule arbeitet mit einem Schülermaterial, das vielfach unausgeschlafen, schon ermüdet zur Schule kommt und den Kopf mit anderen Interessen erfüllt hat. Andere Schädlichkeiten sind der Aufenthalt in dumpfen, schlecht belüfteten, oft überheizten Schulzimmern, die Unzweckmäßigkeit des Turnunterrichtes.« Das über die Erziehung der Knaben Gesagte, treffe in gleichem Maße für die heranwachsenden Mädchen zu. Einige *Berufsklassen,* wie die höheren Postbeamten und die Gymnasiallehrer, seien vom schädigenden Einfluss der intellektuellen Überanstrengung besonders betroffen. Auch in Fällen, wo scheinbar eine akut einsetzende Neurasthenie vorliegt, stelle die letzte geistige Überanstrengung oft nur die Gelegenheitsursache dar. »Der Kaufmann, der Industrielle, der Techniker, der Offizier sind in gleichem Maße gefährdet. Zurücksetzungen, Fehlschlagen einer technischen Erfindung, verunglückte Spekulationen, materieller Ruin beschließen oft die fortlaufende Überanstrengung und rufen mit Plötzlichkeit die völlige Erschlaffung der geistigen Fähigkeiten hervor. Nervös im weitesten Sinne des Wortes sind die Mehrzahl der Journalisten, Literaten, Schauspieler und Musiker.« *Körperliche Überanstrengung*

rufe dann den neuropathischen Zustand hervor, wenn sie mit gemütlichen und intellektuellen Schädlichkeiten zusammenfalle. »Ein überanstrengter Kopfarbeiter erfüllt sein Pensum noch in zureichendem Maße. Er lässt sich nun verleiten in einen Turnklub einzutreten. Statt von dieser Muskelleistung gekräftigt zu werden, fühlt er eine merkliche Abnahme seiner geistigen Leistungsfähigkeit.«

Auf *sexuellem Gebiet* spielten manche Exzesse eine Rolle. Die Onanie wirke im Allgemeinen nur gefährlich, »weil sie eine fast unbegrenzte Gelegenheit zur Ausführung darbietet«. Nur vereinzelt ausgeführte Masturbation biete bei gesund veranlagten Individuen keine bleibenden Schädlichkeiten. Ein anderer Anlass: »Hat man einen älteren Herrn an der Grenze der 50er Jahre vor sich mit ausgeprägten neurasthenischen Erscheinungen, so hört man meist, dass er sich kürzlich mit einer bedeutend jüngeren Lebensgefährtin verbunden hat.« –

Seit Inkrafttreten der Unfallgesetze hätten sich die Fälle *traumatischer Neurasthenie* außerordentlich vermehrt. »Die Unfallgesetzgebung zwingt den geschädigten Arbeiter zu einer gesteigerten Selbstbeobachtung. Er muss, um der Rentenansprüche nicht verlustig zu gehen, jeden Schmerz liebevoll hüten. Hier wird eine krankhafte Überempfindlichkeit gezüchtet, welche den willensschwachen Kranken schließlich unfähig macht, durch Übungen seiner Körperkräfte die Folgen des Unfalls auszugleichen.« –

Eine bedeutungsvolle Rolle bei der Entwicklung der Neurasthenie spielten *akute Infektionskrankheiten*, wie es die jährlichen Influenzaepidemien zeigten. Diese Krankheit habe einerseits den übelsten Einfluss auf Neurastheniker, mache andererseits völlig gesunde Menschen schwer neurasthenisch.

SYMPTOMATIK – Die Mehrzahl der neurasthenischen Krankheitserscheinungen wird nach Binswanger durch *krankhafte Empfindungen* hervorgebracht. Man finde *Hypästhesien* im bunten Wechsel mit *Hyperästhesien,* Veränderung der Lichtempfindlichkeit, Hyperakusien, Störungen des Geschmackes und des Geruchs. Eine *psychische Hyperalgesie* bilde den Ausgangspunkt von hypochondrischen Vorstellungen. Unterschmerzliche Empfindungsreize, etwa der Berührung der Magenwände durch Speisen, würden durch die geänderten Erregbarkeitszustände über die Schwelle des Bewusstseins gehoben. Durch die Vorstellung des Schmerzes werde schließlich Schmerz selbst erregt. Diese *topalgischen Schmerzen* würden vom Kranken exzentrisch in ein peripheres Schmerzfeld projiziert, das aber in keiner Beziehung zu irgendeinem bestimmten anatomischen Nervengebiet stehe. Neuralgieforme Schmerzen, schmerzhafte Empfindungen an Gelenken, Gefäßen, inneren Organen, sowie auch Parästhesien und

Paralgesien seien so wesentliche Bestandteile der neurasthenischen Symptomatologie. Die körperlichen Schmerzen verursachten eine *gereizte Stimmung.* »Im eigenen Haus wird der neurasthenische Vater der Tyrann der Familie. Die Dienstbotenplage wird der Hausfrau zur Quelle dauernder Verbitterung. In Hotels sind die Neurastheniker der Schrecken der Wirte und Kellner, in den Nervenanstalten stellen sie die höchsten Anforderung an die Langmut und Festigkeit der Ärzte.«

Andere Patienten würden ganz vom allgemeinen *Gefühl der Ermüdung* beherrscht. Denkstörungen erweckten in ihnen die Vorstellung, geistig zerrüttet zu sein. Die Patienten mieden die Berührung mit anderen Menschen und würden einsiedlerische Grübler. Sie sehnten sich nach Menschenumgang und empfänden bitter ihre Vereinsamung. Sie fliehen aber die Gesellschaft, weil das Sprechen und Aufmerken bei der Konversation sehr bald quälende Ermüdungserscheinungen und Denkhemmungen auslöse.
Angstaffekte fehlen, wie Binswanger weiter ausführt, in der Neurasthenie fast niemals. Eine Ermüdung oder ein Affekt rege die Angst an oder steigere eine schon bestehende zu Angstanfällen. Bei dieser »vorstellungslosen Angst« erfolge eine nachträgliche Motivierung meist hypochondrischer Art, etwa mit der Vorstellung, geisteskrank zu werden. In anderen Fällen handle es sich mehr um eine *innere Unruhe*, ängstliche Spannung und Furchtsamkeit. Die körperlichen Begleiterscheinungen der Angst, Herzklopfen, Zittern, Stuhldrang, Frostgefühl, beschleunigten den Verbrauch der Kräfte. »Die Patienten sind in einem ruhelosen Zustand und vollbringen die zwecklosesten Handlungen. Entweder finden die Patienten nur unartikulierte stöhnende Laute oder klagende Ausrufe ›ach Gott, es geht zu Ende‹ oder beten oder fluchen.«

Bei der Neurasthenie sind nach Binswanger die komplizierteren *intellektuellen Vorgänge* häufig herabgesetzt und rasch erschöpft. Trotzdem vollbrächten manche Neurastheniker trotz der ängstlichen Sorge um ihre Ruhe manchmal unverhofft oft hervorragende geistige Leistungen. Die leichtesten Grade der Störung äußerten sich in dem Unvermögen, längere Zeit eine bestimmte geistige Aufgabe festzuhalten. Der Gedankenfaden reiße ab. Ein erstes Zeichen von Überanstrengung sei auch das *Ausbleiben eines erholsamen Schlafes.* Die Klagen der Kranken über *Gedächtnisstörungen* gipfelten in den Aussprüchen: »Es ist mir unmöglich, gewisse Vorstellungen gerade dann ins Gedächtnis zurückzurufen, wenn ich sie notwendig brauche«. Jede weitere Anstrengung erwecke Unruhe und Angstgefühl neben unerträglichem Kopfdruck.
Eine zweite Gruppe intellektueller Störungen beinhalte die *Reizerscheinungen.* Am häufigsten trete eine beschleunigte Ideenassoziation, ein »*Gedankenjagen*« auf. Bei

der *pathologischen Zerstreutheit* werde die Aufmerksamkeit unaufhörlich von neuen Empfindungen in Anspruch genommen, beim »*Zwangsdenken*« kehrten Erinnerungsbilder in monotoner Weise unaufhörlich wieder. Bei den *Zwangsvorstellungen* drängten sich gewisse Gedanken mit Gewalt vor und Urteile, welche das Irrige dieser Vorstellungen berichtigen könnten, blieben machtlos. Die herabgeminderte geistige Leistungsfähigkeit führe ein Gefühl der Unzulänglichkeit des eigenen Urteils herbei und bereite den Boden für die *Zweifelsucht*.

Ausführlich werden von Binswanger die *Phobien* geschildert. Seit ihrer Erstbeschreibung durch Westphal (Agoraphobie) und von Beard, seien noch eine Vielzahl weiterer Phobien beschrieben worden, die man jetzt unter dem Namen *Topophobien* zusammenfasse und die sich bei vielen Neurasthenikern fänden. *Besonders geartete Furchtzustände* hingen meist mit den Lebensumständen der betreffenden Patienten zusammen. So werde der Geistliche von Furchtzuständen befallen, wenn er eine Predigt zu halten habe, der Gymnasiallehrer, wenn er vor seine Klasse trete, manche Menschen bei jedem öffentlichen Auftreten, Hausfrauen beim Abstauben von Möbeln. Bei anderen Kranken ergäben sich Furchtzustände, sobald sie in ungewohntere Situationen versetzt werden, etwa beim Kahnfahren. Bei krankhaftem Harndrang tauche jeweils beim Zusammensein mit Fremden die Furcht auf, eben jetzt von dem quälenden Zustand befallen zu werden.
Die *neurasthenische Furcht* entsteht sekundär aus diesen Angstgefühlen. Anknüpfend an einen negativen Affekt, entwickle sich die Vorstellung eines existenzgefährdenden Unheils. Wenn ein Kind von einem Hund heftig angebellt wird, gerät es in Angst. Beim erneuten Anblick des Hundes tauche die Erinnerung und die Vorstellung eines Angriffs auf, wobei jetzt auch die Vorstellung allein von Angst begleitet ist, das Kind fürchtet sich jetzt vor dem Hund. Wenn eine Speise mehrfach Magenschmerzen erzeugt habe, errege schon der Wiederanblick dieser Speise die Furcht eines erneuten Schmerzanfalles. Letztlich sei die Furchtvorstellung nichts anderes als eine Zwangsvorstellung.

Bei der Schilderung der *körperlichen Symptomatik* gliedert Binswanger nach den Störungen im Bereich in den einzelnen Organsystemen. Die Betonung einzelner Symptome hat sich verlagert, die Differenzierung hat entsprechend den Fortschritten der inneren Medizin zugenommen. Als eines der Kardinalsymptome der Neurasthenie wird von Binswanger die *Muskelschwäche* angeführt. Einmal führe die bei Neurasthenie bestehende Überempfindlichkeit bei allen Bewegungen zu Schmerzen, Ermüdungsgefühlen, Arthralgien. Manche Patienten gerieten schon bei kurzen

Versuchen aktiver Bewegungen in einen Zustand psychischer Erregung, und zur Vorstellung motorischer Hilflosigkeit. Es bestehe aber auch eine direkte Schädigung der koriko-motorischen Entladung, wobei manchmal die *Erschöpfungsphänomene,* manchmal die *Reizsymptome* in den Vordergrund treten. Durch dieses Widerspiel von Reiz- und Schwächesymptomen auf motorischem Gebiete, habe sich der Begriff der *reizbaren Schwäche* herausgebildet. Die *Muskelunruhe* sei ein wichtiges Reizphänomen. Die Patienten könnten sich nicht ruhig halten und hätten den unwiderstehlichen Drang, mit den Beinen zu strampeln, mit den Zehen zu spielen. In vielen Fällen hänge diese Unruhe von psychischer Erregung ab, in anderen Fällen trete sie nach gesteigerter körperlicher Arbeit auf. Während der Kranke sich erschöpft nach Ruhe sehnt, peinigt ihn die motorische Übererregung.

Krampfzustände einzelner Muskelgruppen, Lidkrampf, Kaumuskelkrampf, mimischer Gesichtskrampf, könnten als isolierte Symptome bei Neurasthenie bestehen, ebenso die als *Beschäftigungsneurosen* beschriebenen Zustände, Schreibkrampf, Klavierspielkrampf, Näherinnenkrampf. Zu den Krampferscheinungen mit ausgeprägten motorischen Schwächezuständen gehöre der *Tremor.* Der Affekttremor, ein feines schnelles Zittern, sei eine häufige Begleiterscheinung der neurasthenischen Gemütserregung. Verwechslung mit dem alkoholischen Zittern, dem Zittern des Morbus Basedow, den verschiedenen Arten des hysterischen Tremors liege nahe. Bedeutung komme der *Kombination von spastischen und paretischen Symptomen* zu, weil sie nicht selten das Krankheitsbild einer multiplen Sklerose oder Lateralsklerose vortäusche. Störungen beim *Schreiben und Sprechen* würden beobachtet. Ebenfalls durch Affektstörungen und nosophobische Vorstellungen seien koordinatorische Störungen des *Gehens und Stehens* (Rombergsches Phänomen, taumelnder Gang) bedingt. Die Neurasthenie schließe auch motorische Störungen an den Augen ein, vor allem die *neurasthenische Akkomodationsschwäche,* sowie ein von Rosenbach für die Diagnose der Neurasthenie beschriebenes Symptom, den mangelhaften Lidschluss beim Zusammenkneifen der Augen. Schließlich bestehe bei der Neurasthenie fast immer eine *Steigerung der allgemeinen Reflexerregbarkeit.*

Die neurasthenischen *angioneurotischen Störungen,* schreibt Binswanger, dürfe man nicht wie früher als isolierte funktionelle Erkrankungen des vasomotorischen Systems aufführen, da man sonst zusammengehörige Krankheitszustände willkürlich auseinander reiße. So sei nicht erlaubt, die *Herzpalpitationen* als eine besondere Neurose von der nervösen Schwäche des Herzens abzutrennen. Wenn auch beschleunigte Herztätigkeit etwa durch Tabakvergiftung entstehen könne, so gehöre doch die Mehrzahl

der Fälle von nervösem Herzklopfen zur Neurasthenie. Herzklopfen könne vorübergehend die Szene beherrschen, während zu anderer Zeit ein anderes Symptomenbild der nervösen Herzschwäche vorhanden ist. Es sei im Übrigen nicht zu unterscheiden, »ob eine Beschleunigung der Herzaktion auf Reizung des Accelerans oder Hemmung des Vaguszentrums beruht; darum sollte man bei den Neurosen des Herzens mit den Begriffen der Vagus- oder Sympathicusaffektion recht sparsam umgehen«. Untrennbar verknüpft mit den medullären Herzzentren seien die Störungen, welche auf das *medulläre Gefäßzentrum* bezogen werden. Tonus und Blutdruck würden über dieses außer durch somatische Reize am häufigsten durch psychische Erregungen erhöht. Beim nervösen Herzklopfen müsse nach ROSENBACH streng auseinander gehalten werden, ob das Herzklopfen nur dem Kranken allein bemerkbar ist, oder ob zugleich objektiv wahrnehmbare Intensitätsschwankungen der Herztätigkeit vorhanden sind. Bei den Fällen mit *»subjektivem Herzklopfen«* handle es sich um Patienten mit ausgeprägter allgemeiner Hyperästhesie, die objektiv keinerlei Zeichen einer veränderten Herzaktion bieten. Ein Teil dieser Anfälle stelle nichts anderes dar als vasomotorische Begleiterscheinungen bestimmter Angstvorstellungen. Bei anderen Kranken sei der Kausalnexus umgekehrt, geringfügige, durch verschiedenste Ursachen bedingte Schwankungen der Herzinnervation riefen die quälenden Herzempfindungen und die Angst wach. Wenn die Anfälle von Herklopfen mit objektiv wahrnehmbaren Zeichen gestörter Herzinnervation verbunden sind, ähnle das Bild dem der essentiellen paroxysmalen Tachycardie. Da der zerebrale Kräftehaushalt bei einem in seiner Leistungsfähigkeit herabgeminderten Nervensystem rasch wechseln könne, stehe die »reizbare Schwäche« auch hier bei allen Autoren im Mittelpunkt.
Bei den leichteren Fällen der *nervösen Herzschwäche* bildeten die subjektiven Symptome der Herzschwäche die Hauptklage der Kranken, die objektiven Befunde ließen keine Störungen erkennen, für sie gelte die Bezeichnung des *reizbaren Herzens*. Bei den schwereren Fälle begleiteten vor allem *Arrhythmien und Allorhythmien* die subjektiven Symptome und riefen anfallsweise schwere Störungen hervor. Man begegne auch häufig Krankheitsbildern, welche dem *Bild der Angina pectoris* sehr nahe stehen, wobei nur das Alter und das psychische Verhalten des Kranken eine Unterscheidung ermöglichten.

Bei der Mehrzahl der protrahiert verlaufenden Fälle von Neurasthenie seien lokalisierte paroxystisch auftretende *vasomotorische Störungen* sehr häufig, so Kongestionen zum Kopf mit Ohrgeräuschen, Druck in den Augäpfeln, Verdunkelung des Gesichtsfeldes, Flimmerskotome, Rötungen der Hals- und Gesichtshaut, erweiterte Pupillen. Auch ischämische Störung im Kopfbereich mit Ohnmachtsgefühlen kämen vor. In ähnlicher Weise finde man ischämische und hyperämische Zustände im Bereich der peripheren Gefäßgebiete, etwa Anfälle mit Absterben und abnormen Kälteempfindungen in einzelnen Gliedern.

Der *Ernährungszustand* vieler Neurastheniker sei im Allgemeinen gut, wenn auch nicht selten jede größere Schwankung des psychischen Befindens von beträchtlichen Gewichtsänderungen begleitet werde. Binswanger betont, auch der für die Neurasthenie so bedeutungsvolle *dyspeptische Symptomenkomplex* dürfe nur als Teilerscheinung des allgemeinen funktionellen Schwächezustandes und nicht als Krankheit sui generis gesehen werden. Manche Magenspezialisten seien der Meinung die Sekretionsanomalien der Magen und Darmschleimhaut, die Atonie der Magen- und Darmmuskulatur, die Gastro- und Enteroptose trügen die Schuld nicht nur an den allgemeinen Ernährungsstörungen, sondern auch an den psychischen und angioneurotischen Störungen der Neurasthenie. Dem könne man nicht zustimmen. Bei konstitutionellen Schwächezuständen leide freilich häufig die Magen-Darmfunktion zuerst oder doch gleichzeitig mit den psychischen Vorgängen. »Dies erklärt sich aus der besonderen Beschaffenheit und Bedeutung dieser Organsysteme. Das Gehirn ist vermöge seiner komplizierten Leistungen am leichtesten Schädigungen ausgesetzt, während der widerstandsfähigere Digestionstrakt einen dauernden Kampf gegen mechanische und chemische Insulte sowie gegen bakterielle Feinde zu führen hat.«

Funktionsstörungen äußerten sich schon im *Mund-Pharynxraum* durch einen spärlichen, klebrigen Speichel und Trockenheit der Mundschleimhaut, durch Schluckschwierigkeiten. Ferner: »Parästhetische Konstriktionsgefühle, welche die Kranken oft beim Schlingen stören, welche aber auch unabhängig von der Nahrungsaufnahme als *Globusgefühle* auftreten, sind den Ärzten lange als ein Merkmal der Hysterie bekannt. Sie kommen aber auch bei neurasthenischen Individuen vor.« Die Mehrzahl der dyspeptischen Patienten klagten über *Störungen der Magenfunktionen.* Der Magen besitze bei ihnen eine enorme Empfindlichkeit gegen jede Abweichung von der normalen Tätigkeit, jede Überanstrengung der Magenleistung räche sich durch Beschwerden. Die *nervöse Dyspepsie*, Bezeichnung für die neurasthenischen Magensymptome, sei durch diese krankhaften Empfindungen ausgezeichnet. Es genüge manchmal schon der physiologische Reiz der normalen Verdauungstätigkeit, um gastrische Beschwerden und Fernwirkungen auf das Gehirn herbeizuführen. Bei der Neurasthenie ergäben sich auch *Störungen des Hungergefühls.* Während die *Bulimie* recht selten vorkomme, sei viel häufiger Appetitlosigkeit, die in schweren Fällen mit ausgeprägtem Widerwillen gegen die Nahrungsaufnahme einhergehe. »Dieser Zustand, die *nervöse Anorexie,* tritt am häufigsten bei hereditär belasteten weiblichen Individuen in der Pubertätsentwicklung auf und führt zu den extremsten Abmagerungen mit charakteristischen affektiven und intellektuellen Störungen, sowie allgemeiner Hyperalgesie.« Andere von der Nahrungsaufnahme unabhängige Attacken heftiger epigastrischer Schmerzen würden als *nervöse Gastralgie* bezeichnet. Man finde diese Schmerzen besonders bei anämischen Jugendlichen mit Erschöpfungssymptomen, bei der Syphilisneurasthenie und Neurasthenikern mit Genitalstörungen. Doch seien sie häufig eben auch eine Teilerscheinung von Ulcus, Carzinoma vetriculi, Gallensteinkrankheit. – Manche Autoren hätten die nervöse Dyspepsie geradezu als eine *sensible Magenneurose* bezeichnet, doch sei diese Begriffsbestimmung zu eng. Ein großer Anteil der Störungen müsse den *motorischen Funktionen* zugemessen werden. Wichtig sei die *Magenatonie* des Neurasthenikers, die durch unzweckmäßige Lebensweise, vor allem aber durch die Herabminderung der zentralen Impulse befördert werde. Auf eine Atonie der Magens schließe man auch aus der physikalischen Untersuchung des Magens, so aus der Feststellung des Zeitraumes, welche der Magen braucht, um die Leubesche Probemahlzeit zu bewältigen. Von den motorischen Reizerscheinungen beanspruche das Hauptinteresse das *nervöse Erbrechen.* Das Paradigma dafür böten hereditär belastete oder überanstrengte Kinder, bei denen sich ein habituelles Erbrechen entwickle. Aber auch bei Neurasthenien in der Pubertät sei Erbrechen eine häufige Erscheinung. Für den Kranken ebenso peinlich sei das *nervöse Aufstoßen.* – Die *Pneumatose* komme nicht nur bei hysterischen, sondern auch bei neurasthenischen Patienten vor. – Die *sekretorischen Störungen* des Magens erschienen nicht so wichtig, denn die Art und Intensität der Magenbeschwerden sei unabhängig vom Grad der Salzsäureausscheidung; auch beim gleichen Patienten wechselten die Testergebnisse zu verschiedenen Zeiten sehr. – Eine viel größere Bedeutung sei, unter dem Einfluss der Arbeiten von GLÉNARD, der *Gastroenteroptose,* als Komplikation oder, wie der französische Autor wolle, als Ursache der Neurasthenie, zugemessen worden.

Auch beim *Darm* habe die pathologische Organempfindung die größte Bedeutung. Der *Darmschmerz* besitze aber eine viel größere Hartnäckigkeit als die gleichartigen Magenschmerzen. Außerdem finde man manchmal ganz scharf lokalisierte, kontinuierliche Schmerzen, welche den Gedanken an eine materielle Erkrankung hervorriefen, sowie auch kolikartige Schmerzen. – Dreifünftel der mit Magen-Darmbeschwerden behafteten Neurastheniker klagen nach Binswanger über *Stuhlverstopfung.* Die bei längerem Verweilen der Faeces gehäuften Zersetzungsprodukte führten zu einer abnormen Gasentwicklung im gesamten Dickdarm. – Bei all diesen intesinalen Störungen könne es im Einzelfalle außerordentlich schwer werden, die rein funktionelle Natur dieser Krankheitserscheinungen festzustellen.

Stoffwechselkrankheiten hätten ebenfalls ihren Bezug zur Neurasthenie. Inwieweit die pathologische Fettleibigkeit einzelner Neurastheniker oder die Gicht auf nervösen Einflüssen beruhe, lasse sich wissenschaftlich nicht feststellen. *Polyurie* werde bei Neurasthenikern nicht selten beobachtet, hervorgerufen meist durch übermäßige Wasserzufuhr. Doch gebe es auch eine nervöse Polyurie, welche im Anschluss an Gemütsbewegungen oder vasomotorische Attacken auftrete, die *Urina spastica*. Albuminurie und Meliturie träten sehr selten auf, Phosphaturie und die Oxalurie seien in ihrer Bedeutung fraglich. – Bei manchen Patienten finde sich eine Beeinträchtigung des *Wärmehaushalts* mit Erniedrigungen der Körpertemperatur. Dadurch und auch durch vasomotorische Störungen könne die erhöhte *Witterungsempfindlichkeit* vieler Neurastheniker verursacht sein.
Zu den neurasthenischen *Genitalstörungen* stellt Binswanger fest: »Für viele neuropathische Menschen liegt offenbar ein eigentümlicher Reiz darin, ihre sexuellen Empfindungen und Vorgänge genau zu beobachten, darüber zu grübeln und den Arzt darüber um Rat anzugehen. Solche ängstlichen Gemüter kann man oft beruhigen und ihr Selbstvertrauen stärken.« Schwieriger werde die Aufgabe, wenn wirklich eine Veränderung der sexuellen Leistungsfähigkeit oder krankhafte Parästhesien in den Genitalorganen vorhanden sind. Genitalstörungen hätten einen recht ungünstigen Einfluss auf die Psyche der Kranken. Durch sexuelle Exzesse könne vor allem eine Verstärkung der spinalen Krankheitserscheinungen eintreten. Im Übrigen sei die sexuelle Neurasthenie eine den übrigen Symptomen gleichwertige Krankheitserscheinung.

TYPISCHE BILDER DER NEURASTHENIE – Binswanger gibt dann noch eine Aufstellung typischer Bilder, die mit Ausnahme der hereditären Neurasthenie, nach klinisch-deskriptiven Gesichtspunkten gewonnen sind. – Für die *psychische Form der Neurasthenie* seien die affektiven und intellektuellen Reiz- und Schwächesymptome charakteristisch. Nie fehlten Angstgefühle oder auch paroxystische Angst- und Zornaffekte. Unter den Denkstörungen stünden neben der Erschwerung der Ideenassoziation, die Jaktationen der Vorstellungen im Vordergrund. Eine hypochondrische Ausdeutung der Krankheitsempfindungen sei vielen Patienten eigentümlich. Diese Kranken böten das typische Bild des entschlusslosen Neurasthenikers, einem Stammgast der Nerven- und Kaltwasserheilanstalten. Allen psychischen Neurasthenien eigentümlich sei der Kopfdruck. – Die *hereditäre Form* zeichne sich durch den Beginn des Leidens in einer frühen Lebensepoche aus. Kennzeichnend seien einseitige geistige Veranlagung mit Verkümmerung anderer geistiger Fähigkeiten, geistige Erschöpfungszustände mit zeitweiligem Stillstand der geistigen Entwicklung in den Jünglingsjahren. Es bestünden Insomnie oder pathologische Schlafsucht, Unfähigkeit zu geistiger Konzentration, ferner Zwangsvorstellungen, paroxystische Angstaffekte, Neigung zu impulsiven Handlungen, nicht selten taedium vitae und Suizidtendenzen, frühzeitige Entwicklung sexueller Empfindungen, Masturbation und sexuelle Erschöpfungszustände. Viele Fälle würden fast während des ganzen Lebens von hyperalgetischen Zuständen begleitet. Die hereditäre Neurasthenie stehe im *Grenzgebiet zwischen unfertigen Psychopathien und vollentwickelten Geisteskrankheiten.* »In dieser Gruppe bergen sich die neurasthenischen Lumpen, die in den höheren sozialen Schichten als Müßiggänger, verschwenderische Taugenichtse, in den niederen Kreisen als Vagabunden und Stromer hervortreten.« Strafrechtlich sei der gewöhnliche Neurastheniker voll verantwortlich, was bei dem erblich degenerierten Neurastheniker nicht immer zutreffe. – Eine andere typische Form sei die *erworbene psychische Neurasthenie*, die alle Fälle umfasse, bei welchen vor dem Einsetzen der Erkrankung eine normale intellektuelle Leistungsfähigkeit bestanden hat. – Bei der *hyperalgetischen Form* der Neurasthenie bilde die erhöhte Empfänglichkeit für schmerzauslösende Reize, verbunden mit exzessiver Irradiation der Schmerzen, die fast ausschließliche Klage der Patienten. – Die *motorische Form* der Neurasthenie, die *dyspeptische Form*, die *angioneurotische Form*, die *sexuelle Form* der Neurasthenie kennzeichneten sich nur durch das jeweils besondere Hervortreten der einschlägigen Organsymptomatik.

HYSTERIE – Das zweite große Thema der funktionellen Nervenkrankheiten, die Hysterie, hat Binswanger 1904 in einem fast tausend Seiten umfassenden Beitrag in Notnagels Handbuch abgehandelt. Gegenüber der »in den letzten zwei Jahrzehnten ganz in der Vordergrund getretenen psychologischen Begründung der Hysterie, ihrer Wandlung von einer früheren Neurose zu einer Psychose«, erklärt Binswanger, nicht alle hysterischen Krankheitserscheinungen könnten aus einer psychischen Störung abgeleitet werden. Denn jeder Krankheitsvorgang sei nicht nur von der Art und Stärke des auslösenden *Reizes*, sondern auch von der *Konstitution* der betroffenen nervösen Zentren abhängig. Darüber hinaus seien die kortikal geweckten motorischen, vasomotorischen, sekretorischen Reaktionen auch vom Erregungszustand der zugehörigen *infrakortikalen Mechanismen* abhängig. Der Vielzahl der hysterischen Symptome liege eine Reihe verschiedener Gehirnvorgänge zugrunde. Einmal bestehe bei den hysterischen Erregbarkeitszuständen der Großhirnrinde ein Missverhältnis zwischen der Intensität des auslösenden Reizes und der Mächtigkeit oder Dauer der Affektreaktion. Zusätzlich werde durch die Kombination von Hyperfunktion in einem funktionel-

len Rindenbezirk mit Afunktion in einem anderen, ein seltsames Widerspiel von Krankheitserscheinungen, etwa Anästhesie mit Konvulsionen, erzeugt. Die Hysterie beinhalte auch *Bewusstseinsstörungen,* aus denen Amnesien, Störungen der Ideen-Assoziation, des Wiedererkennens und des Aufmerkens, resultierten.
Elementare hysterische Krankheitssymptome könnten, wie sich bei den *Anästhesien* zeige, losgelöst von jedem psychischen Element, bestehen, weil hier die Voraussetzungen für das Bewusstwerden von Empfindungen aufgehoben seien. Bei anderen hysterischen Empfindungsstörungen, so den Anästhesien in geometrischen Segmenten, sei hingegen der Einfluss psychischer Vorgänge auf Entstehung und Lokalisation unverkennbar. Noch eindeutiger trete die psychogene Natur der Empfindungsstörungen bei den systematischen Anästhesien hervor, bei welchen nur einzelne einem System zugehörige Empfindungsgruppen geschwunden sind und bei denen eine pathologisch gesteigerte Einwirkung von Bewusstseinsvorgängen auf bestimmte Rindenfunktionen stattfinde. Ein Krankheitsmerkmal, welches die Hysterie vor allen anderen Nervenkrankheiten auszeichne, sei die *Suggestibilität*, sodass Auto- oder Fremdsuggestion imstande seien, hysterische Krankheitserscheinungen hervorzurufen und aufzuheben.

Alle Versuche, die hysterischen Krankheitserscheinungen auf eine einzige *psychologische Grundformel* zurückzuführen, sind nach Binswangers Meinung zum Scheitern verurteilt. So sei der Satz von MOEBIUS: »Hysterisch sind alle diejenigen krankhaften Veränderungen des Körpers, die durch Vorstellungen verursacht sind«, zweifellos nur auf eine beschränkte Gruppe hysterischer Krankheitssymptome anwendbar. Wenn Möbius den Ausfall der Bewegung bei Abasie und Astasie auf das Auftauchen der »Vorstellung des Nichtkönnens« zurückführe, müsse er zu der Hilfshypothese greifen, dass diese Vorstellung »jenseits des Bewusstseins« wirke. Auch bei JANET und SOLLIER spielten unbewusste Vorstellungen eine führende Rolle. Binswanger hingegen lehnt ein Unterbewusstsein ab, er stellt sich auf den Standpunkt, »dass nur dasjenige, was unserem Bewusstsein gegeben ist, als psychische Erscheinung vorhanden ist«.

Auf dem Boden ererbter neuro-psychopathischer Prädisposition entwickle sich trotz Gleichartigkeit der schädigenden Einwirkungen nicht nur bald diese, bald jene Nerven- oder Geisteskrankheit, sondern es könnten auch zusammengesetzte Krankheitsbilder entstehen. Am häufigsten sei die *Kombination von Hysterie und Neurasthenie.* Hysterische Veränderungen könnten auch durch eine neurasthenische Dauerermüdung zustande kommen. So betrachte FÉRÉ etwa die zerebrale Erschöpfung als die wesentlichste Grundlage beider Krankheitsbilder. Häufig vermengten sich Merkmale der *degenerativen Konstitutionsanomalie* mit hysterischen Symptomen und verliehen der *degenerativen Hysterie* ein eigentümliches Kolorit. Die damit verbundene erhöhte Suggestibilität der Kranken sei ausschlaggebend für die Entwicklung bestimmter somatischer Veränderungen. Die degenerative psychopathische Konstitution führe außerdem zu tief gehenden Dissoziationen, zu Assoziationsstörungen mit Beeinträchtigung der Aufmerksamkeit und des Gedächtnisses. Binswanger verweist hier auf JANETS, wie er betont, höchst wertvolle Untersuchungen zu diesem Symptomenkomplex. Deren Verallgemeinerung auf das Gesamtgebiet der Hysterie könne er freilich nicht zustimmen. Die Steigerung der Dissoziation, welche zu den »Spaltungen des Bewusstseins« bei Hysterischen führe, sei ein Attribut allein der schwersten Formen der degenerativen Hysterie.

ÄTIOLOGIE – Zur Ätiologie der Hysterie schreibt Binswanger: »Der Krankheit liegt eine neuro-psychopathische Prädisposition zugrunde, deren Wesen in einer verringerten Widerstandsfähigkeit gegen physiologische und pathologische Reize besteht.« Die *ererbte neuropathische Belastung* spiele hierbei die Hauptrolle. Es sei die einfache erbliche Belastung und die degenerative erbliche Belastung zu unterscheiden, wobei der erblich-degenerative Faktor für die Gestaltung des Krankheitsbildes einschneidende Bedeutung besitze.

Für die *Auslösung und Entwicklung* der Hysterie stellt Binswanger *Gemütsbewegungen* ganz in den Vordergrund, sei es in Form einer einmaligen heftigen Gemütserschütterung, sei es in Form langdauernder deprimierender Gemütsbewegungen. Angst, Furcht, Schreck, Zorn gäben der schlummernden Anlage zur Nervenkrankheit die spezifische Richtung auf die Hysterie.

Eine besondere Wirkung komme dem *Affektschock* zu. Dieser erzeuge einen *eigenartigen Bewusstseinszustand*, der einige Zeit andauere und ganz bestimmte Änderungen der Ideen- und Urteilsassoziationen bedinge. Die emotiven Ursachen hysterischer Phänomene seien von BREUER und FREUD ätiologisch der traumatischen Hysterie gleichgestellt und mit der zutreffenden Bezeichnung des *psychischen Traumas* belegt worden. Sie hätten darauf aufmerksam gemacht, dass Partialtraumen in ihrer Summierung wie ein großes Trauma wirken können, was auch den Schlüssel zum Verständnis der Wirkungsweise langwieriger Gemütsbewegungen wie Kummer, Sorge, spannungsvoller Erwartung, Verbitterung biete.

Dass auch *ohne besondere Prädisposition* fortgesetzte Gemütserschütterungen hysterische Veränderungen zeitigen können, bewiesen die Krankheitsfälle unter Pflegerinnen an Krankenanstalten und die Fälle weiblicher Familienangehöriger, welchen jahrelang die Pflege kranker Eltern auferlegt werde.

Die bevorzugte emotive Entstehung der Hysterie beim *weiblichen Geschlecht* führt Binswanger darauf zurück, »dass das Gemütsleben der Frau durchschnittlich einer ruhigen Gleichgewichtslage viel häufiger entbehrt als das des Mannes«.
Ätiologische Bedeutung komme auch unzweckmäßigen Verhältnissen an manchen Schulen zu, wo durch unzweckmäßige Lehre häufig eine phantastische Sinnesart gezüchtet werde. Die so zahlreich beschriebenen hysterischen Epidemien in Pensionaten und Klosterschulen seien Belege dafür. Hier werde der Einfluss der Imitation wie auch der Suggestion wirksam.

DIE SYMPTOME – Der Symptomkanon der Hysterie ist am Ende des Jahrhunderts fast bis zur Unüberschaubarkeit angewachsen und nimmt bei Binswanger gut die Hälfte seines Werkes ein. – Bei den *psychischen Symptomen* der Hysterie geht es im Wesentlichen um traurige, reizbare Verstimmungen, um die Spannungsgefühle, die jeweils teilweise mit Bewusstseinsstörungen verbunden sind. Als *Störungen des Empfindungsbereiches* treten *Anästhesien* und Hyperästhesien auf. Sensorielle Empfindungsstörungen finden sich als Störungen des Geschmackes und des Geruchs, der Gesichtsempfindung bis zur Amaurose, der Gehörsempfindung. Von großem praktischem Interesse seien die hysterischen Hyperalgesien, die spontanen hysterischen *Schmerzen.* Es könne zu Halluzinationen und Illusionen und Störungen der Ideenassozation kommen. – Im Bereich der *Motilität* geht es um die Lähmungen, vor allem auch um die Amyosthenie und Amyobasie, um die Myoklonie, koordinierte Zwangsbewegungen, Lach- und Weinkrämpfe, um den hysterischen Tremor und hysterische Zitterbewegungen. Des Weiteren werden abgehandelt Aphonie und Mutismus, die hysterische Pseudotabes, das hysterische Stottern, die hysterischen Kontrakturen, die intermittierende Muskelkrämpfe und der hysterische Tremor.
Eingehend beschrieben werden die vielfältigen Erscheinungen im Bereich der *inneren Organe,* Spasmen des Respirationapparates, Spasmen des Intestinaltraktus, Spasmen des Urogenitaltraktus, angio- und trophoneurotische Störungen, sekretorische Störungen. – Schließlich wird berichtet über die Störungen des Stoffwechsels und der Ernährung, dem hysterischen Fieber, der hysterischen Anorexie, dem Verhalten der oberflächlichen und tiefen Reflexe, und den Innervationsstörungen des Auges.
Zu den hysterischen *Paroxysmen* zählen nun nicht nur die *konvulsivischen Anfälle der vulgären Hysterie* und der *große hysterische Anfall der Charcotschen Schule,* sondern auch eine größere Zahl *larvierter Anfälle*, die anfallsweise auftretende Bewusstseinsstörungen ohne ausgeprägte konvulsivische Komponente umfassen, so synkopale Attacken, delirante Attacken, Schlaf-Attacken. Ihnen werden auch anfallsweise choreiforme Bewegungsstörungen und koordinierte Zwangsbewegungen

einschließlich krampfartiger Ausdrucksbewegungen, Gähn-, Nies-, Husten-, Lach- und Weinkrämpfe, zugerechnet.

PSYCHOPATHOLOGIE – Binswangers psychopathologisches Konzept der Hysterie orientiert sich weitgehend an der physiologischen Psychologie von THEODOR ZIEHEN (1862–1950), es nimmt als Grundlage die Assoziationsgesetze und die Gegebenheiten der Gehirnphysiologie, es lehnt jedes Unterbewusstsein ab, akzeptiert und akquiriert aber durchaus auch Teile der neuen Forschungsergebnisse und Thesen von JANET und BREUER/FREUD.

Ein wesentlicher Grundzug der hysterischen Nervenphysiologie ist Binswanger zufolge das »ungezügelte Verhältnis von *Reiz und Reaktion*«. Es bestehe bei den hysterischen Erregbarkeitszuständen der Großhirnrinde »ein grelles Missverhältnis zwischen der Intensität des auslösenden Reizes und der Mächtigkeit oder Dauer der Affektreaktion«. In den einzelnen Bezirken der Großhirnrinde könnten dabei ganz verschiedene Abweichungen vom normalen Erregungszustand vorliegen, welche wiederum bahnend oder hemmend die Tätigkeit anderer kortikaler Bezirke beeinflussen. Diese Störungen des dynamischen Gleichgewichtes erstreckten sich auf alle Abschnitte der Cerebro-Spinalachse, einem Ausfall in motorischen Rindenbezirken mit cortico-motorische Lähmung könne durch Wegfall kortikaler Hemmung eine Übererregbarkeit in infrakortikalen motorischen Zentren entsprechen.

Sehr interpretationsbedürftig seien die in den letzten Jahrzehnten neu zur Beachtung gekommenen *Anästhesien* und die *Amnesien*. Binswanger sieht hier »die *gesetzmäßigen Wechselbeziehungen zwischen der psychischen und materiellen Reihe im Gehirn gestört*«.
Die *Empfindungsvorgänge* hingen maßgebend von Erregbarkeitszuständen innerhalb der kortikalen Sinnesfläche ab. Und diese unterlägen einmal den rein *nutitiven intramolekularen Vorgängen,* zum anderen Einflüssen vom *kortikalen Zentrum,* dessen Aktivität wiederum von mannigfachen bewussten und latent gebliebenen Rindenerregungen bestimmt werde.
Hypofunktion bestimmter Rindenzentren »macht es entweder unmöglich, dass eine materielle Rindenerregung einen psychischen Prozess weckt, oder sie verhindert, dass eine dem Reiz adäquate Empfindungsintensität zustande kommt«. Es handle sich um die mangelhafte Aufnahme und Verarbeitung von Empfindungen und ihrer Erinnerungsbilder im Selbstbewusstsein. Dies sei eine vielen Fällen der vulgären Hysterie eigentümliche Störung.

Bei den inselförmigen Anästhesien spiele ein *pathologischer Zustand der Zerstreutheit*, eine Störung des Aufmerkens die wesentlichste Rolle. Bei Prüfung kutaner Empfindungsstörungen finde man beträchtliche Schwankungen, je nach dem Grad der geistigen Frische und der Aufmerksamkeit des Probanden. Die *Aufmerksamkeit* werde wiederum von vier Faktoren bestimmt, die ZIEHEN zusammenfassend als den *assoziativen Impuls* der Empfindung bezeichnet habe, nämlich von einer gewisse Stärke der Empfindung, der Übereinstimmung der auftauchenden Empfindung mit einem latenten Erinnerungsbild, der Intensität des Gefühlstons, und der Konstellation der Vorstellungen. Jede Schädigung des assoziativen Impulses beeinträchtige die Empfindungsfähigkeit. Es gebe freilich außerdem schwere Fälle, bei denen besonders geartete *assoziative Störungen vorliegen*, welche zu »Spaltungen der Persönlichkeit« führen, wobei der spezifisch hysterische Charakter dieser Störungen fraglich sei, da man sie auch bei anders gearteten Geistesstörungen finde. Mit JANETs Theorie zur Empfindungslosigkeit kann sich Binswanger nicht befreunden. Janet nehme einen komplizierten unbewussten Bewusstseinsvorgang an. Er postuliere, die Befallenen seien unfähig, gewisse Empfindungen dem Ich-Bewusstsein einzuverleiben, es bestehe eine *Einengung des Bewusstseinsfeldes*. Binswanger meint, die Störungen des Ich-Bewusstseins von Janet seien im Grunde solche des Aufmerkens. Sowohl das Aufmerken als auch die Beziehungen der Ich-Vorstellungen zum willkürlichen Denken aber ordneten sich den Gesetzen der Assoziation unter. Er sehe keinen Grund, alle hysterischen Krankheitserscheinungen auf die Schwäche des Ich-Bewusstseins zurückzuführen.

Bei den *hysterischen Amnesien* ist sich Binswanger mit JANET darin einig, dass kein wirklicher Verlust der Erinnerungsbilder besteht, dass trotz der scheinbaren Amnesie alle Erinnerungen erhalten sind. Unter Hypnose gelinge es, latente Erinnerungsbilder wieder über die Schwelle des Bewusstseins zu heben. Geschädigt seien die synthetische Verbindung neu entstehender Empfindungen unter sich und ihre Verknüpfung mit der Masse früherer Vorstellungen. Übereinstimmung bestehe auch darin, dass die *»Zerstreutheit«* eine wesentliche Rolle beim Zustandekommen der hysterischen Amnesien spielt.

Bei der Beschreibung der Theorie der *Abulien* folgt Binswanger völlig den Vorgaben Janets. Der *Entschluss* zu einer Bewegung komme verzögert oder gar nicht zustande. Besonders jene Handlungen, bei welchen neue Assoziationswege zur Weckung der Zielvorstellungen in Frage kommen, würden infolge der Willensschwäche unvollkommen ausgeführt. *Zerebrale Erschöpfungszustände* besäßen hier den größten Einfluss. Binswanger schließt sich auch der Auffassung Janets an, nach welcher auch bei den Bewegungsstörungen in den anästhetischen Gliedern die Störungen des Aufmerkens von größter Bedeutung sind. – Hysterische *Lähmungen* sieht Binswanger durch *Assoziationsstörungen* bedingt, welche den Ausfall von Bewegungsvorstellungen verursachen.

Als eine wesentliche Bereicherung der Anschauungen über die pathologische Affektwirkung wird von Binswanger das BREUER/FREUDsche Konzept von der *hysterischen Konversion* übernommen. Er meint nur, dass die Autoren die Bedeutung der willkürlichen Unterdrückung peinlicher Vorstellungen (»Abwehr«) für die Stabilisierung der hysterischen Konversion überschätzen. Binswanger hat sich, wie er schreibt, in zahlreichen Fällen überzeugen können, dass psychische Traumen, die der Erinnerung der Kranken völlig entschwunden waren, die Auslösung hysterischer Krankheitserscheinungen bewirkt haben. Selten aber wäre zu beweisen gewesen, dass das ursprüngliche psychische Trauma durch willkürliche Unterdrückung der Affektvorstellungen die hysterischen Phänomene gezeitigt haben. Auch hätte sein Material nicht so massenhaft psychische Traumen auf sexuellem Gebiet wie das der Wiener Autoren geboten. Von der Wichtigkeit der *hypnoiden Zustände,* auf denen die Erleichterung der Konversion, der Schutz der konvertierten Vorstellung vor der Usur und der schließlich daraus erwachsenden psychischen Spaltung beruhe, sei auch er völlig überzeugt.

Theoretisches Interesse kommt nach Binswanger noch pathologischen Steigerungen des Gedächtnisses, den *Hypermnesien,* zu. Gemäß Versuchen von BINET und FÉRÉ könne bei Hysterischen mittels hypnotischer Suggestion eine »*Steigerung des aktiven Gedächtnisses* oder der Fixation der Erinnerungsbilder« bewirkt werden. Die zweite Form der Hypermnesie sei das Auftauchen *überwertiger Vorstellungen.* Diese Überwertigkeit beruhe auf einer krankhaft verschärften Gefühlsbetonung bestimmter Vorstellungen. – Schließlich geht Binswanger noch auf die Vorstellungen von O. VOGT ein, wonach bei den affektiv bedingten Hysterien nicht selten die aus den körperlichen Affektreaktionen herstammende Empfindung *überwertige hypochondrische Krankheitsvorstellungen* wachrufen, welche dann für die Gestaltung und Fortdauer des Krankheitsbildes Bedeutung gewännen.

Am Schluss seines großen Werkes über die Hysterie zitiert Binswanger dann einen Satz von FOREL, den auch er sich zu Eigen gemacht hat, und der lautet: »Die Hysterie ist kein abgeschlossenes Krankheitsbild, sondern ein *pathologischer Symptomenkomplex.*« Und damit war das nunmehr entstandene Bild der Hysterie und sein schon beginnenden Zerfall treffend gekennzeichnet.

FÜNFTES KAPITEL
VON DER THERAPIE DER FUNKTIONELLEN NERVENKRANKHEITEN

Natürlich war es nicht nur diagnostisches und theoretisches Interesse, das die Ärzte seit jeher veranlasste, sich mit den funktionellen Nervenkrankheiten zu befassen, sondern gemäß ihrer Aufgabe vor allem, um den betroffenen Kranken beizustehen und nach Möglichkeit Erleichterung zu verschaffen. Der Entwicklungsgang der Therapie der funktionellen Nervenkrankheiten verlief freilich einfacher und einheitlicher als die Geschichte ihrer Theorien und Klassifizierungen. Die Behandlung war konkret auf Notwendigkeit und Erfolg ausgerichtet und spekulative Ansätze wurden schnell durch die Realität zu Fall gebracht. Auch kam es bei Krankheitsbildern, die so mit der Veranlagung und der Persönlichkeit des Kranken verbunden sind, nicht so sehr auf eine bestimmte Methode als auf das Verständnis und die Geduld des behandelnden Arztes an. Und die erfolgreichen Ärzte früherer Zeit waren zweifellos vorzügliche Beobachter und engagierte Therapeuten und haben mit Einfühlung und Konsequenz ihren nervösen Patienten vielfach wohl kaum weniger geholfen, als die Medizin einer späteren Zeit es vermochte. Sie taten dies in erster Linie als Berater ihrer Kranken, gaben Anweisungen für die Lebensführung, für die Diät, für physiotherapeutische Maßnahmen und versuchten schließlich auch medikamentös auf die Störungen einzuwirken.

Alle auf die funktionellen Nervenkrankheiten gerichteten Behandlungsmaßnahmen, Arzneitherapie, Psychotherapie, Diättherapie, Physiotherapie, haben jeweils eine Entwicklung durchgemacht und wurden von den Ärzten je nach persönlicher Erfahrung, auch je nach dem Zeitgeist der Medizin, unterschiedlich, die eine oder andere Maßnahme bevorzugend oder vermeidend, eingesetzt. Die Geschichte der Behandlungsverfahren im Einzelnen zu verfolgen, würde eine unabsehbare Ausweitung der Berichterstattung bedeuten. Auch würde das Wesentliche der praktischen Therapie, die sinnvolle Kombination dieser Maßnahmen zur Heilung des Kranken verloren gehen. Es soll daher im Folgenden an einigen Beispielen aus verschiedenen Epochen verfolgt werden, wie engagierte Ärzte bei ihren nervenkranken Patienten vorgingen.

1. WHYTT – ÄUSSERE ANWENDUNGEN UND REGELUNG DER LEBENSWEISE

In seinem berühmten Werk über die Neurosen handelt WHYTT im siebenten Kapitel »Von der Heilung der Nerven-, hypochondrischen und hysterischen Krankheiten«. Seine Therapie kann als Beispiel für die Vorgehensweise der Zeit in der zweiten Hälfte des 18. Jahrhunderts, aber auch als Zeugnis für das therapeutisches Gespür des Autors gelten.

Die »Nerven-, hypochondrische und hysterische Krankheiten« sind eines Wesens, schreibt Whytt, unterscheiden sich aber dahingehend, dass die Hypochondrie das männliche Geschlecht, die Hysterie das weibliche Geschlecht betrifft, während die »Nervenkrankheit« die leichteste und unkomplizierteste Form dieser Störungen darstellt. Da diese Krankheiten aber von so verschiedenen Ursachen herkämen, müsse auch die Art, sie zu heilen, sehr verschieden sein. Er wage nicht, eine allgemeine Methode festzusetzen, die in allen Fällen dienlich sei, sondern werde sich bemühen, diejenige Heilungsart anzuzeigen, welche sich am besten zu jedem Fall zu schicken scheint. Die Arzneikunst habe es leider öfters nicht in ihrer Gewalt, die hier anstehenden Krankheiten völlig auszurotten. Es sei dem Kranken darum zu verstehen zu geben, dass ohne eine anhaltende Beständigkeit im Gebrauch der Arzneimittel, in der Lebensordnung und in der Bewegung kein großer Nutzen davon erwartet werden könne.

Man habe bei der Heilung der Nervenkrankheiten die Absicht, einmal die prädisponierenden Ursachen wegzuschaffen, die verschulden, dass ein Körper besonders den Nervenkrankheiten unterworfen ist, zum anderen die Ursachen, die die Störung zur Auslösung bringen, zu heben oder zu bessern.

Um die *prädisponierenden Ursache,* »eine allzu große Zartheit oder ungewöhnliche Empfindlichkeit der Nerven überhaupt, oder der Nerven des Magens und der Gedärme oder anderer Werkzeuge« anzugehen, seien *Arzneimittel* angezeigt, die den ganzen *Körper stärken,* so die bitteren Mittel, Enzianwurzel, Tausendgüldenkraut, Pomeranzenschalen, die Fieberrinde, vor allem auch das Eisen.
Mehr noch aber hält Whytt von einer Roborierung durch *äußere Anwendungen* und von einer Regelung der *Lebensweise*: »Es ist vielleicht nichts, das die Nerven merklicher stärkt als das *kalte Bad.*« Denn obwohl das Wasser bloß unmittelbar auf die Haut wirke, werde seine stärkende Kraft durch Sympathie dem ganzen Körper mitgeteilt. Und

ebenso stehe es mit der *Luft:* »So wie eine kalte und trockene Luft den ganzen Körper fester und stärker macht, so wird auch derselbe durch nichts mehr schlaff gemacht als durch eine warme Luft, vornehmlich durch Öfen in kleinen Zimmern.« – Die *Nahrungsmittel* müssten bei Nervenkranken nahrhaft, aber leicht zu verdauen sein. Man müsse sich vor aller Unmäßigkeit hüten. Wein im Übermaß schwäche den Körper und vermindere die Kräfte der Seele, hingegen hätte ein Glas Rotwein und ein kleines Stück Brot vor dem Mittagessen ihm selber bei mancher Unpässlichkeit sehr wohl getan. – Die *Leibesübungen* seien von solchem Nutzen zur Stärkung der Nerven, dass ohne deren Beihilfe die kräftigsten Mittel oft keine Wirkung hätten. Das Reiben des Körpers mit einer Bürste fördere den Blutumlauf und sei vornehmlich bei einer Schwäche der Gedärme sehr nützlich. Zu warnen sei vor allzu langem Liegen im Bette, es erschlaffe den ganzen Körper; hingegen erfahre er durch frühes Aufstehen sowie durch Bewegung oder kalte Luft Stärkung und Belebung. – Hinsichtlich der *Psyche* gibt Whytt nur eine kurze allgemeine Anweisung: Man müsse das Gemüt zu vergnügen und so ruhig und heiter als möglich zu erhalten suchen, weil dem Nervensystem und vornehmlich den zur Verdauung nötigen Kräften nichts mehr als Furcht, Traurigkeit oder Bekümmernis schade.

Oft sei der Arzt gezwungen, bei akut aufgetretenen »unangenehmen Zufällen« hypochondrischer und hysterischer Kranker zu einer *symptomatischen Behandlung,* einer »Scheinkur«, zu greifen. Bei anhaltenden Schmerzen, Krämpfen, Koliken wird als vornehmstes Mittel der *Mohnsaft* empfohlen. Seine hervorragende Wirkung, aber auch der Wirkungsverlust bei längerer Anwendung, die begleitende Obstipation, ebenso die Erfahrung, dass es vielen Kranken mehr schadet als hilft, werden genau vermerkt. – *Warme halbe Bäder, Fußbäder, heiße Umschläge* »können die Empfindung des Schmerzes vermindern und oft Zittern, Zuckungen Krämpfe und ungewöhnliche Erschütterung des Nervensystems stillen«. *Arzneimittel,* die »den Nerven eine *gewisse Art von Lebhaftigkeit mitteilen*«, seien der Kampfer, der Moschus, der Bibergeil und die übel riechenden Gummiarten, vor allem die stinkende Asa.

Schließlich sei es aber auch nötig, die *auslösenden Ursachen,* Whytt nennt sie *Gelegenheitsursachen,* anzugehen. Eine »schädliche Materie im Blut« etwa gichtischer Art, skorbutische Schärfe, Verminderung der gewöhnlichen Ausscheidungen, Mangel an Blut, müssen mit den der Medizin zur Verfügung stehenden Mitteln möglichst bereinigt werden. Ebenso müssten die Gelegenheitsursachen, die besonders in den Hypochondrien ihren Sitz haben (Blähungen, Schleime, Würmer) entsprechend bekämpft werden. Sei der Kranke durch lange Gewohnheit, zu wenig Speise zu sich zu

nehmen, sehr geschwächt, so müsse er ganz allmählich die Menge seiner Nahrungsmittel vermehren. Seien im Gegenteil seine Beschwerden durch unmäßiges Essen und Trinken verursacht worden, so müsse er allmählich ihre Menge entsprechend vermindern. Wurden Magen und Darm durch ausschweifende Lebensart verdorben, so seien oft außer einer vernünftigen Lebensordnung auch bittere Mittel und Bewegung des Körpers nötig. Bei Verstopfung hülfe kaum etwas besser als gelindes Reiben, warme Umschläge, ansonsten müsse man gelinde Purgier- und Brechmittel einsetzen.
Eine überaus häufige und wichtige besondere Gelegenheitsursache liegt vor, wenn die nervösen Störungen von heftigen *Gemütsbewegungen* herrühren. Whytt empfiehlt folgende Maßregeln: Es müssten alle unangenehmen Anblicke und jede Gelegenheit *vermieden* werden, die heftige Leidenschaften oder Bewegungen des Nervensystems erregen könnten. Es müssten die *Nerven gestärkt werden*, damit die Seele nicht von den Eindrücken äußerlicher Dinge, oder von Ideen, die bloß durch das Nachdenken entstehen, heftig angegriffen werden kann und zwar am besten durch die Fieberrinde, die bitteren Mittel, das Eisen, das kalte Bad und die Bewegung, sowie durch schickliche Nahrungsmittel. Oft würden Nervenbeschwerden, die von Gemütsbewegungen kommen, verhindert, wenn man *andere stärkere Empfindungen* und Leidenschaften erregt. Whytt bringt als Beispiel die Art, »wie Boerhaave die krampfenden Kinder in dem Armenhaus zu Harlem durch Drohung mit dem Glüheisen geheilt hat«, wie Zahnschmerz durch Blasenpflaster verschwindet, wie man Erbrechen gestillt hat, indem man die Hände plötzlich in kaltes Wasser stecken ließ und wie der gewöhnliche Schlucken durch alles geheilt wird, was Erstaunen erregt. Nervenanfälle, die von einer *unglücklichen Neigung* herrührten, würden durch die Erlangung der geliebten oder gewünschten Sache, oder, wenn dies nicht möglich ist, durch passende Diät, Reisen, Zerstreuungen und Opium vor dem Schlafengehen besser geheilt, als durch alle so genannten Nervenmittel.

Whytt geht dann noch auf die *Behandlung einzelner wichtiger Symptome* ein. Solche sind die der Hysterie zuzurechnenden Zuckungen oder anhaltenden Krämpfe der Muskeln und die hysterischen Ohnmachten, die Magen-Darm-Störungen wie Schmerz und Krampf im Magen, Erbrechen, Koliken, Blähungen, Beschwerden im Brustbereich, wie Engbrüstigkeit, Herzklopfen, allzu starker Abgang eines blassen Urins, periodische Kopfschmerzen. Sie müssen je nachdem jeweils mit Aderlass, Laudaneum, Asa fötida, Fieberrinde, Eisen, Spiritus äthericus, Brechmittel, Klistiere, Fontanelle, Bewegung, mit warmem oder kaltem Wasser therapiert werden. – Von psychischen Symptomen führt Whytt schließlich die *Niedergeschlagenheit* und die Melancholie an, worunter die hypochondrischen und hysterischen Kranken, wie er feststellte, in mehr oder weniger großem Maße litten. Bewegung und das kalte Bad seien hierbei die besten Maßnahmen. Die Nerven müssten gestärkt, die Verstopfung der Eingeweide beseitigt werden. Wenn eine Niedergeschlagenheit von einer anhaltenden Traurigkeit, ängstlichen Gedanken und einem anderen großen Bekümmernis entstanden sei, so schaffe nichts mehr Nutzen als eine angenehme Gesellschaft, tägliche Bewegung, vornehmlich aber Reisen und abwechselnde Vergnügungen.

2. ROMBERG – ABLEITUNG DER KRANKHAFTEN INTENTION – BETÄTIGUNG DER WILLENSFUNKTION

Romberg hat in der ersten Zeit seiner ärztlichen Tätigkeit als Armenarzt gewirkt und wohl dadurch eine besondere Praxisnähe seiner Therapie der funktionellen Nervenkrankheiten erworben. Zum anderen sah er Hypochondrie und die Hysterie als zwei Krankheiten verschiedenen Ursprungs an, was zu mancher neuen Zielrichtung der Behandlung führte. Für Romberg nimmt die Hypochondrie ihren Ursprung ganz im psychischen Bereich, sie entstehe durch »Fixierung des Geistes auf Empfindungen«, freilich auch mit nachfolgenden Auswirkungen auch auf den Körper. Die Hysterie sei als »Reflexneurose ausgehend vom Uterinbereich« primär eine körperliche Erkrankung, die dann aber auch wesentliche Auswirkungen auf die psychische Sphäre nach sich ziehe.

HYPOCHONDRIE – Die Behandlung der Hypochondrie, stellt Romberg fest, sei sehr schwierig. Man dürfe vor allem das Vertrauen des Kranken nicht durch die Feststellung »eingebildetes Leiden« verspielen. Für den Kranken hätte das Leiden die gleiche Wirklichkeit wie eine echte Erkrankung. Nach Abklärung, dass es sich um eine reine Hyperästhesie ohne organische Veränderungen handelt, müsse man die Therapie in psychischer wie auch somatischer Hinsicht einleiten.

Die Aufgabe des *psychischen Verfahrens* sei »Ableitung der Intention von der sensiblen Sphäre auf die intellektuelle und motorische«, das heißt, die Aufmerksamkeit müsse von den Empfindungen abgelenkt und auf *intellektuelle oder motorische Aktionen* hingeleitet werden. »Dem üppigen Müßiggänger z. B. empfehle man eine tätige Mitwirkung in der städtischen Verwaltung, dem Philosophen das Studium der Naturwissenschaften … Die Ableitung der Intention nach der motorischen Sphäre hin werde am besten durch Einüben mechanischer Fertigkeiten gelingen: das Billardspiel, Fechten, Turnen, das Erlernen musikalischer Instrumente.« Und weiter: »Gerade bei der Hypochondrie, die ein Einbilden des Geistes in die Leiblichkeit ist, darf das

Leibliche nicht hintangesetzt werden.« Dazu sei wechselweise Ruhe und Bewegung erforderlich. Eignen würden sich hierfür Fußreisen mit Aufenthalt in schönen Gebirgsgegenden, Reiten, Schwimmen, Fahren zu Wagen und zu Schiffe.

Romberg gibt Anweisungen für die *Alltagshygiene.* Der Schlaf dürfe nicht zu lang sein und soll in kühler Lagerstätte erfolgen. Die Diät sei einfach, als Getränk Wasser mit Wein oder ein gut gegorenes leichtes Bier, zur Erhaltung der Öffnung seien kalte Wasserklistiere wirksam. In sexueller Hinsicht müsse man Hypochondristen, die hier nicht selten zu Exzessen neigen, manchmal bremsen. Andererseits rät er: »Doch gibt es auch eine Art von Hypochondrie, wo ich den Geschlechtsumgang zur Heilung empfehle.«

Den lästigen *vegetativen Begleitsymptomen* der Hypochondrie müsse arzneilich begegnet werden, so dem Meteorismus (Ol Carvi, Äther, kaltes Wasser), der abnormen Salzsäureproduktion im Magen (Magnesia usta), der hartnäckigen Verstopfung (Aloe).
Zur Beschwichtigung lästiger Sensationen vermeide man Hypnotica, Opium werde nur sehr selten von Hypochondristen vertragen. Was zur »*Umstimmung*« der Leiblichkeit des Hypochonders erforderlich sei, psychische, diätetische, therapeutische Einwirkungen, vereinigten in sich die *Mineralquellen*, so Ems, Gastein, so die Sole- und Seebäder. Nach der gehörig geleiteten Brunnen- und Badekur sei eine Reise zu empfehlen.

HYSTERIE – Für die theoretisch so anders aufgefasste Hysterie hat Romberg eine recht ähnliche Therapie bereit. Die Hysterie ist nach Romberg eine *uterine Reflexneurose,* was bedeutet, dass ein im Uterus entstandener pathologischer Reiz auch im Gehirn einen Irritationszustand auslöst, der dann in der Körperperipherie aber auch in der Psyche die mannigfachsten Störungen hervorbringt, so die bekannten motorischen Anfälle, in den Intervallen Kopfschmerzen, Magen-Darmstörungen und vieles andere. Die krankhaften psychischen Erscheinungen fasst Romberg als Störungen der Willensfunktion zusammen. Er stellt fest, die geistige Intention würde durch die Reflexherrschaft überwältigt.

Eine Behandlung durch *Beseitigung des Reflexreizes* im Uterinsystem, meint Romberg, wäre kaum möglich, da man von seiner Wesensart keinerlei Kenntnis habe. Einige *krampfstillende Mittel* wie die Asa foetida könnten zum Einsatz kommen. Von Wichtigkeit sei die *sexuelle Beratung,* und »verbietende, in anderen Fällen gebietende Ratschläge«

würden hier oft viel mehr als die gepriesenen Drogen leisten. Die *Herabstimmung der Reflexerregbarkeit* werde herbeigeführt mittelbar durch Beseitigung anderweitiger Organstörungen oder durch direkte Einwirkung auf das Rückenmark.

Von größter Wichtigkeit aber sei die *psychische Behandlung,* das heißt die *Anregung und Betätigung der Willenskraft,* ohne die alle übrigen Kuren misslängen. Entscheidend komme es dabei auf das Verständnis des Arztes an: »Wer bei einer Hysterischen mit der Tür ins Haus fällt, schon von fern ihr zuruft, ›sie müsse sich herausreißen, sich und andere nicht quälen‹, habe gewöhnlich das Vertrauen verscherzt. Denn wie soll wohl die Kranke eine Einsicht haben, ihren Willensimpuls dem Refleximpuls entgegenzusetzen?« Der Arzt müsse für sie denken und ihr einen Weg zur »spontanen Exzitation motorischer Nerven« zeigen, das heißt, Romberg hält es für notwendig und nützlich den nervösen *Refleximpulsen eine sinnvolle Zielrichtung* zu geben und *sie ins motorische Gebiet abzuleiten.* Gezielte *körperliche Betätigung* sei das geeignete Mittel, um die willentliche Motivation zu stärken. Romberg zitiert Trochin, einen Schüler Boerhaaves, der in Paris großen Erfolg mit seiner Kur hatte, die darin bestand, die hysterischen Damen der höheren Stände den Fußboden ihrer Stuben bohnern zu lassen. So besteht Rombergs Hysteriebehandlung im Wesentlichen in der Motivierung zu körperlicher Betätigung. Er legt großes Gewicht auf lautes Lesen, das schon die Alten für einen Teil der Gymnastik gehalten hätten, auf Turnen, Schwimmen, Reiten, Bergsteigen, schnelles Laufen nach einem bestimmten Ziel. Nur, schreibt er, sei man auch des Variatio delectat bei hysterischen Frauenzimmern eingedenk.

3. HASSE – SELBSTBEHERRSCHUNG UND WILLKÜRLICHE MUSKELTÄTIGKEIT

Eine Generation nach Romberg stellt sich Hasse als Vertreter der neuen nüchternen streng naturwissenschaftlich ausgerichteten Medizin vor. Die anfängliche Begeisterung über die neuen Erkenntnisse in der Neurophysiologie war der Erkenntnis gewichen, dass für die Praxis der Medizin vorerst nur wenig davon zu erwarten war. Zu gleicher Zeit war auch die Skepsis gegenüber einer wirksamen Therapie auf einen Höhepunkt gestiegen, der »therapeutische Nihilismus« hatte in der Medizin Fuß gefasst. Auf diesem Hintergrund entstand Hasses Abhandlung über die Therapie der funktionellen Nervenerkrankungen (1855).

REIZBARE SCHWÄCHE – Im Bereich der sensiblen Nerven, schreibt Hasse, sei es vor allem, die *»reizbare Schwäche«,* deren Behandlung gefordert wird, und bei welcher die Praxis das »so genannte *nervenstärkende Verfahren*« eingeschlagen wissen will. Die Hauptsache sei dabei die Regelung der Lebensweise, wie sie bei REIL in seiner »körperlichen Lebensordnung« nachzulesen ist. – Die *psychische Beeinflussung* wird ähnlich wie von Romberg behandelt. »Am entscheidensten für Reizbare ist die gehörige Ausbildung der *Willenskraft.* Wer allem unwillkürlich Einwirkenden, Neigungen und Abneigungen, Gemütsaffekten, dem Spiel der Einbildungskraft, dunklen körperlichen Gefühlen, sich hingibt, dem wird nicht zu helfen sein.« Geeignete Ernährung, frische Luft, Gymnastik, guter Schlaf seien wichtig. Besondere Bedeutung aber wird kalten Waschungen, Fluss- und Wellenbädern, Kaltwasserkuren und vor allem den Seebädern zugemessen. Medikamentös sei wenig von Valeriana, mehr von den bitteren Mitteln und Eisenpräparaten zu halten.

HYPOCHONDRIE – Die Hypochondrie sieht Hasse als eine Krankheit falscher Vorstellungen, die in der ganzen psychischen Anlage des Kranken gründet, aus dem bisherigen Lebensgang hervorgeht und daher *einer Änderung schwer zugänglich* ist. »Dem Arzt stehen selten die zu einer gründlichen psychischen Kur erforderlichen Mittel zu Gebote, entweder weil die Verhältnisse überhaupt sich nicht ändern lassen, oder weil der Wille des Kranken nicht auf das Richtige gelenkt werden kann, oder endlich, weil die Kosten der nötigen Maßregeln nicht zu erschwingen sind.« – »Gelingt es den Kranken zu zerstreuen, seine *Tätigkeit auf einen bestimmten Gegenstand zu richten,* ein geistiges Interesse für etwas zu wecken, so wird das ängstliche Grübeln über körperliche Zustände bald verschwinden. Um dies zu bewerkstelligen, muss der *Arzt ein tüchtiger Menschenkenner* sein. Durch große Geduld und Festigkeit, durch teilnehmende Beachtung der Klagen des Kranken, bei richtiger Bewahrung der Selbständigkeit in der Leitung des Falles, wird der Arzt sich im Vertrauen erhalten.«

Hinsichtlich der körperlichen Maßnahmen gelte das von früher bekannte Vorgehen, eine sorgfältig ausgewählte Diät, Vermeidung übermäßiger körperlicher und geistiger Anstrengungen, *reichlich Muskelbewegung,* Sorge für guten Schlaf, Beseitigung aller Unregelmäßigkeiten im Magen-Darmtraktus. Und wieder heißt es auch bei Hasse, ein vorzügliches Nervinum sei das *kalte Wasser,* als Getränk, zu Waschungen, als Flussbad, als methodische Kaltwasserkur.

HYSTERIE – Hinsichtlich der Hysterie-Therapie stellt Hasse einleitend fest, »je schwieriger und je ärmer an Erfolgen die Behandlung der ausgebildeten Krankheit ist, umso entschiedener tritt die Notwendigkeit hervor, die Entstehung derselben zu verhüten«.

Die *Prophylaxe* eines Leidens, welches in der Eigentümlichkeit der ganzen persönlichen Existenz begründet ist, soll man von der ersten Kindheit an berücksichtigen. »Man muss sich bemühen, eine zu große Empfindlichkeit bei Gemütseindrücken und selbst bei körperlichen Schmerzen durch körperliche und geistige *Abhärtung* zu beseitigen, Schreckhaftigkeit zu überwinden, Abneigungen und Zuneigungen durch den Verstand zu beherrschen, den Spielraum der Einbildungskraft zu beschränken, die Eitelkeit zu zügeln, Entbehrungen, Entsagungen und Ergebung zu üben.«
Eine Hauptaufgabe dabei sei, die kindliche Unbefangenheit so lange als möglich zu erhalten, vor allem gegenüber den beginnenden geschlechtlichen Regungen in der Pubertätsphase.
Unter allen Umständen sei die Energie der körperlichen Konstitution durch verständige Abhärtung, durch Muskelübung, sowie durch eine genügende, leichte und nicht reizende Diät aufrechtzuerhalten. Im Verhältnis zum anderen Geschlecht, und der endlichen Verheiratung, *warne man vor einer zu idealen Auffassung der Dinge*, vor Überschwänglichkeit und weise man auf die praktischen Anforderungen des Lebens hin. Hasse stellt dann aber auch noch fest, »dass wir auf die Materie angewiesen sind, wenn wir auf die Kraft wirken wollen«. Durch diätetische Mittel suche man eine allmähliche materielle Umwandlung, eine Kräftigung, im Nervensystem zu erreichen.

Bei der *Behandlung* der Hysterie hält Hasse die psychische Diätetik von entscheidender Wichtigkeit, Rombergs dritte Indikation, *Anregung der Willenskraft,* sage das Hauptsächlichste. »Es sollen die empfangenen Eindrücke, statt willenlose Reflexaktionen hervorzurufen, durch bewusste Energie verarbeitet werden. Daher sind *Selbstbeherrschung* und *willkürliche Muskeltätigkeit* die beiden Hauptmittel bei hysterischer Nervenschwäche.«
Zur Ausschaltung eines Reflexreizes müssten auch die verschiedenen *Lokalkrankheiten* berücksichtigt werden. Vor allem habe man sorgfältig nach dem Zustande der Geschlechtsorgane zu forschen und wenn Abnormitäten gefunden werden, sofort mit der Behandlung zu beginnen. Gegenüber der in früherer Zeit mit Eifer betriebenen *spezifischen Behandlung* der Hysterie sei man gegenwärtig sehr skeptisch geworden; gleichwohl sei nicht alles Hierhergehörige zu verwerfen. Die Eisenpräparate hätten in den überaus zahlreichen Fällen von anämischer und chlorotischer Hysterie unstreitig den besten Erfolg. In manchen Fällen sei die Anwendung der Amara und anderer *Tonika,* Millefolium, Salicin, Chinin, dienlich. Die viel gerühmten *Milch- und Molkekuren* dienten als vortreffliches Mittel zur Umänderung der gesamten Ernährung, besonders in Verbindung mit Reisen, Landaufenthalt und Gebirgsluft. Vor allem aber müssten *Bäder* gerühmt werden. Die gewöhnlichen Wasserbäder

oder der Gebrauch von Wildbad, Gastein, Baden-Baden, sowie eisenhaltige Bäder seien sehr zu empfehlen. Am nützlichsten zeige sich indessen das *kalte Wasser* als Fluss- und Seebad, zu Waschungen und Begießungen und selbst in den hartnäckigsten Fällen sähe man oft die überraschendsten Wirkungen von dem Gebrauche einer förmlichen Kaltwasserkur. – Die eigentlichen *Antihysterika* gestatteten bis jetzt keine wissenschaftliche Erklärung ihrer Wirksamkeit. Die allgemeinste Verwendung fänden die Valeriana und das Castoreum. Die Asa foetida gelte fast sprichwörtlich als Heilmittel der Hysterie, ihr abscheulicher Geruch sei vielen Hysterischen nicht zuwider. Narkotika und insbesondere Opiumpräparate würden oft gar nicht vertragen.

Die *hysterischen Paroxysmen* erforderten meistens keine besondere Therapie. Die verschiedenen Riechmittel, Bespritzen mit kaltem Wasser seien die gewöhnlichsten Manipulationen, »welche von geschäftigen Händen auch ohne Zutun des Arztes vorgenommen werden«. Notwendig sei die Sorge für die Sicherung des Kranken vor Verletzungen. Andererseits dürfe man auch nicht zu lebhaftes Interesse und Verwunderung über die Anfälle zu erkennen geben, um nicht dem Trieb des Kranken, Aufsehen und Teilname zu erregen, anzustacheln. – Die zahlreichen *schmerzhaften Anfälle* erforderten im Allgemeinen eine ähnliche Behandlung wie die der Neuralgien. Am meisten wirkten auch hier Einreibungen, Massage, Bäder, die Kälte, die narkotischen und anästhetischen Mittel. Gegen die *Schlaflosigkeit* gewährten den meisten Nutzen das kalte Wasser und psychische Hilfsmittel.

Bei der Behandlung hysterischer Kranker komme außerordentlich viel auf das Benehmen des Arztes an. *Nachsicht, Geduld und Teilnahme* seien höchst notwendig, aber auch Konsequenz und Festigkeit. »Wer diese verschiedenen Eigenschaften besitzt, Milde und Strenge jede am rechten Ort zu üben versteht, der wird am meisten zu leisten im Stande sein und – am meisten geplagt sein.« – »Was die ärztlichen Verordnungen anlangt, so muss man sich durchaus vor Vielgeschäftigkeit hüten. Zur rechten Zeit eingreifen und wiederum unter Umständen gar keine Arznei geben, ist das beste Verfahren.«

4. BEARD – RUHE UND ARBEIT – JEDER FALL VON NEURASTHENIE IST EIN STUDIUM FÜR SICH

Die Neurasthenie, die Nervenerschöpfung, brachte durch ihre Betonung der Schwäche einen neuen Gesichtspunkt in die Therapie der funktionellen Nervenkrankheiten. Ihr geistiger Vater BEARD war selbst ein sehr engagierter und erfolgreicher Therapeut und seine sorgsame, differenzierte Vorgehensweise kommt in seinem Werk stets zum Ausdruck.

ALLGEMEINE PRINZIPIEN – Bei der Besprechung der allgemeinen Prinzipien der Behandlung der Neurasthenie betont Beard die Notwendigkeit, dabei ganz *individuell* vorzugehen. »Jeder Fall von Neurasthenie ist ein Studium für sich selbst … Wenn zwei Fälle von Anfang bis Ende ganz gleich behandelt werden, so ist es wahrscheinlich, dass einer von ihnen falsch behandelt wird.« Die arzneiliche Behandlung müsse zuweilen unterbrochen, zuweilen ganz aufgegeben werden. Er selbst behandle oft eine Woche hindurch mit sedativen, die zweite Woche mit tonischen Mitteln, während er die dritte Woche von jeder Behandlung frei ließ. Diese Methode verringere die Gefahr einer Magenreizung und empfehle sich auch für den Fall, dass man auf irgendwelche unbekannten Idiosynkrasien stoße. Ebenso müsse auch die hygienische Behandlung der Art des Patienten angepasst werden. Während vielen Kranken, besonders zerebralasthenischen, starke Bewegung im Freien, anderen eine solche nur in mäßiger Form, zu empfehlen sei, müsse man myelasthenischen Kranken, zumal weiblichen, Bettlage in ruhigen, zuweilen abgedunkelten Zimmern anraten. –
Die *Ernährung* betreffend, übe man im Gegensatz zu der im vorigen Jahrhundert herrschenden Aushungerungstheorie jetzt oft die Methode der *überreichen Ernährung.* Stärke- und zuckerhaltige Mittel, reichliche Zufuhr von Fetten, Ölen, Fischen, Austern, Butter und Milch böten der Kur eine mächtige Unterstützung. Eine reichliche oder ausschließliche *Milchdiät* sei zuweilen bei bettlägerigen Kranken ganz unschätzbar. Aber es gäbe Konstitutionen, die sie nicht vertragen. – Beruflich tätige Nervenschwache hätten oft die Neigung, in allem zu viel zu tun. Sie müssten belehrt werden, bei allem *rechtzeitig aufzuhören*, ehe Ermüdung eintritt. *Ruhe sowohl als Arbeit* seien bedeutende Kurmittel gegen Nervenleiden. Für Nervenkranke gäbe es drei Gebote: Ruhe, Arbeit und Abwechslung in der Tätigkeit.

In einigen Fällen aber sei die Behandlung, bei der dem Kranken für eine bestimmte Zeit *Bettruhe* und Untätigkeit aufgezwungen wird, eines der besten Kurmittel. Eine akute Krankheit, die den neurasthenischen Patienten zu absoluter Ruhe zwingt, wirke oft als wahre Wohltat. Werde die Ruhe mit guter Nahrung und passiver Bewegung verbunden und werden gleichzeitig im Wechsel Sedativa und Tonika, insbesondere aber die Elektrizität angewendet, so ergäbe sich eine erfolgversprechende Therapie. Zu den Schwierigkeiten gehöre die Angst des Patienten vor der Absperrung. Doch gewöhne er sich üblicherweise schnell an die einsame Ruhe. Die Beobachtungen von MITCHELL und GOODELL über diesen Punkt könne er vollkommen bestätigen.

Es gäbe Patienten, welche Monate langer Ruhe bedürften. Diese erzwungene Abgeschlossenheit zwinge den Patienten das zu tun, was er nur gar zu gerne von selbst zu tun geneigt ist, das ist, untätig zu bleiben. Diese forcierte Untätigkeit aber kuriere ihn mit der Zeit von der Lust an der Untätigkeit; er verlangt nach Abwechslung und sehnt sich nach Arbeit. – Abgesehen von diesen Fällen täten Nervenkranke besser, sich *geistig* in zusagender Weise zu *beschäftigen*, als müßig zu sein. Den schlimmsten Grad von Nervenschwäche habe er bei Leuten gesehen, die sich plötzlich vom Geschäft zurückgezogen haben. Ebenso bedürfe das geschwächte Gehirn eines gewissen Maßes von Übung.

Bei der Behandlung der Nervenkrankheiten müsse sich der Arzt auch eine genaue Kenntnis der Gemütsbeschaffenheit und der *Wesensart* der Patienten verschaffen. Naturen, die in Bezug auf höhere intellektuelle Fähigkeiten arm ausgestattet, dafür aber im Gemüt erregbar sind, bringe auch die weiseste Behandlung keinen Nutzen. Andere Kranke befreundeten sich mit ihren Leiden und würden sie ungern entbehren. Noch anderen sei es durchaus Bedürfnis, stets in Behandlung zu sein. Andererseits gäbe es Patienten, die Krankheit zu ertragen vermögen; sie seien mit einem Zustand teilweiser Infirmität, vorausgesetzt, dass sie arbeiten können, glücklich und zufrieden, wenn sie auch nicht frei von Schmerzen und Leiden sind. Insgesamt sei die Prognose umso besser, je größer die Intelligenz und je geringer die Gemütserregbarkeit bei einem Patienten ist. Werde ein Individuum von Neurasthenie befallen, so zeige sich diese zuerst an der Stelle, an der ihr psychisch der geringste Widerstand seitens des Patienten entgegensteht. Krankhafte Furcht etwa befalle zumeist ruhige, ängstliche Gemüter, entschlossene Charaktere verfielen bei Neurasthenie weniger der Hoffnungslosigkeit und Verzweiflung.

Der *geistige Einfluss* sei bei der Behandlung funktioneller Nervenaffektionen von großer Macht und Wirkung, meint Beard, aber er reiche zur Beherrschung der Störungen nicht aus. Unleugbar führten lang anhaltende Gemütsbewegungen und Grübeleien mannigfache reale und oft ernste Krankheit herbei, aber auch hierbei dürfe sich die Therapie nicht auf die psychische Behandlung allein beschränken. Eine *Verbindung* mit äußeren Anwendungen, Elektrizität, Massage, Gegenreize, im Verein mit dem innerlichen Gebrauch von sedierenden und tonisierenden Arzneien sei besonders nützlich.

ARZNEIMITTEL – In Beards Lebenszeit fällt ein großer Aufschwung der Pharmazie, indem viele Substanzen erstmalig als Reinsubstanzen verfügbar wurden, zum anderen erstmalig synthetisch hergestellte Präparate auf den Markt kamen. Beard hat sich intensiv mit diesen neuen Arzneimitteln befasst, ihre Verwendung bei der Neurasthenie ausgelotet und einigen Substanzen bleibenden Eingang in die Therapie verschafft. Als neues wirksames Nervinum stellte er das *Ergotin* vor. Es kontrahiere die Blutgefäße, seine spezielle Wirkungsart bei Nervenkrankheiten sei aber nicht bekannt. Die Dosierung müsse in den einzelnen Krankheitsfällen sehr verschieden gehandhabt werden. Er selber gebe zuweilen mit Vorteil und ohne Nebenwirkung sehr große Dosen und zwar bei Migräne und anderen Kopfschmerzen, aber auch bei Irritabilität der Prostata, bei Spermatorrhoe und mannigfachen anderen Zuständen. – Ein anderes neuro-therapeutisches Mittel erster Ordnung besitze man im *Arsenik,* das vor allem in der Form der Fowlerschen Solution verordnet werde. – Ferner gehört nach Beard *Cannabis indica* zu den verlässlichsten und wirksamsten Agentien. Die nähere Bekanntschaft mit ihm hätte in der Behandlung der Migräne innerhalb weniger Jahre eine Revolution hervorgebracht. – Beards Verdienst ist es, auf *Coffein* als wirksames Mittel zu Beginn eines Migräneanfalles aufmerksam gemacht zu haben. In ähnlicher Weise verwandte er die *Coca.* Diese erleichtere auch das schmerzhafte Gefühl der Übermüdung und mildere die Ermattung und Erschöpfung, die schlaflosen Nächten folge. – Die *Zinkpräparate,* insbesondere die *Verbindungen mit Brom, Valeriana und das Zinkoxyd* böten die wertvollsten Sedativa bei mannigfachen Formen der Neurasthenie. Öfter verschreibe er noch *Trailing arbutus, Eucalyptus und Hydrastis, die* nach seiner Meinung eine tonisierende Wirkung haben.

Die *Bromverbindungen* müssten in großen Dosen verabreicht werden, bis sich ihre mächtige sedative Wirkung zeige. Dies dürfte aber nicht ohne Kontrolle des Arztes geschehen. Die Brompräparate verschafften dem Körper Ruhe, indem sie die Tätigkeit der Nerven verlangsamen und regulieren. Manche Kranke freilich vertrügen Brom nicht, bei manchen riefe es bei zu langem Gebrauch sogar Neurasthenie hervor. Richtig gebraucht und rechtzeitig sistiert, sei es aber von größtem Wert. – *Chloral* werde gegenwärtig viel zu häufig angewendet. – Vom *Strychnin* mache er zuweilen allein, meistens aber in Verbindung mit anderen Mitteln Gebrauch, es habe zuweilen eine deprimierende, zuweilen eine allzu erregende Wirkung. – *Opium* in kleinen Dosen wirke ausgezeichnet in manchen Phasen der Neurasthenie, und nur die Gefahr, sich an seinen Genuss zu gewöhnen, hindere ihn, es öfters anzuwenden. Bei sorglicher Überwachung wirke es bei gewissen Formen der Hypochondrie und Melancholie vortrefflich. – Auch *Alkohol,* insbesondere als Rotwein, sei in manchen Fällen bei Schlafstörungen empfehlenswert, dürfe aber nicht ohne Überwachung verordnet werden. – Alle diese mächtig wirkenden Mittel müssten bei Nervenkranken zuweilen in *»lächerlich kleinen Dosen«* verabreicht werden. – An Mitteln aus dem damaligen Arzneischatz, die seiner Meinung nach überschätzt werden, führt er *Mineralsäuren, Acidum sulphuricum aromaticum, Lebertran, Phosphate* auf. Ein in Amerika vergleichsweise neues Mittel biete *Kumis,* in Gärung übergeführte Milch, dar. Seine schlafmachende Wirkung sei bedeutend.

ÄUSSERE ANWENDUNGEN – Den größten Wert bei der Therapie aller chronischen Nervenkrankheiten legt Beard auf die *äußerlichen Anwendungen,* auf Elektrizität, Wasser, Massage und Gegenreize, welche sämtlich sedierende wie auch tonisierende Wirkungen herbeiführen können. – Die *Elektrizität* habe schnell alle früheren Schwierigkeiten und Vorurteile überwunden. Wenn ein elektrischen Strom den Körper durchläuft, so bewirke er eine molekulare Veränderung, durch welche die Ernährung modifiziert, Schmerz gelindert und der Körper gekräftigt wird. Die besten Methoden in der Behandlung der Neurasthenie seien *allgemeine Faradisation* und *zentrale Galvanisierung.* Man müsse zunächst ganz milde Ströme anwenden, denn es gäbe auch Naturen, welche Elektrizitätsanwendungen schlecht vertragen. Der Unterschied in der Wirkung zwischen einer großen oder mittleren Dose und einer sehr kleinen Gabe sei höchst bedeutend. Was von vielen bekannten Arzneimitteln gälte, habe noch direkter Geltung bei der Elektrizität.

Die *Massage* sei wichtig in der Behandlung der Neurasthenie von Personen, die längere Zeit an das Bett gefesselt sind. Angewendet würden das Kneten der Haut, der Muskeln, das Klopfen und Schlagen, außerdem passive Bewegung der Gelenke. Es stelle sich dadurch eine Beschleunigung der Zirkulation, allgemeine Beruhigung, Schlafneigung, Erleichterung der Schmerzen und der Nervosität ein. Die Kunst des Massierens verdiene größere Beachtung und Forschung. – Ein eingeborener Arzt der Sandwich-Inseln habe kürzlich über *Lomi-Lomi,* die dort übliche Form von Massage, berichtet. Sie würde von älteren und erfahrenen Frauen in Form von Kneten, Quetschen und Reiben, variierend vom leisesten Streicheln bis zu stärksten Griffen, vorgenommen.
Augenblicklich gewinne die *Hydrotherapie,* insbesondere die Behandlung durch Douchen auf die Wirbelsäule und den Nacken immer mehr Anhänger. Sie wirke als ein mächtiger Gegenreiz. Örtliche Anwendung von Hitze und Kälte sei bei einigen Formen und Phasen der Neurasthenie von großer Wirkung. Doch sei die Wasserbehandlung, wie alle anderen hervorragenden Kurmittel, auch stark missbraucht worden.
Beard stellt fest, Nervenleiden ließen sich auch durch Behandlungsverfahren erleichtern, die früher als *kathartische Maßnahmen* verbreitet waren, Verfahren, welche im

Stande sind, eine *Veränderung in der Konstitution* herbeizuführen. Dass die neurasthenischen Störungen so ganz verschiedenen Behandlungsweisen weichen, finde ihre Erklärung in dem Satz: *Alles, was eine Veränderung bewirkt, könne Heilung bringen.* Dies erkläre auch, dass dieselben Arzneimittel bei derselben Person zu verschiedenen Zeiten und auch bei verschiedenen Konstitutionen und verschiedenen Lebensepochen so ganz verschieden wirken.

WEITERE KURMASSNAHMEN – Bei einer Anzahl neurasthenischer Kranker könne keine Besserung erzielt werden, wenn nicht ein der Neurasthenie zugrunde liegendes *örtliches Leiden* beseitigt werde. Irritationen der Verdauungs- und reproduktiven Organe reflektierten auf den ganzen Körper, Krankheiten des Magens und der Leber können zum Fokus werden, von dem aus das Leiden über den ganzen Körper ausstrahlt. Trotz Heilung des örtlichen Leidens blieben freilich oft die allgemeinen Symptome bestehen. Lokale und konstitutionelle Behandlung müssten darum Hand in Hand gehen. Bei Männern sei Onanie eine der häufigsten Ursachen neurasthenischer Symptome. Bei Frauen bildeten häufige Geburten mit ihren Folgen, Uterin- und Ovarialcongestion oft den Ausgangspunkt mannigfacher funktioneller Nervenleiden. Hier seien Korrekturen erforderlich.

Als besonders vornehme Verordnung gegen alle Formen von funktionellen Nervenkrankheiten, meint Beard, gälten *Reisen,* besonders ein Ausflug nach Europa. In einigen Fällen erweise sich diese Empfehlung als nützlich, in anderen blieben die Erfolge aus und in noch anderen wären die Folgen traurig. Für die Mehrzahl der Kranken sei eine verständige sachgemäße Behandlung bei weitem vorteilhafter als Reisen, das immer ein gewisses Maß an Kraft erfordere. Nur kurze Erholungsreisen, nahe Ausflüge in die Nachbarschaft, seien bei hochgradig erschöpften Patienten von gutem Erfolg.

Reiten sei, wie *kaltes Baden,* ein wirksames Mittel für Kranke, dürfe aber so wenig wie andere differente Arzneien nicht ohne vorsichtige Unterscheidung angeraten werden.

Ebenso erfordere die Empfehlung von Seebädern, russischen und türkischen Bädern, von Gymnastik und Luftkuren strenges Individualisieren. Nervenschwache müssten meist sich *wärmer kleiden* als Gesunde und oft selbst sorgfältiger schützen als schwindsüchtige Kranke.

Neurasthenische Patienten fühlten sich gewöhnlich in *warmen Gegenden wohler.*

Amerikanische Patienten besuchen daher während der kalten Jahreszeit Florida und die Golfstaaten. Besonders günstig auf Nervenschwache wirke die *Bergluft.* Für viele

Patienten sei ein Sommeraufenthalt in den Bergen, sei es im amerikanischen Weißen Gebirge, sei es in der Schweiz, weit wohltätiger als ein Besuch der Seeküste. Höhenlagen über 3000 Fuß aber schienen eine nachteilige Wirkung auf das Nervensystem zu haben.

Schließlich weist Beard noch besonders darauf hin, dass in der Behandlung *Ausdauer* so dringend vonseiten des Arztes wie vonseiten des Patienten nötig sei. Es müsse jedes Symptom mit geeigneten Mitteln bekämpft und belastende Umstände in einer dem Patienten zusagenden Weise geregelt werden. Im Übrigen beziehe sich die beschriebene therapeutische Methode nicht nur auf die spinale und zerebrale Neurasthenie, sondern auch auf viele *Folgezustände,* auf Melancholie, Hysterie, Hystero-Epilepsie, Trunksucht. Stets aber müsse man eingedenk sein, dass es der *Arzt ist, welcher heilt,* indem er von dem Heilmittel Gebrauch macht. Es sei die Art und Weise, in welcher die Behandlungsmethode angewendet wird, die den Erfolg sichert.

5. BINSWANGER – PSYCHISCHE BEEINFLUSSUNG, KUR, BEHANDLUNG IN DER KLINIK

In seinen Werken über Neurasthenie und Hysterie (1896 und 1904) geht Binswanger auch ausführlich auf die Therapie dieser Krankheitsbilder ein und gibt ein umfassendes Bild, wie die Schulmedizin am Ende des 19. Jahrhunderts mit diesen Störungen fertig zu werden suchte.

DIE BEHANDLUNG DER NEURASTHENIE – Bei seinen Ausführungen zur Behandlung der Neurasthenie setzt Binswanger drei Schwerpunkte, die Prophylaxe, die Behandlung der leichteren Fälle, die Behandlung der schweren Fälle in der Klinik mit besonderem Akzent auf der Ernährungstherapie und der physikalische Therapie.

Die *Prophylaxe* steht für Binswanger an erster Stelle. Da die Neurasthenie mittlerweile eine Volkskrankheit geworden sei, beginne diese bei der *sozialen Situation.* Das rapide Anwachsen der Zahl neurasthenischer Patienten sei wesentlich auf Rechnung der gewaltigen Umwälzungen auf wirtschaftlichem und technischem Gebiete zu setzen. Die allgemeine Hygiene müsse darauf gerichtet werden, die *Arbeitsleistung* für alle soweit herabzusetzen, dass die Erholungs- und Ruhezeiten in ausreichendem Maß im Lebensplan Platz finden. Dies beträfe vor allem die in untergeordneten Stellungen tätigen Büroarbeiter, Elementarlehrer, Post- und Eisenbahnbeamte. Das Problem sei auch nicht lösbar, bevor nicht die *Wohnungshygiene* bei den gesetzgeberischen Stellen

Berücksichtigung gefunden habe, solange nicht das Schlafstellenwesen geregelt sei. Eine weitere Forderung sei die Beschaffung von öffentlichen *Badeanstalten* für die ärmeren Klassen. Bei einer Vielzahl neurasthenischer Arbeiter und Arbeiterinnen seien die letzten Ursachen des Leidens auf soziale Missstände zurückführen. Hier wäre es Aufgabe übergeordneter Instanzen einzugreifen.

Zur *individuellen Prophylaxe* müsse man für eine rationelle Körperpflege durch regelmäßige kalte Waschungen, Bäder, Schwimmen, Zimmergymnastik, Gartenarbeit, frühzeitiges Schlafengehen, Vermeiden übertriebener Fleischnahrung Sorge tragen. In der Arbeiterklasse treffe die Frau oft eine übergroße Last häuslicher Arbeit. In den mittleren Ständen mache langwierige Krankenpflege von Familienangehörigen die Helferinnen nicht selten nervenkrank. Hier vorzubeugen sei freilich schwierig. – Von größter Wichtigkeit sei es, die *Jugend psychisch abzuhärten*, alle leidenschaftlichen Erregungen und alle übermäßigen Empfindlichkeiten gegen körperliche Schmerzeindrücke durch Ermahnung oder Strafe zu bekämpfen und zwar schon beginnend bei Kindern im 3. oder 4. Lebensjahr. Leider wirkten bei einer erblichen Anlage die neurasthenischen ängstlichen Väter oder Mütter schon durch ihr Beispiel höchst ungünstig auf ihre Kinder ein. Ärztliches Eingreifen müsse bei *neuropathischen Kindern* schon in der Säuglingsperiode bei Schlafstörungen, nächtlichem Aufschrecken und gesteigerter motorischer Unruhe erfolgen. Schon frühzeitig solle man pathologische Affektausbrüche, Strampeln, sich auf den Boden werfen, unmäßiges Schreien, bekämpfen, die Kinder sofort ins Bett legen und allein lassen. Verfange dies nicht, so soll man die Kinder in ein warmes Bad setzen, im Bad kühl überrieseln und dann erst zu Bett bringen. Rechtzeitiges ärztliches Eingreifen bei neuropathischen Kindern sei eine dankbare Aufgabe.

ENTLASTUNG UND ÜBUNG – Am Anfang aller Therapie der Neurasthenie, schreibt Binswanger, stehe die *Psychotherapie.* Wenn man den Patienten psychisch beeinflussen, ihn erziehen und leiten will, habe man zuerst sein *Vertrauen* zu erwerben. Man müsse die Kranken aufmerksam anhören, ihnen möglichst die Schilderung der Symptome erleichtern und ihnen nach erschöpfender Untersuchung ein *kurzes verständiges Gutachten* über die Art ihrer Erkrankung, die Bedeutung der Krankheitserscheinungen und über die Wege der Heilung geben. Man habe es freilich bei diesen Kranken immer mit ausgeprägten Individualitäten zu tun, welche nicht erzogen, sondern behandelt werden wollen. Um diese *erzieherische Tätigkeit* in die Form *ärztlicher Verordnung* zu kleiden, sei für jeden Einzelfall gewissermaßen eine eigene Methode anzuwenden.

Die ärztliche Beeinflussung habe drei Aufgaben zu erfüllen. Die intellektuelle Dauerermüdung werde als Erstes durch *Ruhe und Erholung* angegangen. Allgemein wirkende psychische Schädlichkeiten bei Kopfarbeitern müssten durch berufliche Entlastung und durch Fernhalten von emotiver Erregung beseitigt werden. Zum Zweiten müsste durch *methodische Übungen* des ausgeruhten Seelenorgans die Bekämpfung der psychischen Hyperalgesie, der reizbaren Verstimmung, der hypochondrischen Vorstellungen, der verschiedenartigen Furchtvorstellungen sowie der Entschluss- und Willensschwäche erfolgen. Drittens müssten, da oft selbst geringfügige *Lokalerkrankungen* großen Einfluss auf die geistige Sphäre erlangen, auch diese Berücksichtigung finden. Nötig sei des Weiteren die Entwöhnung von schädlichen Genuss- und Reizmitteln und die Regelung der Ernährung.

Der Entfernung allgemein wirkender psychischer Schädlichkeiten werde man am besten gerecht, wenn man den Patienten aus seinen *gewohnten Lebensverhältnissen herausnimmt* durch die Empfehlung, einen *klimatischen Kurort* aufzusuchen (Waldaufenthalt, Gebirgsort, Seebad). Die Entfernung der Patienten aus ihren häuslichen Verhältnissen könne auch durch den Besuch eines *Badeortes* erreicht werden. Am beliebtesten seien die indifferenten Thermen, so Gastein, Badenweiler, Ragatz, Schlangenbad und Wildbad. Unter den Solebädern erfreuten sich die kohlensauren Thermalsolbäder einer besonderen Beliebtheit. Während Oeynhausen für die paretischen und hyperalgetischen Formen der Neurasthenie bevorzugt werde, habe sich Nauheim den Ruf einer spezifischen Wirkung für die Herzneurotiker erworben. Oft sei ein mindestens sechsmonatiger Termin völliger Enthaltung von Berufsgeschäften und Befolgung ärztlicher Vorschriften an einem geeigneten Kurort notwendig.

Alle Neurastheniker, welche eine gründlichere Kur erstreben, sollten eine der vielen *spezifischen Nerven- und Wasserheilanstalten* aufsuchen. Dort sei auch die so entscheidende persönliche Einwirkung des behandelnden Arztes möglich, denn die *Psychotherapie* nähme bei jeder Anstaltsbehandlung den ersten Rang ein. Diese komme nach dem ersten Teil der Kur, der rein der Erholung dient, vor allem im zweiten Teil der Kur, der erziehenden Übungskur, zum Vollzug. Der Patient erhält vom Anstaltsarzt anfangs etwa folgende *Belehrung:* »Die krankhaften Empfindungen, welche Ihnen die Stimmung verbittern und Ihr Denken einseitig beeinflussen, bestehen insofern zu Recht, als sie für Sie persönlich wirklich vorhanden sind. Es entspricht ihnen aber keine gröbere Veränderung weder der Nerven oder der Organe, in welchen die Beschwerden ihren Sitz haben, sondern sie sind nur die krankhaft übertriebene seelische Reaktion auf ungefährliche, durch bestimmte ärztliche Maßnahmen zu beseitigende nervöse Funktionsstörungen. Diese letzteren sind aber nur dann erfolgreich vom Arzt zu bekämpfen, wenn der Kranke ihm hilft. Die krankhaften Empfindungen sind für Ihr Allgemeinbefinden viel schädlicher, als die zu Grunde liegenden körperlichen Störungen.« – »Finden Sie sich mit Ihren schmerzhaften Empfindungen ab, lernen Sie dieselben als lästige, aber ungefährliche nervöse Symptome zu ertragen, oder besser noch, ignorieren Sie dieselben vollständig, so werden Sie die Erfahrung an sich erleben, dass die krankhaften Empfindungen schwinden.« Das psychotherapeutische Vorgehen Binswangers, die *»Übungstherapie«*, läuft letztlich darauf hinaus, den Patienten zu erziehen, sich so beherrschen zu lernen, dass er es fertig bringt seine Beschwerden zu ignorieren, mit der Aussicht, dass sie allmählich aus seinem Bewusstsein verschwinden werden.

Binswanger fährt fort, da man mit diesen Belehrungen nur teilweise eine psychische Beeinflussung der Kranken erreicht, sei es gut, als suggestive Hilfsmittel *hydrotherapeutische Maßnahmen, Heilgymnastik, Faradisation*, heranzuziehen. Man werde auch nicht auf die arzneiliche Behandlung zur Bekämpfung pathologischer Affekte verzichten können. Das *»Arbeitspensum«* des Patienten, die von ihm zu absolvierenden Kurmaßnahmen, müsse freilich immer richtig dosiert werden. Jedes Zuviel könne durch erneute Phasen von Übererregbarkeit mit Angstgefühlen und Schlafstörungen alles bislang Erreichte in Frage stellen. Oft unvermittelt einsetzende Kraftlosigkeit der Kranken entspringe keinesfalls nur nosophobischen Vorstellungen oder mangelnder Willensanstrengung, vielmehr seien diese in vielen Fällen nur die Begleiterscheinungen der Störungen im Krafthaushalt des Neurasthenikers. Diese Zustände könnten durch kein suggestives Machtwort, sondern nur durch eine methodische Kräftigung des Gesamtorganismus und langsame Übung der nervösen Leistungen wieder beseitigt werden. – Binswangers Kurplan sieht vor: täglich eine Stunde disponible Zeit für Lektüre und Korrespondenz, außerdem abends noch eine Stunde für gesellige Unterhaltung und Spiele; die übrige Zeit wird völlig in Anspruch genommen durch andere Kurverordnungen. Sehr zweckmäßig sei das Zeichnen und Malen nach einfachen Vorlagen, das Modellieren, sodann das Exzerpieren aus Reise- und Geschichtswerken, Übersetzen aus einer fremden Sprache.

ERNÄHRUNGSKUR – Wie Binswanger ausführt, könne sich der Leidensdruck gewisser Formen der Neurasthenie soweit steigern, dass eine stationäre Behandlung im Krankenhaus notwendig wird. In seiner Kompetenz als Chef einer großen psychiatrischen Klinik berichtet er eingehend über das therapeutische Vorgehen bei derart bedrohlichen Fällen. Als *schwere Fälle* seien Kranke mit hochgradiger

Abmagerung und typischer Anorexie, Kranke mit hochgradigster Labilität der Affekte und der vegetativen Funktionen, Kranke mit Schlaflosigkeit und nächtlicher Übererregung anzusehen. Als schwere Fälle hätten ferner Kranke mit gravierenden angioneurotischen Störungen, den Empfindungen der Herzschwäche, Kranke mit schwerer motorischer Insuffizienz und schließlich Kranke mit der hyperalgetischen Form der Neurasthenie zu gelten.

Hier kommen, neben der psychischen Beeinflussung, vor allem die von ihm in Deutschland eingeführte *Ernährungskur* von WEIR-MITCHELL, und die von ihm favorisierten physikalischen Maßnahmen zum Einsatz. Das Heilverfahren, das höchst einseitig als »Mastkur« bezeichnet werde, beinhalte wohl die methodische Zufuhr überschüssigen Ernährungsmaterials, bleibe jedoch unwirksam, wenn nicht gleichzeitig eine Behandlung der psychischen Krankheitserscheinungen stattfinde. *Die Beeinflussung der psychischen Vorgänge* der Patienten stehe an erster Stelle. Die erste Maßregel bestehe in der *Isolierung* der Patienten von ihrer bisherigen Umgebung. Die Hauptsache sei, dass der behandelnde Arzt die ausschließliche Herrschaft über den Patienten gewinne. Die meisten Patienten hätten sich in ein hypochondrisches Denksystem verstrickt, aus welchem sie sich mit eigener Kraft nicht mehr herausarbeiten könnten. Jedem ärztlichen Bemühen werde nicht nur passiver *Widerstand* entgegengesetzt, welcher aus der krankhaften Willensschwäche entspringt, sondern es regten die mannigfachen Dysästhesien aktive Gegenmaßnahmen bei dem Patienten an. Es gelte aber: »Der Arzt müsse ausschließlicher Freund, Berater, Lehrer und Erzieher der Kranken sein.« Indem man dem Patienten jegliche Entschlussfassung und jegliche Verantwortung für alle Maßnahmen während der Kur abnehme, erreiche man die notwendige geistige und gemütliche Entspannung. Unablässig wird dem Patienten Vertrauen und Gehorsam gepredigt. Bei intelligenten Kranken würde dieses Regime seine Wirkung nicht verfehlen, sobald sie zu der Einsicht gelangt seien, dass eine Rückkehr zu den alten Lebensgewohnheiten unmöglich ist. Dummen Patienten sei freilich eine Einsicht in das Wesen der Kur und in die ihnen selbst hierbei erwachsenden persönlichen Leistungen nicht beizubringen. Als Erziehungsmittel sei im Übrigen die Regelung und Überwachung der Korrespondenz von trefflicher Wirkung.

Die von WEIR-MITCHELL aufgestellte Forderung der *völligen Bettruhe* wird an Binswangers Klinik bei allen hochgradig nervös erschöpften, stark abgemagerten und anämischen Kranken im ersten Teile der Kur strikt durchgeführt. Sie verhüte durch die Einschränkung der aktiven Muskelleistungen eine Zunahme der Ermüdungs-,

Schwäche- und Ohnmachtsempfindungen, der Topalgien und Parästhesien, welche gerade durch Muskelleistungen immer wieder wachgerufen werden. Bei der *nervösen Anorexie* mit extremer Abmagerung sei dies besonders zu verfolgen. Die Körperpflege, die Nahrungsaufnahme werde nur durch das Pflegepersonal vermittelt. Längere Unterhaltungen, Lesen und Schreiben seien verboten. Sobald eine gewisse psychische Beruhigung erreicht sei und die Kranken von der Notwendigkeit der Nahrungsaufnahme und der Niederkämpfung der hierdurch verursachten Beschwerden überzeugt worden seien, habe man gewonnenes Spiel.

Nutritive Störungen beruhen nach Binswanger auf einer konstitutionellen Schwäche. Mit sinkender Nahrungszufuhr sinke die Kraftzufuhr, die sinkende Arbeitsleistung führe wiederum zu einer fortschreitenden Verminderung der Resorptions-, Assimilations- und Oxydationsvorgänge und verursache eine Verarmung des Organismus an potenziellen Energien. Während bei den hereditären konstitutionellen Schwächezuständen die Herabsetzung der Stoffwechselvorgänge in erster Linie auf einer Leistungsschwäche des Zentralnervensystems beruhe, begegne man bei der erworbenen Neurasthenie häufig funktionellen Störungen der Sekretions- und Resorptionsvorgänge des Intestinaltraktes. Der Hauptzweck der Ernährungskur bleibe, die *Lücken des Stoffhaushaltes auszufüllen*, was nur durch eine *methodische Überernährung* erreicht werde. Eine gemischte überschüssige Nahrung sei am zweckmäßigsten, doch müsse den Verdauungsorganen die Arbeit möglichst erleichtert werden. WEIR-MITCHELL verordne deshalb im Beginn der Kur eine reine *Milchnahrung*, wogegen freilich die meisten Kranken einen Widerwillen hegen. Binswanger gibt deshalb von Anfang an Beimengungen von Kakao, Haferkakao, Haferschleim. Da die Patienten bei ausschließlicher Darreichung von flüssiger Nahrung den ganzen Tag hindurch mit der Nahrungsaufnahme beschäftigt seien, füge er fast immer von Anfang an feste Nahrung in den Speiseplan ein. Selbst bei den schwersten Fällen nervöser Anorexie sei es am besten, von Anfang an diese Speiseverordnung zum Gesetz zu erheben. Es gehe hier vorwiegend um eine psychische Anomalie, nämlich dem Mangel normaler Hungerempfindungen und dem Auftreten perverser Ekelgefühle. Der Kampf mit den Patienten sei der gleiche, ob ganz kleine Quantitäten Nahrung oder gleich etwas größere Mengen zugeführt werden. Binswanger geht auf alle Modalitäten der Ernährungsbehandlung der Anorexie ein und weiß von allen damit verbundenen Schwierigkeiten und Nebenwirkungen zu berichten, meint schließlich aber, dass gerade die schwersten Fälle jugendlicher Anorexie die günstigsten für die Ernährungskur seien. Bei einer gelungenen Ernährungskur betrage die durchschnittliche Steigerung des Körpergewichts 750 bis 1500 g pro Woche.

Von den übrigen Hilfsmitteln, welche bei diesem kombinierten Heilverfahren zur Anwendung kommen, legt Binswanger, wie WEIR-MITCHELL, der *allgemeinen Körpermassage* die größte Bedeutung bei. Sie soll durch die mechanische Bearbeitung der Muskeln »die Ruhe von ihren schädlichen Folgen befreien«. Die Massage befördere den Stoffwechsel, wirke durch die Bearbeitung der Hautnerven auf die zentralen Erregungsvorgänge ein und habe endlich auch einen suggestiven Einfluss. Bei extremer Abmagerung sei freilich das Objekt für eine ausgiebige Bearbeitung der Muskeln gar nicht vorhanden, sodass hier nervöse Wirkungen mit im Spiele seien. Für den Einfluss der Massage auf die hochgradig abgemagerten Individuen, bei welchen nur ein mittelstarkes Streichen der ganzen Hautoberfläche ausgeführt werden kann, sprächen die klinischen Erfahrungen. Die Kranken empfänden ein Gefühl körperlicher Entspannung. Man werde hier immer in Versuchung geführt, die Entstehung der Hypnose durch langsames Streichen der Hautoberfläche mit diesem beruhigenden Einfluss der Massage in Parallele zu stellen. Aber auch die erzieherisch-pädagogische Bedeutung der Massage dürfe nicht unterschätzt werden. Binswanger berichtet genau über die sehr differenzierten Arten und Anwendungsweisen der Massage. Am Ende der 4. Kurwoche werde die Massage durch die passive Gymnastik ersetzt. – Bei anämisch *fettreichen Patientinnen* mit *topalgischen Schmerzen,* die sie oft unfähig machen ohne Unterstützung zu gehen, habe die *Gymnastik,* neben einer Entfettungskur, hydrotherapeutischer und elektrischer Behandlung, durch langsame, aber forcierte Beugungen im Hüft- und Kniegelenk nach vorheriger langsamer Zerrung des gestreckten Beines den günstigsten Einfluss.

HYDROTHERAPIE – GYMNASTIK – Die bei der Behandlung der Neurasthenie so wichtige *Hydrotherapie,* meint Binswanger, werde in der *Praxis des Hausarztes* viel zu selten durchgeführt. Die Patienten würfen sich daher in die Arme der geistlichen und weltlichen nichtärztlichen Wasserdoktoren, die einen mächtigen suggestiven Einfluss ausübten. Die Hochschulen müssten endlich Kurse über Balneo- bzw. Hydrotherapie abhalten.

Auch bei der Hydrotherapie gelte es zu individualisieren; der Erfolg einer hydriatischen Verordnung sei niemals im Voraus abzusehen, nur die individuelle Reaktion des Patienten bringe die Entscheidung. An seiner Klinik, berichtet Binswanger, werde die Hydrotherapie in reichem Maße eingesetzt, von morgendlichen Waschungen des Oberkörpers mit fallenden Temperaturen bis zu abendlichen Vollbädern, feuchten Einpackungen, Überrieselungen des Oberkörpers, kühlen Kompressen auf den Kopf. Was die Patienten belebt und beruhigt, wird bevorzugt, was übererregend wirkt, wird modifiziert oder weggelassen.

Auch außerhalb der Klinik solle man bei neurasthenischen Patienten von der *Wasserbehandlung* ausgiebig Gebrauch machen. In den Sommermonaten seien die Schwimmbäder sehr zu empfehlen. Kurzdauernde kalte Sitzbäder würden oft mit Vorteil bei der angioneurotischen Form der Neurasthenie verordnet, da sie eine wirksame Entlastung der Blutgefäße im Schädelinneren herbeiführten. Fuß- und Handbäder seien bei zirkulatorischen Störungen in den Extremitäten (kalte Hände und Füße) anzuwenden. Nach Beendigung haben die Patienten kräftige Stampf- und Tretbewegungen auszuführen. Sehr zweckmäßig in der Hauspraxis seien die partiellen nassen Wickelungen. – *Schwitzbäder* seien bei fettleibigen Patienten zur Beförderung des Stoffwechsels zweckdienlich. In den Wasserheilanstalten gebe es noch das russische Dampfbad, das Heißluftbad, das Kastendampfbad und das Schwitzbett.

Ein wichtiges Hilfsmittel zur Wiedergewinnung der körperlichen Leistungsfähigkeit sei die *Gymnastik*. Bei der *passiven Gymnastik* werden durch geschulte Pflegerinnen am Kranken Beugungen, Streckungen ausgeführt, ohne dass dieser dabei mitwirkt. Der Übergang zur aktiven Gymnastik wird durch Einschaltung von halbaktiven *Widerstandsbewegungen* bewerkstelligt, die einen wesentlichen Bestandteil der Heilgymnastik bildeten. Die Widerstandsbewegungen werden in der Weise ausgeführt, dass der Arzt eine bestimmte Bewegung, etwa Beugung und Streckung im Kniegelenk, ausführt, welcher der Patient einen gewissen Widerstand entgegensetzt. Schließlich komme die *Heilgymnastik im engeren Sinn* mit ausschließlich aktiven Bewegungen zum Einsatz, so vor allem die ZANDERsche Gymnastik, die eine unendliche Mannigfaltigkeit von Widerstandsübungen ermögliche. Die deutsche Heilgymnastik, in Form von Frei-, Hantel- oder Stabübungen wird als Hausgymnastik sehr empfohlen. – Ein Hauptgewicht legt Binswanger auf Aktivitäten, welche neben der Übung der Muskulatur eine wohltätige *psychische Beeinflussung* der Patienten bewirken. Es sind dies Gartenarbeiten, Holzsägen und -spalten, Tischler- und Drechslerarbeiten sowie alle sportlichen Vergnügungen wie Radfahren, Rudern, Lawn-Tennis.

Die *Elektrotherapie* wird von Binswanger vor allem in Form der allgemeinen Faradisation angewandt. Von der galvanischen Behandlung werde nur zur Behandlung des Kopfes bei hartnäckigen Kopfdrucksymptomen Gebrauch gemacht.

DIE ARZNEITHERAPIE – Der Arzneitherapie der Neurasthenie kommt nach Binswanger nur eine untergeordnete Bedeutung zu. Doch sei man häufig gezwungen, den Kranken bei einer Exacerbation des Leidens, bei hartnäckiger Schlaflosigkeit, bei quälenden Schmerzen, bei Angstaffekten eine Linderung zu verschaffen.

Entgegentreten müsse der Arzt jenen Ausbeutern, welche sich die Sehnsucht der Neurastheniker nach heilkräftigen Mitteln zunutze machen, um durch Reklame immer neue, meist sehr teure Nervenheilmittel an den Mann zu bringen.
Einigen Mitteln werde eine *tonisierende*, die allgemeine Ernährung und die Leistung des Nervensystems hebende Wirkung zugeschrieben. So werde vom *Arsen* bei anämischen, heruntergekommenen Patienten zur Unterstützung der Ernährungskur ausgedehnter Gebrauch gemacht. Unentbehrlich seien die *Eisen*präparate. Den Stoffumsatz förderten Mittel wie *Malzextrakte, Lebertran*, die *Kefir*behandlung. Bei den Engländern und Amerikanern werde die Behandlung mit *Phosphor* empfohlen. Zu den tonisierenden Mitteln sei auch das *Chinin* zu rechnen.

Zur Bekämpfung der Übererregbarkeit nähmen die *Brompräparate* den ersten Platz ein.
Handele es sich um Angstaffekte, Schlaflosigkeit, motorische Unruhe, so sei es besser, einmal eine größere Dosis zu geben, als kleine Mengen hindurch längere Zeit zu verordnen. Einen alten Ruf als Sedativum besitzt die *Valeriana,* etwa als Tinct. Valerianae. Von den *Nervinis* werde bei der Behandlung der Neurasthenie zur Bekämpfung von Schmerzen der ausgedehnteste Gebrauch gemacht. Während noch in den siebziger Jahren die *Salicylsäure* vornehmlich benützt wurde, habe sich neuerdings das *Antipyrin* und das *Phenacetin* den ersten Platz erobert. – Von den *Schlafmitteln* dürfe man nur in sehr beschränktem Maße Gebrauch machen. Dem Kranken sei der regelmäßige Gebrauch nicht zu gestatten, höchstens alle drei Tage mit Wechsel des Präparates. Am häufigsten werde das *Sulfonal* und das *Chloralhyrat* verordnet. – Die *Narcotica* im engeren Sinn sollten bei den unkomplizierten Fällen der Neurasthenie überhaupt keine Anwendung finden, da man sonst den Patienten der Gefahr der chronischen *Arzneimittelvergiftung* aussetzt. Man vergesse niemals, dass der neuropathisch veranlagte Mensch nur zu sehr geneigt ist, durch Reizmittel seine Leistungsfähigkeit zu steigern, und durch Betäubungsmittel Linderung seiner krankhaften Empfindungen oder Beruhigung seines überreizten Vorstellungslebens herbeizuführen. Viele Neurastheniker fielen so dem chronischen Alkoholismus zum Opfer. Dem Gebrauch von Morphium müsse bei der Behandlung der Neurasthenie aufs Eindringlichste widerraten werden. – Hingegen habe er nicht selten, besonders bei der hyperalgetischen Form der Neurasthenie, vom *Codein* vorübergehend Gebrauch gemacht. – Häufig sei man genötigt, zu der vornehmlich angstbefreienden Wirkung des *Opiums* in allen Fällen heftiger psychischer Erregung, insbesondere bei ausgesprochenen Angstanfällen, Zuflucht zu nehmen. In der psychiatrischen Klink beobachte man durch die methodische Anwendung des Opiums bei der Melancholie wunderbare Erfolge. Auf diese

Erfahrungen gestützt, werde man bei Neurastheniker zu Zeiten akuter Exacerbation mit Gefahr eines Selbstmordes, dieses Mittel in Anwendung bringen. Freilich trotze die Depression auf neurasthenischer Basis der Opiumbehandlung viel häufiger als diejenige bei der genuinen Melancholie.

Am Schluss seiner Ausführungen zur Therapie der Neurasthenie richtet Binswanger folgendes Wort an seine Arztkollegen: »Man hat auch bei der Neurasthenie keine Krankheit, sondern einen kranken Menschen zu behandeln. Bei vielen Kranken wird ein ewiges Schwanken des Gesundheitszustandes bestehen bleiben. Es bedarf Geduld und Langmut, sie zu behandeln. Predigen Sie vor allem Selbsterziehung, Einsicht, Übung und vernunftgemäßes Haushalten mit dem vorhandenen Kraftvorrat.«

DIE BEHANDLUNG DER HYSTERIE – Auch bei der Behandlung der Hysterie ist nach Binswanger die psychische Beeinflussung der entscheidende Ansatz.

SPEZIELLE MASSNAHMEN – Um die *Erregungszustände* zu bekämpfen, denen die Hysterischen so anheim gegeben sind, trete die *»Emotionstherapie«* in ihr Recht. Diese bestehe einmal darin, auslösende *Situationen möglichst zu vermeiden*, zum anderen den Kranken dahingehend zu erziehen, mit den *Erregungen fertig zu werden,* indem er lernt sich dabei abzulenken und sei es durch Einnahme von Baldrian. Auch *Schmerzzustände* hysterischen Ursprungs müssten so angegangen werden. Man müsse den Patienten daran gewöhnen, den Schmerz als gegebene Größe zu betrachten, welche durch das allgemeine Nervenleiden verursacht ist, und ihm etwa sagen: »Ihr Schmerz ist keine Krankheit für sich, sondern nur ein Zeichen, dass Ihre Empfindungen krankhaft, im vorliegenden Falle schmerzhaft, verarbeitet werden. Sie müssen lernen, dieser krankhaften Verarbeitung Widerstand zu leisten und ihrer Herr zu werden.« Durch direkte *Wachsuggestion* die Schmerzen zu beseitigen, gelinge nicht. Man könne wohl durch eine dahinzielende imperatorische Suggestion Schmerzen zum sofortigen Schwinden bringen, ein Dauererfolg ergäbe sich daraus freilich nicht. Ein gleiches Verhaltenstraining wird für die Behandlung der bei Hysterikern so üblichen *Schlaflosigkeit* empfohlen. *Keinerlei Schlafmittel mehr,* höchstens kleine Gaben von Brompräparaten, auf die Minute genaues Zu-Bett-Gehen, Beförderung der Schlafvorstellung, etwa durch Aufsagen von Gedichten, etwa durch Trinken von warmem, schluckweise abgezähltem Baldriantee. In ähnlicher Weise wird die chronische Obstipation behandelt: *keine Abführmittel*, Erziehung des Patienten und des Darmes.

Ganz anders, erklärt Binswanger, sei das Vorgehen bei den *hysterischen Lähmungen* und *krampfartigen Bewegungsstörungen*. Während es fruchtlos sei, dem Kranken zu sagen: »deine Schmerzen existieren nicht«, seien die *positive Suggestion:* »die Muskel- und Bewegungsnerven sind gesund«, und der Ausspruch: »du kannst und sollst gehen und sprechen« hier vollkommen am Platz. Ein Dauererfolg sei bei der *Abasie und Astasie* freilich nicht allein durch Anwendung von physikalischen oder arzneilichen Realsuggestionen zu erreichen, sondern es bedürfe einer besondern *Übungstherapie*. Eine solche würde von manchen Autoren als »Willenstherapie« bezeichnet, da man gemäß der Definition von STRÜMPELL die Lähmungen als eine Hemmung des Willens aufzufassen geneigt sei. Binswanger aber meint, man käme ganz gut auch ohne Heranziehung einer selbständigen Willensfunktion zurecht. Bei der »alten Emotionstherapie«, welche bei hysterischen Lähmungen und Krämpfen in furchterregender *Drohung* gegen den »schlechten Willen« bestand, hätte das wirksame Moment darin gelegen, dass die Furchtvorstellung bahnend auf die Zielvorstellung einer Handlung oder hemmend auf die krampfartigen Bewegungsstörungen eingewirkt hat. Lege man dagegen der Behandlung die Anschauung zugrunde, dass die hysterische Lähmung durch affektbedingte *krankhafte Vorstellungen*, unabhängig vom Wollen der Kranken entsteht, so werde man zuerst diese Fehlerquellen zu beseitigen suchen und hauptsächlich die emotionelle Erregung psychotherapeutisch angehen. – *Überrumpelung* im Verein mit energischen Verbalsuggestionen schien dagegen bei der kindlichen Hysterie in der Hand eines sachverständigen Arztes nützlich zu sein. BRUNS hätte rasche Heilungen bei Abasie und Astasie durch forcierte Gehübungen, kalte Douchen, Faradisation erzielt. Es wurden zum Beispiel gelähmte Kinder in eine Wanne gesetzt, mit kaltem Wasser übergossen, worauf sie schreiend aus der Wanne herausflüchteten. »Siehst du, du kannst gehen, jetzt gehe auch!« – Die Methode, erwachsene Patienten einfach auf die Beine zu stellen und mit doppelseitiger Unterstützung sie mit aller Energie zu Gehbewegungen, taktmäßigem Marschieren nach Kommando zu bringen, könne bei nicht veralterten Fällen einfacher Abasien und Astasien rasch die Gehlähmung beseitigen. Bei komplizierten Fällen von Dysbasien sei aber im Hinblick auf die übermächtigen Krankheitsvorstellungen dieses Vorgehen illusorisch, man müsste erst alle psychischen Hemmungen möglichst ausmerzen und dann erst die Übungstherapie im engeren Sinne anschließen.

Bei den *schlaffen Lähmungen* müsse eine längere Vorbereitungskur mit Massage, passiver Gymnastik, elektrischer Reizung, Widerstandsübungen vorausgehen, um die kortikalen Zentren für die Bewegung dieser Körperteile erregbarer zu machen. Ein ähnliches Verfahren sei bei der Behandlung der hysterischen *Aphonien* und des hysterischen *Mutismus* am Platz. Bei der viel schwierigeren Behandlung der *Kontrakturen* wäre das gleiche Vorgehen wie bei der Behandlung der schlaffen Lähmungen angezeigt. Die hysterischen *Anästhesien und Analgesien* stellten keine besonderen psychotherapeutischen Aufgaben. Die methodische Anwendung von Hautreizen könne von großem Nutzen sein.

Bei der Behandlung der *hysterischen Paroxysmen* könne nur zu Beginn ein kräftiger emotiver Schock, etwa ein kühles Bad, eine Wirkung ausüben. Die schweren zusammengesetzten Anfälle der großen Hysterie trotzten diesen Methoden. Hier gälte es nur Verletzungsgefahren zu beseitigen. Bei den Fällen, wo die Paroxysmen in der Hauptsache pathologische Affektentladungen sind, könne man durch Isolierung, Regelung der Lebensweise, vor allem durch nutzbringende Beschäftigung und durch Fernhaltung aller emotiven Schädlichkeiten Heilerfolge haben.

UNTERSTÜTZENDE MASSNAHMEN – Einer Anzahl von Hilfsmitteln dienen, wie Binswanger ausführt, bei der Behandlung der Hysterie einmal zur Unterstützung der psychischen Einwirkungen, zum Teil aber auch zur Beseitigung bestimmter mit der Hysterie zusammenhängender körperlicher Störungen. Sie treffen sich weitgehend mit den bei der Neurasthenie angewendeten Maßnahmen. – Vor allem die *Ernährungstherapie* kommt auch bei der Hysterie zum Einsatz. Wenn Appetitlosigkeit und Abmagerung der Entwicklung der Hysterie vorausgegangen sind, wenn also ererbte Prädisposition die Ernährungsstörungen bewirkt hat, biete der Krankheitsfall für eine erfolgreiche Ernährungstherapie günstige Vorbedingungen. Aber auch bei den Fällen, in welchen die Unterernährung nur als eine Folge der Hysterie besteht, wie bei der hysterischen Anorexie, sei eine Ernährungskur zusätzlich zur Psychotherapie geboten. Es könne freilich nicht genug betont werden, dass bei dieser Behandlungsmethode die Maßnahmen zur Hebung der Unterernährung nur einen Bruchteil des therapeutischen Handelns darstellen. Als er, Binswanger, Anfang der Achtzigerjahre die WEIR-MITCHELLsche Methode in Deutschland einführte, sei er bemüht gewesen, der »Willenstherapie« den ihr gebührenden Platz im Heilplan einzuräumen. Die Art der Durchführung entspreche der bei der Neurastheniebehandlung geschilderten Vorgehensweise.

Große Bedeutung misst Binswanger, wie bei der Neurasthenie, auch bei der Behandlung der Hysterie den *physikalischen Anwendungen* zu. Bei der *Massage* bevorzugt er die methodische Bearbeitung der Haut (Streichung, Effleurage). Sie bedinge eine unmittelbare Steigerung des Blutdrucks in der Carotis, während mechanische Muskelreize

(Knetung, Pétrissage) eine sofort auftretende und rasch vorübergehende Herabsetzung des Blutdrucks in der Carotis zur Folge habe. – Die *hydriatische Behandlung* werde jetzt neben der Bekämpfung einzelner hysterischer Krankheitssymptome nun auch in der Allgemeinbehandlung der Hysterie eingesetzt. Binswanger lässt in seiner Klinik vor dem ersten Frühstück morgens um 7 Uhr eine Waschung des Oberkörpers bis zu Hüfte durchführen. Er zitiert MATTHES, der in seinem Lehrbuch der Hydrotherapie anführt, dass er schwere, in Thüringen namentlich unter der Landbevölkerung häufige Hysterien durch eine kräftige, kalte Strahlendouche von solchen Symptomkomplexen befreit habe. Er selbst habe von solchen Gewaltkuren nur ausnahmsweise einen günstigen Erfolg gesehen. – Zur *elektrischen Behandlung* wendet Binswanger nicht wie WEIR-MITCHELL die allgemeine Muskel-Faradisierung an, sondern die allgemeine kutane Faradisation nach BEARD und ROCKWELL, späterhin auch das faradische Bad. Die galvanische Behandlung besitze nur Bedeutung bei der Behandlung hysterischer Lokalsymptome. Die neueren Bereicherungen der Elektrotherapie, die Franklinisation, die Arsonvalisation, das Zweizellenbad, das Vierzellenbad seien in ausgedehntem Maße für die Behandlung hysterischer Krankheitssymptome verwandt worden. Schließlich erwähnt Binswanger noch als neuestes Verfahren die elektromagnetische Strahlung (»Perma-Elektrotherapie«). – Der *passiven und aktiven Gymnastik*, einschließlich der Verwendung körperlicher Arbeit, wird wie bei der Neurasthenie ein ebenso wichtiger Platz in der Hysteriebehandlung eingeräumt. Ebenso kommt die *Klimatherapie und Balneotherapie* in ähnlicher Weise wie bei der Neurasthenie zum Einsatz.

Eine eigentliche *arzneiliche Behandlung* der Hysterie, konstatiert Binswanger, gebe es nicht. Bei Durchmusterung des alten Arzneischatzes lasse sich interessanterweise feststellen, dass jahrhundertelang diejenigen Arzneimittel als spezifisch antihysterisch ihren Ruf gewahrt haben, welche vermöge ihres durchdringenden, widerwärtigen Geruchs auf die Geruchsnerven der Kranken einen besonders energischen Einfluss ausüben. Ihre Wirksamkeit sei wahrscheinlich darauf zurückzuführen, dass durch Erregung starker Geruchsempfindungen, welche mit den lebhaftesten negativen Gefühlstönen verknüpft sind, pathologische Affektvorgänge gewissermaßen interferierend beeinflusst werden. Dieser Effekt der *Asa foitida*, des *Gummi galbanum*, des *Castoreum* und des *Moschus* müsse tatsächlich in manchen Fällen mit schweren paroxystischen Krankheitserscheinungen eingetreten sein; die alten Ärzte seien viel zu gute Empiriker gewesen, um jahrhundertelang nur hinter spekulativ begründeten Heilmitteln herzulaufen.
Gegenwärtig stehe noch die *Radix Valeriana* obenan im Einsatz. – Unter den von den älteren Autoren benützten Arzneimitteln sei das *Opium* durch die Empfehlung

von GENRIN, BRIQUET zur Behandlung der Hysterie, und zwar nicht allein der Symptome, sondern auch der Krankheit selbst, in den Vordergrund gestellt worden. GENDRIN berichte, dass er mittels längerer Zeit fortgesetzter Opiumbehandlung mit allmählich steigernden Dosen über die Hälfte seiner Patienten geheilt habe. – Bei schweren *viszeralen Schmerzattacken* mit Meteorismus, Diarrhöen, Erbrechen müsse man manchmal zu narkotischen Mitteln greifen, sollte diese aber nur in Form von Suppositorien verabfolgen. Binswanger verwendet in solchen Fällen *Codein*-Suppositorien.

Zur Bekämpfung der *gemütlichen Übererregung,* der Muskelunruhe und Schlaflosigkeit hätten auch bei der Hysterie die *Bromsalze* (am häufigsten als Erlenmeyersches Bromwasser) die größte Verwendung gefunden. Sie seien kaum zu entbehren. Die modernen Hypnotika *Chloralhydrat, Sulfonal*, und das neuerdings von E. Fischer entdeckte *Veronal* seien den Narkotizis entschieden vorzuziehen. Gegen neuralgiforme *Schmerzen* bewährten sich in kleineren Dosen die Antineuralgica *Antipyrin, Aspirin, Phenacetin, Antifebrin, Pyramidon.* Bei der Allgemeinbehandlung konstitutionell-anämischer Zustände kämen *Eisen, Chinin, Arsen* je nach der individuellen Reaktion zum Einsatz. Vor der arzneilichen Behandlung der Anfälle sei zu warnen.

Von der Erwägung ausgehend, dass *örtliche Leiden* die Entstehung der hysterischen Veränderung befördern können, werde man in jedem einzelnen Fall den Klagen der Patienten über lokale Krankheitsbeschwerden Beachtung schenken. Durch Palpation, Lokalinspektion müssten beweiskräftige Unterlagen für die Annahme einer materiellen Organerkrankung gegeben sein. Bestehen dann Indikationen für Kauterisation, operative Entfernung erkrankter Gewebsteile oder ganzer Organe, sei diese vorzunehmen. Inwieweit ein ursächlicher Zusammenhang der lokalen Störung mit den hysterischen Erscheinungen besteht, könne erst durch den Erfolg einer diesbezüglichen Behandlung geklärt werden. Am eindringlichsten müsse dies dem Gynäkologen bewusst sein. Bei der großen Verbreitung hysterischer und neurasthenischer Beschwerden einerseits, bei der Häufigkeit, mit welcher man andererseits mittels der verfeinerten gynäkologischen Diagnostik Abweichungen von Normalen nachweisen könne, dürfe es nicht wundernehmen, wenn oft ein ursächlicher Zusammenhang zwischen Genitalanomalie und den Krankheitserscheinungen angenommen wird, wo es sich nur um eine Koinzidenz handelt.

Manchmal erhebe sich in schweren Fällen der Hysterie mit vollentwickelten Lähmungen, Kontrakturen die Forderung, diese Symptome mittels *hypnotischer Suggestion* zum Schwinden zu bringen. Seien die Kranken leicht in Hypnose zu versetzen und würden auch die hypnotischen Suggestionen fest haften, so könne man zur Beseitigung hysterischer Symptome davon Gebrauch machen. Man benutze den Hypnotismus hier ausschließlich zur *Steigerung der Suggestibilität*, wobei sich nur oberflächliche Hypnosen empfehlen. Gelinge es, die hypnotische Suggestion über die Dauer der Hypnose hinaus wirksam zu machen, so sei der Fall für die weitere hypnotische Behandlung geeignet. Gerade die schweren Formen der Hysterie mit spontanen lethargischen und somnambulen Zuständen seien aber der hypnotischen Suggestivtherapie infolge ihrer pathologischen Dissoziation und der autosuggestiven Einwirkung von überwertiger Vorstellung wenig zugänglich. Die Wirksamkeit der hypnotischen Suggestionen sei beschränkt und in ihren Erfolgen problematisch.

Dagegen habe O. VOGT mit anderer Zielsetzung die Hypnotherapie für die Behandlung der Hysterie nutzbar gemacht. Die Hypnose gelangt nach ihm in Anwendung, als stärkender und *beruhigender Schlaf*, welcher heilsame Wirkung entfaltet, als ein Zustand gesteigerter Suggestibilität zum Zwecke einer *Suggestivbehandlung* sowie gesteigerter Empfänglichkeit für andere psychotherapeutische Eingriffe, als Zustand *gesteigerten Erinnerungsvermögens* zur speziellen Diagnose einzelner psychopathologischer Phänomene und einem dadurch ermöglichten therapeutischen Eingreifen.

Schließlich berichtet Binswanger auch noch über die soeben in die Welt getretene *kathartische Methode von* BREUER/FREUD. Er selber habe damit mehrfach bleibende Erfolge gesehen. Es waren immer Fälle einfacher affektiver Hysterie und frische Krankheitsfälle bei jugendlichen weiblichen Patientinnen. Die Erzählung dieser Vorkommnisse und die nachherige suggestive Versicherung, dass jetzt der Alp von ihnen genommen, die schlimme Erinnerung ausgelöscht sei, brachte tatsächlich die Befreiung von der emotionellen Belastung und Schwinden der Krankheitssymptome. Doch stünden den Erfolgen dieses mühevollen und zeitraubenden Verfahrens eine ebenso große Zahl von Misserfolgen gegenüber. Die Erfahrungen über die kathartische Methode seien noch zu jung, um ein abschließendes Urteil über dieselbe abzugeben.

SECHSTES KAPITEL
DAS ENDE DER FUNKTIONELLEN NERVENKRANKHEITEN

Die letzten Jahrzehnte des 19. Jahrhunderts hatten der Medizin eine Fülle neuer Erkenntnisse über die funktionellen Nervenkrankheiten gebracht, gleichzeitig aber auch bei vielen Forschern die Einsicht bestärkt, dass es sich bei diesen nicht, wie man ursprünglich gedacht hatte, um Krankheiten sui generis handelte, sondern dass diese ein Puzzle aus ganz verschiedenartigen Bestandteilen darstellten. Eine Klassifizierung als eigenständige Krankheit hielt man nicht mehr für gerechtfertigt. Eine Krankheit definiert sich durch eine einheitliche Ursache und eine einheitliche Pathophysiologie, was weder bei der Hysterie noch bei der Neurasthenie der Fall war. So wurde zu Beginn des 20. Jahrhunderts in der Literatur und auf medizinischen Kongressen der Ruf immer lauter, die funktionellen Nervenkrankheiten als solche aufzugeben und in wohldefinierte Einzelstörungen aufzulösen. In zwei Jahrzehnten setzten sich diese Bestrebungen durch, Neurasthenie und Hysterie zerfielen in eine Anzahl von Bruchstücken, die nun jeweils mit wohldefinierter Abgrenzung, aber ohne den inneren Zusammenhang einer, wenn auch fiktiven Krankheitseinheit nebeneinander zu stehen kamen. Die Adjektive hysterisch, neurasthenisch, auch hypochondrisch blieben als Bezeichnung von Zustandsbildern noch im Gebrauch, die Namen und Begriffe der Hysterie und Neurasthenie aber schwanden fast ganz aus dem Vokabular der Medizin. BUMKE, der Lehrstuhlnachfolger Kraepelins in München, berichtete auf der Jahresversammlung der Gesellschaft Deutscher Nervenärzte 1925 seinen Kollegen vom Ende der funktionellen Nervenkrankheiten: »Damit komme ich zu dem wichtigsten Ergebnis, zu dem die Klink durch die geschichtliche Entwicklung der Neurosenlehre geführt worden ist … Innerhalb des funktionellen Gebietes müssen wir auf die Aufstellung scharf abgegrenzter Krankheitsformen, auf ein starres Krankheitssystem grundsätzlich und für alle Zukunft verzichten. Es gab einmal eine Krankheit Hysterie, genauso wie eine Hypochondrie und Neurasthenie. Sie sind verschwunden; an die Stelle der Krankheitseinheit ist das Syndrom und an die der klinischen Systematik ist die Strukturanalyse getreten, die jedes Krankheitsbild aus ererbter und erworbener Ursache, aus Anlage und körperlichen und seelischen Anlässen aufzubauen versucht.« – »Heute sehen wir sie alle möglichen, gesunden und kranken Anlagen durchflechten und dadurch eben jene Mannigfaltigkeit der Konstitutionen entstehen, die jeden Versuch einer starren Systematik von vornherein aussichtslos macht … Dass sich dabei das Kräfteverhältnis zwischen Konstitution und im Leben erworbener Ursache in jedem Falle verschieden gestaltet, ist ebenso klar wie, dass die erworbene Schädlichkeiten nicht bloß auf seelischem, sondern auch auf körperlichem Gebiete gesucht werden müssen. Psychoneurosen gibt es schon lange nicht mehr. Sie sind aufgegangen in den nervösen Reaktionen und Konstitutionen, in den Psychopathien und den funktionellen Psychosen.«

Die Phobien und Zwangsneurosen hatte man aufgrund ihrer Besonderheiten schon früh aus der Neurasthenie herausgeschält und als eigene Sparten der Psychiatrie einverleibt. Die auch früher schon gesehene Tatsache, dass gesunde Menschen unter ungewöhnlichen und besonders belastenden Umständen (Katastrophen, Schulepidemien, die Weinkrämpfe Bismarcks) an hysterischen und neurasthenischen Symptomen erkranken können, wurde nun besonders betont. Derartige Reaktionen wurden von der Hysterie abgetrennt und dem speziellen Gebiet der *psychopathischen Reaktionen* zugewiesen. Bei der Neurasthenie stellte sich ein Zerfall in ähnlicher Weise ein. Ursprünglich gesunde Menschen, die durch langdauernde emotive Belastungen geschädigt werden, bildeten nun die Gruppe mit *akzidentellen neurasthenischen Symptomen.* Dieser gegenüber stellte man die Gruppe der *angeborenen Neuropathien,* zu denen man vor allem die jetzt in den Gesichtskreis tretende *kindliche Neuropathie* rechnete, die Kinder umfassend, die an Angstzuständen, Pavor nocturnus, Enuresis litten. Die Gruppe der *Psychopathien,* welche die Nachfolge von Kochs »psychopathischen Minderwertigkeiten« antrat, übernahm Anteile von Hysterie und Neurasthenie, aus dem Komplex der Neurasthenie etwa die »sensitiven Psychopathen«, aus der Hysterie die »geltungsbedürftigen Psychopathen« mit dem Wesen des »hysterischen Charakters«.

Zur Aufgliederung der Psychoneurosen in Teilgebiete trug insbesondere bei, dass zwei *neue Sichtweisen* der nervösen Störungen in die Welt traten, von denen die eine ganz deren somatische Komponente vertrat, die andere ebenso entschieden die psychische Seite. Man hatte zu Beginn des Jahrhunderts eingesehen, dass die bei der Hysterie und Neurasthenie auftretenden Körpersyndrome letztlich die gleichen waren und fasste sie nun, unter Vernachlässigung einer meist begleitenden psychischen Komponente, als *Organneurosen* zusammen. Besonders gefördert wurde diese Einstellung von den Fortschritten der Physiologie des vegetativen Nervensystems. Die Gliederung in einen sympathischen und parasympathischen Anteil, mit jeweils antagonistischer Funktionsweise, die Strukturierung in präganglionäre und postganglionäre Fasern, die Umschaltung in den Ganglien war aufgeklärt worden (LANGLEY 1903). Die

Pharmakologie konnte mittlerweile die für das vegetative System so wichtigen Substanzen Adrenalin, Pilokarpin, Atropin zur Verfügung stellen, ein übergeordnetes neurologisches Zentrum des vegetativen Nervensystems im Zwischenhirn wurde entdeckt (KAUDERS 1909). Schließlich griff die Klinik dieses Gebiet auf und 1910 veröffentlichten EPPINGER und HESS ihre Untersuchungen über »*Vagotonie*«. Anhand der physiologischen Trennung zwischen autonomen und sympathischen Nerven wurden von diesen Forschern Zustände erhöhter Reizbarkeit im erweiterten Vagusgebiet aufgedeckt. Manches, was bis dahin als intestinale Neurose galt, wurde nun der Vagotonie zugerechnet.

In die entgegengesetzte Richtung führte die *psychoanalytische Bewegung*. FREUD hatte sich nach der Trennung von Breuer ganz auf die Erforschung der psychischen Entstehung der »Übertragungsneurosen« (Angstneurosen, Konversionsneurosen, Zwangsneurosen) verlegt und die psychoanalytische Methodik begründet. Nachdem er Jahre lang damit allein geblieben war, gewann er Anfang des neuen Jahrhunderts zunehmend Anhänger und Bewunderer. Unter bewusster Ausklammerung somatischer Faktoren ging es bei der Psychoanalyse nur um die Suche nach den unbewussten psychischen Motiven der krankhaften Störungen, die wesentlich in verdrängten sexuellen Erlebnissen im frühen Kindesalter gesucht wurden. Zwei von Freuds frühen Anhängern entwickelten eigene Systeme, ADLER die Individualpsychologie, JUNG die komplexe Psychologie mit Einbeziehung des kollektiven Unbewussten. Nach einer Zeit des Widerstandes von konservativer Seite entfalteten diese neuen Strömungen im 20. Jahrhundert weitreichende Wirkungen.

Die Geschichte der funktionellen Nervenkrankheiten ging so in den zwanziger Jahren des 20. Jahrhunderts zu Ende, die Geschichte der psychosomatischen Syndrome verschiedenster Zusammensetzung und Betrachtungsweisen nahm ihren Anfang. Vor allem auch durch die weiteren Fortschritte der Neurophysiologie und der Pharmazie und durch die fortschreitende Differenzierung der tiefenpsychologischen Aspekte. wurde es eine höchst spannende, fruchtbare und wandlungsreiche Periode in der Geschichte der nervösen Störungen. Freilich führte die zunehmende Differenzierung auch zu einer zunehmenden Spezialisierung und Zersplitterung des Gebietes.

Die Grundlagen zum heutigen Stand der Dinge wurden von den Ärzten gelegt, die sich von der Mitte des 17. bis zum Ende des 19. Jahrhunderts um die Ergründung des Wesens und die Therapie der funktionellen Nervenkrankheiten bemühten. Sie haben eine Fülle von grundlegenden Beobachtungen, Erfahrungen und Gedanken hinterlassen, über die nachzudenken auch heute noch lohnt. Auch scheint es nicht nur historisch interessant, das Gebiet der nervösen Störungen einmal mit ihren Augen zu sehen, als eine, wenn auch fiktive Einheit, mit unendlich vielen Stufen der Intensität, der Formen und Mischungen, und als eine »Krankheit«, die wie sonst keine mit Wesensart und Schicksal des Menschen verbunden ist.

Literaturverzeichnis

Übersichtswerke

Biographisches Lexikon der hervorragenden Ärzte aller Zeiten und Völker. Hrsg. von August Hirsch, 5 Bde, 2. Aufl. von W. Haberling, F. Huebotter und H. Vierordt, Berlin-Wien 1929–1934.

– Ergänzungsband. Hrsg. von W. Haberling, 2. Aufl., München 1935.

Kreuzer, Alma: Deutschsprachiger Neurologen und Psychiater. 3 Bde., München-New Providence-London-Paris 1996.

Ackerknecht, Erwin: Kurze Geschichte der Medizin. Stuttgart 1959.

– Kurze Geschichte der Psychiatrie. Stuttgart 1957.

Alexander, F.G. und S.T. Selesnick: Geschichte der Psychiatrie. Zürich 1969. (Titel der amerikanischen Originalausgabe: The History of Psychiatrie).

Birnbaum, Karl: Geschichte der psychiatrischen Wissenschaft. (= Handbuch der Geisteskrankheiten, herausgegeben von Bumke, 1928).

Brazier, Mary A.B.: A history of neurophysiology in the 17th and 18th centuries. New York 1984.

–: A history of Neurophysiology in the 19th century. New York 1988.

Cramer August: Die Nervosität, ihre Ursachen, Erscheinungen und Behandlung. Jena 1906.

Dornblüth, Ott: Die Psychoneurosen Neurasthenie, Hysterie und Psychasthenie. Leipzig 1911.

Ellenberger, Henry F.: Die Entdeckung des Unbewussten. 2 Bände. Bern-Stuttgart-Wien 1973. Titel der Originalausgabe: The Discovery of the Unconscious. The History and Evolution of Dynamic Psychiatry. Basic Books Inc. Publishers, New York.

Fischer-Homberger, Esther: Hypochondrie. Melancholie bis Neurose, Krankheiten und Zustandsbilder. Bern 1970.

Friedreich, J.B.: Versuch einer Literärgeschichte der Pathologie und Therapie der psychischen Krankheiten. Würzburg 1830.

Kirchhoff, Theodor: Geschichte der Psychiatrie (= Handbuch der Psychiatrie, herausgegeben von Aschaffenburg) 1912.

Korn, Georg: Neuropathologie (= Handbuch der Geschichte der Medizin, begründet von Th. Puschmann, herausgegeben von Max Neuburger und Julius Pagel, zweiter Band) Jena 1903.

Kraepelin, Emil: Hundert Jahre Psychiatrie. Zeitschrift für die gesamte Neurologie und Psychiatrie. 38. Band. Berlin 1918.

Kraepelin, Emil: Hundert Jahre Psychiatrie 1918. Gekürzter Vortrag.

Müller, Franz Karl: Handbuch der Neurasthenie. Leipzig 1893.

Sheehan, Donal: Discovery of the autonom nervous System. Archives of Neurology and Psychiatry 35 (1936).

Rothschuh, Karl E.: Geschichte der Physiologie. Berlin 1953.

Originalwerke 1650–1850

Abercrombie, J.: Pathologische und praktische Untersuchungen über die Krankheiten des Gehirns und Rückenmarkes. Aus dem Englischen von Gerhard von dem Busch. Bremen 1829.

Canstatt, Karl: Handbuch der medizinischen Klinik. Erlangen 1843.

Cullen, William: Klinische Vorlesungen über Nervenkrankheiten 1766. Aus dem Englischen von G. Schregger, Leipzig 1794.

Dubois, Frédèric: Histoire philosophique de l'hypochondrie et de l'hysterie. Paris 1838.

–: Über das Wesen und die gründliche Heilung der Hypochondrie und Hysterie. Herausgegeben und mit einer Einleitung versehen von Karl Wilhelm Ideler.

Esquirol, E.: Die Geisteskrankheiten in Beziehung zur Medizin und Staatsarzneikunde. In Deutsche übertragen von W. Bernhard. Erster Band. Berlin 1838.

Georget, Étienne-Jean: De la physiologie du système nerveux et spécialment du cerveau. Paris 1821.

–:Über die Physiologie des Nervensystems und insbesondere des Gehirns. Untersuchungen über die Nervenkrankheiten überhaupt. Aus dem Französischen von G.F. Kummer. Leipzig 1823.

Guislain, Josef G.: Neue Lehre von den Geistesstörungen (Phrenopathien). Nach dem Französischen bearbeitet von Carl Canstatt. Nürnberg 1838.

Hall, Marshall H.: Das Nervensystem und dessen Krankheiten. Berlin 1835.

Heinroth, Johann Christian August: Lehrbuch der Störungen des Seelenlebens oder der Seelenstörungen und ihrer Behandlung. Leipzig 1818.

Henle, Jakob.: Handbuch der rationellen Pathologie. Braunschweig 1846.
–: Pathologische Untersuchungen. Berlin 1840.
Hinterberger, Josef: Beiträge zu den Rückenmarkskrankheiten. Medizinisch-chirurgische Zeitung. Dritter Band 1828.
Hirsch, Georg: Beiträge zur Erkenntnis und Heilung von Spinalneurosen. Königsberg 1843.
–: Klinische Fragmente. Königsberg 1857.
Hufeland, Christoph Wilhelm: System der praktischen Heilkunde. Ein Handbuch. Zweiter Band. Spezielle Therapie. Jena und Leipzig 1802.
–: Enchiridion medicum. Berlin 1836.
Ideler, Karl Wilhelm: Grundriss der Seelenheilkunde. Zwei Bände. Berlin 1835.
Jäger, C.C.F.: Über die Natur und Behandlung der krankhaften Schwäche des menschlichen Organismus. Stuttgart 1807.
Mayer, A.: Über die Unzulässigkeit der Spinalirritation als besonderer Krankheit nebst Beiträgen zur Semiotik und Therapie des Rückenschmerzes. Mainz 1849.
Pomme, Pierre: Abhandlung von den hysterisch und hypochondrischen Nervenkrankheiten beider Geschlechter oder von den Vapeurs. Nach der vierten Ausgabe aus dem Französischen übersetzt von Adolph Gladbach. Breslau und Leipzig 1775.
Puchelt, Friedrich August Benjamin: Umriss der allgemeinen Gesundheits-, Krankheits- und Heilungslehre. Heidelberg 1826.
Reil, Johann Christian: Rhapsodien über die Anwendung der psychischen Kurmethode auf Geisteszerrüttung. Halle 1803.
–: Über die Erkenntnisse und Cur der Fieber. Allgemeine Fieberlehre. Erster Band. Halle 1799.
–: Über die Erkenntnisse und Cur der Fieber. Vierter Band. Nervenkrankheiten. Halle 1805.
–: Gesammelte kleine physiologische Schriften. Erster Band. Wien 1811.
Romberg, Moritz Heinrich: Lehrbuch der Nervenkrankheiten des Menschen. Berlin 1846.
Stiebel, Salomon Friedrich: Über Neuralgiea rhachitica und das Symptom des Gegensatzes. Rust's Magazin für die gesamte Heilkunde. Berlin 1824.
Stilling, Benedikt: Physiologische, pathologische und medizinisch-praktische Untersuchungen über die Spinalirritation. Leipzig 1840.
Tissot, Simon-André: Abhandlung über die Nerven und ihre Krankheiten. Winthertur und Leipzig 1783.

Tuerck, Ludwig: Abhandlung über die Spinalirritation nach eigenen größtenteils im Wiener allgemeinen Krankenhaus angestellten Untersuchungen. Wien 1843.
Wunderlich, Karl Reinhold: Handbuch der Pathologie und Therapie. Zweiter Band, zweite Abteilung. Wien und Paris. Stuttgart 1854.
Whytt, Robert: Observations on the nature, causes and cure of those disorders, which are commonly called nervous, hypochondric or hysteric. Edinburg 1765.
–: Beobachtungen über Natur, Ursachen und Heilung der Krankheiten, die man gemeiniglich Nervenübel, ingleichen hypochondrische und hysterische Zufälle nennt. Mit einigen vorausgesetzten Anmerkungen über die Sympathie der Nerven. Deutsch nach der dritten verbesserten Ausgabe. Leipzig 1794.

Originalwerke 1850–1900

Arndt, Rudolf Gottfried: Hypochondrie (= Real-Encyclopädie der gesamten Heilkunde. Hrsg. von Albert Eulenburg, 7. Band) 1881.
–: Hysterie (= Real-Encyclopädie der gesamten Heilkunde. Hrsg. von Albert Eulenburg, 7. Band) 1881.
–: Neurasthenie. (= Real-Encyclopädie der gesamten Heilkunde. Hrsg. von Albert Eulenburg, 9. Band) 1881.
Beard, Georg und A. Rockwell: Praktische Abhandlung über die medizinische und chirurgische Verwendung der Elektrizität. Deutsch bearbeitet von R. Väter. Prag 1874.
Beard, George: Die Nervenschwäche, ihre Symptome, Natur, Folgezustände und Behandlung. Ins Deutsche übersetzt nach der zweiten Auflage von M. Neisser. Leipzig 1881.
Bernheim, Hippolyt: Neue Studien über Hypnotismus, Suggestion und Psychotherapie. Übersetzt von Sigmund Freud. Leipzig und Wien 1892.
–: Die Suggestion und ihre Heilwirkung. Deutsche Ausgabe Sigmund Freud. Leipzig und Wien 1888. Photomechanischer Nachdruck edition diskord 1985.
Binswanger, Otto: Die Hysterie.(= Handbuch der speziellen Pathologie und Therapie. Hrsg. von Hermann Nothnagel.) Wien 1904.
–: Die Pathologie und Therapie der Neurasthenie. Vorlesungen für Studierende und Ärzte. Jena 1896.
Breuer, Josef und Sigmund Freud: Über den psychischen Mechanismus hysterischer Phänomene. Neurologisches Centralblatt Nr.12 (1893) 4–10, 43–47.
Briquet, Paul: Traité clinique et thérapeutique de l'Hysterie. Paris 1859.

Charcot, Jean-Martin: Klinische Vorträge über Krankheiten des Nervensystems. Deutsch von B. Fetzer. Redaktion Bourneville. Stuttgart 1874.

–: Klinische Vorträge über Krankheiten des Nervensystems. Zweite Abteilung. Deutsch von B. Fetzer. Redaktion Bourneville. Stuttgart 1878.

–: Neue Vorlesungen über die Krankheiten des Nervensystems. Deutsche Ausgabe von Sigmund Freud. Leipzig-Wien 1886.

Eppinger, Hans und Leo Hess: Die Vagotonie. (Sammlung klinischer Abhandlungen über Pathologie und Therapie der Stoffwechsel- und Ernährungsstörungen. Hrsg. Carl von Noorden. 9. und 10. Heft) Berlin 1910.

Erb, Wilhelm: Krankheiten des Rückenmarks (= Handbuch der speziellen Pathologie und Therapie, Elfter Band, zweite Hälfte. Hrsg. H. v. Ziemssen) Leipzig 1876.

–: Über die neuere Entwicklung der Nervenpathologie. Über die wachsende Nervosität unserer Zeit. Gesammelte Abhandlungen. II. Band. Leipzig 1910.

Erichsen, John Eric: On railway and other injuries of the nervous system. London 1866.

Eulenburg, Albert: Lehrbuch der funktionellen Nervenkrankheiten, auf physiologischer Basis, bearbeitet. Berlin 1871.

Feuchtersleben, Ernst Freiherr von: Lehrbuch der ärztlichen Seelenheilkunde. Wien 1845.

Freud, Sigmund, Josef Breuer: Studien über Hysterie. Fischer Taschenbuch 1985. Nachdruck der 1895 erfolgten Erstausgabe.

Freud, Sigmund: Die Abwehr Neuropsychosen. Neurologisches Centralblatt Nr.13, 362–364 und 402–409, 1894.

–: Über die Berechtigung von der Neurasthenie einen bestimmten Symptomenkomplex als »Angstneurose« abzutrennen. Neurol. Cbl., Nr. 14 (1895) 50–66.

-: Vorlesungen zur Einführung in die Psychoanalyse. Wien 1917 (Fischer Taschenbuch 1977).

Hasse, K.E.: Hysterie. Erkrankungen des Nervenapparates. (= Handbuch der speziellen Pathologie und Therapie, Vierter Band, erste Abteilung. Hrsg. Rudolf Virchow) Erlangen 1855.

Hellpach, Willy: Grundlinien zu einer Psychologie der Hysterie.

Janet, Pierre: L'automatisme. Paris 1889.

–: Der Geisteszustand der Hysterischen. Leipzig-Wien 1894.

Jolly F.: Hysterie (= Handbuch der Krankheiten des Nervensystems II. Handbuch der speziellen Pathologie und Therapie. Zwölfter Band, zweite Hälfte. Hrsg. H. v. Ziemssen) Leipzig 1875.

–: Neurasthenie Hysterie, Hypochondrie (= Handbuch der speziellen Pathologie und Therapie, Hrsg. von Ebstein, 4. Band). Leipzig 1900.
Jürgensen, Theodor von: Lehrbuch der speziellen Pathologie und Therapie. Leipzig 1886.
Kahlbaum, Karl Ludwig: Die Gruppierung der psychischen Krankheiten und Einteilung der Seelenstörungen. Danzig 1863.
Koch, Julius: Kurz gefasster Leitfaden der Psychiatrie. Ravensburg 1888.
–: Die psychopathische Minderwertigkeiten. Ravensburg 1891.
–: Das Nervenleben des Menschen in guten und bösen Tagen. Ravensburg 1895.
Kraft-Ebing, Richard Freiherr von: Nervosität und neurasthenische Zustände (= Spezielle Pathologie und Therapie. Hrsg. Hermann Nothnagel, Band XII, II. Teil) Wien 1895.
Kraepelin, Emil: Compendium der Psychiatrie. Leipzig 1883.
–: Psychiatrie. Ein Lehrbuch. Leipzig 1896.
Liébeault, A.A.: Der künstliche Schlaf und die ihm ähnlichen Zustände. Autorisierte deutsche
Ausgabe von Otto Dornblüth nach der zweiten französischen Auflage 1888. Erste französische Auflage 1866.
Leubuscher, Rudolf: Die Krankheiten des Nervensystems. Leipzig 1860.
Löwenfeld, Leopold: Pathologie und Therapie der Neurasthenie und Hysterie. Wiesbaden 1894.
–: Lehrbuch der gesamten Psychotherapie. Wiesbaden 1897.
Magnan, Valentin: Psychiatrische Vorlesungen. Deutsch von P.J. Möbius. Leipzig 1891.
Martius, Friedrich: Pathogenese innerer Krankheiten. III. Heft. Funktionelle Neurosen. Leipzig und Wien 1903.
Meynert, Theodor: Psychiatrie. Klinik der Erkrankung des Vorderhirns. Wien 1884.
Meyer Ludwig: Über künstliches Erröten. Archiv für Psychiatrie und Nervenkrankheiten. Band IV. 1. Heft. Berlin 1873.
Möbius, Paul Julius: Nervosität. (= Illustrierte Gesundheitsbücher Bd. 15). Leipzig 1882.
–: Über den Begriff der Hysterie. Centralblatt für Nervenheilkunde XI.3.1888.
Auch in Neurologische Beiträge I. Heft. Leipzig 1894.
–: Über Astasie und Abasie. Med. Jahrbuch Bd. 227 Heft 1, 1890.
Auch in Neurologische Beiträge I. Heft. Leipzig 1894.
–: Über die gegenwärtige Auffassung der Hysterie.
Monatsschrift für Geburtshilfe und Gynäkologie. Berlin 1895.

–: Über Seelenstörungen bei Chorea. Münchner Medizin. Wochenschrift Nr. 51 und 52, 1892.
–: Über die Behandlung Nervenkranker. Münchner Med. Wochenschrift Nr. 43.
–: Zur Lehre von den Nervenkrankheiten. I. Bemerkungen über die Neurasthenie.
Neurologische Beiträge Heft II. S. 62 1894.
–: Über Neurasthenia cerebralis. Memorabilien Heft 1 1879. Auch in: Neurologische Beiträge Heft II. 1894.
–: Über Verdauungsschwäche des Darmes. Centralblatt für Nervenkrankheiten VII 1, 1884. Auch in: Neurologische Beiträge Heft II. 1894.
–: Über nervöse Familien. Zeitschrift für Psychiatrie Bd. 40 1884. Auch in: Neurologische Beiträge Heft II. 1894.
Neumann, Heinrich: Lehrbuch der Psychiatrie. Erlangen 1859.
Niemeyer, Felix: Lehrbuch der speziellen Pathologie und Therapie. Leipzig 1886.
Preyer W.: Die Entdeckung des Hypnotismus. Berlin 1881.
Reynolds, J. Russel: Remarks on Paralysis and other disorders for motion and sensation, dependent on idea. The British Medical Journal, Nov. 1869.
Rieger: Zur Begriffsbestimmung der Hysterie. Centralblatt für Nervenheilkunde und Psychiatrie. 19. Jhrg. (1896).
Rosenbach, Ottmar: Abhandlungen. Herausgegeben von Walter Guttmann. Erster Band: Beiträge zu einer Energetopathologie. Leipzig 1909.
Runge, F.: Über Kopfdruck. Archiv für Psychiatrie und Nervenkrankheiten, VI. 3. Heft (1876).
Schüle, Heinrich: Handbuch der Geisteskrankheiten (= Handbuch der speziellen Pathologie und Therapie. Hrsg. von Ziemssen 16. Band) Leipzig 1878.
Sokolowski, Ernst: Hysterie und hysterisches Irresein. Centralblatt für Nervenheilkunde und Psychiatrie. XIX. Jhrg. 1896.
Strümpell, Adolf: Lehrbuch der speziellen Pathologie und Therapie. 7. Aufl. Leipzig 1892.
Tuke, D. Hack: Geist und Körper. Studien über die Wirkung der Einbildungskraft. 1. Aufl. 1872. Übersetzung nach der 2. Auflage des Englischen Originals von H. Kornfeld. Jena 1888.
Westphal, C.: Die Agoraphobie, eine neuropathische Erscheinung. Archiv für Psychiatrie und Nervenkrankheiten. III. Band. 1. Heft. Berlin 1871.
Wollenberg, R.: Die Hypochondrie. (= Spezielle Pathologie und Therapie. Hrsg. Hermann Nothnagel, XII. Band, I. Teil, III. Abteilung) Wien 1904.
Ziehen, Theodor: Psychiatrie. 4. Aufl. Leipzig 1911.

Weitere Literatur

Ackerknecht, Erwin H.: Medicine at the Paris Hospital 1784–1848. The John Hopins Press, Baltimore 1967.

Beneke, Rudolf: Gedächtnisrede auf Johann Christian Reil. Halle 1913.

Bing, Robert: Psychoneurosen. Lehrbuch der Nervenkrankheiten (1913) 1940.

Bloch, Ernst: Zur Geschichte der traumatischen Neurosen. Medizinische Klinik. Nr. 45 (1906).

Bodamer, Joachim: Zur Entstehung der Psychiatrie als Wissenschaft im 19. Jahrhundert. Fortschritte der Neurologie, Psychiatrie und Grenzgebiete 21, 511 (1953).

Brazier, Mary A.B.: Rise of Neurophysiology in the 19th century. Journal of Neurophysiology 20 (1957).

Bronfen, Elisabeth: The knotted Subject – Hysterie and its Discontents. Princton 1998.

Bumke, Oswald: Referat: Revision der Neurosenfrage. XV. Jahresversammlung der Gesellschaft Deutscher Nervenärzte in Cassel Sept. 1925. Zentralblatt für die gesamte Neurologie und Psychiatrie. 41. Band (1925).

Chatel, John C. and Roger Peele: A centennial Review of Neurasthenia.
The American Journal of Psychiatry 126, 7–12, 1404–14 (1970).

Dana, Charles L.: Dr. George M. Beard. A scetch of his live. Archives of Neurology and Psychiatry 10, 427–435 (1923).

Dictionary of American Biography. London 1929. Page 92: Beard, George Miller,

Fischer-Homberger, Esther: Hypochondrie. Melancholie bis Neurose, Krankheiten und Zustandsbilder. Bern 1970.

–: Hypochondriasis of the eighteenth Century – Neurosis of the present Century. Bulletin of the History of Medicine 46 (1972).

–: Zur Geschichte des Zusammenhangs zwischen Seele und Verdauung. Schweizer Med. Wochenschr. 103, 1433–1441 (1973).

–: Geschichte der Medizin. Zweite Auflage. Berlin 1977.

–: Hysterie und Misogynie – ein Aspekt der Hysteriegeschichte. Gesnerus 26 (1969).

–: Charcot und die Ätiologie der Neurosen. Gesnerus 27 (1970).

–: Zur Medizingeschichte des Traumas. Gesnerus 56 (1999).

French, R.K.: Robert Whytt, the soul and medicine. London, The Welcome Institute of the history or medicine, 1969.

Gosling, F.G.: Before Freud. Urbana and Chicago 1987.

Hasse, K.G.: Erinnerungen aus meinem Leben. Braunschweig 1893.
Hirschfeld, Ernst: Romantische Medizin. Kyklos Bd. 3 (1930).
d'Irsay, Stephan: Der philosophische Hintergrund der Nervenphysiologie im 17. und 18. Jahrhundert. Archiv für Geschichte der Medizin 20 (1928) 181–197.
Iseler, Hansruedi: Thomas Willis. Ein Wegbereiter der modernen Medizin 1621–1675. Stuttgart 1965.
Kraepelin, Emil: Lebenserinnerungen. 1980.
Kanz, Heinrich: Die Entwicklung des Hysteriebegriffes. Fortschritte der Neurologie und Psychiatrie 21, 223 (1953).
Langley L.L and Jeanne E. Brand: The Mind-Body Issue in early twentieth Century. American Medicine. Bulletin of the History of medicine 46, 1717–179 (1972).
Mai, Francois M. and Harold Merskey: Briquet's Concept of Hysterie: An Historical Perspective. Canadian. Journal of Psychiatry, Vol 26, Febr. 1981.
Morsier, Georges de: Jean Martin Charcot (1825–1893) Große Nervenärzte. Bd. 1. Hrsg. Kurt Kolle. Stuttgart 1956.
Müller, Franz Karl: Handbuch der Neurasthenie. Leipzig 1893.
Neuburger, Max: Gedenkrede auf Johann Christian Reil. Stuttgart 1913.
Riese, W.: History and principles of classification of nervous diseases. A Short History of the Doctrines of Nervous Function under Pathological conditions and a General Scheme of Classification of Nervous Diseases According to Function. Bulletin of the history of medicine. Volume XVIII, Dez. 1945.
Roelcke, Volker: »Wir rücken Schritt für Schritt dem Tollhaus näher…«: Das moderne Leben und die Nervenkrankheiten bei Johann Christian Reil (1759–1913). Sudhoffs Archiv 80, 1 (1996).
Rothschuh, Karl E.: Deutsche Biedermeiermedizin. Gesnerus 26, 167–187, (1968).
-: Konzepte der Medizin in Vergangenheit und Gegenwart. Stuttgart 1978.
Schneider, Kurt: Die psychopathischen Persönlichkeiten. (= Handbuch der Psychiatrie. Hrsg. G. Aschaffenburg. Spezieller Teil 7. Abteilung, 1. Teil) Leipzig und Wien 1923.
Schultz, J.H.: Psychotherapie. Leben und Werk großer Ärzte. Stuttgart 1952.
Schwartz, Leonhard: Die Neurosen und die dynamische Psychologie von Pierre Janet. Basel 1951.
Spillane, John d.: The doctrine of the nerves. Chapters in the history of neurology. Oxford. Oxford university press. 1981.
Sicherman, Barbara: The Uses of a Diagnosis: Doctors, Patients and Neurasthenia. Journal of History of Medicine 33.54 (1977).

Wettley, Annemarie: Zur Problematik der »dégénérescence«. Sudhoffs Archiv 43,3 (1959).

Widder, Joachim: Die Erhaltung der Erregungssumme. Die Physiologen Ernst Brücke, Sigmund Exner und Ernst Reischel von Marxow als Lehrer Sigmund Freuds. Sudhoffs Archiv 83,2 (1999) S.152–170.

Wunderlich, Karl August: Wien und Paris. Bern 1841.

Der Autor, Dr. Georg Ostermeier, ist Internist und lebt in München.